U0200414

医工为活人计，正宜旁搜博览，

上而羲皇尧舜之事，下而民间浅陋之谈，

不问其治法之出乎君臣，只求其效验在乎片刻也。

1900-1949
期刊医案类编精华

内科医案（二）

王咪咪　谭美英　编纂

学苑出版社

图书在版编目（CIP）数据

内科医案.2／王咪咪，谭美英编纂. —北京：学苑出版社，
2014.10

（1900—1949年中医期刊医案类编精华）

ISBN 978-7-5077-4624-2

Ⅰ.①内… Ⅱ.①王…②谭… Ⅲ.①中医内科学-医案-
汇编-1900～1949 Ⅳ.①R25

中国版本图书馆 CIP 数据核字（2014）第 230075 号

责任编辑：陈　辉　付国英
特约编审：高振英
出版发行：学苑出版社
社　　　址：北京市丰台区南方庄 2 号院 1 号楼
邮政编码：100079
网　　　址：www. book001. com
电子信箱：xueyuan@ public. bta. net. cn
销售电话：010-67601101（销售部）、67603091（总编室）
经　　　销：新华书店
印　刷　厂：北京市广内印刷厂
开本尺寸：890×1240　1/32
印　　　张：19.5
字　　　数：395 千字
印　　　数：1—3000 册
版　　　次：2015 年 1 月第 1 版
印　　　次：2015 年 1 月第 1 次印刷
定　　　价：68.00 元

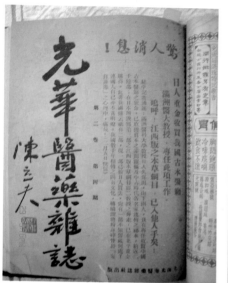

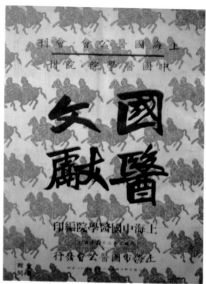

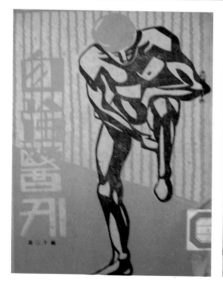

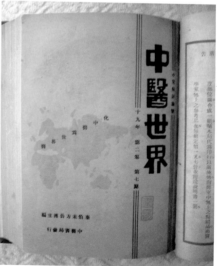

期刊书影

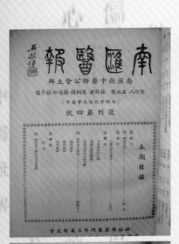

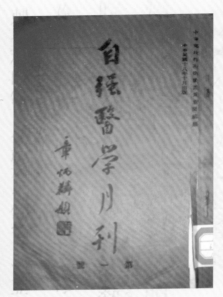

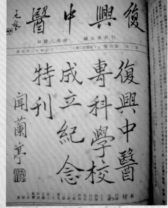

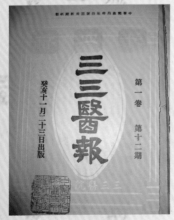

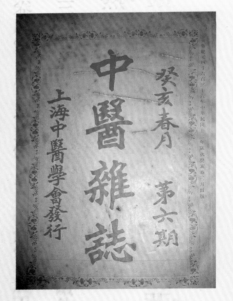

期刊书影

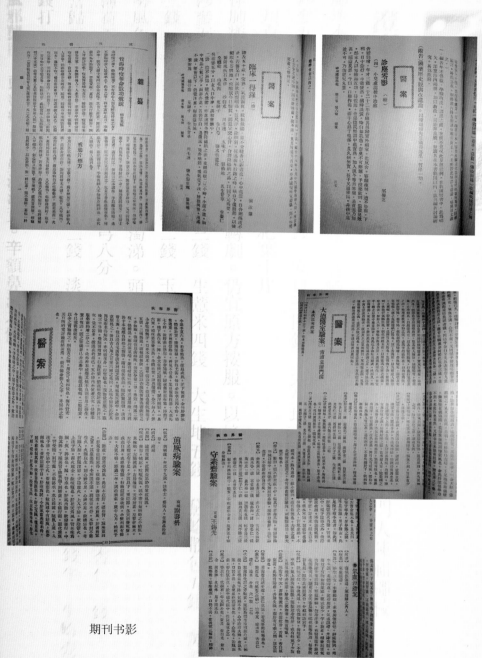

期刊书影

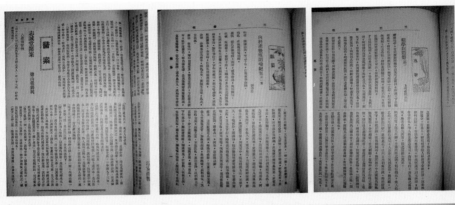

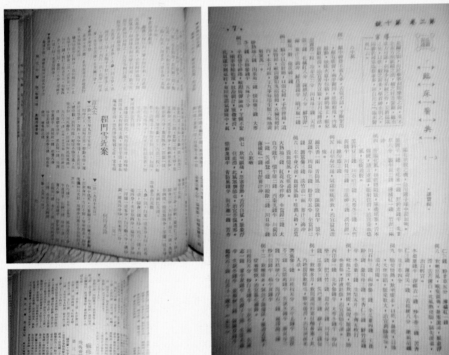

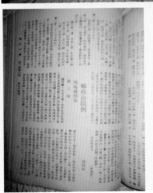

期刊书影

总　序[*]

在一个特定的学术氛围中，我有幸翻阅了王咪咪教授多年整理研究的《1900—1949 年中医期刊医案类文论类编》的初稿，并为这一独具学术特色的医案系列所吸引，因为它在医学诊疗史的变迁中时代性比较突出，经治的病证常与前代医案著作同中有异，且医案的编辑、分类亦能根据所收集、研究的资料文献与其他医案编著有所不同。此丛书广泛编选晚清至民国时期全国多种中医期刊发表的各类名医医案，还有一些能够涵盖名中医学验传承和创意性的诊疗记述，内含多例治法奇特、效验卓著的医案，值得为医者深思启悟。其中还有一些富有借鉴、参考价值的笔叙，特别是当时某些医家在探索中西医结合治法（如张锡纯等）方面所产生的一些治疗新法；或有些医家在不知不觉中，其经治医案的病证和编写体例与前贤的诊疗撰论有所不同。我们在阅读这类医案中最重要的收获是熟悉了多种病证施治的常法和变法，这十分有利于提高临床疗效，正如公元 5 世纪南北朝南齐名医褚澄所强调的一句话，即医者应"博涉知病"（《褚氏遗书》）。作为一名医生，学习、研究古今医案，宜

＊　本序是余瀛鳌老先生为《1900—1949 年中医期刊医案类文论类编》（2012 年 5 月出版）所写，《1900—1949 年中医期刊医案类编精华》（简称《医案类编精华》）是其续编，资料来源相同、体例内容有异（新内容占 50% 以上），故沿用之。

采诸家之长，广开思路，取精用宏，切忌胶柱鼓瑟，或浅学少思，否则易生流弊，难以真正学有所得。

这套丛书反映的历史年代特殊，虽仅限于期刊上发表的医案类编，但仍然有利于读者在阅习医案后，能较多地体验到治疗各类病证活泼多变的临床经验，或在原有诊疗基础上，提高辨证、辨病的能力，这是我们医林同道应予十分重视的。

中医药学作为我国优秀传统文化中寓有原创性的优势医学科学，在继承与创新中，须加强和重视对临床文献的整理研究，医案著作在其中尤有相当重要的学术内涵。

丛书编纂者将这一历史时期难以收罗毕备的早期医学期刊所选载的各地名医医案，以新的类编形式予以纂集成书，我深感编者收选和类编的难度，对此我表示衷心的推崇和赞赏。

该丛书在学苑出版社同志的积极支持下即将面世，兹将上述杂谈以为序。

中国中医科学院　余瀛鳌

2011 年 2 月

前　言

　　医案是中医文献的重要组成部分，它既反映了一个历史时期医疗水平的高度，也展现了一个历史时期临床医疗的特点；既是对前人医疗经验的继承、总结和运用，也为后人留下了鲜活的医疗实例的记录，所以医案历来为同道及读者所关注和重视。

　　20世纪前50年是中医发展十分艰苦的年代，生存危亟、举步维艰。一是当时的西医东渐，西医逐渐成为主流医学；二是当时的政府对中医的发展基本上是持打压否定的态度，使得中医丧失了合法的主流医学地位。虽然如此，当时的中医人士，特别是中医名家，他们在夹缝中求生存求发展，除了办中医学堂、中医医院外，还创办中医刊物、发表文章，用文字展示中医的博大精深及独特的临床疗效。正因如此，民国时期的中医期刊给我们留下了丰富的高水平的中医医案及文论，这是是承上启下的一代中医人，贡献了承前启后的一份文献财富。

　　正是基于上述原因，我们继《1900—1949年中医及相关期刊医案类文论类编》（学苑出版社，2012年5月）之后又陆续整理了大量期刊医案的文献资料，定名为《1900—1949年中医期刊医案类编精华》（简称《医案类编精华》）共五册。

　　《1900—1949年中医及相关期刊医案类文论类编》在编

辑出版时保留了当时中医期刊专栏医案的基本分类原貌。而《医案类编精华》则是采用现代医学分科分病类编的原则加以编辑整理，使得病症门类条理清楚，医案查阅检索方便，特别是可体现中医同一类病的不同治法及独特疗效。分类原则是：内、外、妇、儿、五官、骨科、皮肤、养生各类。内容多少差异很大，一般来说，内科的医案较长、较多，约收集了 1200 余例，其余各科二百至六百例不等。我们不追求数量，只是把这一时期有代表性的各类医案收集在一起，提供给读者，希望大家能从中有所收益。

内科部分，"伤寒温病类医案"、"内科杂病类医案"所选医案除部分原有医案名外，其余的病案名称均是编著者依照病案内容而定，我们把这些病名在医案中用黑体标出，再提出来做为此医案名称。还有少部分医案既无辨证病名，又无诊断病名，开始即叙述病状，最后是治法，我们权把治法做为病证名提出来，如"调理脾胃"、"补肾为先，补脾为后"、"扶脾益胃"等，做为此医案的名称，读者也可从中领悟到此病案的治疗思路。这样又有了第三种类型的病案：治法症状命名的医案。

举例来说，如温病所涉及的春温、湿温等症，几乎在各家医案中都有此类病案。现将相关湿温的病例都集中放在一起，数十例湿温医案，症状表现不同，辨证方法不同，所用方药亦有区别，这对读者来说便于互为参考、学习研究。

其次，我们在编辑过程中对病名进行了确定。由于当时西医已成为社会上的主流医学，一些中医医案中也会出现西医病名，如高血压、糖尿病等，本丛书病名采取中西兼顾的原则，充分尊重原作者对疾病的定义和描述，尊重事实，展现历史。

第三，每书正文之后附有一定数量的中医名词解释。如中医常说的八纲辨证、脏腑辨证、卫气营血辨证、六经辨证、三焦辨证，以及本书中一些特殊的病证名（如奔豚、狐惑、肝风、肝气）等。另外，目的是使读者对中医的基本名词术语有所了解。

总之，为了给读者提供相对完整的资料，《医案类编精华》弥补了期刊医案一般书写不规范、每期连载时间跨度长、不同疾病医案参差无序的弊病，采取分病分科合并同类的编辑方式，选择了一批书写相对规范、病程记录有特点、辨证思路清晰、用药明确的医案加以整理，使读者能从中获得启迪。特别是通过本套丛书中丰富的医案内容充分展现近现代中医的医疗风范、中医医疗应用，以及中医名家的医疗经验和学术创新，让今天的读者能有所收获与借鉴。

王咪咪

2014 年 8 月 20 日

编辑说明

《1900—1949 年中医期刊医案类编精华》五册，从搜集资料到编辑整理，再到排录编校，历时 4 年，编辑说明如下：

一、书中所有目录中的病案名，凡黑体字者，均标有页码，其余病证名只在黑体字后出现。

二、各书医案后赘其所载期刊、时间、作者及相关栏目名称（期刊中没有署名的则不写）。

三、各书医案均录自 1900—1949 年期刊，摘录时已从竖排繁体改为横排简体，经整理并做了必要的句读或标点。

四、书中少数医案中西药的剂量写法与现在不同，为阅读方便，在不改变原意的基础上做了必要的统一。如："一·○"写做"1.0"。

五、书中一些西药名，今天已无从考证，为整个医案的协调通顺，照原方录用，不出注。

六、对书中一些因当时的书写习惯或作者的书写方法和喜好，致原文不通顺之处，未随意更改，而是在文后加（）赘以"原文"二字，以示原貌。

七、对文中的异体字、繁体字，尽可能地改为现行通用字。如：养气—氧气；豫见—预见；刺戟—刺激；五茄皮—五加皮；山枝—山栀等。前者为原字，后者为现在的通用字。对一些确有错误，以致影响阅读的地方，如："开胃益脾"文中写成了"闻胃益脾",改为"开(闻)胃益脾";"湿为重浊之邪"文中写成了"温为重浊之邪",改为"湿(温)为重浊之邪"。对通改的异体字,各书后统一附录以明示。

　　以上诸条或有疏漏不当之处,如有发现,恳请读者指出,便于重印时更改。

王咪咪

2014 年 8 月 22 日

内 容 提 要

　　《内科医案》与上册相衔接，全部是由内科杂病医案组成，包括感冒、咳嗽并呼吸系疾病、中风病、诸痹证、厥证与汗证，并神经精神诸症、痛证及其他内伤杂病、传染病等，计600余例。

　　医案中的感冒病例一共只十余例，虽不多，但包括的内容却很丰富，除风寒外束引起的风寒、风热感冒外，也有伤风流涕，西医所讲的流行性感冒，以及新感引发旧疾，或感冒又加兼症诸种情况都有所展现。有些病案在病因、辨证、诊断上虽未提及"感冒"二字，但依据"有一分寒热就有一分表证"的经验，则断此病案为感冒病案。另《复兴中医》杂志主编时逸人先生以自己临床的实际体会，写了《感冒病说补赘》一文，附于感冒医案之后，讲的是治感冒的心得，很值得一读。如讲到虚弱或疲倦感冒，除用发汗药外，当加参才能合拍。然发汗未曾透彻，用参过度，亦觉有害。在用药上也总结有：身热有汗，方可用石膏；若身热无汗，则非石膏所宜。还总结有"麻黄证注重在恶寒，以初起恶寒之故；麻黄为上品，不恶寒，但发热无汗，麻黄决不可用，即荆芥、防风、薄荷等治太阳病恶寒发热之药，绝不可用"。时先生还根据自己的经验，总结"同属感冒，一宜清热生津，一宜温中燥湿，气候风土不同，用药之分别如此"。又特别讲到"川省气候特别潮湿，感冒药中有需用生附子，发温中燥湿，亦用药方法之足异也……"。

感冒病也并非都是三五日即病愈的，在《中医新生命》14 期中，有"临病实纪"一则，初起为感冒，继则引起旧病，一月未愈，直诊得十六七诊才见其发展，足以展示即使是感冒，也需一步一个脚印根据其症状逐步治疗，不得鲁莽行事。其中还说到如何发展、继承中医，"国医改进须破除自欺之习，从来医案要皆记其治验，而讳言其不验，今特质直备记"。这种气度才正是一代名医对待医学的态度。而在不多的感冒病案中，不同病因、不同表现、不同治疗，感冒兼症等各种病例都有了。期刊医案的夹叙夹议、鉴别对比，更可以给读者多方面的收获。

咳嗽并其他呼吸系疾病的病案收集了近百例。最常见的咳嗽，包括外感咳嗽、风温咳嗽、风湿咳嗽、呛咳、气冲咳嗽、痰饮咳嗽、虚劳咳嗽、甚至于疫咳等，病因和兼症都不一样，但表现出来的主症都有咳嗽。其次是痰，痰也是临床常见的症状，且宜与咳并见。但同样痰的病因也很多，兼症也多，不只有痰咳、痰喘、痰呃、痰痫，亦表现为痰火郁结、痰热脘结、肺脾痰湿等。再有就是喘症、饮病、短气，也包括肺部各种疾患，如肺肾并虚，肺肝同病，及肺热、肺虚、肺痈、肺胀、肺痿等。呼吸系统疾病是临床常见的病症，可以为读者提供既独立，又有联系的一系列病案。

在本册医案中我们收录了一例《国医杂志》二十世纪30 年代刊载的章孤鹤先生的《痰证总论》，这虽不是医案，但是全面介绍了痰症在人体的形成过程，及对痰症的诊断、用药等一系列治疗过程，对全面认识中医治疗痰症做了精彩的总结，相信对读者是有益的。

中风病是中医内科病中很早就有记载的大病。属于中风病的症状很多，包括偏枯、语言謇涩、四肢振颤、痉厥、眩晕、麻木不仁等。这些症状并不是每个患者都会发作，但却是此病的常见症状，西医对此病的常用病名有高血压、脑血栓等。正因为是常见病，则收集了相关病案 100 余例，读者可对比、鉴别，了解这些病案的辨证及方药应用，了解这一历史时期对此类病的中医治法。

诸痹症，主要包括两种疾病：痹症和胸痹。痹即不通之意，痹症包括历节风痛、偏痹痛风、漏肩风、鹤膝风等，还包括湿痹、酒痹、女劳痹、气痹等。

胸痹，指的就是我们现在所说的心脏诸病。临床表现有胸痹心痛、胸痛彻背、背痛彻胸、心下痞、胸痞、怔忡心悸、心痛、心脏衰弱诸症。因所收集的医案有不少也是西医病名冠名，如"心脏血脉亢进"、"心脏衰弱"等，有些病案则是中医述症，又冠西医病名，现在看起来显得不伦不类，但也是一段历史时期的见证。

厥症与汗症并不是病名，但在很多病中都会有这些症状。厥症是很早就出现的中医病症名，且有多种表现形式。在摘录的 20 多例病案中就有食厥、晕厥、蛔厥、痉厥、薄厥、暑厥、痰厥等。与前面的中风、感冒等相比，厥症在临床上算是少见的疾病。汗症的病案在这里可以见到头汗、自汗、盗汗和战汗。中医认为：汗为心液，虽然这只是一个症状，但在很多疾病的诊断上都有重要的诊断意义。这些名词在简释中虽有一定的介绍，但读者把这些知识揉进病案中再读，肯定还会有新的体会。

神经精神症状包括呆滞、神经衰弱、癫疾、神昏、失眠等症状。这一归类所指的主要疾病及其在临床的意义，其重点是从中了解这一类疾病中医是如何辨证的，如何用药的，其中一些症状至今西医仍缺乏有效方法，由此就更显示中医研究具有现实意义。

痛症这里介绍了虫症和头痛，其实并非所有的虫症都有痛的感觉，本册中只是把几个虫症的医案放在了一起，这几个医案的性质也是不一样的，如蛔虫、丝虫是肠道寄生虫，而痨虫西医则认为是结核杆菌。头痛种类很多，且在很多疾病中都有头痛作为兼症。在所收集的病案中，就有偏头痛、燥邪头痛、肝火头痛、阳虚头痛等。病案中虽是以头痛作为主症，但病因、兼症、疼痛的形式都有所不同，读者可以鉴别着看其不同头痛的诊断与治疗。

还有一类疾病，从字面上也很难一下了解到疾病的性质，如脚气、臌胀、噎膈、黄疸、奔豚、狐蜇、脾约、强中等。这些除收入医案外，涉及到的病名在书后都有简释。

传染病这部分的病案虽有些是西医的病名，但基本是以中医药治疗的病例。如对疟疾，中医除认定以往来寒热为主症的少阳小柴胡汤为治疟主方外，对疟疾的认定还有间疟、温疟、瘴疟、疟母等各种形式，而并不是以疟原虫的有无来判定是否为疟疾。在传染病一节中，共收录了110余病案，包括八种疾病，如其中的痢疾，有些可能是传染性，有些也许就是西医所说的急性肠炎或泄泻，读者在阅读时可重点看其辨证诊断和用药。

最后还有几例是误诊病例或存有疑问的病例，收录于此是希望向读者展示一些不同形式、不同内容的病案，以增加对中医病案的了解。

王咪咪

2012 年 8 月 25 日

目　录

11

12

一、风寒外束，感冒诸病症

感冒

风寒外束，郁束不能宣泄，由肺胃而上蒸于脑，头部强痛，腹痛甚剧，痛时头汗淋漓，心烦口渴，舌苔黄腻，肌肤发热，症势甚危，即宜疏泄。

荆芥穗二钱　生石决一两　象贝母三钱　刺蒺藜三钱　上川连五分　江枳实一钱半　明天麻一钱半　生川朴五分　全瓜蒌三钱　嫩勾尖四钱　肥知母三钱　江通草一钱半　淡豆豉三钱　焦麦芽三钱

肌表恶寒，后项作痛，二手抽搐，寐中呓语，胃脘不痛，舌净脉数，防成疫痉重症，急宜辛凉疏解。

龙胆五分　广郁金一钱半　青防风一钱　池菊花二钱　川枳壳八分　川黄连四分　嫩勾尖四钱　大腹皮一钱半　鲜生地四钱　白蒺藜三钱　香荆芥一钱半　白归身二钱　淡竹茹三钱　回天再造丸半粒

（《医界春秋》谢利恒先生医案）

头痛发热

邵右　头痛发热，恶寒无汗，咳逆烦躁，喉中漉漉有声，脉象滑数，舌边红，苔薄黄。良由邪蕴肺络，郁久化热，肺炎叶焦，清肃之令不克下行，有以致之也。兹拟麻杏石甘汤加味图治。

净麻黄三分　生石膏三钱　光杏仁三钱　生甘草五分　苏薄

荷八分　　瓜蒌皮二钱　　象贝母一钱五分　　净连翘一钱五分　　淡豆豉一钱五分　　黑山栀一钱五分　　鲜芦根尺许，去节　　鲜茨菇芽七个

（《中医世界》4 卷 20 期　瞿冷仙　碧荫书屋医案）

头痛恶寒

傅太太　头痛，恶寒，骨楚，咽痛，微呕，不思食，脉浮紧，舌色平，昨发热，今日但寒不热。

葛根三钱　　赤芍二钱　　甘中黄一钱半　　麻黄七分　　桔梗二钱　　板蓝根三钱　　桂枝后下，一钱半　　桑皮三钱　　杏仁三钱

复诊：感冒热退后，胃呆不思食，先是曾发角弓反张，如脏躁，今仍复心悸，怕烦，脉舌自和。

云苓五钱　　炙草一钱　　白蔻仁一钱　　陈皮二钱　　桂枝后下，一钱半　　制香附三钱　　太子参三钱　　枳壳二钱　　生白术三钱　　煅牡蛎七钱　　炒谷芽三钱

（《中医新生命》1934—1937 年 1—31 期　陆渊雷医案）

重性流行性感冒

王先生　七月三十一日

初起战栗，旋发热，至谵妄。脘微痛，略觉胸闷，口淡，热时手脚麻，脉濡软，舌白腻，非湿，即重性流行性感冒。

柴胡二钱　　茅术二钱　　赤苓四钱　　藿香三钱　　淡芩二钱　　知母钱半　　苡仁四钱　　炙草八分　　姜夏三钱　　生石膏八钱，打碎　　楂炭三钱

此病脉舌俱似湿温，意必淹滞，岂知明日病者挈其妻，来诊小产后咳。自云服药奇效，诸证皆除。仅余胸微满，其妻本就治西医，因自己得效速，故挈来易医云。此诚意外之效，医者多贪天之功，此类是欤。渊雷附记。

（《中医新生命》1934—1937 年 1—31 期　陆渊雷医案）

感冒

周相公　冒感风邪，致头疼脘闷，周身壮热，四肢有抽搐之状，渴嗜饱水，大便干燥，缘由外感之风热引动内积之伏热，而重扰厥阴，于是引动肝经风火，上冲脑部，致脑气筋妄行，失其主宰之常也。拟白虎加味治之。

生石膏一两　　粉甘草一钱　　肥知母钱五分　　苏薄荷一钱　　钩藤钩二钱　　全蜈蚣炙，一条　　白粳米四十粒

复诊：服前方抽搐遂止，拘挛亦舒，惟周身壮热，尚未退净。仍拟原方加减图之。

生石膏五钱　　粉甘草八分　　肥知母一钱五分　　苏薄荷一钱　钩藤钩二钱　　净边翘一钱五分　　天花粉二钱　　白粳米三十粒

（《中医世界》2 卷 12 期、3 卷 14 期　瞿冷仙）

感冒咳嗽

王玉书、王松生，均杭州名医也。玉书为父，松生为子，与予皆为姻亲。有七斤者，绍兴人，王君父子出诊时，七斤司肩舆之职。一日，患感冒咳嗽，请王君父子诊治，阅半载，罔效。不得已就诊于予，予因初应诊，加以王君父子系多年名医，两君棘手之症，予更何敢冒昧，竭力藏拙，不肯献丑。七斤恳之再，乃诊其脉，细弱已甚。予谓尔久病虚，脾肾两亏，将成损怯，见咳治咳，决无效验，脾为肺母，子虚，必盗母气以自养，则脾土衰矣。肺为肾母，肺虚，肾之化源已绝，则肾水亏矣。宜用隔二隔三治法，补土生金，补金生水，以六君子汤加减，用潞党参、米炒冬术、炙甘草、白茯苓、广陈皮、大熟地、枸杞子、款冬花、山百合、麦冬花、五味子、奎红枣等味重用，连进六剂，旧恙全捐。王君父子闻之，顿足长叹而已，医理无穷，非经验富

有，不知其中甘苦也。

（《神州国医学报》2 卷 1 期　陈青云　临症经验）

外感咳嗽

太仓傅雍言先生

脉细紧数，尺肤清，足亦冷，不头痛，不恶寒，而但觉夜分口干，舌尖红刺，大便不行，为内部蒸热之候，独病只三日，而论其内伤，颇属不宜，况兼有咳嗽，则必夜间受邪而入于阴分也，宜从外感治。

冬桑叶三钱　湖丹皮一钱五　知贝母各三钱　牛蒡子三钱　光杏仁三钱　连翘壳三钱　粉前胡一钱　炒蒌皮三钱　金银花三钱　薄荷头五分

（《中医世界》1 卷 3 期　近代名医医案一商）

外感

林左　劳力伤阳，卫失外护，风邪乘隙入于肺下者是也。恙延匝月，病根已深，姑拟玉屏风合桂枝汤加减。

蜜炙黄芪三钱　蜜炙防风一钱　生白术钱半　清炙草五分　川桂枝五分　大白芍钱半　光杏仁三钱　象贝母三钱　薄橘红八分　炙紫菀一钱　蜜姜两片　红枣四枚

（《中医杂志》1—12、14—16 期　丁泽周〈甘仁〉　思补山房医案）

感冒

同世兄　七月十五日

有清涕，多哭吵。不喜粥饭，乃嗜柠檬等杂食。入晚呼腹痛，大便欲好。平时食水果，必配以热汤，否则腹痛，舌有砌苔黄白。

香薷五分　楂炭三钱　木香七分　鲜荷梗尺许，去刺　小朴一钱　麦芽三钱，炒　前胡钱半　枳实二钱　干姜八分　桔梗一钱

（《中医新生命》1934—1937 年 1—31 期　陆渊雷医案）

伤风多涕

马先生（外治方）初起伤风多涕，今涕已少，惟鼻不通利，不闻香臭，偶步行劳动，则乍有知觉，旋又塞，西医诊为茸鼻，今试外治。

枯矾二钱　藜芦一钱　辛夷钱半，炒焦　细辛二钱　南瓜蒂钱半　牙皂钱半，炙存性

上共研细末，入梅片二分，再研匀，入磁罐勿泄气，时时作为鼻烟搐鼻，卧时尤宜多搐，有多涕出勿怪，不可内服。案此病竟以外治而愈。

（《中医新生命》1934—1937 年 1—31 期陆渊雷医案）

鼻伤风

胡先生　七月二二日

鼻伤风，兼微咳，有浓痰，头痛又曾骨楚，却不发热，口苦舌绛，脉弦而滑。

香薷六分　前胡钱半　兜铃二钱　佩兰三钱　桔梗钱半　淡芩二钱　葛根二钱　象贝二钱　六一散四钱，包

（《中医新生命》1934—1937 年 1—31 期　陆渊雷医案）

感冒鼻塞

许先生，感冒之后，鼻塞不除，出涕黄浊而腥，脉弦大，外感未清，舌色湿热。

葛根三钱　赤芍二钱　前胡钱半　赤苓五钱　麻黄五分　苡仁五钱　辛夷二钱　生草一钱　桂枝一钱后下　桔梗钱半　淡芩二钱

药后大效，黄浊涕逐渐减除，此病盖旧说所谓鼻渊，或谓之脑漏，原南阳《丛桂亭医事小言》云："脑漏者，非鼻病也，是脓作于头脑中，由鼻漏下，其人当头痛隐隐，泪脓交出。若鼻渊亦与是病同因，证同而轻重异，病由风寒者为

多，方用葛根汤加辛夷有效。"诵穆谨识。

（《中医新生命》1934—1937 年 1—31 期　陆渊雷医案）

流行性感冒治例

伤风咳嗽为感冒时气最常见之病症。惟四时气候不同，故致病亦异，治法自不宜浑统下药，按之医理，伤风咳嗽症，得分为普遍性、寒化、热化三种。其原因症候治均各不法，同兹述之如后。

普遍性伤风咳嗽症

原因：春秋天气候不适体温之常。胸、背、肩、臂等处（肺之领域）。或口鼻腔感冒外面冷空气（较体内而言）之袭入（中医所谓风邪束肺者乃笼统之谈，盖风邪即寒冷空气之轻者，肺之领域乃胸、背、肩、臂、鼻腔也）。

症候：鼻塞流涕。喉痒咳嗽（有不咳者）。头胀声嘶多嚏多涕，无嗅觉。

治疗方药：荆芥—钱至钱半　桔梗—钱至钱半　象贝二钱至三钱　防风—钱至钱半　橘红八分至钱半　前胡—钱至钱半

后下：薄荷八分至一钱　杏仁二钱至三钱　蝉衣五分至八分

本方乃系普遍性伤风咳嗽症之初期药。因有胃口不开者加些炒谷芽、焦建曲，痰涎稀薄而多者加半夏、橘红（分量重些）。喉干作痒，口渴不多引饮者加菊叶、菊花、竹茹，胸闷不宽者加炒枳壳等。

寒化伤风咳嗽症（即伤寒太阳证）

原因：寒冷空气（大都在严寒冬令）骤然之刺激。身体内部起自然之作用。而呈病理之现象，此症大都与太阳经寒热相同。

症候：恶寒发热（隐在皮肤之间）。头胀且痛，肢体软怠，不能工作（此为与普遍性分别主要点。盖普遍性之伤风咳，无肢体软怠酸楚，而能照常工作也）。

治疗方药：桂枝_{四分至一钱} 橘红_{八分至钱半} 炒川芎_{一钱至钱半} 白芍_{钱半至三钱} 杏仁_{二钱至三钱} 焦建曲_{二钱至三钱} 半夏_{二钱至三钱} 苏叶_{钱半至三钱} 炒谷芽_{二钱至三钱} 生姜_{两片} 葱白_{三枚}

本方药味多系温性发表，凡口渴舌干者不利用之。

热化伤风咳嗽症

原因：普遍性伤风咳嗽转延，及气候温燥不适体内温度（冬日烘火）。

症候：唇舌燥绛，口渴喉痒且痛，痰涕少黄厚带浊。

治疗方药：桑叶_{二钱至三钱} 焦山栀_{二钱至三钱} 胖大海_{一钱} 菊花_{二钱至三钱} 枇杷叶_{二钱至三钱} 净连翘_{二钱至三钱} 竹茹_{钱半至二钱} 天花粉_{钱半至二钱} 生薏仁_{三钱至四钱} 香谷芽_{三钱} 白梗通_{五分至七分}

本方加减法甚多，惟终以桑菊饮为范畴。

桑菊饮内药杏仁、连翘、薄荷、菊花、苦梗、甘草、苇根等。

（《中国医药》1 卷 5 期　严志清）

新感引发风吼旧恙

病者：庄姓，男，三十五岁，职业皮鞋匠，住黄兴路庄家宅。

症状：身热六天，有汗不解，咳嗽颇吐风沫，喉间痰鸣，口渴引饮，夜寐呓语，小便赤，大便秘，脉浮滑数，苔白滑。

诊断：新感引发风吼旧恙。

治法：消滞通便解热。

处方：炙麻黄五分　前胡一钱　牛蒡钱半　苦杏仁三钱　川象贝各三钱　瓜蒌四钱　郁金二钱　橘白络各一钱　黑山栀三钱　连翘三钱　鲜芦根一支　竹沥一两　姜汁三滴，二味同冲　鸡苏散四钱

经过：服一剂，病者妻持方来改，据云痰鸣减，咳较爽，惟咳引胁痛，增右半头痛，热势依然甚壮，原方去麻黄、竹沥、姜汁，加石膏四钱，旋覆花三钱包，服一剂。请往复诊，发热头痛呓语均退，饮水亦少，咳转阵作，痰尽风沫，喉间嗖吼声连续不绝（非如初诊时之痰鸣）。询知自幼即患风吼，每病必发，乃以小青龙汤加减施治而愈。

附方：北细辛五分　五味子五分　川桂枝四分　杭白芍二钱　麻黄四分　石膏四钱　橘红钱半　半夏二钱　苏子钱半　海浮石四钱　苦杏仁三钱　旋覆花三钱，包

感冒病说补赘

本刊第七期有《感冒病赘言》一篇，自觉尚有未尽之意，兹特补赘如下：虚弱及疲倦感冒，用发汗药，必须加参，方能合拍，然发汗未曾透彻，用参过度，亦觉有害，兹记一案如下。

辛巳四月，小女患麻疹，隐约不透，乃用西河柳、牛蒡子、山栀、丹皮、银花、连翘、桔梗等，服后疹已透达，唯身热较甚，烦躁不安，身痛。热与躁，非用生石膏不能解除；身痛非用桃仁、红花不可，余知之已久。因十余年前，小儿振声，麻疹后，所发现症状，用此药获效故也。兹因初透，拟稍缓一日，再用此法。病中最严重有三四日之谱，因小孩啼哭，乃致失眠。感觉精神疲倦，向校中请假，以便早

眠，乃不料晚间忽来多年未晤之亲戚数人，不得不勉力周
旋，夜间又遇邻居争吵，精神上不能宁静，次日乃患寒热，
头痛，胸闷，恶心等症。自己认定病属虚弱疲倦，并非感
冒，专用补药，如参须、龙眼肉、银耳等，连服数日，精神
及身体上均已渐恢复。惟热仍不退，间或有汗不多，每日午
后三四句钟起，恶寒一阵，大便闭，小便黄赤，据此症型，
系属少阳、阳明合病，将太阳病宜以汗解时期，耽误过去，
必须清热和解，双方并顾，且不易旦夕奏效，真是小题大
做，乃用青蒿、佩兰、银花、酒芩、山栀、木通、滑石、陈
皮、建曲等，连服二剂，无甚进退。俞慎初兄来访，见大便
不通，主用攻。余素有肠胃病，不愿用下法，乃改用注射及
导法，大便虽下，热仍不退。次日张汝伟兄来诊，并代处
方："春温伏邪内蕴，肺胃伏热不宣，足胫寒，则头痛胸
痞，口渴唇焦，骨节疼痛，小溲短少，苔腻，清阳不升，伏
热恋痰，气滞鸠结不解。拟温胆加味五苓导赤意，制半夏、
新会皮、姜汁、川连、山栀仁酒炒、淡芩、茯苓神、广郁
金、车前子、益元散、带心翘、川贝、母姜、竹茹、细生
地、盐水炒木通。"此方配合，甚有法度。伊见舌苔厚腻，
宜以化痰顺气为主。余因心烦、咽燥、口渴，当宜清热为
主。与余之意见，微有不同。同日张方与兄来访，并代处方
"脉数而濡，身热，足时恶寒，头痛，咽干口渴，舌苔甚
薄，骨节酸，春温伏邪，因外感而发。内外两解为得，鲜茅
根、天花粉、甘草、生石膏、连翘、菊花、滑石、蝉蜕、薄
荷叶、生赭石"，余之病状，身热不恶寒，心烦口渴，白虎
汤似乎可用。而不出汗，用石膏恐属非宜。蝉蜕、薄荷叶，
虽有发汗之力，只可发太阳证之汗，故亦未服。乃自用青

蒿、酒芩、银花、陈皮、益元散、炒建曲、代赭石、炒谷芽、姜竹茹、丹皮、炒川连、炒山栀、犀角等，注重清热发汗建胃。此方连服二剂，服后已得微汗，身热略退，因病重药轻，犀角太少之故，重用犀角，当能速效。因犀角售价每分六元，未免昂贵，不得已乃思变通办法。多吃冰淇淋，其热渐退，在病势进行时，曾用生石膏两许，服后热未退，反觉胸闷胃呆，此因无汗之故。身热有汗，方可用石膏，如身热无汗，则非石膏所宜。或疑身热无汗，属太阳病之麻黄汤症，不知麻黄症注重在恶寒，以初起恶寒之故，麻黄为上品，不恶寒，但发热无汗，麻黄决不可用，即荆芥、防风、薄荷等治太阳病恶寒发热之药，皆不可用。

余常患感冒，故对于感冒病有相当之认识，在家乡患感冒病时，每用荆芥、防风、陈皮、葱白、建曲、生姜、苏叶等，即可见效。在晋省时，因气候干燥之故，如服前方，即有热不退、烦躁口渴、失眠等症，必加生地、麦冬、银花、黄芩等，方能有效。民国二十六年冬，在汉口时，该处地方较为潮湿，因患感冒，服上方乃见上吐下泻，胸闷脘满不舒，乃用桂枝、防风、陈皮、半夏、蔻仁、苏叶、苡米、茯苓、建曲等方效。同属感冒，一宜清热生津，一宜温中燥湿，气候风土不同，用药之分别如此。

川省气候，特别潮湿，感冒药中且有需用生附子，发温中燥湿，亦用药方法之足异者。又关于感冒病初起之时，有谓发汗药中，须加陈皮、半夏以和胃者，有谓此药性燥，与汗解之法不宜者，但以余之所验，如胃液分泌过多，口黏苔腻，用之恰宜，倘津液不足之人，口干舌燥，则不必用之矣。

（《复兴中医》1941 年）

内伤兼外感

西籍无此笼统病名，大致为神经衰弱，内分泌枯竭，兼肺炎性窒扶斯。

三女淑徽，生年二十四矣，体颇丰盈，向来无病。幼读书家塾，治文言，往余浮沈部曹时，徽依母乡居，余南旋后，闾井灰烬，避地南昌。民国十九年春，徽侍母来同居，家庭团聚，茫茫浩劫中差堪自解。徽先许字王婿树华，其年长徽三岁，王氏亦故家，兵燹后，田庐无存，人亡过半，流离在外，服务江西公路处，督治桥梁工程，二十年秋与徽结褵，虽历一年有半，而靡盐不边，同居者综计不及四月，徽僦屋邻母家空房独守，书卷针线而外，惟与诸弟妹往来谈嬉，精神若无所苦者，去秋生男，二日而殇，甫逾二十日，夫又大病月余，自此体稍瘦。本年（民国二十二年）四月上旬弟妹等四五人及邻妇二三人先后感染时邪，头痛发热，或稍畏寒，亦有略呕者，与苏叶、荆芥穗、陈皮、厚朴等一二小剂，甚或用麻黄无不愈者。五日日晡，徽因事外出，薄暮归至，八日晨体觉不适，头痛食减，而行动如常，九日亦然，次日开始服药，兹将病历胪列如后。四月十日体不快，头痛恶寒无汗，自觉不甚发热，舌清不渴，食欲不振，请示方。余本忧患之余，儿女众多，以为亦不过通行病耳，未诊即疏麻黄汤与之，麻、杏各三钱，桂枝二钱五分，炙甘草一钱，时为清明后五日，气候犹寒，尚御重绵也。十一日状如前，未出汗，令仍服前方得小汗。

十二日仍不快，稍倦怠，头痛微热，小便极短，大便十日未解，腹胀膈间不舒，痰不易出，舌苔略黄，脉 100 至，沉而不实，依伤寒例，尚未可大下，因素习便闭，今已十未更衣，腹胀脉数，又在汗后，遂处大承气加桃仁汤、硝黄各三钱，枳朴各二钱，桃仁二钱五分，服后解稀便四次，其用硝黄稍重者，因平日服清宁丸三钱，大便尚不动故。

十三日胸闷痰板，小便短舌色淡，脉84至，沉弱尺稍滑，余疑此病棘手，姑以其年盛，下后脉弱当无妨，从痰湿论治，半夏、瓜蒌子、茯苓、丝瓜络各二钱五分，菖蒲、桔梗、陈皮各二钱，通草一钱五分，薄荷一钱，炒黄连五分。

十四日痰仍板，小便短赤，舌苔薄白而稍干，脉98至，沉弱。又此病自始至终口不渴，气甚清，余心益疑之，以胸中蕴湿，每酿大患。今溺既短赤，应予清利，兼祛痰饮，半夏、茯苓、杏仁、车前子各三钱，贝母、栀仁、黄芩、陈皮、麻黄（取其利尿，兼开上窍之义）各二钱，甘草一钱。

十五日病不减，连日食少，微似洒淅，脉98至，虚数，手按皮肤不见发热，跗微肿，余甚虑此病濡滞，恐前药太凉，膀胱气不化，去秋产未弥月，而侍夫病或稍兼宿瘀，用五苓散加减，茯苓、猪苓、赤小豆、瓜蒌各三钱，泽泻、桂枝、桔梗、半夏各二钱五分一剂，尿渐通。

十六日痰多食减，其母云，徽近夜准期发热，恐兼疟邪，余亦疑此，用《外台》牡蛎汤以炒常山，易蜀漆，加草果、厚朴、槟榔，服后吐清痰，和药汁二次。是夜仍发热，惟一人独居，不知其热度高下也（后思此方似错，应以正五苓散方再进）。

十七日溺仍短赤，舌中央微现暗黄苔，脉92至，沉弱。闻近日值经期汛来已止，处青蒿、泽兰、茵陈蒿、瞿麦穗、赤芍药各二钱五分，赤茯苓三钱，牛膝、桃仁、丹皮、归须各二钱，甘草梢八分，服后腹中微响。

十八日大便又已五日未解，小便短赤而浓臊，咳痰较甚，耳微聋，行动尚如常，脉82至，沉数稍兼滑大，拟通降肺气而兼豁痰，处旋覆花、紫菀、赤小豆各三钱，桑白皮、杏仁、青蒿、泽兰各二钱五分，瞿麦穗、归须各二钱，远志一钱五分，甘草梢八分，此时外邪未净，已觉虚不可攻，欲召其夫归，则以弃于公务，不无谵顾，姑令其移入母室，以便中夜有人看护，是夕竟通宵不寐，咳声深沉，痰结不出，喉音如破，余午夜隔壁闻之，大为恐慌，何以又显内伤？若此踌躇，莫得其因也。

十九日咳稍减，自云顶间如有飞机无数，终日震耳，人言则不能闻，又觉左耳有蛙，右耳有蚱蜢，甚以为苦。舌红艳无苔，脉90至，沉弱。处阿胶珠、北沙参、紫菀各三钱，西洋参、天冬、寸冬、款冬花、甜杏仁各二钱五分，川贝母、当归各二钱，广陈皮一钱五分，远志肉一钱，外用吴茱萸五钱，生附子一枚，研末醋调，敷两足心，是夜咳嗽竟止，而敷足药经夜尚不甚干燥，是日虽能独自行走，而向其母哭，三次自云病不能起，略及身后事，欲电告其夫，又恐匪区归不易达，请余裁夺，家人只将此意告余，至悲哭事，则沈笃时始知之也。

二十日见剧咳止方喜，而脉92至，虚数闪烁，检温，午前九时39度，午后一时41度，日晡两颧发赤，痰稀不易出，食少小便如前，两耳尚聋，内伤外感两象俱急，而虚损似犹较重，处炒白芍、青蒿、阿胶珠、丝瓜络、野百合各三钱，生牡蛎四钱，川贝母、广橘络、菖蒲各二钱，炙甘草一钱五分，海蛇三两，煮水煎药，日昳渐起神经证状，云鬼向之搅扰，自令人速邻翁归，为之画符，请余出休息，谓余在室内，鬼即向之加厉，明日须停药，即服亦不验等语。

二十一日黎明起神尚清，扶出庭院，引镜自照，谓不类人形，必不起矣。然肌肉犹未脱也，早七时，脉 90 至，沈虚右带结促，检温，午前后均为 40 度，唇上见血痂，舌难尽伸，余象如故，午后如狂益甚，忽起立云与鬼约，将去矣，抱持之方止，夜甚恐惧，起卧俱唤母抱，彻宵不寐，处龟板、生牡蛎各四钱，西洋参三钱五分，阿胶、白芍、天门冬、丝瓜络、野百合各三钱，川贝母二钱，远志、炙甘草各一钱五分，炒川连五分，海蛇三两，煮水煎药，夜服至宝丹二丸，痰易出而又略咳。

二十二日唇上血痂愈甚，间作谵语，恐怖犹昨，他证亦未减，舌鲜嫩带胭脂色而无纤苔，日夜不瞑，又似温证较重于内伤也者。脉午前六时 94 至，沉虚闪烁，午后四时 92 至，兼结促，检温，午前六时 39.8 度，午后四时 39.5 度，处白芍、阿胶、寸冬、龙骨、生地各三钱，生牡蛎、鳖甲各四钱，紫草、银花、玄参各二钱五分，菖蒲五分，炒川连一钱二分，炙甘草一钱，鸡子黄二枚，急电贵溪工次，促其夫归。

二十三日沉默少言，自云已无鬼矣。此后神识清而语渐含糊，耳聋小愈，舌伸仅能抵齿，中心渐带褐色，津液未干，过午则唇上时时出血，结厚痂，痰转稠涎，或烂肉状块，不易吐出，经数分时咳一声，筋惕肉瞤，起卧不宁，目常上视，脑证悉具，危象毕呈。脉午前七时 88 至，虚数结促，午后四时 100 至，体温午前七时 39 度，午后四时 39.5 度，虽知其不可为，而不忍坐视，姑处白芍、生地、银花各三钱，紫草、丹参、玄参各二钱五分，酒芩一钱五分，酒炒大黄五分，每进一杯，随时缓服，斯时热已外露，扪之烙手，夜进白虎加生地、玄参、半夏、牡丹皮一剂。从此盼夫情切，昼夜不交睫，自谓非夫归，服药亦无效。贵溪至南昌，平时两日可达，而道路梗塞，竟需四日。据邻妇云，徽前此每夕非子后不眠，常篝灯读书，或作手工，病起前半月，只食米四升，余检书堆中且有《红楼梦》小说，至是始知其内伤实有由也。

二十四日证象如前，指如抚弦，须人把握，脉午前八时96 至，沈虚结促。午后六时同体温，午前八时 39.5 度，午后六时 40 度，无药可用，仅服紫雪三分，溺黄黑而浓臊，但颇长，日只一次，大便久未解，腹渐满，坐入甘油锭二个，仅出糖粪少数，夜卧朦胧中，惊呼其夫被匪掳，捶胸大哭，神明虽溃而不甚乱。

二十五日清晨，令人扶至邻人所供佛龛前，跪地三上香，祝曰：吾夫存亡，神必知之，扶之归，目目夜视门际。其母云，徽病发前二日，接婿书中作危词，言若不他调，此生恐难相见也，故刺激如是。脉早六时87 至，错乱空虚，午后七时 95 至，结悸，体温早六时 40 度，午后七时 40.3 度，视纸上字已不能辨，肌肉一宿而遽削，父子之情，勉作破釜沉舟计，处白芍、银花、紫草、玄参、生石膏各三钱，甜杏仁二钱五分，苦参、丹参各二钱，川贝母、炙甘草各一钱五分，酒炒大黄一钱，意以神经，既无药可治，而时温则血中必有毒质，此亦理想中之清血剂也。入夜目不上视而灵动，作流波状，左右转盼不息。

二十六日晨，其母谓之曰：汝此状太苦，婿恐有特种障碍，难面诀？汝可勿待也，尚颔之。自是目渐下垂，唇无血迹，痰如稠脓而有韧性，不能自吐又咳出瘀血混合脓痰之球三颗，胸腹上出白㾦如黍米大，中透明，但随时枯燥，已知一切绝望，蒸猪肉清汤饮之，尽一小碗，问对余有何言？曰无之，午间交睫睡一小时，婿适至而醒，徽对之作悲笑容，问何来迟？且多瞋恚语，而音不甚可辨，自后不复言，渐入昏睡状态，面色戴阳，手足瘛纵，头亦振颤，午后脉七十余至，雀啄无根，因筋肉震动太甚不能确数，体温 40.5 度，进西洋参二钱，寸冬三钱，银花二钱，郁金四分，甘草八分，化下琥珀抱龙丸，勉尽人事。入夜头上大汗淋漓，脉百余至，涌沸无度。请某医士来商，乃援渠昔治一妇忧郁失神之验案，定一方：天竺黄、川贝母各二钱，生石决明五钱，枳壳、蝉蜕、广皮、远志各一钱五分，菖蒲、柴胡、丹皮、通草各一钱，川芎戈制，半夏各五分，牛黄清心丸二颗化服，无效，痰声呼呼竟夕。

二十七日婿不忍，用参汤灌之已难下咽，呼之尚解强吞，清晨余听诊心脏百三十二搏，震动强烈，而脉为百一二十至不等，涌沸凌乱，肺部作粗疾呼气音，一似无数管窍，皆开张者然，体温四十一度九分，犹呼母妹示作别意，十二时许，面变见白，肢渐冷，肺部极热，便溺迸下而逝。婿谓徽文理长进，与渠信百余通，多效时尚作语体，每归，必自搜出焚之。出最后一通，为病作二日前所复渠者，大意言他人享重薪，服轻务，吾辈享轻薪，服重务，以我为难民，见惯匪兵，而故调入匪域，吾辈可怜之人生，居此恶浊社会中，何得重见天日？若欲弃而去之，我亦甚愿，并嘱其守三五日，互寄一书之约，万不可少等语，余大惊愧，而思邻妇之言为信，至是内伤之原大明，不祥之识早露，而前此方

16

药，皆为枉用矣。

呜呼，徽自耻年长所学不深，家庭飘泊，无人指导，其质属神经，性情沉敏，富于感感，欲以艰苦，战胜环境，乃发愤独学，复值离乱生涯，零丁寄食，使夫日蹈危地，冒险以逐稻粱，梦魂惊扰，沉思无告，日夜煎熬其精髓，虽父母密迩，亦不稍露心中蕴结。诗曰"女子善怀"，"未见君子，忧心忡忡"。"五日为期，六日不瞻"。古思妇之感念劳人，尚不能方兹十一。夫此之所谓内伤者，乃劳脑太甚，神经衰弱，遂致过敏，过敏则益劳，从此而呼吸、消化、泌尿等脏器均起障害，内分泌亦渐枯竭，虚损焉得不成。此之所谓外感者，虽不全似肠窒扶斯（湿温），然按中法，总属伤寒范围，亦为一种急性热病。逮肺与脑皆伤，则更内外混一，真元先亏，猝膺大邪，夫岂复有生理，今仍故为纷歧，参错以设疑治数条，聊备医林研究，或能穷出真理，俾日后类此之善女人，得多享人生幸福焉。

（1）初起但觉怯寒舌清，后头部痛，时作呵欠，又素多痰，即用补药多表药少之例（喻氏曾有此论），处桂枝汤加党参、黄芪、白术、附子大剂，必能助阳解肌，或用麻黄、附子、甘草汤发表，甚且继以附子汤，或真武汤，但施之青年妇女，都会秒热，开始即认阴证实不多见，是否中病，虽脉属阴象，对于素来无病之体，亦未敢恃为确凭。

（2）当闻顶上飞机声震扰，时耳虽聋，神尚未昏，已如喻氏所谓真阳上脱，即用介物潜阳，兼滋血液而泻相火，或用六味地黄汤加附子、陈皮，然于外感又难兼顾，且二三日后所用之龟、鳖、龙、牡何无寸效，且有阴浓误事之嫌。

（3）开始用参苏饮加减之和平补散，兼用方以观其变，

17

续方或用逍遥散略参归脾汤意，以和养气血，舒畅神经，而于自始至终之小便短赤浓臊以虚证论，待其自行复常（大抵肾脏已起变化，非药力所能恢复）。但于青年初病，当时既不知其精神蕴结，若转方即抛却外邪，似亦非法，况兼急性肺炎，尤可遽用温补。

（4）疑此证原非极重时温，实由天行感冒为诱因，思虑伤神，急成劳损（此例尽多），故第三周之热度弛张不甚，颇似肺痨之消耗热，赤尿本有虚证，若西法检验，或有蛋白质，但观后半期之唇结血痂，末日之胸腹上发白疮，何竟与重笃温证无异。

（5）此病主眼，始终在脉沉而数，小便不利，厥后神经起异状时，即系尿毒运输入脑之自家中毒证，其小便所起之障碍，恐为肾上腺内分泌枯竭，致肾脏亦生变化，本非利尿所能了，惟中间未曾多服五苓散、真武，不无疑悔，否则或须求诸黄者血余之类，尤为当时意想所不到也。无聊之想，错乱可嗤。

（6）某医士事后阅此案，以为开始怯寒头痛时，但用秦艽、桂枝、川芎、当归、制半夏、广陈皮等轻剂，以疏达其神经，兼具行瘀祛痰，意以后因病体虚，补剂在所当用，所见何如。

（7）此病按西说则谓外感者，为流行性感冒，抑为肠窒扶斯，非检查细菌不能确断，盖唇结血痂，胸发结晶性粟粒疹（白疮），甚似肠窒扶斯。而始终舌无厚苔，则不似之肺炎，当为混合传染之并发症，而何以始终未尝一质证于西医，盖彼方在此间之执业者，其诣力设备与夫诚毅缜密之衷，果否能餍吾人之希望，盖有不敢言者也，由今思之，即使检出病原菌，而此本实先拨之病者，专用西法治疗，转归能否佳良？

按此病即使治愈，若非改善情境，虽不死于斯时，亦必死于他日，此就明了原因后言之也。但此等病情不易侦察，若未得病情，亦无怪处方之等于射覆。国医改进须破除自欺之习，从来医案要皆记其治验，而讳言其不验，今特质直备记，未知视罗谦甫强凑不切支辞，汪石山动演五行生克，《寓意草》之矜言神悟，半骋空谈，《临证指南》之肤泛雷同，冗滥撮拾者为何如？与夫文人学士之圹志小传、记行述哀者，又何也？并世扁卢，幸辱教之。

附注一　死者人中颇短，或先天抵抗力原弱，又写字笔画极枯燥，均为不寿之征。孙真人所谓大医习业须通诸家相法，盖亦可资参究也。

附注二　此病自初起以至加剧，脉俱沉弱，口不渴，手扪不觉甚热，十日不大便而所下只稀粪，小便短赤，清利无效已虑其有正虚之象。只以年富素健未必遽变非常，闻移入母室之日病犹未剧，向其母云一月以前姨丈来省，我以便秘属诊，彼尚谓我无病，第教食滋润品，今病方数日，父亲遽谓我虚何也？可见彼时病者亦不自虞其元气亏损，此语于死后始闻其母述之。

（《中医新生命》14 期　临病实纪）

感证过表，用调和气血法救之

十月间，荆人昭芬又在家患感冒，予在校未有所知，家母急请北乡宿医某君诊治，服解表轻剂二次，而余才归，视其立方尚平妥，遂任煎服半剂，忽言觉周身拘急，而恶寒转特甚。且微汗出时，似颇难堪，心中又有苦闷之意，大便既艰，咳又频作，诊脉弦滑，踌躇再三，乃从调和气血立方，用仲师柴胡桂枝汤加减。

银柴胡八分　西党参八分　炙甘草八分　嫩桂枝八分　生白芍一钱五分　法半夏二钱　苦杏仁二钱　广皮一钱　全当归一钱　薤白五分　佛手八分　炒谷芽二钱　煎服一次，即进食。连服五剂，痊痊。

（《神州国医学报》邵餐芝　诊尘零影）

感冒兼症

顾先生　平时易致食积感冒，舌苔常腻，脉甚迟细，是胃肠心脏营卫俱弱，昨大便见血甚多，当是直肠血。

伏龙肝一两，包　淡芩二钱　槐米四钱　冬术二钱　白芍三钱　地榆炭三钱　干地黄五钱　炙草一钱　黑附块二钱，先煎　炒麦芽三钱　生内金三钱

（《中医新生命》1934—1937 年 1—31 期　陆渊雷医案）

外感得补遂剧

陈先生　劳心少动，体弱，昨偶服人参再造丸一颗，甚不适，此或本有外感得补遂剧耳，今微热而指尖微冷。

桂枝钱半　苏子二钱　炙草一钱　赤芍二钱　莱菔子三钱，炒　小生地四钱　生姜铜元大三片

（《中医新生命》1934—1937 年 1—31 期　陆渊雷医案）

二、咳嗽并其他呼吸系统疾病

1. 诸咳症

感寒咳嗽

施先生　感寒咳嗽，服西药咳止，而忽胸闷呕酸，当是药带涩性之故。

葛根二钱　姜夏四钱　制香附二钱　桂枝二钱　良姜一钱　射干二钱　赤芍三钱　炒乌药三钱　象贝三钱　桔梗三钱　炙草一钱

（《中医新生命》1934—1937 年 1—31 期　陆渊雷医案）

寒热咳嗽

一男子年约二十余岁，初患寒热咳嗽，服西医止咳药水，气急胸闷，痰咯不出。来诊时，脉沉细如无，重按之则微有数象，且甚搏指，目瞑无精，口干苔黄。余用麻杏石甘汤轻宣肺气，翌日复诊，脉竟起，以此法加减而愈。此症脉证相参，皆有可以温补下焦之理，但初病为寒热咳嗽，脉之沉，目之瞑，皆由气闭，因断其非虚，幸而获效。病至疑似之间，全仗医者将病之前后，打量一番，而后决定治法，否则鲜不偾事，吾为此言，不胜警惕。又麻杏石甘汤一方，治风寒包热于肺而音瘖者，有奇效。如投之久病虚劳，祸不旋踵。

（《中医杂志》3—5、10—17 期　王一仁　临症笔记）

风寒咳嗽

翁妇　风寒客肺，酿成咳嗽，脉浮虚，舌厚白。手太阴之肺损耗，足太阴之脾衰惫，谷食不纳，仓廪失职，运肺理

21

肺，兼疏風寒。

荆芥穗二钱　光杏仁三钱　川贝母二钱　香村陈二钱　蜜杷叶三钱　云茯苓三钱　炒麦芽三钱　马兜铃二钱　香前胡二钱　甜杏仁二钱　粉甘草八分

（《中医世界》3卷16、17期；7卷3期　临症医案）

畏寒咳嗽

邓左　形寒饮冷则伤肺，畏寒咳嗽，头胀骨楚，纳少泛恶，脉浮滑，苔白腻，辛温散邪治之。

净麻黄五分　光杏仁三钱　象贝母三钱　前胡钱半　仙半夏二钱　橘红八分　茯苓三钱　炒枳壳一钱　苦桔梗一钱　紫菀钱半

（《中医杂志》1—12、14—16期　丁泽周〈甘仁〉　思补山房医案）

恶寒咳嗽

石右　邪风犯肺，痰湿浸脾，恶寒咳嗽，头痛且胀，胸闷泛恶，苔腻浮滑，宜辛散肺邪，而化痰湿。

紫苏叶一钱　光杏仁三钱　象贝母三钱　嫩前胡钱半　仙半夏二钱　枳实炭一钱　水炙远志一钱　薄橘红八分　苦桔梗一钱　荆芥穗一钱　莱菔子三钱　姜竹茹一钱

（《中医杂志》1—12、14—16期　丁泽周〈甘仁〉　思补山房医案）

风寒感冒

颜右　体丰之质，多湿多痰，风寒包热，干于肺系，咳嗽失音，咽痛蒂坠，气逆胸闷，泛恶纳少，苔腻。脉本六阴，按之沉细而滑，肺气窒塞，金实不鸣。拟麻杏石甘汤加减。

净麻黄四分　光杏仁三钱　熟石膏二钱　嫩射干八分　薄荷叶八分　苦甘草八分　苦桔梗一钱　轻马勃八分　枳实炭一钱　仙半夏二钱　炒竹茹钱半　象贝母三钱　胖大海三个

复诊：服药三帖，音声渐开，咽痛亦减，咳呛咯痰不爽，纳少泛恶，苔腻稍化，脉沉细而滑。今制小其剂，从证不从脉也。

净蝉衣八分　嫩射干八分　薄荷叶八分　熟牛蒡二钱　苦甘草八分　桔梗一钱　仙半夏钱半　马勃八分　马兜铃一钱　光杏仁三钱　象贝母三钱　枳实一钱，同拌炒　竹茹钱半　胖大海三个

（《中医杂志》1—12、14—16期　丁泽周〈甘仁〉思补山房医案）

风热咳而失音

邢某年三十二岁掌教于本县之高小学，因感冒风燥，含肺咳嗽，自以为操劳过度，妄食滋补，致风从热化，却伤肺络，咳声不扬，喉干音嘶，颧红气促，右胁陷痛，痰中夹血，按脉浮弦，微形芤象，左胜于右，盖肺居高部，风邪上受，壅舍肺腧则令人咳。若能涤欲节令，风散而咳自已。妄食滋补，助痰遏风，气机不畅，郁久酿热，却津烁肺，肺为娇脏，为痰背靠锢，则音嘶不扬，却伤肺络，则痰中带血，气壮之人，肺痈因此，气虚之人肺痿由来，其右胁陷痛者，乃肺气不能由右下宣也，为今之治，宜清肺通络，顺气豁痰，不治血而血自止矣。

旋覆花二钱　枇杷叶三钱　薄荷叶二钱　冬桑叶三钱　川贝母三钱　栝蒌皮二钱　橘皮络各二钱　丝瓜络三钱　新绛屑二钱　金橘皮一钱

本方以清芳透达，理气豁痰为主，故君以覆花、杷叶、薄荷、桑叶以清肺宣痹，佐以橘皮络、川贝、蒌皮以豁其痰，瓜络、金橘皮、新绛屑以清营血而理郁气也。嘱此方无须加减，要常服无间，果服十八帖而愈。

（《光华医药杂志》2卷6、7、8、10、12期　怀葛斋验案）

外感咳嗽

有声无痰谓之咳，有痰无声谓之嗽。人生气交之中，难免六淫侵犯，伤风咳嗽，亦常事耳。语云久咳不已，则成痨咳。虽小病亦不可忽略。为虺弗摧为蛇，将若何？现时值秋冬，咳嗽应时而生，今将外感咳嗽分述如下。

肺为娇脏，外应皮毛，位处最高，而司极表，一切外感六淫最易侵犯。过寒则咳，过热亦咳，故一切咳嗽初起之时，均以疏邪开肺为主治。而风为六淫之长，百邪之先，外感咳症，虽有风、寒、热、燥、湿不同，而兼风则一也。感寒而嗽者曰风寒，感热而嗽者曰风温，感燥而嗽者曰风燥，感湿而嗽者曰风湿，开肺祛风为主，而各因其寒热燥湿以佐之，是过半矣。

风寒之咳，形寒身热，骨节酸楚，鼻塞声重头痛，苔白腻，脉浮紧或浮缓，治宜辛温散表，宣肺疏邪。如葱豉汤、三拗汤、华盖汤、荆防败毒散"去柴葛"之类。

风温之咳，身热有汗不解，咽喉作痒，头胀骨楚，苔薄黄，脉浮数，治宜辛凉疏解，肃肺清温，如豆卷、薄荷、蝉衣、牛蒡、前胡之类。

风燥之咳，皮肤干涩，鼻孔燥，咽中毛硬，痰艰于出，或无痰干呛，大便秘结，舌绛少津，脉浮带涩，宜祛风清燥润肺化痰。

风湿之咳，嗽痰即出，胸闷泛恶，渴不欲饮，身体重著，骨节疼烦头重，小溲短数，宜祛风渗湿。宣通行气，如平胃二陈之流。

更有外感风寒，肺胃蕴热，寒包热外，热处其中，其症咳嗽气急，音哑，苔黄，口渴引饮，脉浮数。治疗之法寒多者，大青龙汤；热多者，麻杏石甘汤。

又有小儿痉嗽一症，咳嗽连续不断，痰不能出，甚至面红颧赤，泛恶呕吐，每多得于痧后，或由外感缠绵，日久而来，即俗谓鸬鹚咳。是单方以鸬鹚涎治之颇效，惟不易觅得，药肆中有鸬鹚涎丸方，亦极灵验。

（《中医世界》9卷3期　钱如九）

咳嗽

朱氏媪，内子静娴之寄名母也。其长媳曩患剧烈之反胃，经余治愈，故其家凡有疾病，咸就医于余。十九年冬，媪患咳嗽，时余万里返省亲，并度新岁。爰就他医治之，迭更数人皆不效，复就西医，亦不中病，由冬徂春，盖淹继已两月矣。其时余已偕静娴来沪，尘装甫卸，便趋定省，见其尪羸病态，疲不可支。谓余曰：子胡来之迟，余几为二竖煞矣。余诊其脉，颇有紧象，察其苔色，白滑多津，时时怯寒，咳逆，息不得卧。所吐纯系白沫，虽病两月，从未得汗。余思此本易治之症，胡竟淹缠至此。及阅医方，皆荆、防、杏、苏、陈、夏、苓、草之类，始知未得法。盖此纯为肺病，风寒束于外，水饮激于内。外则毛窍闭塞而不疏，内则气机上逆而不降，以致肺之通调失职，敷布不行，愈壅愈闭，咳嗽愈不能已。初果以麻桂之辛，开其肺窍，通其腠理，使肺之治节得行，而水饮自平，咳嗽自愈。乃医者不知，滥用通套之方，竟致缠绵两月，亦可怪矣。余以小青龙汤全方投之，一剂得透汗，二剂诸病竟爽然若失。惟汗出时仅及两膝，愈后由膝至足尖，其冷如冰，虽重绵裹之不能温，沸汤熨之不觉热。此盖气道不通，卫阳不行于下也。因仿古人治风痹法，用防风二两，作汤熏之。一次意转温如故，此非余初料所及也。可见古人立法，非后世泛泛可比，若今之俗医，更难望其项背矣。

（《医学杂志》79 期 徐召南 韬盒治验录）

咳嗽

肺为清虚之脏，而主声音，咳嗽一症，每因风、寒、暑、湿、燥、火，或痰瘀阻袭肺络，清肃失司，上逆而咳。尝见治者呆补敛肺，以致邪不能出，日益胶固，服药时常见小效，继则愈发愈剧，轻则为痰饮咳嗽，带疾延年，重则竟成肺痨，以致不起，良深浩叹。前有某伶人患咳，医者谓其肺虚，日进五味、麦冬、诃子肉、玉竹等味，且胆力过余，竟令服三十剂。服至念余剂，音瘖不扬，形瘦神疲，来诊时脉数而滑，观其咳时有上气状，问其饮食二便，则已三日不食，一星期不大便矣。余曰：邪痰阻塞肺络，脾胃为之不运，肺与大肠相表里，幽门之不达，由于肺气之不行，乃进麻黄射干汤，开其肺而行其气。一服后气渐平，继进调胃承气，腑行而咳亦渐止。唯仍不能食，形瘦音瘖，神情愈憋，其脉不滑而细数，迭进清肺养胃之品，卒以不起，余深愧无力回生，前医实不能卸过。或曰，然则肺虚无补法欤？是又不然，脾肺虚寒而致咳，必生人面白神疲，纳少脉虚细，时有怯风状，则可用参、芪、术、草之类以补之，阴虚木火刑金而致咳，必其形瘦色苍，或曾咯血，或多虑，五志之火内动，亦且先清其热，而后养其阴。唯舌光红，脉微数，夜寐心烦不眠，头晕怔忡者，则可用阿胶鸡子黄及补肺汤等进之。若有一毫外感，便不可兜涩，此为医所宜慎也。

（《中医杂志》3—5、10—17 期 王一仁 临症笔记）

咳嗽

李君 二年前即患咳嗽，咳为气逆，嗽为有痰，皆时发时愈。刻下吸受外风，遂致咳逆较重，稀痰颇多，乃先后天不足所致。书云：脾为生痰之源，肺为诸痰之海，此之谓也。

白苏子三钱　茎一钱五分　光杏仁三钱　紫菀蜜炙，三钱　款冬花蜜炙，三钱　信前胡一钱五分　苏薄荷一钱五分　南沙参三钱　广橘络一钱皮一钱五分　涤饮散三分　法夏粉一钱五分　云茯苓三钱　炙杷叶三钱

（《中医世界》2卷12期、3卷14期　瞿冷仙）

咳嗽

秋燥　马路桥陈右

咳嗽，时发热，阙中痛，脉涩。阳明燥气为病，清润之。

杏仁泥三钱　瓜蒌仁三钱　天花粉三钱　生石膏三钱　大麻仁三钱　桔梗三钱　枇杷膏半两，冲服

（记）此方服一剂之后，咳嗽大减，再令服二剂，后不再来，谅已愈矣。

（《中医杂志》方冠群）

咳嗽泄浊

郑某　脉数带急，咳嗽泄浊，肺脏之热未离，肾阴之真已亏，热蒸之盛，血分不清，则体内之蛋白质及盐分，相混不分，乘小溲而溺出，故小便时浊时清，热甚克肺，肺气激动，故咳嗽带血，宜清肺育阴。

淮山药一两　西木耳八钱　淡海菜一两　款冬花二钱　川石斛二钱　核桃肉五钱

施儿　目干鼻涩，口燥齿枯，耳聋流脓，是肝肺之火炽盛，病延月余，热毒深烁，五液俱枯，液枯则肺沫上溢，壅

闭满口。阅前方耗散伤液，膝痒搔背，以致津液愈耗，急宜涵养真阴，补救津液，以希挽回。

川石斛三钱　天门冬三钱　南沙参三钱　肥知母三钱　黑元参三钱　冬梨汁一杯，冲　明玉竹七钱　荸荠汁一杯，冲

（《潘清泉医案》）

咳嗽治验谈

咳嗽病因阅方书方论，条绪颇繁，时医每多不分脏腑，出言便指肺证，莫辨内外之因。处方直接治咳套药，则以其咳属肺。有形之端，理近浅见，不知《内经》岐伯对黄帝曰：五脏六腑皆令人咳，非独肺也。且谓诸咳皆聚于胃，关于肺者。胃为脏腑之本根，肺为脏腑之华盖。由是观之，可见肺胃并重，而为诸脏腑之关键也。其所难治者，古名痨瘵。时代谓由结核菌侵入肺中，肺为柔嫩之脏，腐蚀尤易，治疗更难。初起羸瘠倦怠，贫血咳嗽，而成肺尖加答儿，此即第一期肺痨证也。大抵相当治法，初期尚有希望恢复，第二三期以后，虽华扁手段，亦无生机矣。惟在感冒方面，略易施手。果能如《内经》云：各以其时受病者，分别六经之药施投，则是有定论为标准，规定确切，自可一鼓而荡平。而瞥见时医治咳，往往耳目所经，却易应付方剂。一遇其他特异之因所表现状态与感冒咳嗽者，又多恍惚疑似，仍依疏解治嗽等方施之，愈经变法，终不能牵丝入扣，而自感无穷之蹒跚。甚矣，固执成见者之不足言医也。余素亦常有辨认不清之咳疾，以持模棱两端，动辄无规则之治。迨后始悟既往之非，故频加以脑后下针，痛定思痛。盖其误者，约有两因，一关于学识有限。二由于漫不经心。无怪乎余在初出门径之时，即其他素负盛名尚老手者，所投方剂，犹属空

弦无响。最近经验所得一段奇异咳嗽案情，敢请刊登公诸评判。有溪东乡林某者，男性，现年廿余岁，求余诊治，询其病因，乃知是患发自春初延绵迄兹七月，屡经中西医调治服药，卒无功效。其证状恒在五更发生，洒淅寒热，咳嗽喘满，善食易饥，饥时胸痛引背。面色㿠白，唇舌粞点，脉象六部皆弱，惟右寸关至数，混杂不清。小溲赤白无定，大便粗甚。惟此痛楚万分，中医指为外感内伤，西医认为初期肺结核性。且云此疾幸未深剧，调度当在两个月时期方能复原。又经注射廿余天，病机全无进退。而余审诸症状，遂断为虫齿肺脏，因治节日见衰弱，支气管被阻，清肃不下，反逆满而上呛也。盖肺合皮毛，积久不愈，则真灵邪盛，真灵则森然而寒，邪盛则翕然而热，故谓之洒淅寒热。洒淅者，非大寒热也，与五脏受五积于四季恍然无异。且水谷入胃，所化精微，饱则虫安，饥则虫动，此痛之因也。虫钻心肺胃外，应粞点头，为诸阳之会，阳气不举，苗色不荣，虫塞脉道，脉然定至，皆麋集之候矣。即拟 紫金散 苏南星 白枯矾 生甘草各五钱 乌梅肉一两，煅干碾末 杏仁三钱 百部三钱 胡连二钱 川椒一钱 射干三钱 桔梗三钱 荆芥七分 茯花一钱半 当归二钱 槟榔三钱 煎汤，每服冲紫金散二钱，斋汁七分，连进十剂。则见寸白虫垒垒落厕中，盈其千万。诸恙乃得无形之消灭，末处调补气血，一月而得躯健全矣。

（以上二文《中医世界》9卷4期　叶瑞阶）

咳呛

风右　年届花甲，荣阴早亏，风温燥邪，上变袭肺，咳呛咯痰不利，咽痛干燥，畏风头胀，舌质红，苔粉白而腻，脉浮滑而数，辛以散之，燥以清之，甘以润之。轻澈上焦，勿令邪结增剧，乃吉。

炒荆芥一钱　薄荷八分　蝉衣八分　熟大力子二钱　生甘草八分　桔梗一钱　马勃八分　光杏仁三钱　象贝母三钱　兜铃一钱　冬瓜子三钱　芦根一尺

复诊：前进辛散凉润之剂，恶风头胀渐去，而咳呛不止，咽痛口渴，胎粉腻已化，转为红绛，脉浮滑而数，此风燥化热生痰，交阻肺络，阴液暗伤，津少上承。今拟甘凉生津，清燥润肺。

天花粉三钱　生甘草五分　净蝉衣八分　冬桑叶三钱　光杏仁三钱　象贝母三钱　轻马勃八分　瓜蒌皮二钱　炙兜铃一钱　冬瓜子三钱　芦根一尺　生梨五片

（《中医杂志》1—12、14—16 期　丁泽周〈甘仁〉　思补山房医案）

咳呛

冯右　咳呛两月，音声不扬，咽喉燥痒，内热头眩，脉濡滑而数，舌质红，苔薄黄，初起风燥袭肺，继则燥热伤阴，乾金不能施化，津液被火炼而为稠痰也。谚云：伤风不已则成痨，不可不虑。姑拟补肺阿胶汤加减，养肺祛风，清燥化痰。

蛤粉炒　阿胶二钱　蜜炙兜铃一钱　熟大力子二钱　甜光杏三钱　川象贝各二钱　瓜蒌皮三钱　霜桑叶三钱　冬瓜子三钱　生甘草五分　胖大海三钱　芦根一两　北秫米三钱　枇杷叶露半斤煎药。

复诊：咳呛减，音渐扬，去大力子。

三诊：前方去胖大海，加抱茯神三钱，改用干芦根，计十二帖而愈。

（《中医杂志》1—12、14—16 期　丁泽周〈甘仁〉　思补山房医案）

咳呛

程左　肺素有热，风寒外束，肤理闭塞，恶寒发热，无汗，咳呛气急，喉痛音哑，妨于咽饮，痰声漉漉，烦躁不安，脉象滑数，舌边红，苔薄黄。邪变化热，热蒸于肺，肺炎叶举，清肃之令不得下行。阅前服之方，降气通腑，病势有增无减，其邪不得外达而反内逼，痰火愈亢，肺气愈逆，症已入危急。拟麻杏石甘汤加味，开痹达邪，清肺化痰，以冀弋获为幸。

净麻黄五分　生石膏三钱　光杏仁三钱　生甘草五分　薄荷叶八分　轻马勃八分　象贝母三钱　连翘壳三钱　淡豆豉三钱　黑山栀二钱　马兜铃一钱　冬瓜子三钱　活芦根一尺　淡竹沥一两，冲服

复诊：服药后得畅汗，寒热已退，气逆痰声亦减，佳兆也。惟咳呛咯痰不出，音闪咽痛，妨于咽饮。舌质红苔黄，脉滑数不静，外束之邪，已从外达。痰火尚炽，肺炎叶举，清肃之令，仍未下行。肺为娇脏，位居上焦，上焦如羽，非轻不举。仍拟轻开上痹，清肺化痰，能无意外之虞，可望出险入夷。

净蝉衣八分　薄荷叶八分　前胡五钱　桑叶皮各二钱　光杏仁三钱　象贝母三钱　生甘草八分　轻马勃八分　兜铃一钱　冬瓜子三钱　胖大海三个　连翘壳三钱　活芦根一尺　淡竹沥一两，冲服

三诊：音渐开，咽痛减，咳痰难出，入夜口干，加天花粉三钱，接服四剂而瘥。

（《中医杂志》1—12、14—16期　丁泽周〈甘仁〉思补山房医案）

咳呛

关右　怀麟七月，手太阴司胎，胎火迫肺，燥邪乘之，

31

咳呛气逆，口渴苔黄，脉象滑数，虑其咳甚殒胎。

炒黄芩一钱　桑叶皮各二钱　光杏仁三钱　生甘草六分　川象贝各二钱　瓜蒌皮根各二钱　炙兜铃一钱　冬瓜子三钱　前胡钱半　活芦根一两　生梨五片　枇杷叶露半斤

咳呛

高左　嗜酒生湿，湿郁生热，熏蒸于肺，肺络损伤，咳呛两月，甚则痰内带红，膺肋牵痛，舌边红，苔薄黄，脉濡滑而数，清肺淡渗治之。

南沙参三钱　茯苓三钱　生苡仁四钱　冬瓜子四钱　甜光杏二钱　川象贝各二钱　瓜蒌皮二钱　枳椇子三钱　茜草根二钱　鲜竹茹三钱　干芦根一两　枇杷叶二片去毛

咳呛

朱左　平素嗜茶，茶能生湿，湿郁痰，浸润肺金，咳呛痰多，甚则气逆，难于平卧，纳谷减少，舌苔薄腻，左弦右滑，清肺无益，理脾和胃，而化痰湿。

仙半夏二钱　薄橘红八分　炙远志一钱　光杏仁三钱　象贝母三钱　炙白苏子钱半　炙款冬钱半　旋覆花钱半，包　生苡仁四钱　冬瓜子三钱　鹅管石一钱煅　陈海蜇一两，漂清

咳呛

任童　风温身热，咳呛不止，气逆，喉有痰声，苔黄脉数，风化热，热生痰，上阻于肺，肺失清肃之令，宜清肺气，化痰热。

桑皮叶各钱半　光杏仁三钱　生甘草五分　川象贝各二钱

瓜蒌皮二钱　炙兜铃一钱　冬瓜子三钱　炒竹茹钱半　天花粉二钱　活芦根一尺　荸荠汁一两　枇杷叶露四两，后入

（《中医杂志》1—12、14—16 期　丁泽周〈甘仁〉　思补山房医案）

咳呛

梁左　五脏六腑，皆令人咳，不独肺也。六淫外感，七情内伤，皆能致咳。今躁烦过度，五志化火，火刑于肺，肺失安宁，咳呛咯痰不爽，喉中介介如梗状，已延两月之久。《内经》谓之心咳，苔黄两寸脉数，心火烁金，无疑义矣。拟滋少阴之阴，以制炎上之火，火降水升，则肺气自清。

元参钱半　大麦冬钱半　生甘草五分　茯神三钱　炙远志一钱　甜光杏三钱　川象贝各二钱　瓜蒌皮二钱　柏子仁三钱　肥玉竹三钱　干芦根一两　冬瓜子三钱　梨膏三钱

（《中医杂志》1—12、14—16 期　丁泽周〈甘仁〉　思补山房医案）

咳呛

文左　肺若悬钟，撞之则鸣，水亏不能涵木，木扣金鸣，咳呛已延数月，甚则痰内带红，形色不充，脉象尺妙，寸关濡数，势虑入于肺痨一门。姑拟壮水柔肝，清养肺气。

天麦冬各二钱　南北沙参各三钱　茯神三钱　淮山药二钱　川贝母二钱　瓜蒌皮二钱　甜光杏三钱　潼蒺藜三钱　熟女贞二钱　旱莲草二钱　茜草根二钱　冬瓜子三钱　枇杷叶膏三钱

复诊：服三十剂，咳呛减，痰红止。去天麦冬、枇杷叶膏，加蛤粉炒阿胶二钱，北秫米三钱，又服三十剂，即痊。

（《中医杂志》1—12、14—16 期　丁泽周〈甘仁〉　思补山房医案）

咳呛

蔡右　旧有肝气脘痛，痛止后，即咳呛不已，胁肋牵疼，难于左卧，已延数月矣。舌质红，苔黄，脉弦小而数，

良由气郁化火，上迫于肺，肺失清肃，肝升太过，颇虑失血。姑拟柔肝清肺，而化痰热。

北沙参三钱　云茯苓二钱　淮山药二钱　生石决六钱　川贝三钱　瓜蒌皮二钱　甜光杏三钱　海蛤壳三钱　丝瓜络二钱　冬瓜子三钱　北秫米三钱　干芦根一两

复诊：服二十剂后，咳呛胀痛大减，去干芦根，加上毛燕三钱。

（《中医杂志》1—12、14—16 期　丁泽周〈甘仁〉　思补山房医案）

咳呛

董左　失血之后，咳呛不已，手足心热，咽干舌燥，脉细数不静。此血去阴伤，木火刑金，津液被火炼而为痰，痰多咯不爽利，颇虑延久，入肺痨一门。姑拟益肾柔肝，清养肺气。

蛤粉炒　阿胶二钱　茯神三钱　淮山药三钱　北沙参三钱　川石斛三钱　石决六钱　川贝三钱　瓜蒌皮二钱　甜光杏三钱　潼蒺藜三钱　熟女贞三钱　北秫米三钱

复诊：十剂后，咳呛内热均减，加冬虫夏草二钱。

（《中医杂志》1—12、14—16 期　丁泽周〈甘仁〉　思补山房医案）

咳呛

屈左　去秋失血，盈盏成盆，继则咳呛不已，至春益甚，动则气短，内热口干，咽痛失音，形瘦骨立，脉象细数，脏阴荣液俱耗，木火犯肺，肺叶已损，金碎不鸣，即此症也。损怯已著，难许完璧，勉拟滋养金水而制浮火，佐培中土。苟土能生金，亦不过绵延时日耳。

天麦冬各二钱　南北沙参各三钱　茯神三钱　淮山药三钱　川贝二钱　甜光杏三钱　熟女贞二钱　潼蒺藜三钱　冬虫夏草二

钱　北秫米三钱　凤凰衣一钱　玉蝴蝶一对

咳呛

高右　常熟　四十二岁　冬间呛咳，未经疏散，至春二月，咳已百日，愈咳愈剧，入夜更甚。面赤颧红，痰吐粉黄色，渴不欲饮，骨削神消，饮食不进，此肺伤及肾，浮游之火上逆，宜纳肾理脾，和胃生津。

制熟地　炙甘草　菟丝子　川贝母　山萸肉　五味子煅牡蛎　蛤壳　化橘红　甘枸杞　云茯苓　左秦艽

汝案：此症先尚有形寒，头痛、脘痛等症，用泻白加味法诸症除，而咳愈甚，用前方两剂灌下，即咳止而气平，渐能食粥矣。嗣调理一剂，诸恙均安。为登颂扬广告数天云。

咳呛

程右　孀居多年，情怀抑郁，五志化火，上刑肺金，血液暗耗，致咳呛气逆，子丑更甚，难于平卧。子丑乃肝胆旺时，木火炎威无制，脉象左弦细，右濡数，幸胃纳有味，大便不溏，中土尚有生化之机，经事愆少，理固宜然，亟宜养阴血以清肝火，培中土而生肺金，更宜怡情悦性，不致延成损法乃吉。

蛤粉炒阿胶二钱　南沙参三钱　茯神三钱　淮山药三钱　霜桑叶二钱　川贝三钱　甜光杏三钱　瓜蒌皮二钱　生石决六钱冬瓜子三钱　合欢花钱半　北秫米三钱

咳呛

袁右　女子以肝为先天，先天本虚，情怀悒郁，则五志之阳化火，上熏于肺，以致咳呛无痰，固非实火可比。但久郁必气结血涸，经候涩少愆期，颇虑延成干血劳怯。亟当培肝肾之阴以治本，清肺胃气热以理标，腻补之剂，碍其胃气，非法也。

南沙参三钱　茯神三钱　淮山药三钱　炙远志一钱　川贝母二钱　瓜蒌皮二钱　海蛤壳三钱　紫丹参二钱　茺蔚子三钱　生石决四钱　合欢花钱半　冬瓜子三钱　甜光杏三钱

（《中医杂志》1—12、14—16期　丁泽周〈甘仁〉　思补山房医案）

咳呛

章左　咳呛有年，动则气喘，痰味咸而有黑花，脉尺部细弱，寸关濡滑而数，咸为肾味，肾虚水泛为痰，冲气逆肺则咳呛而气喘也，恙根已深，非易图功，姑宜滋补肾阴，摄纳冲气，勿拘见咳而治肺也。

蛤蚧尾一对，酒洗烘研为丸，吞服　大生地三钱，蛤粉三钱同炒　甘杞子三钱　淮山药三钱　茯苓三钱　北沙参三钱　川贝母三钱　甜杏仁去皮尖，三钱　清炙草五分　合桃肉去紫衣，二枚

（《中医杂志》1—12、14—16期　丁泽周〈甘仁〉　思补山房医案）

发热咳呛

李教员　热气上冲肺脏，则发热咳呛，风邪内伏阳明，则潮热口渴，其脉浮大者，表邪盛也，苔燥黄者，里热炽也，清肺金，则肾水自旺，润燥气，则心火自平。

生枇叶三钱　南沙参三钱　川贝母钱半　生石膏一两　款冬花二钱　光杏仁三钱　火麻仁三钱　霜桑叶三钱　陈半夏二钱　肥知母三钱　蜜兜铃三钱　贡麦冬三钱

（《中医世界》3卷16、17期；7卷3期　临症医案）

趸咳匝月

卫孩　食积之火犯肺，趸咳匝月，嗽甚泛吐，苔薄腻脉

滑，此乳滞生痰，逗留肺胃也。拟涤痰肃肺治之。

仙半夏钱半　薄橘红八分　炒竹茹一钱　光杏仁二钱　象贝母三钱　莱服子三钱　冬瓜子三钱　露桑叶二钱　十枣丸五厘，化服　山茨菇片四分

（《中医杂志》1—12、14—16 期　丁泽周〈甘仁〉　思补山房医案）

咳嗽匝月

陶童　咳嗽匝月，五更尤甚，苔腻黄，脉滑数，此食滞积热，上迫于肺也。宜清肺化痰，使积滞热下达，则肺气自清。

桑皮叶各钱半　光杏仁三钱　象贝母三钱　瓜蒌皮二钱　炙兜铃一钱　莱菔子二钱　冬瓜子三钱　炒黄芩一钱　枳实导滞丸三钱，包　大荸荠五枚，洗打

（《中医杂志》1—12、14—16 期　丁泽周〈甘仁〉　思补山房医案）

气升咳嗽

连左　正在壮年，劳心耗精，肾虚，卫气上升，肺虚痰热留恋，气升咳嗽，已延数月之久，脉象细弱，幸不洪数，亦未吐血。亟宜清上实下主治，更宜节劳节欲，以善其身，药饵调治，可望渐痊。

大熟地四钱　蛤粉炒　茯神三钱　淮山药三钱　山萸肉二钱　粉丹皮二钱　左牡蛎四钱　潼蒺藜三钱　熟女贞二钱　川贝二钱　瓜蒌皮二钱　甜光杏三钱　冬瓜子三钱　冬虫夏草钱半

（《中医杂志》1—12、14—16 期　丁泽周〈甘仁〉　思补山房医案）

气冲咳嗽

汤左　脉左弦细右虚数，舌光，夜卧眷枕，气冲咳嗽。行走则气短，喘促更甚。此下元根本已拨，肾少摄纳，肝火夹冲气上逆于肺，肺失肃降之令矣。势恐由喘而肿，棘手重

病，亟当摄纳下元为主，清上佐之。

大熟地四钱　蛤粉三钱，同捣　茯神三钱　淮山药三钱　五味子四分　甘杞子三钱　厚杜仲二钱　左牡蛎四钱　川贝　甜光杏三钱　补骨脂钱半　合桃肉两个

（《中医杂志》1—12、14—16期　丁泽周〈甘仁〉　思补山房医案）

咳嗽气急

朱左　新寒引动痰饮，溃之于肺，咳嗽气急又发，形寒怯冷，苔薄腻，脉弦滑，仿金匮痰饮之病，宜以温药和之。

川桂枝八分　云苓三钱　生白术五钱　清炙草五分　姜半夏二钱　橘红一钱　光杏仁三钱　炙远志一钱　炙白苏子五钱　全福花包，五钱　炒研莱菔子二钱　鹅管石煅，一钱

（《中医杂志》1—12、14—16期　丁泽周〈甘仁〉　思补山房医案）

咳嗽气急

廉左　痰火内郁外束，肺气窒塞，失其下降之令，咳嗽气急又发，口干舌黄，脉弦滑带数，先拟疏邪化痰，肃降肺气，俾得邪解气顺，则痰火自平。

嫩前胡五钱　仙半夏二钱　光杏仁三钱　象贝母三钱　炙白苏子五钱　云茯苓三钱　炙远志一钱　水炙桑叶皮各五钱　瓜蒌皮三钱　海浮石三钱　全福花包，五钱　炙兜铃一钱　活芦根一尺　冬瓜子三钱

（《中医杂志》1—12、14—16期　丁泽周〈甘仁〉　思补山房医案）

咳嗽气急

西乡吴某子，年约十许，去年孟冬之初，患咳嗽气急，遍体浮肿，甚至不能平卧。经谓脾属湿土，脾虚则生湿，积湿则生痰，痰客肺络，咳嗽气急，不能平卧，所由来也，喉中有漉漉之声皆痰也。余湿流于腠理，遍体所以浮肿也。按

其脉冲浮濡而数，舌苔而腻而黄，即用云赤猪苓、苡仁、通草以利其湿，福花、杏仁、苏子以平气，贝母、瓜蒌以化其痰，桑皮、腹皮以行肌腠之水，一剂诸恙大退，二剂如失。后进调养脾胃之剂数帖，如平日矣。

(《中医杂志》14、16 期　吴冠廷　治验笔记)

咳嗽连声

柯霭宁患吐血后，咳嗽连声，气喘吐沫，日晡潮热，服四物、知母、黄柏、苏子、贝母、百部、丹皮之属。病势转极，乞余治之。六脉芤软，两尺浮数，知阴枯髓竭，阳孤气浮，肺金之气，不能归纳丹田。壮火之热，得以游行清道，所以娇脏受伤，喘嗽乃发。理应用六味丸，加五味、沉香导火归源。但因脾气不实，乃先以人参、白术、黄芪、山萸、山药各钱半，石斛、丹皮、茯苓各一钱，五味子二十一粒，肉桂五分，服数十帖，大便始实，改用前方。调养月余，咳嗽亦愈。后三年，前病复发，信用苦寒，竟至不救。

(《中医杂志》4 期　李用粹遗著　王雪楼录　旧德堂医草)

气喘咳嗽

俞右　暴寒外束，痰饮内聚，支塞于肺，肃降失司，气喘咳嗽大发，故日夜不能平卧，形寒怯冷，纳少泛恶，舌白腻，脉浮弦而滑。拟小青龙汤加减，疏解外邪，温化痰饮。

蜜炙麻黄四分　川桂枝八分　云苓三钱　姜半夏二钱　五味四分　淡干姜四分　炙苏子二钱　光杏仁三钱　熟附片一钱　鹅管石煅，一钱

另吞哮吼紫金丹两粒，连服二天。

俞右二诊　服小青龙汤两剂，气喘咳嗽，日中大减，夜则依然，纳少泛恶，苔薄腻，脉弦滑。夜为阴盛之时，饮邪

窃踞阳位，阻塞气机，肺胃下降之令。失司，再以温化饮邪，肃降肺气。

川桂枝八分　云苓三钱　姜半夏二钱　橘红一钱　五味子四分　淡干姜四分　远志五钱　光杏仁三钱　炙苏子五钱　全福花五钱　熟附片一钱　鹅管石煅,一钱

俞右三诊：气喘咳嗽，夜亦轻减，泛恶亦止。惟痰饮根株已久，一时难以骤化。脾为生痰之源，肺为贮痰之器。今拟理脾肃肺，温化痰饮。

原方去全福花、远志二味，加生白术五钱，炒补骨脂五钱。

（《中医杂志》1—12、14—16期　丁泽周〈甘仁〉　思补山房医案）

咳嗽气喘

申左　咳嗽气喘，卧难着枕，上气不下，必下冲上逆，脉象沉弦，谅由年逾六甲，两天阴阳并亏，则痰饮上泛，饮与气涌，斯咳喘矣。阅前方叠以清肺化痰，滋阴降气，不啻助纣为虐。况背寒足冷，阳气式微，藩篱疏撤，又可知也。仲圣治饮，必以温药和之。拟桂苓甘味合附子都气，温化痰饮，摄纳肾气。

桂枝八分　云苓三钱　炙甘草五分　五味子五分　生白术五钱　制半夏二钱　炙远志一钱　炒补骨脂五钱　熟附块五钱　大熟地炒松,三钱　淮山药三钱　合桃肉二枚

（《中医杂志》1—12、14—16期　丁泽周〈甘仁〉　思补山房医案）

咳喘

李幼　麻痧之后，寒热三日，无汗咳喘，喉间痰声漉漉，卧时惊惕屡屡，风痰入肺，肺气壅塞，宜开之泄之，失治则肺闭矣。

净麻黄五争　嫩射干八分　生石膏三钱　苦杏仁三钱　桑白皮一钱　熟牛蒡二钱　江枳实一钱　生甘草五分

（《中医世界》1930 年 2 卷 9、10 期　秦伯未医案）

咳喘大作

凡纯虚、纯实之症易治，而中虚夹实之症则难治。余治衢城后市街童某喘病，有足述者。童体素清癯，年及四旬，从未发咳嗽症，会以爱侄夭殇，忧思不释。先由胁痛，继则咳喘大作，医谓肾不纳气，用七味都气加磁石、苏子、潞参，服后胸闷窒塞，气喘尤甚，且音瘖语言不清。按其脉郁滑不扬，视其苔，灰色垢腻，问其初曾小有寒热，余意其风寒夹痰湿阻于肺俞，虚体感邪，是以其势更急。然其本虚，其标实，补剂适益其病，则前药已明验矣。乃进麻黄、射干、杏仁、象贝以宣肺，厚朴、半夏、陈皮、云苓以化痰，苏子、旋覆、代赭以降气，服药后甚安。饮食知味，而喘仍未平。苔腻渐化，乃去宣肺之品，专用顺气化痰治之。越三日，余复入城，则闻已没矣。是否服他医药不可知，唯前药治喘，亦并未见效，岂果病之不起耶？夫下虚上实之症，余亦尝以清上实下之法，治之效者亦有，唯此病竟以前医误用补益，疾不敢再进，或于人事有未尽也。

（《中医杂志》3—5、10—17 期　王一仁　临症笔记）

伏热外寒喘咳

祝家巷毕姓经商，年二十余岁，冬令宴饮后受寒，喘急不卧，头痛形寒，医用荆芥、前胡、苏叶，皆不效，三日不能平卧，胸闷不饥，脉浮而滑，苔前半淡，后腻，余处方用麻黄八分，桂枝五分，光杏仁三钱，炙远志钱半，紫菀、款冬、桔梗各钱半，云苓三钱，得汗喘平，头痛形寒均愈，又转身热烦躁，口渴而苦，苔黄，此肺寒解，而肝胆伏热内盛也。改用龙胆草一钱，柴胡八分，木通钱半，赤苓、银花、苡仁各四钱，两剂而瘥，所谓寒伤皮毛，酒入肝胆，信然。

（《国医杂志》8、9集　荆溪余景和听鸿甫著　孙鸿孙　诊余集）

咳嗽气短

倪左　眩晕有年，夜则盗汗，咳嗽气短，行走喘促更甚，脉左弦细，右虚数，此虚阳上冒，肝肾根蒂不固，冲脉震动，则诸脉俱逆，盖由下焦阴不上承，故致咳嗽，究非肺经自病也。阅前方叠进三子养亲等剂，皆泄气伤阴之药，施于阴阳两损之质，非徒无益，而又害之。

大熟地四钱　苏子三钱　茯神三钱　山药三钱　五味子四分　川贝二钱　光甜杏三钱　左牡蛎四钱　冬虫夏草二钱　青铅一两

（《中医杂志》1—12、14—16期　丁泽周〈甘仁〉　思补山房医案）

热咳

高某　风热克肺，肺火鼓激，酿为咳血，肝主胁肋，肝动咳甚，则两胁刺痛。肺司呼吸，热气阻碍，则呼吸不畅，体温升昂，肺为之胀，故喘满气急。热炎上冲，脑为之动，故头痛晕眩。脉数身热，口渴体迫，清肺燥以救真阴，除风热以解伏邪。

冬桑叶三钱　生石膏一两　南沙参三钱　贡麦冬三钱　枇杷叶三钱　光杏仁三钱　贡阿胶二钱　粉甘草八分　款冬花二钱　川贝母三钱　棕榈炭一钱　小茜草三钱

复诊：咳减血止，热退痛平，肺气舒畅，肝热不动，症涉坦途，但瘀积未清，照原方加去瘀之品，瘀血如离，再图补正。

原方加三七、西红花。

（《中医世界》3卷16、17期；7卷3期　临症医案）

发热咳嗽

发热咳嗽，溲赤足肿，脉濡数，当从肺治，猪苓汤主之。

紫菀二钱

服猪苓汤，咳嗽已，足肿退。刻诊脉象虚细而滑，湿未全去，仍宜前法加减。

猪苓三钱　阿胶二钱　滑石五钱　扁豆四钱　冬瓜仁三钱瓜蒌皮二钱　象贝母三钱　炒泽泻三钱　桔梗二钱

（《国医杂志》　门人王慎轩记　再门人南山编　曹颖甫先生内科医案·续）

腰痛咳嗽

病者：管左，年四十二岁，扬州木工，住城外。

症象：腰痛数月，外侧脊背两肩酸痛，内兼肉胁，不能俯仰举动，咳嗽背肩胁皆痛，而腰尤剧。咳吐稀涎，脉沉迟且弱，苔腻。

原因：职业木工，早晚勤劳，感寒已久，时作咳嗽，腰部剧痛，兼及他部行动费力，延至数月，无力医治。

诊断：腰痛有风寒，有湿热，有瘀血，有气滞，有痰饮，皆属标症。肾虚其本症也，况右胁痛项则咳涎者，属肾脏咳，而两胁痛，不能转侧，又属肝肾咳，而右胁痛阴引肩背，甚则不可以动，动则咳剧，又属脾脏。此症肝肾脾三脏，均有关系，然徒治标，于事无济。

疗法：拟先用温剂，兼调气血，冀气足即能托邪外出，血足即能流通脉络，庶值寒去，而咳嗽止。

处方：炒白术三钱　防风二钱　桔梗一钱　款冬二钱　炒杜仲二钱　生姜一片　川桂枝三钱　陈皮一钱五　制香附一钱　制半夏一钱五　元胡二钱,酒制　酒制续断二钱　制附片八分二诊：四剂后，腰痛诸处皆松，惟咳嗽未止，故参以健脾利气法。

二方：炒白术三钱　陈皮一钱五　制香附二钱　蜜炙紫菀二钱　秦艽一钱五　海风藤三钱　干姜一钱　云茯苓三钱　制半夏二钱　贝母二钱　款冬二钱　杜仲二钱　全归身三钱

三诊：六剂后，咳嗽已停，胸次舒畅，饮食倍进，但腰痛终未除根，因畏汤剂，故书丸方调理，并外用药，温蘸药棉花，时擦各痛处，以通血脉。

丸方：炒白术一两　杜仲一两五　秦艽八钱　桔梗六钱　防风七钱　郁金八钱　桑寄生一两五　全归身一两　续断酒制，一两二　制半夏一两　酒制牛膝一两　威灵仙一两　云茯苓一两五　柴胡八钱　独活八钱　陈皮一两　制附片八钱　毛狗脊去毛酒拌，一两二　正川芎八钱　肉桂研末，八钱　干姜六钱

以上各制为末，用酒炒桑枝四两，煎水和蜜为丸梧子大，每早晚温开水吞三钱，以善其后。

（《上海医报》1929年　止愚轩验案）

痰饮咳嗽

屈左　痰饮咳嗽，已有多年，加之遍体浮肿，大腹胀满，气喘不能平卧，腑行溏薄，谷食衰少，舌苔淡白，脉象沉细，此脾胃之阳式微，水饮泛滥横溢，上激于肺则喘，灌溉肌腠则肿，凝聚膜原则胀，阳气不到之处，即是水湿盘踞之所。阴霾弥漫，真阳埋没，羔势至此地步，已入危险一途，勉拟振动肾阳，以驱水湿，健运太阴，而化浊气。真武、肾气、五苓、五皮合黑锡丹，复方图治。冀望离照当空，浊阴消散，始有转机之幸。

熟附子块二钱　生于术三钱　连皮苓四钱　川桂枝八分　猪

苓二钱　泽泻二钱　陈皮一钱　大腹皮二钱　水炙桑皮二钱　淡姜皮五分　炒补骨脂五钱　陈葫芦瓢四钱　黑锡丹一钱　吞服，清晨另吞济生肾气丸三钱。

屈左二诊　前方已服五剂，气喘较平，小溲渐多，肿亦见消，而大腹胀满，纳谷不香，咳嗽夜盛，脉象沉弦，阳气有来复之渐，水湿有下行之势，既见效机，率由旧章。

原方去黑锡丹，加冬瓜皮二两，煎汤代水。

屈左三诊　又服五剂，喘已平，遍体浮肿，减其大半。腹胀满亦松，已有转机，惟纳谷不香，神疲肢倦，脉左弦右濡，舌虽干不欲饮，肾少生生之气，脾胃转输无权，津液不能上潮，犹釜底无薪，锅盖无汽水也。勿可因舌干而改弦易辙，致反弃前功，仍守温肾阳以驱水湿，暖脾土而化浊阴。

熟附块五钱　连皮苓四钱　生于术三钱　川桂枝六分　猪苓二钱　福泽泻五钱　陈皮一钱　大腹皮二钱　水炙桑皮五钱　淡姜皮五分　炒补骨脂五钱　冬瓜子皮各三钱　陈葫芦瓢四钱　济生肾气丸三钱

清晨吞服。

屈四诊　喘平肿消，腹胀满亦去六七，而咳嗽时轻时剧，纳少形瘦，神疲倦怠，口干欲饮，舌转淡红，脉象左虚弦，右濡滑。脾肾亏而难复，水湿化而未尽也。今拟平补脾肾，顺气化痰。

炒潞党参五钱　连皮苓四钱　生于术三钱　陈皮一钱　仙半夏二钱　炙远志一钱　炙白苏子五钱　全福花包,五钱　水炙桑皮五钱　大腹皮二钱　炒补骨脂五钱　冬瓜子皮各三钱　陈葫芦瓢四钱　济生肾气丸三钱

清晨吞服。

屈左五诊　喘平肿退，腹满亦消，惟咳嗽清晨较甚。形瘦神疲，纳谷不香，脉濡滑无力，脾肾亏虚，难以骤复。痰饮根株，亦不易除也。今以丸药缓图，而善其后。

六君子丸，每早服三钱，济生肾气丸午后服三钱。

（《中医杂志》1—12、14—16 期　丁泽周〈甘仁〉　思补山房医案）

痰饮咳嗽

何右　痰饮咳嗽，甚则气急，遇感而发，畏风纳少，舌苔薄腻，脉象浮弦而滑。新邪引动宿饮，上搏于肺，肺气不得下行，阴虚肝旺之体，难投温剂，姑宜疏邪化痰，而降肺气。

炒荆芥五钱　炙白苏子二钱　光杏仁三钱　云苓三钱　炙远志一钱　半夏三钱　橘红八分　象贝母三钱　全福花包五钱　炙款冬五钱　鹅管石煅，一钱

（《中医杂志》1—12、14—16 期　丁泽周〈甘仁〉　思补山房医案）

痰饮咳嗽

文右　旧有痰饮咳嗽，触受风温之邪，由皮毛而上干肺系，蕴郁阳明，饮邪得温气之熏蒸，变为胶浊之痰，互阻上焦，太阴清肃无权，以致气喘大发，喉有锯声，咳痰不出，发热畏风，舌苔腻黄，脉象浮弦而滑。阅前方降气化痰，似亦近理，然邪不外达，痰浊胶固益甚，颇虑壅闭之险。书云：喘之为病在肺为实，在肾为虚，此肺实之喘也。急拟麻杏石甘汤加味，清开温邪，肃肺涤痰，冀望热退气平为幸。

蜜炙麻黄四分　光杏仁三钱　生石膏三钱　生甘草五分　炙白苏子二钱　象贝三钱　炙桑皮五钱　海浮石三钱　甘杞子三钱　厚杜仲三钱　炒补骨脂五钱　合桃肉二枚

朱左二诊：咳喘均减，肺金之风邪已去，而多年之痰

饮，根深蒂固，脾肾之亏虚由渐而致。脾为生痰之源，肺为贮痰之器，今拟扶土化痰，顺气纳肾，更宜薄滋味，节饮食，以助药力之不逮。

炙白苏子二钱　光杏仁三钱　仙半夏二钱　薄橘红八分　云苓三钱　炙远志一钱　象贝母三钱　水炙桑皮二钱　海浮石三钱　全福花包，五钱　甘杞子三钱　厚杜仲三钱　补骨脂五钱　合桃肉二枚

朱左三诊：咳喘已减，纳谷渐香，肺得下降之令，胃有醒豁之机，然嗜酒之体，酒性本热，易于生湿生痰，痰积于内，饮附于外，新饮虽去，宿饮难杜，况年逾花甲，肾少摄纳，冲气易升。再拟崇土化痰，肃肺纳肾，亦只能带病延年耳。

南沙参三钱　云苓三钱　淮山药三钱　炙远志一钱　炙白苏子二钱　甜光杏三钱　仙半夏二钱　薄橘红八分　海浮石三钱　全福花包，五钱　甘杞子三钱　厚杜仲三钱　合桃肉二枚，拌炒补骨脂五钱

（《中医杂志》1—12、14—16 期　丁泽周〈甘仁〉　思补山房医案）

咳痰阴伤　金土同病

徐幼　咳虽肺病，而其源则不尽关于肺。《内经》论咳有十二经见象，咳甚见呕，所呕半是黏痰，半是食下之物，此乃脾咳、胃咳之状。经谓食不化病在脾，又胃为贮痰之所。又云脾咳不已，则胃受之。胃咳之状，咳而呕，此症近似也。惟夜分咳尤剧，脉细滑数，舌苔垢腻，肺胃之阴液已亏，苦寒与温燥，均难偏胜，加以痰热上蒸，肺金失肃，而阳明之清降亦乖，致脾失健运，而气易升逆。拙拟和中运脾，参化痰泄热，兼奠中土而廓上游，庶于经旨有合。未识

尊裁以为然否，录候教正。

川斛四钱　川贝三钱　半夏五钱　冬花钱半　橘红钱半　苏梗钱半　蛤壳四钱　苏子三钱　云神四钱　紫菀三钱　竹茹钱半

覆：肺为贮痰之所，胃为蕴热之方，二经均喜润降，咳痰黏而不爽，气易升逆，频频呕吐，脉滑数，苔垢腻，其为痰热胶结，肺胃之气被窒，肃降无权，显然也。夫肺与大肠为表里，胃与大肠又一气相生，稚年痰热胶结，不能吐咯，加以便下坚涩，腑气失降。拙拟清热涤痰，移邪出腑，俟其下夺。经所谓腑以通为用，又云病在上者取之下，于此症方为合治，未识能如愿否。候正。

藿梗钱半　郁金钱半　礞石四钱　瓦楞四钱　川贝三钱　半夏钱半　瓜蒌四钱　枳实三钱　紫菀三钱　川斛四钱　竹茹钱半

（《中医杂志》5—10期　陈良夫　颍川医案）

秋冬咳嗽

孟左　秋冬咳嗽，春夏稍安，遇感则剧甚，则卧难着枕，是脾胃之阳早衰，致水液变化痰沫，随气射肺则咳，冲气逆上则喘。畏寒足冷，跗肿溺少，阳不潜藏，阴浊用事故也。古法外饮治脾，内饮治肾，今仿内饮论治，摄纳肾气，温化痰饮，若以降气泄气，取快一时，恐有暴喘厥脱之虑。

肉桂心三分　大熟地四钱同捣　云茯苓三钱　淮山药三钱　熟附片一钱　福泽泻五钱　仙半夏二钱　怀牛膝二钱　甘杞子三钱　厚杜仲三钱　五味子四分　补骨脂五钱　合桃肉二枚

（《中医杂志》1—12、14—16期　丁泽周〈甘仁〉　思补山房医案）

冬温咳嗽

常熟瞿桥，倪万泰染坊何司务于庚寅除夕得病，寒热咳嗽痰多，他医进以豆豉、栀子、杏仁、蒌贝、蛤壳、茅根之类，更剧。一日吐出柔腻之痰数碗，辛卯正月初四，邀余诊之，脉紧肌燥无汗，咳喘痰白如胶饴，日吐数碗，胁痛。余曰：此乃寒饮停胸，再服凉药，即危矣。进小青龙汤原方，略为加减，重加桂姜，服三剂，症忽大变，猝然神识如狂，舌红口燥，起坐不安，即食生梨两枚。明晨又邀余去诊，症似危险，诊之脉紧已松，口渴舌红，又已化火，阳气已通，可保无虞。后转服化痰润肺之剂，仍每日吐柔腻白痰碗余，十余日，再服六君子等和胃药十余剂而愈。庚寅冬温，愈于温药者多，死于凉药者广，然亦要临症活变，断不可拘执也。

（《国医杂志》7集　荆溪余景和听鸿甫著　孙鸿孙　诊余集）

虚劳咳嗽

虚劳咳嗽，未至骨蒸脉数，犹有向愈之望，唯此症无夹痰热，未可便用阿胶、麦冬补肺之品。衢城裕源庄胡君夫人，病咳已久，以其形瘦，服养阴之品，不效。余诊之苔黄脉数，且有虚寒虚热状，为用银柴胡、炒薄荷、甜光杏、川象贝、瓜蒌皮、海蛤粉、冬桑叶、枇杷叶膏等。两剂寒热除，脉数平，饮食渐进，令日服豆汁，以养肺胃之阴，实胜燕窝、白木耳也。复诊数次，皆有起色。余戒其节劳，病方可愈。同居叶君于秋间用赴宴归，患吐泻，服至圣水。泻渐止，呕吐不愈，乃进生姜浓汁，数服愈。翌日发寒热，按脉浮，此太阴脾阳有权，腐秽已去，而卫阳驱寒邪出表，在法为佳征，投小剂麻桂，汗出霍然。

（《中医杂志》3—5、10—17期　王一仁　临症笔记）

咳嗽已延数月

程右　劳伤冲阳不固，风邪易触，肺先受之。咳嗽已延数月，汗多怯冷，形瘦神疲，脉象应滑，舌淡白无苔，势成肺痨。经谓劳者温之，虚者补之，宜黄芪建中汤加减。

炙黄芪三钱　川桂枝五分　大白芍钱半　清炙草五分　云苓三钱　淮山药三钱　炙远志一钱　法半夏钱半　甜光杏三钱　广橘白一钱　浮小麦四钱　饴糖三钱

阳虚则外寒，阴虚则内热，肺虚则咳嗽，脾虚则便溏，心虚则脉细，五虚俱见，已入损门。损者益之，虚者补之，尤当调养中土为至要。惟冀便结能食，大旺生金，始有转机之幸。

炙黄芪三钱　潞党参三钱　云苓三钱　炒于术钱半　淮山药三钱　清炙草五分　陈广皮一钱　炒川贝二钱　诃子皮二钱　炒御米壳二钱　炒北秫米三钱

咳嗽延今半载

竺左　咳嗽延今半载，纳少便溏，形肉渐削，有肺病及脾，上损及中之象，肺痨根萌已著，清肺无益，专培中土。

炒潞党参三钱　云茯苓三钱　米炒于术二钱　清炙草五分　炮姜炭四分　橘白一钱　水炙远志一钱　炒怀药三钱　诃子皮二钱　御米壳二钱　北秫米包，三钱　干荷叶一角

咳逆日久

吴兴铁笔名家胡相庵之媳，咳逆日久，不欲饮食，微呕。余作苓甘五味姜辛夏汤，不三剂，诸证悉治。

盘门一李姓农妇，患带下，脐腹疼痛，余与柴胡、龙骨、白芍药、淡干姜、白石脂等味而愈。

汉口妓女张花好，患小便频数，昼夜百数十次，脉濡、浮

热，医投四苓散滋肾丸，不效。余与桂枝、白芍药、茯苓、麦门冬、甘草、龙骨、牡蛎、太子参、大枣，四剂顿愈。

（《神州国医学报》5卷4、7、10期　王中云　连庐验案）

征求久咳不愈之效方

子才现年三十岁，已娶妻育子，性稍急，然动静随处可安。生活清苦，环境恶劣，多思虑，无嗜好。忆十六岁时，因染脚气温热病，延至五年之久，才见稍愈，所以身体虚弱，然因注意卫生，得以苟延。不料于民国十五年十月间，偶染外感，及病愈，尚余数声咳嗽，时发时止，至民十六年三月，始觉无咳声。然是年秋间，又染外感，而咳嗽又发，反复无常，延至迄今，每天还是有数次咳嗽（无定时）。嗽时则吐出很黏之痰，今年三四月间服润肺化痰（沙参、杏仁、贝母、茯神、远志、蒌皮、冬瓜仁、橘络、桑叶、枇杷叶、石斛之类）。十余剂，而痰嗽如故。六七月间，服含机怪拍勒托三罐，亦不见效。八九月间，以医生诊得左脉微弦，右脉沉细（其实二三年来脉象多如此），为开全真一气汤及六君合建中汤前后二方，共服十余剂，痰嗽仍如故，惟觉消化力稍强些，饮食稍增些而已。现在仍是嗽黏痰，脉象左稍大，而右仍沉细软至数，则左脉四至余，右脉四至尚不足，坐时常觉丹田空虚。若坐看书或做事有二小时久，则觉神昏眼花，必静卧片刻，才可收回外散之神，数年来经过病情大概如此。不知有由外感而成内伤，由内伤而成肺痨之危险否？祈贵社登诸报端。恳请海内高明国手，惠赐良方。俾得早脱久嗽之苦，快登健康之域，则才感激无涯矣。

答苏子才君问案一

读本刊第四十三期苏子才君所问之症（原病详本刊不

录），细查病之过去，历程及现在病状脉息，当系先医治病，不顾脾胃耗泄大过，剥丧元气所致，读《内经》、《伤寒》便可知矣。后世如李东垣先生对于脾胃立为专论，盖血脉者，资始于肾，资生于胃，胃不足则百病俱生，何止发咳。就苏君之现病论之，实为痰饮咳嗽症，脾不足则留饮，饮留即聚痰为胃，胃不足则胃之宗气不纳，不能交于肾而主司呼吸，乃反之而上达，此其所以发而为咳也。病之源始于胃，故右脉见细软而迟，至发咳则肺病矣。肺病则肾之化源无所资，丹田觉空虚者，肾气虚也。今则肾亦病矣，肾病则肝无所养，左脉见弦躁，是亦自然之趋势也。《金匮》治痰饮咳嗽，悉主以温药，而参加以不一定之兼症，或主寒，或主热，为佐使耳。河间曰：圣人法无定，体变布施，药不执方，合宜而用。胃病在法，当用建中，然饮聚痰黏，又非建中所能立功。在余之经验及理想，甘姜苓术与苓桂术甘二方，均加归芍以养肝，阿胶以补肺，间服是其主方。但制方分量轻重化合，适当其病，尤须酌定。如甘、姜、术配归、芍、阿胶，方宜用炙草三钱，干姜一钱，当归一钱，炒白芍三钱，茯苓一两，于术三钱，阿胶一钱。若苓桂术甘汤，则桂宜用正安肉桂一钱，余悉如甘姜苓术汤配合，只除去姜一味，服后稍可。须辅以肉类，若鸡羊，每肉一斤，配老生姜三两，或四两，其姜一味，取舂烂，先煲三小时，去其辛散之性，存其温暖之气，再入肉类，合煲熟烂服食。昔人所谓草木无情，病属元气，当资于肉类，自易着其收效之功用也。是否有当，质之高明。

附释：甘姜苓术汤与苓桂术甘汤二方，配归、芍、阿胶，均用甘苦辛法。但一则其主在胃，肝、肺、肾为兼治，一则其主在肾，肝与肺胃为兼治。土败木横，水竭木燥，用归芍者，所以平肝养肝，久咳肺燥，土败金伤，用阿胶所以润肺而补肺也。肉桂暖肾以壮气，甘姜安中以化气，苓术除痰降逆而驱邪，此则二方主治之本旨也。至病机有万变，用药犹用兵，临时出入伸缩之处，是在服药后看病情而为之斟酌耳。

（《医界春秋》44 期）

咳嗽延久不愈

咳嗽而至吐血，血止而咳愈，有永不复发者。若咳嗽延久不愈，阴虚肝旺，木火刑金，阴损及阳，食少便溏，每至不救。此后天生气欲绝，无法可挽，然能于胃纳尚佳，大便未溏之际，投以甘平之味，如北沙参、淮山药、云茯苓、炙甘草、陈皮之类，始终勿用苦寒，并令居空山无人之境，毋劳其神，毋动其欲，适其寒温，调其饮食，未尝无可挽救。昔人有病劳者，弃妻孥。携一仆入山，将欲用物书一版，指以代言，默嘿者一年，竟获康强，此诚养劳之善法也。无如斯世芸芸，知自爱其生者少，无论迫于饥寒者，不能休养，即家拥钜资，痼疾已深，不能戒断酒色，竟至自殒其生，闻见甚多，至深感喟。

（《中医杂志》3—5、10—17 期　王一仁　临症笔记）

咳嗽三个月不已

曾先生　咳嗽三个月不已，昼剧夜静，晨起逾时辄失音，经夜间休息乃复，可见病宜静摄。脉甚数，舌质绛，颈旁有淋巴腺肿，证象甚似结核，惟体格非劳疗质，调养得宜，似可痊愈。

麦冬_{去心四钱}　款冬_{炙二钱}　川象贝_{各二钱}　瓜蒌二钱　干地

黄五钱　杏仁三钱　海带洗去咸，五钱　丹皮钱半　紫菀炙，二钱
桔梗一钱　昆布洗去咸，五钱　赤芍二钱　炙百部二钱　炙草八分

（《中医新生命》1934—1937 年 1—31 期　陆渊雷医案）

积年咳嗽

积年咳嗽，渐成肿满，脉细舌红，纳少形削，重病
可虑。

潞党参三钱　炒苏子三钱　肥玉竹四钱　赤茯苓三钱　葶苈
子钱半　焦白芍二钱　大腹皮二钱　建泽泻三钱　炙桑皮钱半
炙甘草六分　怀牛膝三钱　车前子三钱　生熟苡米各四钱

（《国医杂志》1933 年 6、11、12 期；1934 年 6—11 期　澄斋医案）

咳嗽久延

咳嗽久延，肌表微寒壮热，骨节燔蒸，食入腹中胀痛，
经水闭塞，脉象细数，势成劳怯，未易治疗。

春柴胡七分　肥知母钱半　地骨皮四钱　大生地四钱　香白
薇二钱　桑皮钱半　左秦艽二钱　炙鳖甲四钱　制丹参三钱　全
当归钱半　紫菀茸二钱　制附片三钱　青蒿子三钱　茺蔚子三钱

（《国医杂志》1933 年 6、11、12 期；1934 年 6—11 期　澄斋医案）

咳嗽月余不已

朱先生　恶性疟愈后，咳嗽月余不已。夜间剧，尽日
差，脉数疾而细，舌淡白，中间向有裂纹，血少，心脏弱。

云苓五钱　炙姜一钱　苡仁五钱　炙草一钱　姜夏四钱　五
味子一钱　川贝三钱　细辛一钱，后下　茆白术生用，各钱半　杏仁
三钱

二诊：咳嗽已愈，依理当健脾养血。今唇燥裂起泡，而
舌白腻，里湿外燥，用药较难。

川贝三钱　茆白术各二钱　当归二钱　苡仁五钱　蒌仁三钱研
北沙参三钱　远志肉二钱　炙草八分　花粉三钱　炒潞党三钱

良姜_{一钱}

三诊：临食颇快朵颐，食下乃觉不适，呼吸胸口不舒，舌色非常淡白，脉亦软，此寒湿，宜真武汤主之。

黑附块_{四钱}　炙草_{一钱}　炙款冬_{三钱}　生姜_{铜元大四片}　茆白术_{各二钱}　陈皮_{三钱}　炙紫菀_{三钱}　白芍_{三钱}　姜夏_{四钱}　象贝_{三钱}

（《中医新生命》1934—1937 年 1—31 期　陆渊雷医案）

咳嗽不已

时医治咳，不求病因，不寻脏腑，只拘泥于咳嗽属肺，殊不知肺咳不已，则传于五脏，五脏不已，则移于六腑，岂可一概混施。徒执清燥救肺一方，疗治千变万化之咳嗽。治热咳则偶中，倘于寒湿，则病不除而反增，是执死方以治活病，宁可恃乎。经曰：治病必求其本。又云：求其所因，伏其所主。此数语者，诚治病之莫大关键。是证情虽无定，而要有一定之可稽。故咳而因于风者，辛以散之。因于寒者，温之。因于燥者，润之。因于火者，凉之。因于湿者，燥之。此外感之大略也，至于肺咳不已，传于五脏，移于六腑，则须按《内经》十二经之见证，投药得宜，无不痊愈。兹录经验于下。

愚于前年孟冬，被邀诊一孀妇，年四十许，因患咳嗽不已，三十二载矣。幼则服中药千数百剂，毫无动静。至近十年来，则改服西药，年费百数十金，亦依然如旧。愚见病者卧床中，不时咳嗽，咳则两额剧痛，浑身大汗，口吐白沫，喘促甚急，胃呆不食，食入则吐，夜不能卧，只用竹小床置床中，以腰挂之。如是者七八昼夜，每年必发数次，每次均如是。诊得脉六部均迟而紧，望得舌三部俱滑而液多，闻得声微细，知寒极变风，非大辛大温之品，不能疗此数十年之寒证，即用吴茱二钱，党参四钱，炮姜一钱半，大枣五枚，姜夏三钱，陈皮三钱。愚意用此大辛大温之品，以治其积寒之本。至其标之咳嗽，可暂缓治。岂断服药二剂，而标本之病俱除。因喜曰：尊恙如须断根，可改服药丸，因病积已久必用性缓留中之药丸，久服方收功效。病者曰：如能稍止，则不幸之幸也。愚曰：对症下药，断无不除。附此以戒治病，不可因症治症，必深求其本。不然，见咳治咳，现症未除，他症蜂起，有志斯道者，圣经可不读乎。

咳嗽痰中带红

咳嗽痰中带红，有秽恶气味，胸膺内痛，卧难安稳，或有寝汗，脉濡弦数，行动气急，有叶焦肺坏之虞，先以清络保肺，慎旃切切。

海蛤粉三钱　冬瓜子四钱　赤茯苓三钱　款冬花一钱半　金钗斛三钱　南沙参三钱　马兜铃一钱半　淮小麦三钱　生苡仁四钱　冬虫夏草一钱半　紫菀肉一钱　枇杷叶三钱

咯血咳嗽　木火刑金

冯　血为阴属，性本下行，得火以激之，则反而上涌，血已失其本性，故昔人有治血先宜治火之说。惟人生之血有二种，固守于五脏者，谓之静血。日行于经络者，谓之动血。吐血之症，又有由肺由胃之分。由肺经来者，必随咳而吐，由胃管来者，必随口而咯出。论其病因，总责之肝火迫血，致血不能安其本位。考胃为多血之府，肝为藏血之脏，咯血盈碗，络绎不绝，大部是肝胃之血，假道胃管而来。今血已火去，而咳呛颇甚。痰薄腹鸣，是肝血内空。肝火乘肺之候，脉来静小。足冷不暖，火性升极而失降，致肺胃润降，亦失其职。拙见当以润肺清胃，合凉降肝火主治，庶动血虽少，而静血不致告匮，方为吉兆。必得应手为佳。

候　商

沙参三钱　鲜斛四钱　冬青三钱　石决八钱　白薇钱半　紫菀三钱　怀膝三钱　黛蛤四钱　白及八分　桑皮钱半　藕节二个枇杷露二两

复：失血之症，总属肺、肝、胃三经为病，肝经寄相火，肺属金最畏火刑，胃为多气多血之海，诸经之血皆禀受于胃。《内经》谓饮食入胃，取汁变化而为血是也。今咯血虽定，而胃纳未旺，火升则咳必连声，频吐痰沫，腹鸣嗳气，此为血去阴伤，木火内亢，肺金受克，显然无疑。想肺喜润降，胃为生化之源，诸经皆依胃为养，而尤恃肺金之灌溉，失血之复，胃气未复，肺失所资，不能制木，肝木反上乘而克肺，脉濡小，苔薄黄，计惟培养胃土，以生肺金，合清肝阳，以制其刑克。庶已失之血，得以来复，余胜之阴，不再损伤，水与火不致偏胜，而得相济之妙，方为佳境。

候　商

沙参三钱　金斛四钱　冬青三钱　百合二钱　辰神四钱　紫菀三钱　生地四钱　奎芍三钱　款冬钱半　黛蛤四钱　冬瓜子三钱辰灯心一束

复：动则火升，静则火降，自然之理也。肺为金脏，最畏火刑，小努则咳必甚。或寐醒惊惕兼咳，即火从上越之征。脉小数，治宜滋养阴液，以制上逆之火，庶金不受克尤妙。

沙参三钱　蛤粉炒　阿胶钱半　石决八钱　地炭四钱　金斛四钱　冬青三钱　牡蛎八钱　龟板五钱　辰神四钱　款冬钱半　黛灯心一束

复：黄昏则火浮于肺，黎明则为浮于肝，失血之后，肝阳必旺。肺金易受其克，款甚于夜，痰黏，脉弦数，只宜润肺化痰，凉肝降火主治。

沙参三钱　元参三钱　生地四钱　石决八钱　金斛四钱　冬青三钱　花粉三钱　知母三钱　牡蛎六钱　龟板六钱　黛灯心一束

（《中医杂志》5—10期　陈良夫　颍川医案）

木火刑金咳嗽案

先天不足，后天不充，肾亏不涵木，土弱脾不统血，木失涵则肝气横逆，化火升腾于上，血失统则失其常度，出络而溢于外，是以吐血。血去阴伤阳亢，相火腾燎原之焰，肺金失降下之权，咳嗽频仍不止。脏病及腑，移热大肠，致生肛痈，破溃有脓。子虚及母，脾不健运，进食则谷不化精，精不化气，精不成形，是以形肉削瘦，脉来弦数而急，肝横则脉弦，火炎故数急，症势已入损怯一途。斯时惟宜滋阴补肾，以制阳光之焰，培土调中，以奠生金之母，清金保肺，以宣清肃之令，平肝缓火，以安君相之位，尽其人事，而邀天相。

大生地三钱　淮山药三钱　云茯苓三钱　陈阿胶　蛤粉炒二钱　潞党参二钱　粉丹皮钱半　马兜铃蜜炙，一钱　川贝母二钱　北秫米三钱　京元参二钱　甜光杏三钱　生甘草六分　糯稻根须三钱

（《中医杂志》5期）

疫咳治疗之经验

谚云"大荒必有大灾"。迩来战事暴发，"尸横遍野，

血流成渠"。经烈日之熏蒸，暴雨之浸润，以致混淆升腾，随布气流动，凡呼吸之，即受其感染，抑有诱因，乃酿成疾病也。今岁流行性感冒，盛行不已。惟疫咳尤胜，治医而研其道者，非特特古人学说作为准绳，必须以理智功夫，察其究竟。兹经数年来临床之际，遇有深刻特殊之病，恒细细以理智推测，今读贵刊之发扬，忆及成效之管见，非敢谓能，愿就正于有道。

病名：疫咳——百日咳——顿咳——连咳——肾咳——天哮咳——鸬鹚瘟

病原及病理：参阅时逸人编著中国急性传染病学百日咳篇。

症状：潜伏期六日至十二日不等，卡他期及发作性阵咳期，二者每可辨认，尚在卡他期内，并显著寻常伤风证状，略现躯体微热，鼻嚏，眼红汪泪，支管干咳早显，连续不止之咳嗽。热度大抵缓作，迨数日后，则咳咳增重，其症状尽显明。至发作性咳期，又名阵咳性咳期，此期内每阵咳嗽十数声，至二十余声连续不断，但轻者日咳四阵，夜咳四五阵，重者日咳四五阵，夜咳十一二阵，而连咳阵时，咳声短而苦且不易吸气，病儿面即现绀色，至咳阵止时，突然深吸，而有空气入肺作大嚏，鸡声甚响，此种发作性阵咳，或间咳，或数阵连续发作，皆迫胶黏痰涎咳吐出为止。此痰涎吐出之多寡，并依着咳阵大小，小阵容可二西西之余。大阵约二三十西西，且咳阵将终之际，往往呕吐常见，不论纳食之后，或乏食者亦然，倘缠绵以十二余日不愈。都势剧百出，每咳阵长，鼻涕鼻衄俱出，且有遗尿，甚者遗粪，系属危险。凡有病儿躯体寒暄，颈腮蔓肿，转复见疫咳者，属危不治。

治法：初起宜先用荆防败毒散二剂，继进疫咳白前汤。痰血、衄血加仙鹤草、郁金、白茅根、生地。若额汗而浮，加黄芪、茯苓、竹茹，以上皆助用牛黄丸、蚱蜢汤送下。

处方一　荆防败毒散（准绳方）

荆芥穗　防风_{各钱半}　羌活　独活　柴胡　枳壳　桔梗　茯苓_{各一钱}　甘草　薄荷_{各五分}　水二碗煮取一碗，去渣分二服。

处方二　白前汤（外台方）

白前_{一钱}　紫菀　半夏_{各三钱}　大戟_{五分}　水二碗煎取一碗，去渣分二服。食糜粥、羊肉饧糖大佳。

处方三　（幼科三种方）牛黄丸

大黄_{一两，炒}　牙皂_{三钱}　枳壳　黑丑　半夏　胆星_{各五钱}共碾细末，蜜丸重一分，每服三四丸、七八丸。

处方四　疫咳白前汤（陈氏医室订）

净白前_{一钱}　旋覆花_{钱半，绢包}　炒枳壳_{二钱}　济银花_{钱半}　苦桔梗_{钱半}　光杏仁_{三钱}　法半夏_{三钱}　法半夏_{二钱}　淡子芩_{钱半}　全瓜蒌_{二钱}

水二碗，煎取一碗，去渣两服，分晨夕互服。

验案

庚辰春初，二月四日，吾乡——南通——何勇清君次儿八岁，忽致咳嗽顿呛，连声数十。痰涎涌出，须迨挨腹底之气提出，方得气舒而暂止，咳罢额汗淋漓。经他医诊治，命名时咳，所用麻杏石汤加减之法，继用苏子降气之辈，愈用其病愈剧。咳阵势加鼻衄，以酿寝不能卧，不已，再延西医诊治，名为流行性感冒。恐成支气管炎，所用之品，莫如溴化钾、糖浆、溜水，或勃隆仿谟等而已。每至阵咳连声呼吸困难，毫未减轻，病者亲戚来问候病状若何，观病儿之气色不忍，即劝云延陈某诊断，乃邀余往诊。观其面浮肢瘦，脉象滑数，苔色中厚白边绛，咳阵连续二十余声，转即呕痰，鼻衄额汗方止，约经十余分钟。继咳连声皆为疫咳之征。拟疫咳白前汤进之加仙鹤草钱半，郁金钱半，干竹茹二钱，服二帖。经三日，邀余复诊云，服药后阵咳渐减，精神转旺，思念纳食，仍嘱服此剂三帖，以及牛黄丸给一包，分作八服，蚱蜢汤送下。延至五六日后，来局告谢，其病已愈云。

（《复兴中医》2 卷 4 期　陈支泉）

2. 诸痰症

络有积痰

阳右　络有积痰，荣卫留止，气塞心闷，则不得兹降而作痛，先从络治为宜。

全福花三钱　莱菔子三钱　延胡索二钱　宣木瓜钱半　白芥子二钱　炒归须三钱　苦杏仁三钱　川桂枝一钱　炒苏子三钱　川郁金钱半，切　乌药片钱半　炒白芍二钱　络石藤三钱

（《国医杂志》1933 年 6、11、12 期；1934 年 6—11 期　澄斋医案）

气虚多痰

孙先生　病后气虚多痰，脉滑舌淡，拟益气化痰。

生黄芪三钱　茯苓三钱　姜半夏三钱　首乌二钱　西当归二钱　炒冬术三钱　米仁四钱　炙甘草一钱　柴胡一钱　生白芍二钱

（《中医新刊》6、7 期　沈仲峰遗著　男良卿录　藕香室医案）

痰中带血

范先生　曾数次痰中带血，服药已愈，胸廓外形甚健

61

康，惟脉太数，舌裂手颤，应有肝郁，然自言无拂逆事，信是，不过止血凉血矣。

丹皮一钱　茜根二钱　参三七五分，研末冲　白芍三钱　炒小蓟三钱　生地五钱　黑荆芥七分　干姜八分炒黑　炙草一钱　苏梗二钱

（《中医新生命》1934—1937 年 1—31 期　陆渊雷医案）

痰火郁结

蒋太太病案　老夫人痰火郁结为病，于上焦故不寐，麻木缠绵几半载，非尽治之不善，药之不合也。盖积之也，非一日，则去之也非一日，明矣。古人不云乎，病久生郁，郁久生火，火盛生痰，痰火交炽，寝寐不安，愈病愈焦，愈焦愈病，火日盛而难消，痰日结而难化，病之缠绵，厥惟此故。所幸脉不数，发不吐，肉不落，食不减，知病在腑而不在脏，在标而不在本。属痰属火，而非风非寒，属胃属胆，而非虚非祟，明矣。况六腑之病易医，五脏之症难疗，今非郁痰在胃耶，郁火在胆耶，可安之机正在是。如之何，其悲哀动衷也。合之于脉，左弦右滑，时伏时大，盖痰火伏则脉亦伏，痰火旺则脉亦旺，脉与病准，非怪也。奚为过虑，过虑反增病。如之何，其勿思也。合之于症，经曰：胃不和则卧不安。又曰：胃有滞则舌有苔，其所以不和者痰也，所以滞者痰与火也，非心血之不足，肾水之枯涸，又明矣。如之何，其勿察也。经曰：乙木不达，甲胆先病，肝与胆为弟兄，先腑后脏故也。胆病则寒热呕而口苦，有内形外，诸症之来固宜，其与肺与心与脾无涉，又明矣。如之何，其歧视也。独是不寐，久则气尽行于阳，浊痰扰则神易为其乱。经云：阳气并则怒狂，神明乱则惊痫，所当预虑，急宜乘阳和

司令之时，速清胆家之火，使神明内安，兼理胃家之痰，使清气不扰，庶几狂痫之病，可以无变。况胆者中正之官，决断出焉，谋虑不决，犹疑过甚，则胆病，胆病背为之楚，胆络系于背也。胆和则背亦和，而杂病不加矣，岂未之前闻耶。如之何，其味之也。总之顽痰胶固则磨之、消之，以日以月无缓治，无急法也。心烦意空则慰之安之，以和以解，无徒补无徒攻也。守之恒持之力，毋以小安而遂喜，毋以小不安而骤惊，毋以为气弱而徒用，补郁非徒补之可安，毋以为阴亏而血是养，痰得阴药而愈滞，须知伤在气而不在血，病在郁而不在虚，须知病从忧恐而来，非从劳怯而致，须知变病在狂、在痫，以痰火不退，神明不清故也。不防变病在脱症，以痰能害人，亦能养人故也。明乎此，数大端而后可以商医治矣。是故痰因火旺，治火为先，初治之法，舍清寡策。今则老痰沉痼，非滚不退，故商去病，徒补无功，纵渎武玩兵，先哲所戒，而讨贼定乱，非武不安，古圣人牧野陈师，岂好劳哉，恐养寇也。今之攻之，正所以为补之之地也。故先之以滚痰丸，以除陈年积久之痰，所谓勘祸乱而致太平者须此，和之以温胆汤、秫米饮以安不和之胆，以清久扰之胃，所以通阴阳而使气血两协于和者须此，小小汤丸，屡屡加进，平攻平补，以平为期，使无害正之愆，亦无资盗之弊，诚治是病之大要也。慎以守此，庶几近也。谨陈一得，以备高明之采。

（《中医杂志》8、9期　杨隽夫　青浦何自宗先生医案）

痰热胶结　久疟形瘦

陆　六气着人，因人而化。素体痰盛，暑湿之邪，必随感而生痰。至论疟疾之发，古人分时疟两端，寒热两平者，方为正疟。若不寒身热，及寒轻热重者，俱属时邪发疟，更有邪从内凝，传为痰疟。王氏所谓六气着人，均能化疟是也。今始起壮热不寒，似属瘅疟。考《内经》谓肺素有热，则为瘅疟，曾用清泄之法，遂转寒微热甚，发于午后，至黄昏始解，缠绵匝月，更增气促若逆。口苦苔腻，纳少便艰。顷按脉滑实，两关较大，想《脉经》称滑属痰饮。又云：独大者病，此为暑湿生痰，阻遏肺胃营卫之气，互为侮可知。肺主贮痰，胃主蕴热。古云：痰得热则胶结而失达，热得痰则蕴遏而不宣。其疟时气逆者，非气之逆，实痰热之失达耳。至病久形瘦，《内经》本责之壮火食气，又属邪热燥阴，然人之气阴，依胃为养，胃呆形瘦理之常也。据述发疟之先，必然嗜卧，仍属痰热内结，正气被遏之象，未为险重。但关脉独大，肝胃之阳内充，倘痰热久逗，逼动风阳，即有痰喘痉厥之虑。爰宗《内经》上者引而越之，在下者疏而逐之之法，投以涤痰泄热之剂，冀其痰从上去，热从下移，俾营卫和谐，疟象得以递止，而风阳亦不至翔越，方为佳境。布鼓雷门，自知未当。录请方家教正。

羚角尖三分　鲜金斛五钱　广郁金钱半　真川贝三钱　金福梗五钱　杜苏子三钱　仙半夏钱半　生石决八钱　姜山栀三钱　益元（散）四钱　竹沥一瓢

（《中医杂志》5—10期　陈良夫　颍川医案）

温邪痰热　胶结失宣

张右　伏邪内发，须分有形无形，湿热为无形之邪，宜从表达。痰食为有形之物，可从里化，始起腑气秘结，进疏化法，而腹痛即定。有形之邪，已得下夺，继进宣化，又见疹点，无形之邪，亦得外解，均属佳兆。顷又咳呛气逆，脉滑苔腻，肺胃尚有痰热，治宜清降。再得应手则吉。

鲜斛四钱　杏仁三钱　川贝三钱　紫菀三钱　郁金钱半　桑皮钱半　海石四钱　花粉四钱　礞石四钱　冬瓜子四钱　黛灯心二束　丝瓜络钱半

（《中医杂志》5—10期　陈良夫　颖川医案）

肺胃阴伤　热痰交炽

金左　肺胃之阴，津液是也。非用清润，无以复其已耗之阴，痰与热相合，即成燥热之气，又易内劫其阴液，前诊用清润化降之法，于养正之中，参入化邪之品，参入养正之意，求其利，防其弊，却合此症治法。顷诊脉象弦细滑，验舌边糙中剥，咳呛虽间，而咯痰未豁，纳食未克如常，良由津液递伤，痰热余邪，留恋不净，肺胃之肃降仍乖，爰再以清养为主，佐以化痰泄热扶其本，祛其邪，望其再得应手为佳。

珠儿参钱半　元参四钱　金斛四钱　冬青三钱　辰神四钱花粉四钱　桑皮三钱　蛤壳四钱　瓜子四钱　灯心二束

复：肺胃之阴，谓之津液。《内经》谓阴精所奉其人寿，饮食入胃，游溢精气，上归于肺，于是诸脏皆资其灌溉。心主火，居于肺中，必恃肺阴充足，则心阳乃足充展。昔人是以有心肺同居上焦之说，迭进润养阴液，以祛痰降火为治。迩日咳呛递减，咯痰亦少，惟寐时多语，大都是记念之谈。纳食未旺，诊得脉尚弦细数，苔薄糙，阴液未能尽复，心阳失藏显然也。其疲乏不支者，亦即邪去正虚所致，当易滋养为主，化降为佐，望其阴液之徐复为佳。

珠儿参钱半　麦冬钱半　地炭四钱　金斛四钱　冬青三钱

辰神四钱　款冬钱半　百合钱半　地骨二钱　瓜蒌四钱　灯心二束
秫米三钱

（《中医杂志》5—10 期　陈良夫　颍川医案）

温邪伤阴　痰热内炽

叶　肺胃之阴，津液是也。心肝之阴精，精血是也。非清润无以复已耗之液，非滋养无以救内损之精，温邪易伤津液，内火易损阴精，此皆自然之理也。前进润养化降之剂，以顾标本，咯去积痰颇多，继得畅解，上中焦之痰热，业已分泄，顷仍有蒸热，主神烦不寐，口干舌光，耳鸣头痛，脉来滑数兼弦。考《脉经》谓滑为痰，数为热，弦为阴分之不足，症脉合参，其为阴液先伤，耗及阴精，心肝之火，有升无降，而痰热余邪，仍复留意可知。古云：留得一分阴液，方有一分生理。又云：精能生气，气能生神，今烦躁不宁，而神乏肢疲，精、气、神三者失于振刷，所谓正虚邪逗者，即此候也。拙拟清润肺胃，滋养肝阴，以制其亢逆之火，即保其余剩之阴，仍合清热涤痰，主治必得正复邪退为吉。候　商

西洋参一钱　金石斛四钱　制女贞三钱　连翘心三钱　川贝母钱半　生石决八钱　辰神四钱　生蛤壳四钱　肥知母三钱　泽泻钱半　辰灯心一束　竹叶廿片

（《中医杂志》5—10 期　陈良夫　颍川医案）

痰热留恋

郑小　肺为华盖，部位最高，痰热留恋，肺气不清，咳嗽胸闷，痰味腥臭，气急上冲，肺胀有生痈之势，外有形寒，口干，脉数。余仿千金苇茎汤，生苡仁、冬瓜子、干芦根、桃仁泥、嫩前胡、象贝母、光杏仁、葶苈子、广郁金、

苦桔梗、熟牛蒡、生甘草等味，一剂气平、胸宽，再剂而痰不腥。并未用表药，而形寒自解，以肺主皮毛，肺气胀急，有似啬啬形寒之状，非真感受外邪也。

（《中医杂志》2 期　王鞠仁　临证笔记）

时邪夹肝　痰盛风动

西翁　戴麟郊云：时邪之发，有夹症，有兼症，当先去其兼夹之邪，庶伏气易于透达。素体木气偏旺，疝气时发，近日感受湿温，自内蒸逼，始起寒轻热重，似乎疟象，随即睾丸偏坠，宛如肝胆同病。然得汗而热势不和，咳痰黏腻，已属湿温夹痰，自里蒸表之象。昨得畅解，疝已缓而时欲太息，腹部微有胀疼。盖木气虽舒，而未尽条达使然。顷按脉来左沉滑，右手滑数大，脘闷口干，舌苔边腻，当属气分湿温，未克透达，夹痰阻遏之候。颈部胸次稀见白疹。而满闷未去。即邪达不透之徵，理宜宣达。右脉滑大，腹痛未净，中宫留痰与木气郁滞，又当宣达为主，逐痰泄木为佐。庶无表里虚实之弊，而阴液亦不致暗耗，肝风肝阳或可稍熄。昔人谓伏邪以出表为轻，若内凝即为痰沫，又云木郁达之。目前症象，为温邪夹痰，兼有肝郁，却合戴氏之说。爰拟轻清宣解以达伏邪，合化痰息肝主为治，望其邪达木和，庶无昏狂痉厥之变。录方候正。

豆卷三钱　山栀三钱　鲜斛四钱　郁金钱半　川贝钱半　仙夏钱半　滑石四钱　盐水炒青皮钱半　川楝钱半　赤苓四钱　钩勾四钱　竹茹钱半

（《中医杂志》5—10 期　陈良夫　颍川医案）

气阴两亏　邪盛风动

曹左　丰盛之体，必有留痰，平素嗜酒，必有湿热，而要必由中气阴液之先虚。据述骤然便薄，色红似酱，随即气促，神昧且烦，头汗肢清，目或上视，脉象六部沉细，舌绛苔黄，口喷秽气，此必湿热夹痰，阻遏中宫，邪不达而肝阳暗动，成为外闭内脱，症虽发于仓猝，而吾恐气脱于上，阴脱于下，即在转瞬间矣。

西洋参钱半　羚角尖三分　冬青三钱　辰神四钱　泽泻钱半竹沥一瓢　吉林参一钱　金石斛四钱　石决六钱　山栀三钱　辰灯心二束

（《中医杂志》5—10 期　陈良夫　颍川医案）

风温夹痰　肺胃津耗

蒋　昔人谓身热咳嗽烦渴，此风温症之提纲也。又云：风从上受，首先犯肺胃二部。盖肺主皮毛，为贮痰之所，胃主肌肉，为蕴热之乡，冬初气暖多风，偶然感触，加以内有痰热，表里合邪，发为身热咳嗽，痰黏而口干燥，神烦不寐。经旬日余热势不退，而痰多气逆，渐次增剧，脉滑数，苔腻黄，此必阴液先伤，痰热内逗，风邪又复化热，肺胃之肃降顿乘，为风温症之重候也。古云：痰得热而愈枯，热得痰而愈炽，二者胶结，易传喘逆，慎之慎之。姑先以润养化降主治，并顾标本，必得痰热递去，庶无液耗风动之虞。录方候正。

北沙参二钱　鲜金斛八钱　大豆卷三钱　真川贝三钱　连翘心三钱　煅蛤壳四钱　天花粉八钱　杜苏子三钱　焦山栀三钱辰神四钱　霜叶钱半　竹叶廿片

复：肺胃之阴，谓之津液。风温一症，大都津液先伤，津伤故热愈炽，热炽故痰更黏。前进润养化降，并顾标本，寒热递和，表分业已从汗而解，似属松象。但咳痰尚黏，夜分较剧，寐不安而神思恍惚，口燥苔黄，脉来细小兼数，其为津液大伤，痰热胶结显然也。古云：心与肺同居膈上，肺病不解，则胃受之。经又云：胃不和则卧不安，今肺有留痰，胃有伏热，加以津伤不复。未能托邪外达，心神受其蒸围，肺胃失其肃降，深恐液涸风动，致多反覆也。叶氏谓肺为娇脏，宜清宜润。胃为阳土，宜降宜通。痰热充斥，肺胃均病，计维以润肺涤痰，清胃泄热，相辅治之。望其热退痰去为吉。候　商

北沙参二钱　鲜金斛八钱　天花粉八钱　真川贝一钱　炙紫菀二钱　辰神四钱　炙桑皮五钱　生石决八钱　冬瓜仁四钱　炙款冬钱半　辰灯心一束　竹叶廿片

（《中医杂志》5—10期　陈良夫　颍川医案）

和胃化痰

钱左　寒热日作，已有匝月，胸脘不舒，纳少神疲，脉象弦滑无力，舌苔薄白，此正虚邪伏募原，少阳枢机为病，今拟小柴胡加味，扶正达邪，和胃化痰。

潞党参钱半　软柴胡一钱　姜半夏二钱　生甘草四分　广皮一钱　炒枳壳一钱　煨草果八分　川象贝各二钱　炒谷麦芽各三钱　佩兰钱半　生姜两片　红枣四枚

（《中医杂志》1—12、14—16期　丁泽周〈甘仁〉　思补山房医案）

清肝胃而化痰热

朱左　卅五岁，安徽，咳嗽。尾闾及臀相引而痛，左胁肩背尤其。痰吐青黄，脉来弦滑，此肝火上逆，肺胃热痰蕴遏所致，宜清肝胃而化痰热。

炒牛蒡　桑白皮　天花粉　炙紫菀　防风己　冬瓜子旋覆花　代赭石　丝瓜络　炒苡米　生蛤壳　海浮石

汝按：此人为前安徽银行司事，余在大庆里时，曾为诊治，及迁平乐里，二年余未晤。此次之病，屡访余未着，有京口医生为之诊治。云系肾虚之咳，用巴戟、补骨脂、麻黄、附子、细辛、肉蔻、诃子、姜半等酸辛温补之品，服后鼻衄如流，气逆作痛益甚，不能纳食，转辗访问，始来求治。为书此方，久未复诊，月余，复因外感求诊。云前症服药二剂，其痛若失，血止痰爽，而咳亦止。噫，药能对症，抑何灵哉。虽余书方时，亦意想不到有此效力也。爰特记之。

（《神州国医学报》1—5卷　张汝伟　临床一得录）

因痰麻闭之治验

郑鹤琴之侄，丙寅二月初八，招张伯倩与余同诊。正痧未透，咳嗽气急，痰多喉关有声，咽痛而碎，此即《麻疹阐注》所谓痰闭也。商用宣痹通血，化痰透达法。郁金、牛蒡、象贝、射干、丹参、光杏、连翘、赤芍、薄荷、元参、僵蚕、枇杷叶、茅根，另西月石、雄精、猴枣，研细另服，其痧即透足而安。

（《如皋医学报》1930年）

肺脾痰湿　肝木又郁

陆左　经有云：卫气者，所以温分肉，充皮肤，肥腠理者也。人生脏腑之俞，皆在于背，而肺脉行于肩臂，厥阴之脉，夹胃贯膈，环绕于腹，不耐风寒，大都是阳气之馁弱，上升之气，自肝而出，自觉感冒，肩背先有酸疼，腹痛阵作，气升及脘，此为肝愈受邪，木气被郁可知。或频吐痰沫，纳食不化，其肺脾气弱，湿复生痰，显然也。脉来细而弦，舌苔薄腻，尤属里有湿痰，肺脾气滞之征。考肺喜宣降，脾喜健运，肝喜条达，皆以气用事，外受之邪，先伤气分，是自然之理。素体虽属气阴两亏，而见症皆在气分，且肝病较甚，当宗木郁达之之法，参以理肺运脾，祛除痰湿，先治其标，俟其气机流利，再商治本为是。录候裁正。

藿梗钱半　法夏钱半　橘红钱半　蔻壳六分　六曲四钱　米仁四钱　砂壳五分　云苓四钱　佛手八分　香附三钱　丝瓜络钱半

复：经有云：营卫皆出于中焦，营卫不和，斯寒热交作，其得汗而解者，营卫原有通达之机，汗出过多，胃津受损，于是口干喜饮，此固自然之理也。据述形寒身热，有时间断，便下如痰，自汗溱溱，纳不思而口干燥，脉象濡滑数，舌苔薄腻，此为里有湿痰，中气先滞，致营卫互相乘侮，遂转寒热，久之而气机稍调，自汗便溏，痰与湿亦因之分达。惟疟家之汗，必出于胃，汗多则胃液之伤，不言可喻。脾为积湿之所，湿盛即生痰，便下即有痰沫，而脾运又乖矣。考胃喜润降，脾喜温运，土性既判阴阳，斯治法遂分润燥，今脾运未复，胃阴已损，而营卫未尽和谐。拙拟润养阳明，温运太阴，相辅而治，未识有当否，录请教正。

霍斛四钱　花粉四钱　奎芍三钱　仙夏钱半　橘白钱半　云苓四钱　米仁四钱　川贝钱半　六曲四钱　泽泻钱半　谷芽四钱　车前二钱

（《中医杂志》5—10期　陈良夫　颍川医案）

湿痰阻滞经闭

沈右　经水及期，肚腹疼痛，经不得下，如是者五月。请某专科医治，谓已受胎孕，投以安胎，未见奏效。在此五月之间，不觉胎动，只觉腹腔部有块，微胀而痛，病见增剧，疑为奇症，其邻友介于余诊治。按其脉尺寸沉滑，舌苔厚腻，饮食减纳，肢体困倦，讯其前胎如何？答称前次受胎，三四月间即觉胎动，不致腹痛，觉今次大相径庭。余想脉息舌形，如是表现，必由湿痰滞下，阻塞经道无疑。非受胎停经使然，遂投化痰通经为主：

当归尾　净桃仁　糖五灵　茺蔚子　制半夏　大腹皮建泽泻　粉猪苓　六一散　原红花　大川芎

二诊：服化痰通经两面剂之后，果然瘀下淋漓，腹部轻松，胀痛较减，脉转和平，舌形亦润。惟胃纳不强，此系余物未尽，仍宗前法增损焦白术、焦山药、白茯苓、奎白芍、当归身、陈艾五分，茺蔚子、大腹皮、建泽泻、糖五灵、原红花

三诊：续服前法，经调胃健，六脉和匀，舌形荣润。惟原神尚未全复，继投和中调气为治，服后即恢复原状：炒于术、白扁豆、炒山药、当归身、炒白芍、炒广皮、香谷芽、建莲肉、佛手柑、煨干姜、大红枣

（《上海医报》65 期）

痰湿阴亏发疹案

病者：尹明之妻，忘其年，住东邑西溪。

病名：痰湿阴亏发疹。

原因：肝阳内炽，阴液损亏。

症候：舌干气逆，谵语耳聋，筋惕肉瞤，胸腹白疹。

诊断：脉微细数，元气损亏。夫耳为肾窍，肾阴亏损，不能上灌于耳，则耳聋，肝主筋，而为之子。肾水虚少，不能涵木，筋失所养，是以筋惕肉瞤。夫肺藏魄而主气，魄清则神清，今湿内阻，治节不伸，气机不畅，则谵语气逆，而

发为白疹，病已日久，症极危殆。

疗法：勉与育阴益气，清肺除痰，化湿合法，以冀万一。

处方：小龟板两　生鳖甲八钱　生石决六钱　生蛤壳五钱，以上四味先煎　花旗参二钱去渣后煎　白薇草二钱　旋覆花二钱　生谷芽五钱　川贝母二钱　西薤白钱半　刀豆子二钱　竹茹三钱来复丹二分，药水送下此丹药店有卖。

效果：一剂知，连服三帖，其病如失。

阴阳两虚　痰湿发疹案

病者：从叔袁柏之妻，年约在旬余，住东邑石埗乡。

病名：阴阳两虚，痰湿发疹（一名白痦，即世俗所谓白盐是也）。

病因：平素阳虚，是其夙因，痰湿内伏，是其原因，感受风寒，是其诱因。

症候：发热恶寒，头眩作呕，肢体疼痛，舌苔白腻。

诊断：脉左弦紧滑，右软缓滑，脉证合参，是湿痰内伏肺胃，风寒外加太阳所致。若湿邪久菀，必发白痦。

疗法：依《内经》风淫所胜，平以辛凉，佐以苦甘，湿淫所胜，平以苦热，佐以酸辛之法，加味桂枝汤主之。

处方：桂枝钱半　白芍二钱　生姜三钱　大枣二枚　炙草八分　薤白二钱　菱皮二钱　苓皮八钱　法夏半钱　竹茹二钱　白蔻仁八分

再诊：前方出入，连服二帖，脉弦缓滑，右大于左，苔色黄腻，渴喜热饮，时作干呕，两目失明，恶寒发热，汗出则解，疹虽略见，仍未尽出，是痰湿内伏，阳菀不伸，阴液损亏，肝阳升动，与育阴潜阳，化湿除痰合法。

复方：桂枝一钱　法夏二钱　桑寄四钱　川牡蛎八钱　生蛤壳八钱　覆花二钱　谷芽六钱　蝉衣廿只　薤白三钱　腊梅花一钱　石菖蒲钱半

三诊：脉细软微滑，苔仍黄腻，呕渴已止，诸症略瘳，汗出身寒，疹仍未透，小溲不利，大便未通，是阴液元气两虚，痰湿未去所致，与育阴益气，化湿除痰以透疹。

三方：红肉洋参一钱　川牡蛎一钱　生鳖甲八钱　腊梅花半钱　仙半夏二钱　生北芪一钱　云茯苓四钱　浮小麦四钱　土桑寄五钱　鲜荷梗二钱　金蝉衣廿只　生谷芽八钱　西薤白二钱半

四诊：脉微细弱，黄苔虽退，疹仍未透，汗出如水，身寒如惊，是气液大亏，肝血虚少，湿痰虽未尽除，宜遵《内经》治病必求其本之意，加味参附汤主之。

四方：丽参钱半　熟附片钱半　生北芪二钱半　川牡蛎一钱　小龟板一钱　生鳖甲八钱　浮小麦四钱　大茯神四钱　象牙丝钱半　土桑寄五钱　仙半夏二钱　腊梅花钱半

五诊：昨进阴阳双补法，脉迟纫弱，右关略弦，汗出渐止，身亦略温，大便已通，疹仍未透，气液未充，宜恪守前法，自可奏功，加味桂枝龙骨牡蛎汤主之。

五方：桂枝钱半　白芍三钱　龙骨八钱　牡蛎一钱　大枣三枚　炙草一钱　煨姜三钱　虫草二钱　北芪三钱　桑寄五钱　茯神四钱　丽参钱半　龟板一钱

效果：前方出入，连服二帖，脉迟弦缓滑，汗出渐止，身亦略温，舌苔亦净。疹亦渐透，但枯而不泽。腰脊无力，是肝肾损亏，气液未足，仍仿前法加减，调理而痊。

湿痰入于经络

顾左　湿痰入于经络，而为风痹，周身痹痛。腰下较重，步履不能，屈伸不利，苔腻脉滑，已延两月之久，再延恐有瘫痪之患矣。

川桂枝五分　木防己一钱五分　宣木瓜三钱　首乌藤三钱　络石藤三钱　豨莶草二钱　仙鹤草二钱　天仙藤二钱　广橘络一钱　威灵仙一钱五分　桑寄生三钱　晚蚕沙布包三钱　云茯苓三钱　制半夏一钱五分　丝瓜络三钱　醋炒桑枝三钱

（《中医世界》4卷20期　翟冷仙　碧荫书屋医案）

痰湿

周右　坤体壮实，素多痰湿，此时痰与饮凝结胃脘下，饮食拒难入。脉沉而紧，兼之湿流四肢，皮肤微浮，湿热下注，臂部生疮。治内则宜攻痰逐饮，治外则宜清热去湿解毒。

茅术　黄柏　银花　半夏　云苓　广皮　川朴　石蒲细辛　姜皮　苓皮

另用控涎丹二钱分二次服，沸水下

（《中医世界》4卷21期　倪翼之录　何恒道堂医案）

苏州曹颖甫先生医案

王左　痰湿互阻，胃阳不宣，气化堵塞，升降失常，幽门不通。上冲吸门常时呕吐，继之以黄苦酸水，舌白黄垢，口干喜热饮，脉来涩，小溲淡黄，间有似嗳似噫，夜寐不长，谷饪不思，伏根已久，姑拟温通气化，泄降痰湿。

上肉桂　制附子　淡干姜　淡吴萸　旋覆花　代赭石炙橘红　姜半夏　白芥子　莱菔子　川郁金　云茯苓　焦谷芽

二诊：湿浊弥漫三焦，堵塞升降之机，气不下旋，而反上逆，昨进桂附温通之法，今则又吐一次，口干而反不渴，舌苔稍化，津液较润，气逆作呃，下气通，大便不行，小溲清长，略带黄色，脉沉细带弦，谷饪不思，夜乏安寐，积病既久，仍宜温中理气，涤痰降浊，舍此别无良策。

上肉桂　附子　干姜　吴萸　旋覆花　代赭石　姜半夏　公丁香　沉香屑　川郁金　白芥子　白茯苓　焦谷芽

三诊：胸中阳也，胸为阳位，阳位之阳，尽为痰湿所蒙，因此清不升，浊不降，两进温通下气，涤痰降浊之法，无稍出入，惟呕吐得止，噫嗳渐少，口不渴而黏，舌苔根半垢腻，前半清楚，边质不红，大便欲解未果，下气得通，夜不得寐，脉沉细微数，杳不思纳，极喜热饮，思维再三，不得不再守成法，以杜反复。

顶上肉桂　制附子　淡干姜　淡吴萸　旋覆花　代赭石　制南星　姜半夏　白芥子　沉香屑　辰茯苓　淡苁蓉　公丁香　焦谷芽

四诊：痰湿蕴蒸，阴寒之气，遍满阳位，升降气机呆顿。叠进桂附，虽无动静，却能投机，呕吐噫嗳得止。而中脘尚未流通，下气通而大便不行，舌苔垢腻，前半清楚，边质淡红，纳谷式微，夜乏安寐，脉状较豳，仍当以成法更进，以冀阳气通而湿邪化。

顶上肉桂　制附子　高良姜　淡吴萸　全覆花　代赭石　公丁香　白豆蔻　南星　姜半夏　白芥子　淡苁蓉　辰茯神　焦谷芽

五诊：浊阴之邪渐开，清阳亦得上升，胃气较振，知饥思食，食后亦不噫、嗳、恶吐，便秘溲利。后半之苔仍然垢腻，前半薄黄而润，昨宵颇能安寐，再守原意，以杜枝节。

肉桂　附子　良姜　吴萸　生西术　抱木神　姜半夏　南星　公丁香　白豆蔻　白芥子　淡苁蓉　焦谷芽

六诊：清阳之区得开，浊阴亦渐下降，胃气略振，知饥能食，食后亦颇安适，间有嗳气。大便有欲解之势，溲利，再宜温通理气，涤痰降浊，参以疏运。

顶上肉桂　制附片　制香附　良姜　南星　沉香曲　鸡内金　白芥子　淡苁蓉　抱木茯神辰拌焦谷芽

七诊：今午得下宿垢不少，自觉未曾通圊，清津已得上承，舌液渐润，根苔尚垢，午后寐醒时，喉间哽痛，得饮即解。小溲略少，脐左痞瘕之状得小，脉状又见充圊，两目视物仍糊，再守成法出入。

肉桂　附子　香附制干姜　吴茱萸　白芍　制半夏　南星　鸡金　沉香曲　淡苁蓉　柏子仁　辰茯神　焦谷芽

八诊：清阳出上窍，浊阴出下窍，清阳入四肢，浊阴归六腑，自上焦不通，下脘不行，遂致清津不得上升，浊气不得下降，三焦悉被其困，迭进温通豁痰之法，甫得开通。而清阳尚未全回，所以视物仍糊，中运未醒，嗳味带酸，脉状已畅，寐亦得安，腑气又下，再守成意，务使气道流利，升降合度。

高丽参　肉桂　附子　干姜　江西术　白芍　吴萸　制半夏　南星　范志曲　鸡金　苁蓉　抱木茯神　炒谷芽

九诊：脾宜升则健，胃宜降则和，脾胃久病，升降转输，未克应如常态。昨饮半酪，胃家不合，继即吐出，后以动肝，胸口气痛，有碍呼吸转侧，竟夜未得安寐，至黎明始得平复，舌苔黄腻，根间厚，脉状微弦，宜再脾胃两治，分渗痰湿，以醒中运。

肉桂　吴萸　干姜　橘红　姜半夏　白豆蔻　米仁　范志曲　鸡金　白术　辰茯神　沉香片　苁蓉　焦谷芽

十诊：脾阳不醒，胃气不克旋转，痰湿易于停顿，苔满黄腻，根间稍厚，胃呆不思食，嗳气不舒，呼吸之时，偶或左胁隐痛，神倦嗜卧，遍体无力，便行不爽，小溲少，脉软中微弦，仍宜醒脾运，化痰湿，和胃气为法。

旋覆花　煅瓦楞壳　淡吴萸　干姜　枳壳　橘红　制半夏　南星　范志曲　鸡内金　公丁香　白豆蔻　浙茯苓　焦谷芽

注：病者系北方人，嗜食辛辣，年近五旬，病起月余。初经诊治时，汤饮不能运，入即泛吐，症颇棘手，屡投温通，见效殊速。十诊后病渐复常，后尚有数诊，因均调理，不外四君加减，姑不录。

（《国医杂志》2 期）

外湿触动内痰

二十三年夏秋旱灾之重实所罕见，而春夏之间，则淋雨兼旬，末黄梅而涝。赵瓯北诗云：今年天作奇文章，大开大阖为弛张，一雨辄经数十日，一晴又厉匝月第。视此茵席重荐矣，当淋雨间作时，适值兰邑后备队抽集训练，五区则在女埠真教寺，距吾校约一里而缩。寺故轩敞，然众皆席地抵足而卧，共与潮湿角胜负，气体桀壮尚可，稍薄弱即不能堪。一夕二更后，息灯钟已铿然下，予不欲久坐，方栩栩入梦，陡闻门外剥啄声，须臾上楼，呼予若甚急者，予疑有变，仓皇披衣，问客来何为？曰：真教寺有人猝然昏倒，不省人事，吐涎沫，手足如冰，郦副队长焦遽无计，命某辈邀先生一诊。予谢之曰，吾校王君晓初诊艺出予上，今在家，可往乞诊，将无虑。二人去未久，匆匆又来，曰：王先生深睡，非扰君不可，君肯慨往活彼乎？吾副队长已遣人至城趣其弟，下乡告其母矣，三人遂同往。淫雨霏霏，夜风吹体，四顾墨黑。予且行且思，心身俱寒，若有鬼魅来袭者然。行未几，有人来逆矣。叩以状，曰急甚，既至问毕，为按脉，弦劲有力而迟，附其耳诏之曰，强伸而舌，乃出舌前半支，厚腻异常。众人皆曰：尚能伸舌，尚能伸舌。予曰：此外湿触动内痰，病无恙也，不必张皇。郦君曰：如先生言，吾感将不置。遂疏方：

广霍梗　制川朴钱半　广陈皮一钱　赤白苓各三钱　佩兰叶一钱　法半夏六钱　飞滑石五钱　苦杏仁三钱　石菖蒲三钱　天竺黄三钱　佛手片一钱　炒谷麦芽各二钱

明早，一卒报予，昨宵母弟齐至，四更许小溲已行，偶语两三句，扶之而走。今在睡，欲更相累为复诊。予既往，即方略加减，随慰之曰：再服二剂可矣，吾固曰病毋恙也。其母乃舅之家，又调养数日。

（《神州国医学报》3卷5期　诊尘零影）

痰喘治验案

伟因家严患痰喘疾甚，心绪少宁，不握笔作医稿者，且累月矣。前在《三三医报》征求，蒙四海大方家惠锡妙方，无任感，感嗣因岁杪劳倦，新正又往返苏蓉，跋涉委顿，咸受冬温兼夹积滞，遂患寒热，郁而不扬，冲阳上逆，水泛为痰，骨节酸痛，大便半月未更，咳喘气逆，自汗神倦。伟投栀、豉、桑、杏，彻表化滞，旋、绛、龙、牡，潜纳气营，半、贝、二陈，疏络化湿，腹中大痛，滞欲行而气弱，结津而不欲饮，家母等惶乱无措，不欲伟诊，乃延师唐均良至，改投南沙参、桑杏及都气丸、费氏鹅梨汤法去麻黄，加入龙牡等一剂，而寒热止。复诊加入扁豆、薏米、地骨皮等内热亦清，盗汗亦止，惟咳不能缓，伟加麦冬、半、贝、茯苓、神等，咳缓痰松，复其旧时状态。嗣因感寒，状若类疟，改与黄芪建中法加入生姜、红枣而愈。再未病前有人劝服西药，名止咳痨弱霜者，状如金鸡纳，亦用鹅毛管装盛，每管一分价洋五元五角，服五厘即能止咳。家严服一分后竟可不咳，亦不吐痰，痊愈三日，但三日后依然如故。此药本地西药房并无出售，而西医亦不识不知何物，究竟性质如何？利弊如何？想海内不乏博学高明之士，还祈登报披露，俾众咸知莫大之功也。

（《三三医报》1924 年 1 卷 25 期）

痰喘

舍妹姚淑华，幼禀素虚，弱不胜风，十二岁时患痰喘之病，时作时止，发时彻夜不眠，咳呛气喘，痛苦之状，莫可言喻！吾母钟爱逾恒，往往伴慰通宵，牵延数载，天寒更甚。每次为伯祖少峰先生疗治，经久可告一愈。比及发育之时，乘青春生长之机，幸而中途不发，人亦肥胖，饮食渐增，如此相安几年。讵于去岁冬间，余因生活驱使，离家已久，淑华助母治家，奔波乡野，偶尔不慎，为寒所袭，引动积痰，乘热上涌，堵载脘中，咳逆气喘，几有波撼岳阳之势。因延某医诊疗，发表治咳，皆套药耳，未顾及其痰之为患也。不效更医，竟以葶苈大枣妄泻肺气，服后痰中带血，齁咳更甚。再更稍具声名之医诊视，用药尚不为左，惜仍乏降痰之剂，只此一差，碍难速效。因之家人惊惶失措，戚友偕来。时余适从都中得信返里，骨肉情深，见此情形，亦难免不加痛哭。然古人有云，与其束手待毙，莫如含药而亡，于此悲痛怆惶之余，殚心竭虑，疏成一方，以为孤注一掷。配：

鹅管石三钱　制半夏钱八　白杏仁三钱六分去皮　炒建曲三钱六分　制川朴钱八　赤茯苓三钱六分　麸炒枳壳钱八　六一散三钱六分包　淡黄芩钱八　薄橘红钱八　信前胡钱八　丝瓜络二钱四分　炒竹茹一钱姜炒

服后肺气渐清，烦热大平，惟痰仍未减，纳少腹胀，去厚朴、竹茹、瓜络，加蒌皮、浙贝、肶胵、莱菔子等，连服两帖，大势全去，余仍匆匆首途，重作飘萍之客。旋得家书，喜报淑华康强，且过前矣。

（《现代中医》2卷12期　姚世琛　治验简编）

痰喘

痰喘，即气管枝喘息也，为发生呼吸困难之特殊气管枝病，往往有发作性。其发作时，气管枝黏膜，起充血及加答儿，与气管枝壁平滑筋，起痉挛性收缩，营共同作用，使管腔非常狭窄，发高度之呼吸困难。盖喘息本系神经性病患，因迷走神经及副神经运动纤维之兴奋，气管枝筋非常挛缩，同时因血管神经及分泌神经之作用，气管枝黏膜之血管，扩张充血，黏膜之分泌亢盛。管腔狭窄，遂发喘息症状。此气管枝喘息之西说病理也。较之阴阳运气之说，——《内经》言喘之病理，谓阴争于内，阳争于外，魄汗未藏，四逆而起，起则熏肺，使人喘鸣。又云：清浊相干，气乱于肺，则俯仰喘咳，接手以呼……等等，——彰明多矣。言治疗，则大多用阿笃列那林，爱非特林，阿刀边，吗啡等。注射而治疗成绩，则不逮我国医远甚，兹将余治疗喘息之验案一则，附列于后。

陆姓男，年二十余岁，住宋家庄，为机器厂之工人。素有喘病，时愈时发，虽服药，亦无效。本年六月中，因露坐纳凉，遂致引起旧恙，来诊时，痰声吼吼，气促迫，语不成声，不能平卧，背脊上冷如手掌大。肋疼，脉弦硬，苔白腻，此即气管息症。遂与温肺镇逆，用麻黄汤合旋覆代赭汤加减进之。

炙麻黄一钱　川桂枝一钱　川朴一钱　炙甘草二钱　杏仁三钱　代赭八钱　全福三钱　干姜八分　半夏二钱　茯苓三钱　大枣二个

二剂后来复诊，谓药后喘逆大愈，能平卧，诸症均瘥。遂以小剂调理而愈，迄今未发云，此系去年九月所诊。

（《中医新生命》3号　王惠苍　治案二则）

痰喘气急

丁左，年三十余岁，铜匠业，春间病痰喘气急，夜不能睡，脉弦滑，舌薄腻，外有形寒。予用小青龙，加紫苏、荆芥。形寒已解，气急略平，后数日复发，就他医，用桂枝钱半，乃形寒而兼内热矣。又来诊，形寒啬啬，有似严冬冻馁者，脉仍弦滑，唯舌苔见黄，口渴引饮，日饮茶七八壶，小溲转少，气急痰鸣，视前更甚，此上焦痰饮阻塞肺络，津液不布，水道不行，宜乎饮愈多而痰愈甚。余初仿《金匮》肺胀，用小青龙加石膏例，又用葶苈子、白芥子、苏子，重用茯苓，溲闭如故。痰饮盘踞愈多，谅非峻剂攻逐，必难应效，乃用制甘遂、草芫花各钱半，其他化痰如二陈、胆星、枳实之类，一服便能攻下痰涎甚多。再进小溲亦畅，胃饥思食，气喘渐平，为用调理脾胃而愈。因病势凶猛，非峻药克之不可，缓以图之，反致坐误。张子和以牵牛、大黄、芒硝、芫花、甘遂为家常用品，后人惊怪，疑不敢用。然当日又安知非真效者，特以洞明脉病为第一义耳。凡痰饮喘咳，脉沉细，为金寒水冷之咳，小青龙正合其治，不得更加石膏。若服甘遂、芫花，不啻饮鸩矣。

（《中医杂志》3—5、10—17 期　王一仁　临症笔记）

肺伤寒痰喘案

病者： 刘聘贤孙六岁，住刘行乡南潘泾宅。

病名： 肺伤寒痰喘（肺伤寒之名，见宋代窦材《扁鹊心书》）。

原因： 十一月下旬，夜间随祖父戽水捕鱼，感冒风寒，咳嗽痰黏，前医投旋覆代赭汤，咳嗽陡止。

症候： 声音嘶哑，涎壅痰鸣，气急鼻煽，肩息胸高，烦躁不安，大小便不利。

诊断： 脉右伏。脉之搏动，全系乎心脏血液之循环，其循环之途径有二，（一）大动脉干，发于心脏之左室，而弥漫全身之微丝血管，依此分配之血液，集于大静脉，入于心脏之右房，移于右室，是为全身循环，或曰大循环，（二）自右室肺动脉，至肺毛细管，更集于肺静脉入于心脏之左房，而还入左室，是谓肺循环或曰小循环。本病肺气管枝，被痰涎壅塞，肺循环因之阻滞，更影响于全身循环之右方上行大动脉，其发出血液之势力，不能达到末梢血管，故右手脉伏。左搏一百四十四至而弦细。体温三十九度八分，呼吸三十八次，舌苔薄白，将有进一步至肺毛细管之势。病之初期，本是极平常之伤风咳嗽，痰在气管，可咳可吐，用陆九芝《不谢方》之风气温散法，一疏解无余事矣，乃前医不此之图，有意现病家为难，反以代赭石重镇之，于是痰进一步至气管枝，从此咳不爽，痰不吐矣。故有痰而能咳能吐，此乃生理上之自然疗能，则非病。若有痰而不能咳、不能吐，斯真病矣。此可知时医治咳之谬妄，今非辅助肺能咳能吐，无他道也，治以仲圣小青龙汤。

处方：桂枝六分　　杭白芍五钱　　仙半夏五钱　　北细辛五分炙麻黄四分　　炙甘草七分　　干姜五分　　五味子五分

效果：一剂而喘平，二剂咳爽而咯痰便利矣。

（《国医杂志》1期　朱阜山）

咳喘痰不爽利

陆右

咳喘痰不爽利，动则气逆更甚，苔中剥，边腻，用降气化饮，仿苏杏福赭二陈加味。

代赭石煅四钱　　光杏仁三钱　　薄橘红一钱　　旋覆花包，钱半云茯苓三钱　　海浮石四钱　　炙白苏子二钱　　嫩射干八分　　冬瓜子三钱　　清炙枇杷叶三钱

（《现代中医》2卷6、7期　何时希）

老痰

皖北天长南乡天宝庄，有张姓者，于九月初十日，延余往其家，为伊妇诊一呃病。甫至则闻其呃声不止，自述腹中微胀，诊其脉沉伏而细，身无寒热，苔见水白，间或嗳气，当时该夫云：大恙新瘥，尚未过月，又患此病。余乃以意逆之。想由病后失调，中阳未复，输运无权，升降失常，以故腹胀而作呃也。遂拟一方如次。

柴胡一钱　　生赭石先煎，八钱　　制半夏四钱　　陈皮二钱　　广木香八分　　茯苓一钱　　苏梗一钱　　沉香曲二钱　　水炙甘草一钱　　悬香附二钱　　生姜三片　　降香屑一钱，后下　　柿蒂五个

大意：用柴胡以达肝，半夏以降胃，赭石以重镇，苓草以和中，苏梗、木香以顺气，沉香、柿蒂以降气，生姜以宣散也。

且柴胡、半夏一升一降，合天地自然之气，若但有降而无升，则天地之机亦息矣。

十一日诊　呃逆已止，转见神糊不语，脉仍郁伏，略兼数象，两颧微赤，苔见白滑微黏，身热无汗，嗳气不畅，曾吐老痰一口，种种见症与昨迥异。询知未病之时，曾经澡浴，两日后，即忽然来呃，现呃虽止，又变出以上诸症，想系浴时受凉，触动伏湿痰浊，有蒙闭沮空之象，病势变幻无定，甚为险重，兹以解表合宣化利窍，务望得汗，神清乃吉。方为：

广合香二钱　豆豉一钱　薄荷一钱　防风一钱　柴胡一钱
制半夏三钱　赖橘红一钱　茯苓一钱　佩兰一钱　川郁金二两
莱菔子一钱　台乌一钱　葱头三个　九节石菖一钱

大意：葱、豉、薄、防以解表，柴胡以疏肝，莱菔、橘红化痰，佩兰、郁金化浊，石菖清芬以利窍，台乌以疏胸腹邪逆之气。

十二日诊　据云服药后，得汗退热，午后忽作谵呓，喃喃不休，见神见鬼，晚间神识转清，欲食干饭，于是进以厚粥，食有碗许，食后安眠一夜，似若无恙。今早神转痴呆，语含怒气。诊得脉象滑小略数，仍沉伏不扬，询知口黏不渴，肢间作麻，有时嗳气，舌仍水白，两颧赤色反减。此外感已解，宿痰夹里湿，秽浊尚伏遏未宣，既蒙虚灵之所，复又触动肝气，似欲化为痰火。谨防痉厥、风狂等变，今以宣中豁痰为主，辟秽利窍佐之。

余正欲开方，适病家诸亲在座，咸谓余曰：此症已看数次，尚未见效，昨日神糊不语，今又妄言见鬼，只怕贪着邪气，虽服药亦无益，其时有主张查寿者，有主张下阴差者，有主张喊香火退送者，有主张入庙求神方者，哗议纷纷，声震耳鼓。

余曰：凡症见神糊不语，系属昏陷，或是内闭极为危险。若见谵言呓语，又为邪扰神经，感有转机，姑再服方一帖。如果无效，则另请高明。或下差退送等，均听其便。众闻之，默默不复言，余遂执笔书方。

炒大贝母一钱　姜汁四钱　姜皮三钱　赖橘红一钱　生枳壳一钱　柴胡一钱　生山栀一钱　川郁金钱半　佩兰二钱　通草一钱　赤苓三钱　制半夏三钱　金橘皮二钱　萝卜汁数滴半汤匙　皂角炭研细，二分，和服　苏合丸一粒，去壳，开水先下

大意：蒌贝清化浊痰，山栀通草清热渗湿，橘红枳壳破滞化痰，苏合丸辟秽利窍，皂角炭亦为通窍涤痰之品，姜萝二汁，取辛散以豁痰，金橘皮用以清肝而行气。

十三日诊　服药后得嚏喷一次，继吐黏痰共有碗许，今察脉象已起，按之小滑，神识已清，肢麻已退，惟自觉口黏，间或嗳气。此肺胃机窍已通，伏湿痰浊，余波未清，里气未和之象，兹以清里和中，合服二帖，可以痊愈。

藿梗一钱　佩兰一钱　陈皮一钱　制半夏二钱　赤白苓各二钱　炒谷芽二钱　生苡仁二钱　车前子一钱　枇杷叶二片

结论：余按此症，变化无定，而穷源竟委，总由痰之为患，痰伏中脘。能令止呃，令人呆，令人谵妄忿怒，令人脉伏不起。善夫先哲王隐君，制出礞石滚痰丸，以治顽痰怪症。余对于此病，深悔开首认症未精，案方俱谬。复诊时，

虽能认识中脘贮痰，伏匿不宣，以故变生诸症，然而不敢断定。盖因脉象不滑大搏指，而舌苔又不厚腻，嗣进宣化方数帖，幸而病者自己得嚏，旋即吐出黏痰甚多，于是诸状告退，已大有转机，此非药之功，乃病者之幸福。可见医家识症甚难，而痰病又有千变万化，怪怪奇奇，令人殊难诊断。加之时病中，如伏邪湿温瘟疫等，为病更变证多端，层出不穷。殆有甚于此者，余愧学识浅陋，肉眼凡夫，安得扁仓复起，能洞见人脏腑百病，用药始能丝丝入扣，毫无背谬也。民国二十一年十月二十九日育和卢氏志于皖天客次

（《医学杂志》70 期）

痰饮病

痰饮病为阴浊之邪，主乎温化是矣。而其病之解散，不外发汗，利小便，及从大便攻而去之，三途。痰饮亦水谷津液所聚而成，津液流通，则渗灌于脏腑溪谷。遇寒则聚而为饮，苓桂术甘汤、小青龙汤、射干麻黄汤辛甘发散，流通津液，令从汗解，此用于形寒洒淅，气急咳嗽，金寒水冷，病在三焦者宜之。脾土虚寒，膀胱无阳以运，饮邪上逆，少腹急胀，小便不利，痰咳心悸者，宜用淡渗水湿法，五苓散、泽泻汤之类。若痰饮结为窠臼，心下及胁肋有一处痞满硬痛，痰喘气急，二便短涩，脉沉实，或弦滑有力者，非用攻下不可，如十枣汤，葶苈泻肺之类，治法以辨明虚实表里为最要。痰饮病多发于秋冬，年老阳虚者多患此。每至气急，足肿、面浮、肾气虚脱，不救。因熟地滋腻，际此更无填肾之法。《圣济总录》虽有重用枸杞子至一二两之方，亦无大效也。痰饮症亦有郁久而生热者，如金匮小青龙加石膏汤治胎肺胀，必见口干苔黄脉浮者，而后可用耳。此余已试而效

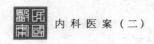

者，故述之。

（《中医杂志》3—5、10—17期　王一仁　临症笔记）

痰

赵左　温邪易于化火，始病便不畏寒，邪热烁津液，凝聚为痰，阻于胸中清旷之地，胸闷气喘，发热愈甚，脉滑数，舌绛、苔黄垢腻。阅前医所用之方，多苦寒之品，如柴、葛、芩、连、知母、栀、柏、紫菀、苏子等剂，已进十服，乃反增剧，虑其苦寒太过，苦能化燥，燥必伤阴，温邪最虑阴伤，不易平复，且此症经十余日不解，舌见红绛，邪已离表分而入营分，徒清气分之热，必致无功。询悉腑行燥结，已八日未更衣，乃用豆豉、山栀、银花、连翘、生川军、生石膏、天花粉、明胡、瓜蒌、凡皮、茜根、郁金、天竺黄等品，一剂喘减，再服便通。病势已去大半，即用原方进退，后因口渴，以鲜石斛、鲜芦根代茶而安。

（《中医杂志》二期　王鞠仁　临证笔记）

痰多带呛

邓佐　外声触动心惕者曰惊，静养而心自惕者曰悸。惊悸时发，遗泄无梦，谓之心神不交。肝主疏泄，肾主封藏，肝肾不足，阴分暗亏，头晕腰痛，胸间廓廓之气不足。胸闷气怯，脾湿生痰，痰多带呛，胃纳欠常。脉形右部寸关沉细，尺涩不扬。左手虚弦尺数，舌苔淡黄，根腻，症属脱力劳力劳心太过使然，心液外泄，故多虚汗，督脉亦亏。脊中热刺，暂拟扶中育木，以济坎离。

炒冬术二钱　池甘菊二钱　远志肉五钱　朱茯神三钱　代代花一钱　霍山斛二钱　制夏曲二钱　净莲须五钱　炒枣仁二钱　新会皮五钱　生白芍二钱　炒车前三钱

二诊：前进扶中育木，以济坎离，遗泄暂止，心悸渐平，咳嗽亦稀，惟胃纳未充，胸觉闷气，临卧背寒，清阳亏虚，脚软臂酸，清阳不足，肾气强旺，肝阳本旺，耳鸣头晕，时发时止，寐中盗汗，或有或无。按脉右沉细较扬，左弦数亦静，舌色底白面灰，脾家湿浊未楚，易于客感，良由腠理不固使然，宗前议参淡渗之品。

炒冬术三钱　六神曲三钱　黑穞豆四钱　炒白芍二钱　广陈皮二钱　盐水炒泽泻二钱　霍山斛一钱　炒枣仁二钱　明天麻二钱　苏薄荷五钱　焦麦芽三钱　麸炒枳实炭五钱

三诊：脾为生痰之源，肺为贮痰之器，今脾肺两亏，湿痰难除，头晕头胀，胸痞耳鸣，肝阳鼓动使然，临寤背汗，屡发不止，足膝臂脘酸软，清阳与脾阳俱弱，舌色灰腻已淡，胃纳增餐，症已渐入佳境，拟扶脾养胃，潜阳柔肝为治。

饭蒸于术五钱　广橘红五钱　黑穞豆四钱　玫瑰花二钱　绿毛枫斗八分　炒白芍二钱　巴杏仁三钱　元武甲三钱　上陈鹿角胶五钱　池甘菊二钱　炒泽泻二钱　净莲须五钱

范右　土炒生金之力，肺乏清肃之权，先天不足，湿浊熏蒸，端午节来，咳吐白沫，交节骨蒸，头部时热时寒，右肋带痛，稍觉气怯，得谷甚微，略见胸痞，小便短少，大恭坚涩。脉象右弦数，左虚滑，舌苔淡黄，尖红带腻，脾气散精，不归于肺，炼液为沫，是以体瘦神疲，卧则少寐。症属劳怯，颇难调治。法从扶土生金，参摄肾之品，务期嗽稀沫少为善。

野于术一钱　干姜五分　百合二钱　煅磁石三钱　麸炒枳实一钱　蒸紫菀三钱　制夏曲二钱　煅牡蛎三钱　赤茯苓四钱　青

黛拌蛤壳三钱　花乳石三钱　广橘红五钱　炒白芍二钱　炒车前三钱

二诊：前进扶土生金，参摄肾之品，脾健则白沫少，肺安则咳嗽稀，胃纳加餐，气促较舒。惟嗽阵日中略有，夜则安宁，日为阳火烁阴，夜来以阴助阴，故有不加之象，偶有嘈杂心烦，良由心胃虚热内扰，脉象右三部滑数，左沉数，舌苔根腻，尖仍红，症虽暂止，脉数未平，议腻养胃液。

野于术五钱　炒白芍二钱　煅牡蛎四钱　白前二钱　豆蔻壳一钱　老川斛五钱　干百合二钱　京川贝五钱　焦麦芽三钱　燕竹心十五针　制夏曲二钱　广陈皮二钱　炒车前三钱

（《国医杂志》1 期　隐钟仪　验案）

痰厥呕吐

丁卯十一月大生二厂稽查汤厥山夫人，患痰厥呕吐。饬巡士邀余往诊，见病者闭目仰卧，声息全无，厥山云刻又厥去，急以两手拍病者胸，少顷即苏。吐稠痰甚多。余即诊脉左寸大而无力，尺部尚不弱，关部沉伏如无，将诊右手脉，病者忽又昏去。厥山又以两手拍胸，约四五分钟而苏，又吐痰涎不少。如是者昏厥数次，脉不能诊，苔不能看，即就左手脉三部推测病情，尺寸两部皆应指而鼓，独关部沉大伏，虽云左关肝胆，然与脾胃大有关系。其为中枢寒湿凝滞，聚液成痰无疑。但病在危急，开方煎药，缓不济急，乃思一简方。偶忆《药性赋》云，白术消痰壅温胃，兼止吐泻，按白术功用，虽不止此，惟此一语最为扼要。更佐以姜汁散满止呕，二味最宜此病，令速煎有服。彼以姜汁绞不出，即以生姜一大块打碎，和炒白术三钱同煎，约一刻钟，病者又几度昏去，药未煎透，先倾一杯，灌之入口即安。以后陆续煎服，药尽而吐止，另开一方。服两剂即能起床，方如下：

土炒白术四钱　代赭石二钱　炙甘草一钱　潞党参二钱　姜半夏二钱　生姜三片　附子一钱　云茯苓一钱五分

民国十八年四小儿起明年三岁，患温热病后，积滞未清，时发夜热，似疟非疟，十余日来因不肯服药，不予医治，但夜夜失寐，殊以为苦。内人请一推拿者，据云此病无须服药，只以五指揿釜脐墨，转印于病者肚脐四围即愈，试之果验。次夜即能安寐，诚秘方也。

按釜脐墨即百草霜之类，能通经开滞。本治阳毒发斑，与童便同服，并可下胎。由此以推，可知其通行散结之力甚，锐脐主吸收，四围釜脐墨被吸，通行腹内，因是温热积滞余邪，立时解散，故其病乃速已。

郁痰

黄左　肝阳虽平，郁痰未化，恙延两旬有奇。诸法备用，神识仍然蒙蔽，惟最饥渴不能自知，饮食听人供给，从中饥饱，未有不伤脾胃者也。以致身体浮肿，肚腹虚膨，症形似此，又有木乘土位之渐，昨进扶土抑木之剂，恐难获效。兼之言多即哕，胃阴伤矣。

南沙参三钱　制半夏三钱　云茯苓四钱　抱木茯神三钱　广橘皮一钱五分　广橘络一钱　薏苡仁三钱　钗石斛二钱　秫米三钱甘澜水煎服。

干咳无痰

民国乙卯年九月，诊视陈周溪胃燥咳嗽症，其人年四旬，身体强盛，原因先患房事，继宴会，酒后当风而卧，醒则发咳，干咳无痰，胸膺板闷，胃脘拒按。日晡潮热，夜不安寝，六脉强直有力，舌苔黄燥，口干喜冷，合病因脉象断之，乃胃燥致咳也。夫醉饱而卧，势必停食，食停于胃，得阳明气化，则变为燥气，肺胃相近，胃燥冲肺，则生咳嗽。经云：胃不和则卧不安。又云：阳明旺于申酉，其干咳无痰，舌苔黄火燥，胃脘拒按者，皆胃燥之明证也。前医不察，先以润痰，投之不应，继以燥痰，治之转剧。夫胃燥致咳，须当和胃，胃和则咳自止。徒以治咳，转助乎燥，厚朴、枳实各三钱以推积，加甘草一钱，以缓硝黄之峻，服一剂。下燥屎数十枚，其病霍然，乃改用清润品，以善其后。

（《三三医报》2 卷 21 期　广德钱存济　诊断笔记）

养肺化痰

胡君

痰红已止，咽梗亦松，咳嗽渐稀，痰沫犹盛，苔光滑，脉濡弱，再用养肺化痰。

北沙参三钱　抱伏神三钱　肥玉竹三钱　淮山药三钱　甜光杏三钱　淮小麦四钱　真川贝二钱　湘莲肉三钱　琼玉膏三钱，冲清炙枇杷叶三钱

（《现代中医》2 卷 6、7 期　何时希　程门雪近案）

治刘君病垂危验案

甲午岁，余馆海州黄阶平处，其馆中训蒙刘君患吞酸痰膈，余为用降气消痰、暖胃扶脾之剂。数服无进退，后遇摇铃者授以丸药十余粒，服后呕痰升余，昏厥竟夜方醒。余为接用平胃调气化痰扶中之剂而安。盖其病全属湿痰聚膈，非专用降气消痰、暖胃扶脾等剂所能愈。经云：病在上者当吐

之，摇铃者药虽猛，要暗与古偶合，故余接用暖胃降气、消痰扶脾、消痰之剂而愈。乃刘君以病除后自恃其强，初秋返里游山溪间，入水冷浴，遂病气从少腹上冲，发作欲死。时本地医者皆束手，后事已备，延余诊视为用半夏以降逆泻心，姜桂以温中治冲，附子、龙骨、破故纸、胡桃以暖胃纳气，炙大枣以和胃，数帖后遂获痊愈。

桃叶吐痰

余见吾师治一痰痫，终日喜笑怒骂，高歌狂喊，力能逾垣，走游街市，已有八九月。或时吐痰，神识稍清。吾师曰：痰久则坚而难出，虽消痰化热徒然。当用吐法以倾其痰窠，作痼疾治之，将鲜桃叶一二斤捣汁，和水灌之，用鸡羽探吐，吐出坚痰，连吐四五次，吐出黏痰数碗，又吐出痰块三枚，坚凝如卵，色青光亮。病人吐后，觉胸膈烦热，进以甘凉清热，化痰潜阳，二十余剂，神识大清，调理半月而愈。余患三疟，将近四月，服蜀漆即甜茶及槟榔，亦吐出黏涎二三碗而愈。吾师用吐法最多，并不执于瓜蒂、栀子，虽吐法一例，而随证施法，巧夺天工。今人于吐法废而不用，仲景六法中已少一法矣。

痰症用药

江南制台常公病案 宪公祖用童便以降火滋阴，竹沥以化痰养血。三日以来，痛嗽日减而相安，益知以滋阴养血，在所必需者矣。昨面谕云：须救病之根源图治，今谨详慎察，请一一陈之。

宪公祖先天本不足，肾水久内亏，故火易升而内热时形，所当壮水之主，以制阳光，此其一也。胸胁作痛，水亏不能荣木，滋水以养之，二也。筋掣作痛，血不荣筋，所当益血以舒之，三也。痰嗽日多，火刑金而肺不安，痰内生而气不达，故嗽而兼痛。务使水升而火乃息，痰理而嗽乃平，二者交治，所当益肾以安痰，法须六味，四也。且稠痰日多，津液内烁，非滋水何以使火不内燥乎。故经云：肾安则痰安，当以六味补肾明矣。经又曰：肾虚夹痰者，肾气汤补而逐之，五也。夜间手心热，脉带数，汗易出，非内伤火烁乎，不滋水火安退，急宜以六味滋之，六也。火内炽而上升，致烁上焦絪缊之清气，胸膈是空而作饿也，亦当使水升火息，自非六味丸不能，七也。消肌削肉，食气耗精，非火而何？为病一月，又非苦寒之药所宜，夫火之未清，清之为急，火之稍清，壮水为先，设此时而不壮水，火将安制，急须六味，八也。病在上，求之下，病在火，责之水，理与法均需六味，九也。合之于脉，乍大乍小，非火而何。合之于昼夜，昼静夜热，非阴虚而何。参之于六气，厥阴风木交加，木生火，非水不润，六味在所必需，十也。脱以地黄为滞而泥膈，现已上焦时空而气歉，中脘易饿而肠鸣，无患其滞也。古人云：熟地入口，心先疑塞，此病中之常情也。析疑似，辨脉证，如非滋水，火无由制，则六味有断断者矣。况药之性，本乎天者亲上，本乎地者亲下，二地以重浊之质，有实下之功，重则下趋，何滞之有。合之六味，又为缓剂，诚实下药也。若少壮新邪，当用重药急药，今病久阴枯，只宜静剂缓剂，所谓病宜攻者药务峻，病宜守者药须缓，此用药之大法也。夫岂不知王道无近功哉。其如欲速则不达，故不得不审也。且地黄为实下之药，即寓纳气归原之理，并可预防老弱之虞也。灌其根而枝叶乃荣，滋其水而肝肺有益。今欲治嗽与痛，舍六味无正法，想宜采择焉。蒙宪谕谆谆，故敢直禀，炫年老识浅，恐负垂青，夙夜抱惭，伏维慈鉴。

大熟地五钱　大生地四钱　萸肉钱半　淮山药二钱　牡丹皮钱半　茯苓钱半　泽泻钱半　怀牛膝钱半　麦门冬钱半

水两钟，煎一钟，冲入童便五钱，竹沥五钱，须于天明时，炖温服之。

藩宪李公病案　老先生脉象左手缓小有神。按《脉经》云：大为病进，小为病退，今小而反疼，正所谓时大时小者也，宜用童便，取其能降火而化痰。右寸关带滑，滑主痰多，明是肺胃有痰而作嗽。肝家夹火升痰而作痛也，宜用瓜蒌化痰而止嗽，缓肝以理痛明矣。夜痛而日少安，肝血之亏也。归芍以养血和肝，在所宜用，肝须条达，不达即疼。柴胡、陈皮化以宣达气血者，想宜采用者矣。肝主藏血而主气，宜用血中之气药，以为和血理气之需，则郁金、元胡，宜商酌一二味以止疼可也。炫年老识荒，惟慎是守，不能出奇制胜，寝寐难安，休维垂鉴。

柴胡五分　陈皮半钱　炒木瓜七分　磨冲羚羊角七分　炙草五分　茯苓一钱　酒炒归身钱半　酒炒白芍钱半　醋炒延胡索七分　炒全瓜蒌四钱

水两钟，加橘叶十片，取其香而不燥，能理肝气以止疼也。煎八分，冲入童便一水杯服。

道台王公病案　宪公初愈时，交清明节候，气和色泽，天庭间旧冬春初一切黑气，俱已尽退，此皆正气来复之征也。今诊两手脉尤和缓有神，此又受补相安之象，最为可喜。但目下痰嗽尚未全减，一系肾水久衰，虚痰易于上泛，此病前之病也。早上以补阴安肾为先，但补阴无骤效，非恒守少全功。一系脾土内伤，不能运化，新痰易于内生，此病后之病也。惟养脾阴，和胃气，令其受纳而易化，有恒自安。前日同议三丸方，分理上中下三脏，斟酌万妥，久服自获全功也。至于腹微痛，痛随便减，此系虚中夹实，明是肠中有难化之滞，得补而渐出也。日间小便少，由气化不及于州都。经曰：膀胱者，州都之官，津液藏焉，气化则能出矣。下焦之气化，则上焦之气通而小便长矣。心劳则不能下输于膀胱，所以夜不少而日少也。宪公以少劳心少思虑为要，在方药即于补脾补肾之中，加一二味养心安神之品，如芡实、莲肉之类，守之恒，持之力，渐当霍然耳。独是一切刚燥辛温之药，理宜禁戒。以金畏火炎，肺嗽所忌，阳亢烁阴，痰家所禁，望加意也。

（《中医杂志》8、9期　杨隽夫　青浦何自宗先生医案）

痰病杂谈

上海安康栈余鸿儒叔患病，余适与内人游申，有同乡施君文德，知余会医，介绍往诊。年逾花甲，病起食肉面后，初有气喘痰声，继渐平。面色白，平日行远或登高，往往遗尿。脉软右有数象，余断其气虚，用六君子汤加神曲、山楂、连翘等治之，后闻竟不起。

廷栻按第三、第四二条，一属口渴非常，阴液烁尽，而竟获愈。季妇口渴非常，前数日凡请医诊治，均断其不起，即余亦然。一属气喘痰声渐平，而竟不起，生死有时诚难测也，余因之有所感矣。观《江苏全省中医联合会月刊》各县多有医会成立，而吾崇迫近上海，轮舟往来，已达数只。

文明之气早已传至，而先觉之医，竟不建议创设，使难治难决之症，集在其间讨论，致病者不枉死，良可慨也。余虽行有是志，而自惭年少才弱，又短于国文，牵于教职，故不敢进行，惟存空念耳。

（《中医杂志》10、15、16 期　季廷栻　临症笔谈）

痰症总论

大意痰属湿，津液所化，行则为液，聚则为痰，流则为津，止则为涎，百病中多有兼痰者。人之气道，贵乎清顺，则津液流通，何痰之有？若外为风暑燥湿之侵，内为惊怒忧思之扰，饮食劳倦，酒色无节，营卫不清，气血浊败，熏蒸津液，痰乃生焉。

痰之为物，随气升降，无处不到，为喘为嗽，为呕为泻，为眩晕心嘈，为怔忡惊悸，为寒热肿痛，为痞满膈塞，或胸胁辘辘如雷鸣。或浑身习习如虫行，或身中结核，不红不肿，或颈项成块，似疬非疬，或塞于咽喉，状如梅核，或出于咯吐，形若桃胶，或胸臆间如有二气交纽，或背心中常作一点冰冷，或皮间赤肿如火，或心中寒痛如冰，或一肢肿硬麻木，或胁稍癖积成形，或骨节刺痛无常，或腰腿酸刺无形，或吐冷涎绿水黑汁，或梦烟火剑戟丛生，或大小便脓，或关格不通，或走马喉痹，或齿痛耳鸣，以至劳瘵癫痫，失音瘫痪，妇人经闭带下，小儿惊风搐搦，甚或无端见鬼，似祟非祟，悉属痰候。

痰分五脏：

痰生于脾　多腹痛膨胀，或二便不通，名曰清痰。或四肢倦怠，或久泻结垢，或淋浊带淫，名曰湿痰。若夹食积瘀血，内成窠囊癖块，外为痞满坚硬，又名食痰，留于胃脘，多吞酸嘈杂呕吐，少食噎膈嗳气，名曰郁痰。或上冲头面烘热，或眉棱鼻额作痛，名曰火痰。若因饮酒干呕嗳气，腹痛作泻，名曰酒痰。

痰升于肺　则塞窍鼾睡，喘息有声，名曰中痰。若略有感冒，便发哮嗽，呀呷有声，名曰伏痰。若咽干鼻燥，咳嗽喉痛，名曰燥痰。久之碍结胸臆，稠黏难咯，名曰老痰。七情过多，痰滞咽喉，咯之前不出，咽之不下喉，胸胁痞满，名曰气痰。

痰迷于心　为心痛惊悸，怔忡恍惚，梦寐奇怪，妄言见祟，癫狂痫瘈，名曰惊痰。

痰动于肝　多眩晕头风，眼目瞤动，耳轮瘙痒，左瘫右痪，麻木蹉跌，名曰风痰。停于膈上，一臂不遂，时复转移一臂，蓄于胁下，胁痛干呕，寒热往来，名曰痰饮。

痰聚于肾　多胫膝酸软，腰背强痛，骨节冷痹，牵连隐痛，名曰寒痰。又名虚痰。

痰病分辨：

痰病初起，停留中焦，头痛寒热类外感表证，久则停于脾肺。潮咳夜重，类内伤阴火，又痰饮流注，肢节疼痛，类风家痹症。但痰病胸满食减，肌色如故，脉滑或细为异。

痰症察色：

昔肥今瘦者痰也，眼胞目下，如烟熏黑者，痰也。目睛微定，暂时转动者，亦痰也。眼黑而行步呻吟，举动艰难，遍身疼痛者，痰入骨髓也。眼黑而面带土色，四肢痿痹，屈伸不便者，风湿痰也。

痰分形色：

新而轻者，形色清白稀薄，咯之易出，气味亦淡。久而重者，黄浊稠黏，咯之难出，渐成恶味。但伤风者，痰必清薄，而上有浮沫小泡。伤热者痰必脓厚而难化。内虚者，痰亦清薄，而易于化水。又味甜者，属脾热，味腥者，属肺热，色青者，属肝风，色黑者，属肾水，大抵黑色，为肾虚水泛，气不归元，色红，为火盛凌金，血不及变，所以红痰必劳损病症居多，最宜慎重也。

痰症脉法：

左右关上滑大者，隔上有痰，又关脉洪者，痰随火动，关脉伏者，必费调理。有病人一臂不遂，时复转移一臂，其脉沉细者，非风也，必有痰饮在上焦耳。

痰似杂症：

痰饮所生诸症，形似种种杂病，不当为诸杂病牵掣作名。且以治痰为先，痰饮消，则诸症愈。如头风眉棱角痛，累用风剂不效，投痰药收功。如赤眼羞明，涩痛，与以凉药弗瘳，畀痰剂获效。凡此之类，不一而足，散在各症，不能系引，智者悟之。

痰症总治：

热痰则清之，湿痰则燥之，风痰则散之，郁痰则开之，顽痰则软之，食痰则消之，在胸膈者吐之，在肠胃者下之，此为实人立法也。若肺虚有痰者宜保肺，以滋其津液。脾虚有痰者宜培脾，以化其痰涎。肾虚有痰者宜补肾以引归脏。

痰兼火治　有因热而生痰者，有因痰而生热者，故痰即有形之火，火即无形之痰。然究而论之，痰之未病，即身中真阴也。火之未病，即身中真阳也。苟不能平调。六欲七情交相为害，偏胜浮越，痰得火而沸腾，火得痰而煽炽，或升于心肺，或留于脾胃，或渗于经络，或散于四肢，或滞于皮肤，或溢于咽喉，种种不同，治者欲医痰之标，必先顾其本，欲辨火微甚，须明气盛衰。盖元气盛者火必实，元气衰者火必虚，能调元气之盛衰，而痰火相安于无事矣。

痰兼气治　痰之在内者，为涎为饮，为癖为积，攻冲胀痛，皆属气滞。然有二种之分，痰随气升者，导痰须先顺气，积痰阻气者，顺气须先逐痰。可见逐痰理气，各审先后，有理气而痰自顺者，治其微也。有逐痰而气方畅者，治其甚也。

痰分燥湿　痰之外出者，为咳为咯，皆属于肺。为嗽为吐，皆属于脾。亦有二者之分，从嗽吐来者为湿痰，因脾为湿土，喜温燥而恶寒湿，故二陈二术为要药。从咳咯来者为燥痰，因肺为燥金，喜清润而恶温燥，故二母、二冬、桔梗为要药。二者易治，鲜不危殆矣。

痰兼脾肺　脾肺二家，往往病则俱病者，因脾为生痰之源，肺为贮痰之器，脏气恒相通也。故外症既现咳嗽稠痰，喉干鼻燥之肺病，又现心嘈倒饱，食少泻多之脾虚，此时若以燥药补脾则碍肺，以润药利肺则碍脾，当斟酌于二者之中，拣去苦寒香燥，务以平调为主，泽及脾胃，而肺痰自平，不必专用清肺化痰诸药。盖脾有生肺之功，肺无扶脾之力也，宜异功散加苡仁、麦冬、石斛、桔梗、山药、扁豆、莲心之属。

虚痰补脾　痰之动出于脾，凡衰弱之人，脾虚不运，清浊停留，津液凝滞，变为痰饮者，其痰清晨愈多，其色稀白，其味亦淡，宜实脾养胃，使脾胃调和，饮食运化，而痰自不生，故治痰不知理脾，失其治也。

虚痰补肾　痰之源出于肾，故劳损之人，肾中火衰，不能收摄邪水，冷痰上泛者，宜益火之原，或肾热阴虚，不能配制阳火，咸痰上泛者，宜壮水之主。

　　虚痰忌吐　痰之在身，如木之津，如鱼之涎，遍身上下，无处不到，故虚痰上溢者，宜补气行痰，若过用吐药，则无以滋养经络，变为枯骨痿矣。

　　虚痰忌下　虚弱之人，中焦有痰而生病者，胃气亦赖所养，卒为可攻。攻尽则愈虚，所以治痰用利药过多，中气受伤，而痰反易生，医者慎之。

　　痰症用药：

　　主以二陈汤，取半夏燥脾湿，橘红利滞气，茯苓渗湿和中，甘草益胃缓中，盖湿渗则脾健，气利则中清，而痰自化也。后人不知古人精微，谬谓药燥，而以贝母代之，殊失立法之义。夫贝母乃心肺二经药，性能疗郁。亡血家，肺中有郁火，及产乳余症，消渴阴虚咳嗽之人，忌用燥剂，姑以贝母代之，非半夏所长。若（风痰）肝脉弦，面青，四肢满闷，便溺秘涩，心多燥怒，水煮金花丸、川芎防风丸。（热痰）心脉洪，面赤燥热，心痛唇口干燥，多喜笑，小黄丸、小柴胡汤加半夏。（湿痰）脾脉缓，面黄体倦，沉重嗜卧，腹胀食不消，白术丸、局方防己丸。（气痰）肺脉涩，面白，气上喘促，洒淅寒热，悲愁不乐，人参逍遥散。（食积痰）加山楂、神曲、麦芽、枳实，甚者攻之。久病虚者，加参术兼补运之。（酒痰）用瓜蒌青黛蜜丸噙化之。如（酒积痰）白龙丸。脉滑数，或弦急，症兼口干面赤，心烦嘈杂等火症者，二陈加芩、连、山栀。便秘者，加玄明粉。不已者，滚痰丸。盖痰火盛于上焦，非滚痰丸不可。脉濡缓，身体倦怠觉重者，属湿痰，宜二陈、二术、羌活、防风。气虚加参术。若多郁悒人，胃中湿痰，或周身走痛，饱闷恶心者，坠痰丸、小胃丹。脉沉滞，或滑或结涩，兼恶心，或刺痛，属郁气挟痰，宜开郁行气，七气汤、越鞠丸。脉浮滑见于右关，或前两手关浮大而实，时常恶心，吐清水痞塞者，就欲吐时，以探吐之后以小胃丹徐服。痰在膈上咽下，泻亦不去，必用吐法，胶固稠浊，非吐中不可也。又痰在经络中，亦有吐法，吐中有发散之意，须先升提其气，后乃吐之。如防风、川芎、桔梗、芽茶、韭汁之类。其吐药亦有数种，瓜蒂吐热痰，蒜白吐寒痰，乌尖吐湿痰，莱菔子吐气痰，藜芦吐风痰，常山吐疟痰，参芦吐虚痰。必俟清明时，于不通风处，以布勒紧其肚，乃可吐之。若脉涩年高虚人，不可用吐法也。有人坐处率吐痰满地，其痰不甚稠黏，此气虚不摄而吐沫也，不可用利药，宜六君子，加益智以摄之。若面有红赤光者，乃阴火上炎，又当用滋阴药，地黄汤加麦冬、五味。凡人身中有块，不痒不痛，或作麻木，乃败痰失道，宜随处用药消之。外以生姜时擦之，亦不必治。若有痛处，按之无血色，坚硬如石，破之无脓，或出清水，或如乳汁，此属虚证，急于益气养荣汤加星半以和气血，则已成者，使化脓速破为良。其轻而未成者，必自内消，切忌刀针之类。脾家湿热生痰上逆者，治火为先，白术、枳实、黄芩、石膏之类，痰夹瘀血，结成窠囊，膈间胀闷，诸药不效者，由厚味积热，肠胃枯涸，又加怫郁。胃脘之血，为痰浊所滞，日积月累，渐成噎膈反胃。若用燥剂，其结愈甚，惟竹沥、姜汁、韭汁可以治之。日进三五杯，后用养血健脾药。一法用神术丸大效，痰在肠胃可下者，枳实、大黄、芒硝之属。痰在胁下，非白芥子不能达，痰在四肢，非竹沥、姜汁不能行。在皮里膜外，亦必有用此二味。在阴虚有痰，大获奇效。痰在膈上，癫狂连忘，噎膈反胃。阴虚劳嗽。半身不遂，必加竹沥，盖竹沥能养血清金润燥也。又痰饮流入四肢，令人肩背酸痛，两手软痹，医误以为风则非矣，宜导痰汤加姜黄、木香。痰入经络，成结核者，用夏枯草。人实者，用海藻、昆布。阴血不足，相火上炎，肺受火凌，津液凝滞，生痰不生血者，当润剂中加麦冬、地黄之属滋其阴，使上逆之火得返其家，而痰自息。投以二陈，立见危殆。瘦人多此症。有热在肺经，而不在脾胃，致使咽喉干燥，稠痰凝结，咯不出，咽不下，当用节斋化痰丸涤痰润燥，开结降火为上。但五液皆本于肾，肾虚无以制火，则火炎上，又当滋阴补肾以治本。尝治老年男妇，一切燥痰噎膈不舒，大便干燥，或痰结喉中，咯不出，悉用清化膏，以培肾壮水，兼噙化痰丸以治标，其效甚速。气虚有痰饮肾气丸补而遂之。凡尺脉浮大，按之则涩，气短有痰，小便赤，足跟作痛，皆肾虚不能行，浊气泛上而为痰也。肾气丸屡验。若脉沉濡，清气不升，致浊液不降，成痰者，二陈汤，加枳术升麻。若脉细滑兼缓，痰清薄，身倦怠，肢酸软，此脾气虚而不能运化，有痰也，六君子加姜汁、木香。若脉浮濡，易于伤风痰嗽，此肺气虚，不能清化而有痰也，六君子加桔梗。若脾经气滞而痰中有血者，异功散加麦门冬、白芍药。肝经血热而痰中有血者，加味逍遥散。肝肾阴虚而痰中有血者，加六味丸。若过服寒凉之剂唾血者，四君子汤。临诊应变，随时治法耳。

（《国医杂志》4 期　章孤鹤）

3. 诸喘症

喘逆膨胀

气阻冲衢，喘逆膨胀依然，再从前议平降法加减。

广木香二钱　苦杏仁三钱　紫苏梗三钱　台乌药钱半　槟榔尖钱半　青陈皮各一钱　川枳壳钱半　福泽泻三钱　制川朴一钱全福花三钱,包　春砂仁一钱　陈香橼皮一钱

（《国医杂志》1933年6、11、12期；1934年6—11期　澄斋医案）

哮喘病

钱先生　自幼有气管支哮喘病，近日曾发寒热，汗出，喘咳大作，几于不耐行动，脉极迟，病在肺尖，防成结核。

生麻黄连根节用,七分　杏仁三钱　黑附块三钱　炙草一钱生石膏七钱,打先煎　苏子炒,三钱　沼食子打,钱半

再诊，喘差减，自云得寒辄增，向有胃病，脉变为数弱，心脏仍不健。

生麻黄连根节用,七分　五味子一钱　炒苏子三钱　谷麦芽各三钱　生石膏八钱,打先煎　太子参三钱　杏仁四钱　炙草一钱　黑附块三钱　沼食子二钱　陈皮二钱

三诊：喘咳悉平，今可调补除后患。赢人脉迟弱，舌润，食量本浅，大便欲通。

制首乌四钱　生苡仁四钱　熟附块二钱　枳实钱半　谷麦芽各三钱　仙灵脾二钱　川象贝各二钱　干姜一钱　陈皮二钱　北沙参三钱　炒白术三钱　生芪三钱　炙草一钱

（《中医新生命》1934—1937年1—31期　陆渊雷医案）

哮喘

张左　哮喘，初用定喘汤暂止，后历进导痰小胃丹、射干麻黄汤、五虎汤、小青龙汤俱无效。夫哮喘服化痰药不

应，疑非痰之作祟矣。盖此症之来有二：实者即肺蕴风痰，气道壅遏，虚者则由肾气不纳，上出于肺。今拟别辟蹊径，制方候酌。

人参须五分　白苏子三钱　仙半夏钱半　旋覆花钱半　诃子肉八分　炙款冬钱半　代赭石钱半　白果肉五枚　清炙草五分　五味子三分　青铅六味丸三钱

（《中医世界》1930 年 2 卷 9、10 期　秦伯未医案）

哮喘

郑君　色欲过度，肾气耗损，水涸金伤，酿成哮喘。且肺司呼吸，外通毫毛，内属太阴，达于卫阳，与卫气相联鑛，卫气不和，清肃不调，故恶寒毛慄，濈濈发热，滋水之源，以济阳光，壮火之阳，以消阴翳。

冬虫夏草二钱　川贝母二钱　紫石英一两　活磁石八钱　五味子二钱　款冬花二钱　甜杏仁三钱　淡苁蓉二钱　女贞子三钱　白果肉三钱

（《中医世界》3 卷 16、17 期；7 卷 3 期　临症医案）

哮喘并述鸡胸龟背之理

《内经》谓犯贼风虚邪者，阳受之，则入六腑。入六腑则身热汗出，上为喘呼，此即后世所谓哮喘也。然哮之与喘，似同而实异，喘为气之不续，哮为痰声粗厉，是喘为气虚，哮为痰实也。惟久哮则亦有拨动肾气者，故有哮而兼喘者，此哮之不易治也。方书以久哮而见鸡胸龟背者，治之难效。盖胸为肺之外廓，背主身后之阳，惟阳气者，出于胸中而转行于背，此气非他，即肺之纤化也。夫肺痿之胸陷而背不凸者，肺叶之枯萎也，故肺痿而至胸陷者难愈。哮吼之胸高背凸者气散于外，肺损叶举也，故治之亦非易事。今考尊恙，哮喘多年，最虑伤及肾气。前贤又谓肺为贮痰之器，脾为生痰之源，故凡治久嗽哮喘者，治肺不愈，当兼治脾，然治肺徒知清金，治脾徒事涤痰，此仅为治标之计，故有始效而后不效者，厥故緜此。然则如何而可？清金不愈，当知补肺；涤痰不愈，当知补脾。然亦有温肾纳气而愈者，所谓活法在人，莫可端倪者也。尊恙哮喘多年，饮食不生精液，而为痰浊，奉生者少，致病魔淹缠，殊非幸事。然犹幸药石有缘，病魔节节退舍，惟今有预为之告者，哮喘之久，肺中必有郁伏之火，此火虽为元气之贼，制痰之源，哮喘之因，然此火宜宣不宜遏，遏则气上逆而哮喘益剧，故有逢暑剧者，此火用事也。有逢寒而剧者，此火为外寒所束也。惟其肺虚，则易感外寒，惟其火为寒郁，则哮喘时发，此慎适寒暖，当预为之告焉。而少进油腻，淡薄滋味，尤为澄源清流之要图，如不以此言为河汉，则药石调理之余，庶可大见奇效，可预卜焉。备方如后，以便配合圆剂。

保金丸二两　姜半夏一两五钱　焦白术三两　炙甘草五钱　真川贝三两　白杏仁四两　白茯苓四两　生熟米仁四两　莱菔子一两

以上十味各研细末，候用。

杜苏子三钱　葶苈子六钱　牛蒡子一两　川桂枝三钱　薤白头三钱　桔梗六钱　五味子六钱　淡干姜四钱　嫩前胡一两五　嫩白前八钱　嫩桑叶一两五钱　广郁金八钱　款冬花三两　旋覆花三两　代赭石四两　黛蛤壳四两

以上十八味，共煎汤收如膏，去渣，同前末药，及加入鲜竹沥七两，生姜汁四钱，搅匀，搓作极小丸子，密贮罐内，无令气泄，每日早起临卧，白开水各送下二三钱。

（《医界春秋》1930 年 45 期）

哮喘

郭某患哮喘已五年，每遇大寒烈暑，其发更剧，甚则目珠突出，能仰而不能俯，夜不能卧，来就余诊。苔垢面黄腻，脉弦搏指，此为胃有痰火扰动，上干肺系。肺本清虚之脏，痰火射肺，已觉不胜，更兼受寒暑之邪，内外交攻，其何能淑？余谓病已成实，唯宜先达其痰，用葶苈、射干、杏仁、厚朴、元明粉、青礞石、枳实、大黄、胆星、瓜蒌、川连等味，连服连效，苔渐化，食渐进矣。此标实而本不虚，故奏效特速。

（《中医杂志》3—5、10—17 期 王一仁 临症笔记）

答祝达望君问哮喘治法案

读本刊第四十期问答栏内，祝君问案一则，其病哮喘，此病寒邪伏于肺俞，痰窠结于肺膜，内外相应，一遇风寒暑湿燥火六气之伤即发，伤酒伤食亦发，动怒动气亦发，劳役房劳亦发。一发则肺俞之寒气与肺膜之浊痰，狼狈相依，窒塞关隘，不容呼吸，而呼吸正气转触其痰，鼾齁有声，非泛常之药所能治。

鄙拟生赭石三钱，旋覆花一钱五分（包煎），姜制半夏三钱，白茯苓三钱，广橘皮二钱，清炙甘草八分，引以姜汁一匙和煎。此方治验一妇有效。老年气虚之人，宜用六君子料加贝母，共研细末，以竹沥、姜汁和匀拌之。又拌又晒，以九次为度。每服三钱，开水送下，亦效。鄙学肤浅，再请高明请教可也。

（《医界春秋》41 期 缪宏彬）

喘症

罗老太太 得柴胡桂枝汤胸满略减，惟稍劳动则喘如故，色脉是肾虚补肾，可以平喘，但不能除根耳。

菟丝饼三钱　白芍三钱　沙参三钱　绵杜仲三钱　柴胡钱半
姜夏三钱　上肉桂五分　云苓钱半　川贝三钱　炙草一钱　蛤蚧
尾一对，研末冲

（《中医新生命》1934—1937 年 1—31 期　陆渊雷医案）

气息喘促

施左（原因）持斋多年，向无痰饮，并无外感，惟气血已衰，肝肾不足，初二日忽气息喘促。

经过治疗：初二、三日所服方药皆系青陈、枳壳，消痰散气之药，喘益加甚。

病状：气息喘急，呼吸短促，提之不升，咽之不降，声低息短，断续不接，汗出不止，四肢清冷，右脉微细而弱，左脉洪芤，大按即无，舌苔白腻。

诊断：高年气虚证虽见于上焦，其根实由于下焦，此乃虚喘，与实喘相反。实喘病在肺，治当消散。虚喘病为在肾，由于肾气不纳。经云：肾为呼吸之门，三焦之原，五脏六腑之本，十二经之根，其脉上至咽喉，通喘息，此证乃真阴亏损，精不化气之明症。左脉浮洪芤大，重按即无，乃元海无根，即防虚脱。势已垂危，多吉少勉，拟重两贞元饮加姜、桂、麦冬、五味，以作背城借一，如不效，则无能为矣。

处方：大熟地二两　炙草二钱　煨姜三片　当归五钱　猺桂心一钱　麦冬二钱　五味子四分

次诊（病状）气喘十瘥八九，汗止，手足转温，两脉皆微细而弱，舌苔白化。

诊断：病脉相应是顺，非逆势，有转机，治宜速救真阴，接助元气。

处方：大熟地八钱　山茱萸一钱　当归三钱　枸杞二钱　炒山药二钱　炙草一钱　杜仲二钱　煨姜一片

三诊（病状）气平喘定，呼吸尚未调匀，大便未下，胃纳稍增，脉较为和平。

诊断：脉证均转危为安，呼吸不调者，肾为气之根，肾不封藏，故息尚短。

治宜金匮肾气丸汤加五味子，以收敛脏气，肾开窍二阴，肾气固则便自通也。

处方：大熟地六钱　淡附片八分　茯苓二钱　丹皮二钱　猺桂六分　泽泻二钱　淮山药三钱　五味子四分　陈萸肉二钱

服二剂，息已调，便未下，初十日，某医欲通大便，用枳实、厚朴、瓜蒌、薤白、木香、槟榔、竹沥（无姜汁）、沉香、代赭石、青皮、陈皮等，服一剂喘复作，又服二剂，呼吸皆断，十三日复邀余诊，六脉皆绝，不及救矣。

（《医界春秋》5—12 期　濑园新医案）

咳喘

吴左　本质三阴不足，加之湿痰痼疾多年，素来咳喘，甚则胸腹作胀。由秋后胀势转增，则肿从下而上，谓之浊气在上，则生膜胀矣。刻下大便艰塞，小便不多亦不畅。盖肺司百脉之气，气不调，制节不行。自云：不能服暖药者，非暖药之不对症，乃浮火上升，阴霾愈固。经又曰：失其所折寿而不彰，病势若此，以属掣肘，鄙见如新，尚候明哲。

沉水苏子三钱　雀脑芎一钱　野于术土炒一钱五分　光杏仁三钱　橘红一钱五分　西当归二钱　建泽泻三钱　制半夏一钱五分

云茯苓三钱　　大腹皮一钱五分　　冬瓜子皮各三钱　　银杏叶十六片

（《中医世界》2卷12期、3卷14期　瞿冷仙）

喘咳

病者：孙世德，年四十二岁，绍兴人，业相士，住镇海城内。

病名：阴盛格阳喘咳。

原因：偶尔吐血两碗余，初医以芩、连、栀、柏、生地、白芍大寒之剂投之，一帖而止。未几则咳呛彻昼夜，后医谓咳自吐血后，当从滋阴降火治之，逾两月，尽其法而罔效。反加喘促泄泻，发热烦躁，医告技穷。谓喘咳，乃火刑肺金，泄泻乃脾胃已惫，保脾则火愈炽而喘咳增，滋阴则泄泻绵绵，而元气下脱。经书所记，咳嗽下泄上喘者，谓不治之死症也。

症候：咳呛声哑，面青喘促，抬肩撷项，息息连身而倒，胁背俱疼，日夜不得伏枕，泄泻，辰巳二时发热烦躁。

诊断：脉左涩，右寸关活大，尺弱。详察脉证，实为中寒，痰血凝滞气道所致。症非火邪，亦非阴虚，夫血之初来，势如涌泉，安能一吐遂尽。必有余血伏于经络，前医思不及此，而以大寒之剂止之。夫大寒之剂岂能止血，适以凝其血耳。医不难于用药，而难于认病。血凝经络，滞于气道，其左脉故涩，气滞血凝，日甚一日。气滞又复生痰，痰与血，两滞经络，则肺气不利，故咳呛声哑，后医不加察，不为消瘀化痰，导血归经，又以滋阴苦寒之剂施之，则痰愈凝，而气愈不利。久则胃寒脾弱，反增泄泻，昼夜喘促，不能卧矣。若夫阴虚火动，脉乃细数，今右寸关脉活大，非阴虚之脉，阴虚喘咳之症，潮热于夜，两颊皆红，今热在辰巳阳分，而面色带青，由是知其非阴虚之火，乃误用寒凉激其火而上行耳。经云：水就湿，火就燥，中气既寒，火愈不能下矣。正如雨骤雷烈，则电光之火愈炽。日出而电光自息也。且阴虚火动，火起九泉，皆自足下涌泉穴起，渐而上升。今膝下冷，而上身热，两尺脉又弱，盖由咳而气升。经曰：形寒饮冷，则伤肺，肺气为寒药壅遏，不得下降，故咳而吐。《丹溪纂要》云：阴气在下，阳气在上，喘咳呕吐。东垣曰：脾胃喜温而恶寒。书云：上热未除，中寒复生，而为阴盛格阳之症，明矣。又谓从前来者治本，从后来者治标，当用温热暖胃治标，活血消瘀治本，患不难渐平。

疗法：用紫菀、白前，治喘咳，宣肺气壅塞。桑皮、桔梗、瓜蒌，清肺利气道，治本。桂枝温中，行血治标。茯苓化痰湿。丹皮、茜草、桃仁、韭汁活血消瘀。益元散，益气不助邪，逐邪不伤气，上清水源，下通水道，祛除邪热，荡涤积聚，韭汁又能活利通阳治泻。

处方：紫菀二钱　白前二钱　桑白皮二钱　瓜蒌仁二钱　茯苓二钱　桔梗一钱　丹皮一钱　茜草根一钱　桃仁五分　桂枝一钱　益元散三钱　加韭汁半杯冲水煎服。

又方：紫菀二钱　光杏仁二钱　半夏曲一钱　瓜蒌皮一钱半　白前一钱　桔梗一钱　炙甘草五分　款冬花一钱　白通草一钱，通窍开音　干姜一钱　五味子八分，姜开味合摄太阳定喘嗽

又方：白茯苓二钱　光杏仁一钱　牡丹皮一钱　桑白皮一钱　白前根一钱　生米仁三钱　炙甘草五分　桔梗五分　半夏曲一钱，和脾胃祛寒止咳嗽　炒白芍理脾和血　广陈皮八分

结果：第一方服后，背胁痛止，泻减，乃得睡。但咳而声哑不除，第二方服后，声渐开，泻全止。惟咳尚多，第三

方服三剂，调理而安。

（《神州国医学报》1卷1、2、3、7、11期2卷2期　洪巨卿　守拙医庐验案）

阴虚喘咳

病者：翟晓峰之夫人，年五十四。住开封中山南街，省立开封第三小学校北隔壁。

病名：阴虚喘咳。

原因：素禀肾亏，易忧采薪，癸酉之秋，来汴游历，适值气候不正，冷热异常，遂于孟冬之初罹病，数易名医，杂药乱投，鲜收小效。魏卓云先生拟荐余往治，不图余赴外县出诊，已将半月，及归，该病已奄奄一息。卓云兄与其三少西山君急迓为治。

已往证候：初起浑身大烧，喘喝咳嗽。医予羌、独、麻、桂、杂以苏枳，三服以后，神识昏迷，胃纳大减；易医谓阳明失下，急须通利，饵以小量承气，大烧略退，自汗不支，彻夜不眠矣。

现在证候：面色皎白，骨瘦如柴，两目赤烂，而且塌陷，神昏谵语，冷汗如洗，胸闷心忡，不时喘咳，五夜未曾交睫，两日未进饮食，仅予些微面羹，以为续命之汤而已。

诊断：及余到诊，卧床不起者已三阅月矣。两脉微细，尺部模糊，大声呼之，痴然目张，旋即昏睡，喃喃谵语，启口视舌，黄糟满布，扪之无津，脉证合参，此危险万分之阴虚喘咳症也。盖此病初起，清滑镇摄，略兼解表，当可指日告愈。奈医者不明此旨，先予辛散升提，自汗神昏之亡阳主证，犹立杆之见影。继投苦寒荡涤，心忡脉细之阴竭条件亦如鼓之应桴。大汗亡阳，未始不能亡阴。心忡脉细，不可不虑阴竭，辗转思维，殊为棘手。但医者以救人为天职，又不能见危退步，谨竭至诚，聊尽人事以听天命。

疗法：值此阴阳将离之时，急用冬虫夏草以维系之，王孟英先生谓其能阴能阳，为诸虚劳损之妙品。用于此病可当立建奇功，故以为君。臣以龙牡代赭者因一身气代有升无降，必须重用此类，潜镇之剂也。且与人参、黄芪同用，可领元气直坠九泉之下。与藤、枣、志、神并煎，可敛肝肺而成瞌睡之功。再佐贝、菀、牛、菊清肺化痰，而定喘咳。两目赤烂，亦可随之俱减，先进一剂，翌日再议。

处方：冬虫草三钱　生龙骨五钱　生牡蛎四钱　生赭石六钱　真潞党钱半　生绵芪钱半　夜交藤四钱　小枣仁三钱　远志肉三钱　朱茯神五钱　川贝母三钱　炙紫菀钱半　炒牛子钱半　杭白菊二钱　上十四味用白水煎，分三次服下。

次诊：服药以后，得眠片刻，少解数日未曾交睫之倦怠，痰喘咳嗽亦愈强半，心中怔忡亦减六七，六脉虽见和，尺部仍嫌含糊，是犹无根之树，周身之阳，正赖真阴育养，而尺部如此无根，何以供其生发之源乎？似此沉疴，虽起仲景于地下，吾恐亦将望之却走矣！谨拟万一之方，以尽职责，后日如何疗法，愚当退让贤哲也。

次方：照前方去党参，加西参八分，炙百合二钱，龟板三钱，元参三钱。

三诊：昨夜得眠数小时，两目腐烂业已告愈。嗽痰喘又愈强半，胃纳渐增，精神较爽。粗视之，似可回春于至危之地，然其尺脉仍无根底，安可庆耶？离却不得，自当设法竭力挽救，因思昨日用药微旨，映在冬草、参、芪、交藤、龙、牡补阴阳而不壅滞，敛正气而不敛邪气，既属对症妙药，仍当率由旧章，勿使药误，以免不测（方与前略，加减不录）。

四诊：诸恙渐已就愈，饮食亦渐加多，寸关虚滑已减滑，神清咳除之先兆。两尺根基未敦，真阴未复之明证。凭脉断证，仍在险途，舍脉从证，可驾万一。虽值阴尽阳生之大关，然以病者哀救自恳，不得不肩劳任怨，惮尽心力以图之，成则定为吉人天佑，败则或系命数有定，姑以大滋真阴，收敛正气，清滋气液，安神催眠，大料予服，以冀弋获。

四方：从略。

五诊：左尺渐有起色，右尺尚觉可虑，药后少觉烦闷，想系黄芪之呆补，时常想加饮食，定为胃气之来复，务祈加意调养，立春以后定可步出堂前，料理家务，至以后用药，宜以介类潜降（汤），浓味填下，兼滋气液，庶几得之。

五方：前方减芪，加东海夫人、二胶。

六诊：昨值望日，气候骤寒，以尪羸之体，幸未生变，殊出吾侪意料之外，虽少咳嗽，想系应酬烦劳，气分不支，正不必惧，急宜拒绝应酬，静加摄养为宜。

六方：前方加花粉、旋覆花，以龙齿易龙骨。

七诊：脉证如故，又增齿痛，此乃阴亏之体，不耐春节之升发，阴虚火自炎，水足火自潜之理也。仍宜大滋真阴，以培升发之机，外用骨皮、桑皮，清肺者，右脉虚弦，似有蓄痰作祟也（方略）。

八诊：右脉虚弦已和，新恙齿痛已瘥，是节后虚阳欲动，又被一药而平，仍宗前法，减去滑利，增入甘寒滋液，煎服二剂，以善后。

八方：冬虫夏草三钱　生龙齿五钱　生牡蛎四钱　小枣仁二钱　朱茯神四钱　大玄参五钱　东海夫人三仁　夜交藤四钱　远志肉三钱　生龟板四钱　小尖贝二钱　西洋参钱半

上水煎，服三剂停药。

效果：服药十剂，各病俱愈，静养五月，即可自由出入门之，现已三载，尚未复发。

（《医学杂志》92 期　王景虞　临床验案）

喘咳重症

余友人张某之外祖母，年七十岁，于本年秋患喘咳重症，经中西医治月余无效，病渐转重；张某介绍余往，诊之脉浮大而虚，舌微白腻，喘咳月余不止，咳时痰壅上逆不能卧，发烧恶寒，口渴饮水，呕逆涎沫，小便不利，大便泄泻，喘急太甚几脱，诊系脾虚湿痰盛，肾寒下元不固，以致泄泻，肺失治节，喘咳不宁。拟用益脾除湿涤痰，固肾理肺之剂，方仿小青龙加味。

西洋参三钱　黄附片五钱　法半夏二钱　川干姜一钱半　北细辛五分　五味五分　云茯苓二钱　漂白术二钱　广橘红一钱五分　炙甘草一钱　黑锡丹一钱五分

二诊：喘咳痰壅稍平，惟不思饮食，便泄不止，是脾肾虚寒不固，拟桂苓术甘汤加味与之。

上肉桂二钱　白茯苓三钱　漂白术三钱　甘草一钱　川干姜二钱　补骨脂三钱　北细辛五分　五味五分　黄附片八钱　西洋参三钱　法半夏三钱　炙粟壳二枚

三诊：喘咳已平，泻已止，诸症退，宜健脾培元，利湿痰，平补。六君子汤数剂痊愈。

西洋参三钱　白术三钱　茯苓二钱　炙草一钱　法夏二钱

陈皮一钱　炮姜二钱　大枣二枚

（《现代中医》2卷2期　廖溶泉）

气喘咳嗽

后又治一朱姓妇，年卅二，患气喘咳嗽，面赤，不能安眠，饮食尚好。咳极则胸背有汗，背脊恶寒恶风，两足常冷，大便燥结，痰出味咸，色亮如线粉，心常悸，小溲热而少，脉沉细而滑，舌苔淡黄，面底绛。偶入睡乡，醒后必口干烘热，但不能多饮，乞愚诊视，寻思无计，勉以金匮肾气丸改作汤方，去附子，加黄柏、独活、鹿角片、鲜生地、木通，三剂病愈强半，恶寒足冷已退，小溲热减略多。转方去鲜地、木通、独活，因口中略腻，加佩兰叶，五剂痊愈。此旧清光绪戊申年事也。

（《中医新生命》3号　蔡子模　治案三则）

4. 诸饮症

痰饮（肋膜炎）

翁宝宝，民二十四年一月十五日初诊。

发热五日，有起落，验血疑是三日疟，但热不退清，左肋下痛。三是脾肿，今痛上移咳则甚，又热高不退，恐肋膜有炎证，舌苔是柴胡所主。

柴胡二钱　枳实钱半　淡芩二钱　象贝四钱　蒌壳二钱　赤芍三钱　生常山钱半　大枣五枚，去核　桔梗二钱　花粉四钱　炙草一钱

再诊，痛无时退，咳渐数，肋间吊痛，舌上湿，脉虽软，可与十枣汤。

制甘遂三分　大戟二钱　炒芫花钱半　红枣肥大者十枚，去核

三诊，病势渐退，痰中稍带血，此因肋膜之炎，波及肺

体所致，舌色仍有湿。

制甘遂三分，打碎　柴胡二钱　紫菀二钱　炒山栀三钱　炒芫花二钱　制香附钱半　杏仁四钱　赤芍三钱　大戟二钱　槟榔一钱带皮　桔梗二钱　枳壳钱半

四诊，服十枣汤不下利，咳与肋痛俱减，痛有移动，脉已不若昨日之沉，舌色仍可服十枣汤。

制甘遂三分打碎　大戟二钱　桔梗二钱　赤白芍各钱半，炒芫花二钱　柴胡二钱　枳壳钱半　红枣肥大者十枚，去核

翁子光先生与渊师交谊甚笃，家人或不适，辄邀渊师诊治，此案承翁夫人叶秦女士录示，补刊于此。此病经西医诊察，或云疟疾，渊师则断为肋膜炎，以十枣汤愈之。肋膜炎在中医谓之痰饮，十枣则逐除痰饮之药也。《金匮要略》云：脉沉而弦者，悬饮内痛。病悬饮者，十枣汤主之。渊师今释云。"本篇云：饮后水流在肋下，咳唾引痛。又云：咳烦，胸中痛，伤寒论太阳下篇云：心下痞鞕满，引肋下痛（百六十条）。盖浆液性肋膜炎之类，肋下偏痛，上引胸中而咳者，皆所谓悬饮，而是十枣汤证也。"五月二十日，诵穆记。

（《中医新生命》1934—1937 年 1—31 期　陆渊雷医案）

同乡宋子载家痰饮治验

宋子载之妻，年已望五，素病胸胁胀痛，或五六日不得大解。夜睡初醒，则咽燥舌干，医家或以为浮火，或指为肝气，花粉、连翘、玉竹、麦冬、山栀之属，多至三十余剂。沉香、青皮、木香、白芍之属，亦不下十余方，二年以来迄无小效。去年四月，延余诊治，余诊其脉双弦。曰：此痰饮也。因用细辛、干姜等，以副仲师温药和之之义。宋见方，

甚为迟疑。曰：前医用清润之品，尚不免咽中干燥，况于温药。予曰：服此当反不渴，宋口应而心疑之，其妻毅然购药，一剂而渴止，惟胸膈胀痛如故。予因念《金匮》悬饮内痛者，用十枣汤下之。予遂书制甘草一钱，大戟一钱，炙芫花一钱，用十枣浓煎为汤，去滓，令服如金匮法。并开明每服一钱，医家郑仰山与之同居，见方力阻，不听，令减半服之。不下，明日延予复诊，知其未下，因令再进一钱，日晡始下。胸膈稍宽，然大便干燥，蓄痰未下。因令加芒硝三钱，使于明早如法服之，三日后，复延予复诊。知其下甚畅，粪中多痰涎，遂令暂行停药，日饮糜粥以养之。此时病者眠食安适，步履轻捷，不复如从前之蹒跚矣。后一月，宋又延予诊治。且曰：大便常五六日不行，头面、手足、乳房俱肿。予曰：自痰浊既行，空隙之处，卫气不充，而水饮聚之。《金匮》原有发汗利小便之法以通阳气，今因其上乳壅阻特甚，且两乳胀痛俱止，宋因询善后之法。予因书苍术、白术各一两，炙甘草五钱，生麻黄一钱，杏仁三钱，令煎汤代茶。汗及小便俱畅，即去麻、杏。顷闻一剂之后，永不复发云。予按十枣汤一方，医家多畏其猛峻，然予用之屡矣。一治恽禹九之孙祥官，再治无锡强鸿培，现开色饭作在四马路，及此而三焉。余存此案，非惟表经方之功，亦以通世俗之蔽也。

（《中医杂志》2 期）

寒饮

病者：汪永昌母，年近耳顺，住西门内，牌楼头黄宅。

病名：寒饮喘嗽。

原因：中虚体质，形盛气衰，时序冬月，感受寒邪，内蓄痰饮，发为喘嗽。

症候：背俞恶寒，身热微汗，喘嗽倚息不得卧。咳吐涎沫，头痛身疼。

诊断：脉沉细而滑，舌苔白腻，冬月收藏之令，肾气用事也。肾脏气弱，寒饮内蓄，肺气不得下降，浊阴上干，为咳，为喘。喻氏嘉言，谓浊阴上蔽于天，非离照当空，气雾焉得退避。赵以德曰：痰饮由阳气不足，而水停也。得寒则聚，得温则行。

疗法：仿仲景氏云，病痰饮者，当以温药和之，用苓桂术甘法加减。

处方：香桂枝五分　云茯苓三钱　制半夏二钱　苏子二钱　淡干姜五分　白术二钱　瓜蒌仁三钱　怀牛膝三钱　白杏仁三钱　炙甘草五分　白芥子二钱　橘红一钱　东白芍二钱　沉香片五分　二剂。

二诊：服药后，痰降嗽稀，汗出遍体，脉转滑数，舌苔白腻已化，卧寐亦安，再从辛平法进之。

二方：白桑皮三钱　云茯苓三钱　沉香片四分　仙半夏一钱五分　光杏仁三钱　白术二钱　野郁金一钱　瓜蒌仁二钱　川象贝三钱　炙草四分　白芥子二钱　生苡仁三钱　赖橘红一钱　三四帖。

效果：连进四剂而瘥。

宿饮

病者：罗翼商，故友竹铭君之女也，年约八龄，住寒溪水。

原因：素有宿饮，每月必发一次，发则呕吐痰水，必数日乃已。已历年余，此次适发数日。吐仍未止，其母乃偕伊来舍就诊。

症候：舌苔白腻，时时呕吐，眼目眩晕，口渴喜饮。

诊断：脉弦迟滑，宿饮之征，饮留于胃，则舌苔白腻，胃气上逆，则时见呕吐，饮邪上冲，则眼目眩晕，饮凝于胃，津不升布，则口渴喜饮，切莫以渴饮呕吐，误认为火邪上冲，而投苦寒之药。脉证合参，即仲师所谓先渴后呕之停饮症也。

疗法：降逆蠲饮，上呕和胃。小半夏汤加味。

处方：法半夏三钱　茯苓五钱　生姜汁半匙，冲　防风一钱
白蔻仁一钱　桂枝一钱半　炒白芍二钱　炙草八分　川厚朴一钱半
陈皮五分

再诊：脉弦细软滑，呕吐未止，大便泄下，寒饮未清，口渴喜饮，吴氏谓饮家反渴，必重用辛，今仿其法而行之。

再方：豆蔻桂三分　干姜八分　吴莱萸三分　川朴一钱　炙
甘草八分　泡茅术二钱　云苓三钱　法半夏一钱半　川连四分

三诊：左部已柔，右微弦滑，舌苔转黄，口仍渴饮，饮尚未清，州都之气不化，加味五苓散主之。

三方：豆蔻桂三分　云苓四钱　生白术三钱　猪苓一钱　福泽泻一钱半　木瓜一钱　乌梅肉六分　炙草八分　熟南豆四钱　谷芽五个

效果：昨进加味五苓散，脉已柔和，渴饮亦已，继以桂附理中汤，加益智、胡桃、牡蛎、白芍，调养而痊。

（《神州国医学报》5卷1、3、5、6、8、10期　陈渔洲　藻潜医案）

肝气浊饮内阻

张左　年近花甲，体素中虚，加以操劳动肝，兼感温邪

夹食，引动肝气浊饮内阻，遂致脘腹疼痛，欲吐不吐，欲泻不泻。脉象左关弦急，右滑，本虚标实，症虑变端不测，先拟疏通中宫，以化浊饮，而利升降。为法：

生米仁　广皮　炒枳实　神香苏合丸　广藿梗　姜半夏　真川连　淡干姜　制小朴　赤苓　草果仁　老桂木

二诊：湿热内盛，加以食滞互扰中焦，浊饮不降，腹痛连胸，身热不减，便闭不解，脉来濡滑兼数。拟以清湿化滞，而疏腑气。

连翘　广皮　制川朴　莱菔子　广藿梗　姜半夏　白蔻仁　楂炭　黑山栀　赤苓　麦芽　六神曲

三诊：身热未解，腑气不降，胸胁室痛未舒，口腻苔黄，此属湿热郁蒸不化，脉证如昨。拟以小陷胸合温胆法以利湿滞而通阳明腑气。

全栝蒌　炒枳实　赤茯苓　佩兰叶　真川连　广皮　飞滑石　白杏仁　法半夏　鲜竹茹　黑山栀　大腹皮　鸡内金　白蔻仁

四诊：身热日晡作潮，腹痛气上冲胸，呕恶神昧，症属温热转入阳明，不清腑气，阻郁不降，脉来濡数。拟仿三香汤以清热解温，宣化气机。

经霜桑叶　象贝　鸡苏散　川郁金　连翘　白杏仁　大豆卷　鲜竹茹　黑山栀　橘红　青蒿梗　栝蒌皮　活水芦根

五诊：湿热蕴结，阳明不解，厥阴肝气升逆不降，身热绕脐腹痛且胀，呕恶气冲不已，脉来弦数，苔色中黄兼灰，法当通腑，但体虚未便峻攻。拟清解温之中，兼以降逆通幽。

连翘　鲜石斛　泻叶　枇杷叶煎汤代水黑山栀　川贝母

飞滑石　法半夏　淡竹叶　栝蒌仁　火麻仁　白杏仁　方通草二味煎汤代水

六诊：湿热已得清解而瘥。大便浊垢亦得下趋。惟肝阴胃液又虚。阳浮不潜，兼以余波之潮未平，神烦不寐，汗出溱溱，口干颧部略赤。脉尚濡数兼弦。今拟清养胃阴，以柔肝阳而存津液。

西洋参　新会皮　生牡蛎　生米仁　霍山金钗石斛　佩兰叶　稆豆衣　鲜竹茹　赤茯苓　苋麦冬　杭白芍　半夏曲　枇杷叶　方通草

七诊：大便略通，色如黑酱，湿热浊邪，渐有下趋之势。盖湿为重浊之邪，热乃熏蒸之气，兼之肝阴不足、体素积劳，以致汗溢四肢，清冷不和，便后头晕齿介。里虚邪犹未解，按脉左虚数，而右关滑数而濡，苔色边黄中灰未退。拟以清养胃阴，默寓化邪之意，照方去佩兰、米仁、竹茹、通草、枇杷叶，加鳖甲、甘菊、炭石决明、淮小麦、小生地以潜阳和胃为法。

八诊：感邪已瘥，肝风鸱张，阳越不潜，汗溢不揖，四肢清冷，躁扰不寐，腹中痛逆，面紫颧赤，脉至弦细而急，按之参伍不调，以脉参症，乃阴虚阳浮所致。拙拟镇肝熄风，以潜阳敛阴为治。

百蒸西洋参　苍龙齿　左牡蛎　清炙甘草　连心麦冬　仙半夏　霍石斛　淮小麦　紫丹参　稆豆衣　杭白芍　局方黑锡丹一钱二分分吞真滁菊、辰砂拌茯神

九诊：今诊脉息左寸关弦小而滑，兼有结代，右关尺弦急，阳浮稍潜，风阳亦靖。惟肝气肆逆，乘脾则腹笥作痛，冲肺则咳嗽痰滞，阳不交阴，不得安寐，胃液内馁，饮食少

思，心阳肾液两虚，汗溢未止。以脉参症，能以肾阴上承，肝阳平定，神静安寐，方是转机。拙拟扶元潜阳，镇肝和阴。

台生须　杭白芍　左牡蛎　淮小麦　上猺桂心二味另煎和冲　朱茯神　野料豆　霍山石斛　连心麦冬　苍龙齿　川贝母　橘络白　清炙甘草　紫丹参

十诊：肝阳已平，厥逆亦回，四肢已得温和，阳亦潜藏，夜能安寐，寐中惊悸欲起，胸侧腹中隐痛，大便溏泄，此属肝脾气机未和，胃停痰湿未清所致。脉象弦数滑而小，右濡滑而缓，以脉参症，症已松机。还须恬情静养，勿使反复。拟以两和肝胃，兼扶气阴，而化湿痰。

米炒西洋参　野料豆　仙半夏　杭白芍　生米仁　朱茯神　苋麦冬　金石斛　佩兰叶　广皮　嫩谷芽　霍山石斛　左牡蛎　炒竹茹

（《中医杂志》16期　王香岩著　沈仲主录　桂馨庐医案）

悬饮

薛左　先天不足，后天尚幸戕贼无多，十年前曾患悬饮，左胁作痛，后发暴喘，嗣吐痰而解。刻下吐痰涎，肾阳不健，善怯多疑。书云：胆热则怯，痰令人疑。又云：相火寄于肝胆，胆不旺，未有肾阳举而能久者，且未雨绸缪，必致临时胆怯，理所必然，况痰饮伏有年。阳气不能递升，故状类阳痿，非真痿也。脉象弦细而滑，治宜和肝胆，胆壮则相火自旺，逐痰饮，饮化则阳气自升。

首乌藤三钱　夜合花一钱　合欢皮一钱五分　法夏粉一钱五分　广橘络一钱　光杏仁三钱　抱木茯神三钱　粉丹皮一钱五分　瓜蒌霜一钱五分　竹茹一钱五分　灯心草半分　秫米三钱

童左　脉沉弦，弦为饮，饮泛咳呛，动则气喘，乃下虚无以制上，中虚易于化饮，拟早服肾气丸三钱摄纳下焦，以治水泛之饮。午服外台茯苓饮，斡旋中焦，使食不致酿痰，无求速功，只图缓效。

金匮肾气丸三两　每服三钱。

云茯苓三钱　仙半夏三钱　薄橘红八分　生白术二钱　枳实炭一钱　炙远志一钱　全福花包五钱　炙款冬五钱　鹅管石一钱，煅

（《中医杂志》1—12、14—16 期　丁泽周〈甘仁〉　思补山房医案）

悬饮

刘左　向有悬饮，加以肝木侮土，脾胃交亏，命火不能上升，心发悸懊怓，哕吐沫涎，脘左作痛，近来水饮不能下输膀胱，以致脘腹膨胀而大，足跗浮肿，小溲不利，食少神疲，脉象沉弦而滑，再延有气膨之渐。拟方获效乃吉。

熟附片三分　茯苓皮三钱　涤饮散五分　汉防己一钱，五分制半夏一钱，五分　苏茎一钱，五分　川草薢三钱　橘络一钱　皮一钱五分　大腹皮一钱五分　制川朴七分　冬瓜皮三钱　香橼皮三钱肉桂三分为末　米饭为丸先服。

复诊：案立前方，依法进步。

茯苓皮三钱　油肉桂三分　熟附片三分　广木香煨，八分青皮络一钱　冬瓜皮三钱　新会皮一钱五分　建泽泻三钱　大腹皮三钱　制半夏一钱五分　汉防己一钱五分　制川朴七分　香橼皮三钱

三诊：诊视以来，症势有减无增，惟症实气虚，难以获效。务宜戒怒烦，再与药饵缓图也。

干蟾皮三钱　广木香煨，八分　茯苓皮三钱　建泽泻三钱

制半夏—钱五分　制川朴七分　川桂枝三分　青皮络—钱　熟附片三钱　九制于术—钱　新会皮—钱五分　巴豆衣三分　冬瓜皮三钱　香橼皮三钱

（《中医世界》2卷12期、3卷14期　瞿冷仙）

5. 短气

治山东余翁短气症验

余翁年五十余，在海州生理，始患两胁痛。服市医药，更历多人，皆初服相宜，再服则乖。就诊时两胁痛止，但周身乏力短气，不足以息。作渴两臂痛重，市医束手，医者亦不敢复以身市药，闻余至海州求治，诊其脉右寸独弱，余则数而有力，断为阴亏阳结，壮火食气。

主治初予以煅牡蛎三钱，法半夏二钱，瓜蒌根三钱，西洋参二钱，炙草二钱，云苓三钱，石斛二钱，炒白芍二钱，乌梅肉一钱，白当归八分。二服而汗出透衣，大便二十余日不解，至此遂见干粪，精神顿复，惟臂痛及短气未除。又为就前方加牡蛎一钱，法夏易半夏曲三钱，加蒌仁二钱，石斛一钱，去乌梅，加炒枳实一钱，薤白一钱。

一服而臂痛、短气皆愈，前此舌苔白薄，至此反现黄厚而咽痛，又就原方加蒌仁一钱，桔梗一钱五分，马勃一钱五分，遂痊愈矣。余治此病初方全用自出心裁，继则本指迷茯苓丸、金匮栝蒌薤白汤参酌而加减。又以《伤寒论》桔梗甘草汤、半夏汤参合焉，故取效如桴鼓。特志此案，以见古圣经方，不可不悉。又余翁诸恙除，惟至夜咳嗽特甚，诊其脉右三部已和而稍弱。左关尺仍数而有力，知为阴亏木旺，为用蜜炙杷叶二钱，法夏一钱，西洋参二钱，炙草二钱，云苓三钱，五味子八分，阿胶二钱，煅牡蛎三钱，炒白芍二钱，连进二服而愈。惟便泄日三四次，令其少服煨姜汤，后遂饮膳如恒。盖其咳嗽本应一服见好，即止药以饮食消息，伊不问余，自接服前方，未免少过。幸余方不偏于寒凉，故少进以姜汤即泄止而病根反以尽除。于此见对病之药，尚不可过服。况方不中病，医者偏执己见，不思变计，有不杀人者乎。

（《中医世界》4卷23期）

短气

短气，心下鞕，懊憹烦躁为结胸，大陷胸汤_{方见结胸}。食少饮多，水停心下，短气者，五苓散_{方见发热}，或小半夏汤_{方见呕吐}。汗出不彻而短气者，葛根加人参汤。

葛根加人参汤

葛根_{四钱} 麻黄_{三钱} 桂枝_{一钱} 生姜_{三钱} 芍药_{二钱} 甘草_{一钱} 人参_{一钱} 大枣_{一枚} 上八味，先煮麻黄去沫，内诸药同煎，去滓温服。

汗出不彻者，汗未出透，而表邪尚未迟解，故短气。于葛根汤中加人参者，盖因其平素虚弱，津液素亏，徒用表药，而不加人参之大力者，扶正祛邪，是重虚其虚矣，用方之细密有如此。

（《国医杂志》2期 施源晖编集 及门沈国章黄 伤寒备参）

肺虚

金左 肺虚不能下荫于肾，肾虚子盗母气，遂令咳逆失血，鼻衄叠见，脉象细数，劳怯已著，扶持带病延年。

西洋参_{五分} 淮山药_{三钱} 粉丹皮_{一钱五分} 旱莲草_{一钱五分} 生地黄_{三钱} 五味子_{五粒} 云茯苓_{三钱} 女贞子_{三钱} 麦门冬_{三钱} 杭白芍_{三钱} 冬桑叶_{一钱五分} 建泽泻_{二钱} 鲜梨皮_{三钱} 鲜

枇杷叶_{刷去毛，三片}

（《中医世界》4 卷 20 期　瞿冷仙　碧荫书屋医案）

气阴两亏肺肾并伤

徐　《内经》云：气出于中焦。又云：肺为气之主，肾为气之根，气有余便是火，火盛则津液被炼而为痰，此自然之理也。据述昔曾失血咳呛，痰黏经半载余，近更气逆如喘，小劳即剧，头汗多而彻夜不寐，纳呆便薄，形瘦神乏，脉来弦细滑数，舌绛苔花，此阴血先亏，中气又损，久之而肺肾并伤，肺气失降，肾气失纳，气与火遂有升无制，刑金为咳，炼液为痰，于是阴不济阳，阳复逼阴，而为汗，虚损之基不浅矣。恐难为力，惟昔谓胃为后天根本，人之气阴，皆依胃为养，《内经》有四时百病，胃气为本之说，姑从后天培养，希冀逆挽，来识如愿否？录候　正之。

北沙参_{二钱}　冬术_{二钱}　金斛_{四钱}　橘白_{钱半}　麦冬_{钱半}　石决_{八钱}　冬青_{三钱}　辰神_{四钱}　款冬_{钱半}　白芍_{三钱}　辰灯心_{一束}　必桃_{三个}

（《中医杂志》5—10 期　陈良夫　颍川医案）

阴液素亏肺肝同病

周右　经有谓肝生于左，肺生于右，咳呛虽不离肺病，而《内经》论咳有十二经之分，今咳甚面红，身体燔灼，左右胁均有吊疼，脉来弦数，此为肝火内燔，肺金受克显然也。苔腻中黄，唇燥欲裂，咯痰黏而不爽，尤属内火偏旺之征，考肺喜润降，最畏者火，肺金既燥，则胃热又炽，而口欲作干矣。古云寒之不寒，责之无水，又云水不足则火上炎，前进甘寒滋水之剂，咳如故而火仍未降也，当属阴水亏乏，不能制火。肺金受其刑克可知。爰再以润肺清胃，仍合滋水降火为治，冀其咳缓火平，庶无反覆。

北沙参　鲜金斛　元参　冬青　石决　川贝　花粉　紫菀　黛蛤　知母　灯心

6. 肺部诸症

肺脏生痈

外感风温，内蕴湿热，熏蒸于肺，肺脏生痈，咳嗽膺胸牵痛，痰臭脓血，身热口干，脉滑数，苔黄，重症也。急拟辛凉清温，而化痰瘀。

薄荷叶八分　冬桑叶二钱　粉丹皮二钱　桃仁一钱　生甘草八分　桔梗一钱　银花五钱　连翘壳三钱　光杏仁三钱　象贝母三钱　生苡仁五钱　冬瓜子四钱　活芦根去节，二尺　鲜金丝荷叶去背上白毛，十张

另单方金丝荷叶一两去毛，打升陈酒一两，杏仁粉五钱，川贝粉五钱，炖温服之。前方连服三剂，咳嗽脓血均减，身热亦退大半，原方去桃仁及薄荷叶，加轻马勃八分，通草八分。

肺脏生痈

崔左　咳呛已延月余，胸膺牵痛，痰味腥臭，临晚潮热，脉数苔黄，烦劳过度，五志化火，平素嗜酒，酒湿生热，肝火湿热互蒸于肺，肺脏生痈也。急拟千金苇茎汤加味。

鲜苇茎一两五钱　冬瓜子四钱　生苡仁四钱　冬桑叶三钱　光杏仁三钱　川象贝各二钱　枳椇子三钱　瓜蒌皮三钱　丝瓜络二钱　通草八分　鲜金丝荷叶十张　去毛枇杷叶露半斤后入

另单方陈芥菜卤一钱，豆腐浆二两，和入炖温，每日服之。

肺脏生痈

龚右　咳嗽自去岁初冬起见，至今春益甚，胁肋牵痛偏右，痰多腥臭，形肉渐削，脉象濡数，舌质红，苔黄。阴分素亏，木火刑金，湿热互蒸，肺脏生痈。肺叶已伤，输转无权，难虑由痈而痿，致入不治之条。

南北沙参各三钱　生甘草五分　生石决四钱　抱茯神三钱甜杏三钱　川象贝各三钱　瓜蒌皮二钱　生苡仁四钱　冬瓜子四钱干芦根（去节）一两　金丝荷叶去背上白毛，十张

二诊：前方服二十剂，咳嗽痰臭，均已大减。原方加蛤粉炒阿胶二钱，蜜炙兜铃一钱。

肺痈

鞠左　肺痈已延两月，咳嗽脓多血少，稠浊腥臭，纳谷减少，形瘦神疲，脉数无力，肺叶已腐，蕴毒留恋，症势入险。姑拟托里排脓，清肺化痰，未识得转机否。

生黄芪三钱　紫丹参二钱　生甘草五分　苦桔梗一钱　甜光杏三钱　川象贝各二钱　瓜蒌皮二钱　桑叶皮各五钱　生苡仁四钱冬瓜子四钱　干芦根去节一两　金丝荷叶（去背上白毛）十张　每日用鲜荷叶一张，川白蜜三钱，煎汤代茶。

肺痈

闻左　外感风寒袭于肺胃，膏粱厚味，酿成痰浊，血瘀凝滞，壅结肺叶之间，致成肺痈，是以咳嗽气粗，痰秽如

脓，胁痛难于转侧，振寒发热，舌苔白厚而腻，脉象浮紧而滑。病来涌急，非猛剂不为功。急仿金鉴射干麻黄汤，合金匮皂荚丸，一以散发表邪，一以荡涤痰浊。

净麻黄_{四分} 嫩射干_{八分} 甜葶苈_{炒研，八分} 光杏仁_{三钱} 象贝母_{三钱} 生甘草_{五分} 苦桔梗_{一钱} 嫩紫菀_{一钱} 生苡仁_{四钱} 冬瓜子_{四钱} 川郁金_{五钱} 皂荚末_{蜜为丸吞服，五分}

二诊：前投发散肺邪，荡涤痰浊之剂，得汗寒热已解，咳嗽气急亦见轻减。稠腥秽依然，胸闷胁痛，不思饮食，小溲短赤，苔腻脉滑数，胶黏之痰浊，蕴蓄之瘀湿，结于肺叶之间，一时难以肃清，今宜制小其剂，蠲化痰浊，清肃肺气，毋使过之，伤其正也。

净蝉衣_{八分} 嫩射干_{八分} 嫩前胡_{五钱} 生甘草_{六分} 桔梗_{一钱} 光杏仁_{三钱} 象贝母_{三钱} 炙紫菀_{一钱} 生苡仁_{四钱} 冬瓜子_{四钱} 橘红络_{各一钱} 桃仁泥_{一钱}

（《中医杂志》1—12、14—16 期　丁泽周〈甘仁〉　思补山房医案）

肺痈

病者：妇女二十余岁。

病名：肺痈初起。

原因：伤风起因，不知宣散表邪，日久邪热袭肺，内壅不解。

症候：咳嗽吐痰，腥臭如脓，胸胁引痛，渐热喉燥。诊断脉象数涩不调，肺有留邪，失于清宣，致热不达，气结不行，热结成痈，幸尚初起。

治法：拟清肺养阴，宣解瘀热。

处方：桔梗_{钱半} 甘草_{钱半} 元参_{二钱} 知母_{二钱} 秦白皮_{三钱} 杏仁霜_{二钱} 浙贝_{二钱} 紫菀_{三钱} 枳实_{钱半} 栝蒌仁_二

钱，捣

复诊：方桑皮三钱　浙贝　生米仁　杏仁　元参各二钱
广郁金　丝瓜络各钱半　苏子三钱捣　紫菀三钱　白茅根四钱
枳壳一钱　鲜杷叶毛刷净，三片

效果：前后方各服两剂，嗽止热退喉润，痰臭胸痛如
失，其人感谢不已。

（《医学杂志》68 期　张生甫　验案六则）

肺痈

病原：本症病原为外邪伤肺，有受风寒刺激者，有受暑
热刺激者，亦有温病余热及痧疹余热，留连不去，熏蒸其肺
者，更有善饮嗜哕，肥甘内蕴，郁热上熏，肺遭其灼者。

病灶：本症病灶多在肺脏，日久不愈，亦有延及胸
膜者。

病状：本症病状，初为恶寒发热，咳逆上气，继则胸膺
疼痛，痰有腥臭，最后则呕吐臭脓，音嘎喘急。

病理：恶寒发热，外邪刺激皮肤，生理起变化也。

咳逆上气外邪刺激肺脏，肺脏欲发炎也。

胸膺疼痛，痰有腥臭毛窍肺脏，同为排泄废物之沟渠，
寒触皮肤，毛窍开塞，新陈代谢之废物向从两处而去者，今
则咸奔于肺，而肺因外邪刺激，亦正发炎，自顾不暇，何能
胜任？然既不能兼代其劳，又不能止其废物不来，于是愈积
愈多，组织为之腐败，胸膺疼痛，痰有腥臭者，痈将成之
兆也。

呕吐臭痰肿疡溃裂，脓外溢也。

音嘎　声带腐蚀则音嘎。

喘急　肺脏溃烂则喘急。

131

治法：本症多为感冒失治，或其他原因酿成，故当初起有寒热者，速投麻杏石甘汤，桂枝去芍，加皂荚汤等方，发汗清肺，兼顾治之。若痰涎壅盛不得去者，则宜皂荚丸、苇茎汤、葶苈大枣泻肺汤等方，消炎化痰，两清肺胃，如秽浊已去，肺气不足者，可与内补黄芪汤，以收其功。

调摄：患此症者，务须避风免劳，然又不可久居不通空气之室内，如遇天气清和之时，不妨散步于郊外田间，俾吸新鲜空气，而受日光之益，饮食切忌荤腻辛辣之品。可用苡仁和米煮粥。再以陈芥菜为肴，藕汁、藕粉，亦可常食。

（《医学杂志》张治河 63 期）

风热肺胀案

病者：李戟化，男性，年二十二岁。湖南籍，寄寓石码商民协会，时民国十七年夏。

病名：喘满肺胀，俗名走马嘎龟喘，西说急性肺炎。

原因：演讲延长，言语伤气，用膳过吃辣椒溜醋。

症状：心胸胀满，气急喘促，声粗神露体热，恶寒，大汗脉浮散，不眠，口渴便短。

诊断：言语过多伤气，再加辛辣，泄耗过甚，肺气内虚，风热暴动，而为肺胀。喘满之症，症象险恶可虞。

疗法：培土温肺，清肝熄风，拟化痰降气法。

处方：加减苏子降气汤。

苏子二钱半　焦术二钱　法夏二钱　细辛八分　橘红二钱　干姜三钱　杏仁一钱半　甘草一分　清水一碗半，煎八分。

效果：一剂气舒，再剂胀满悉减，三剂即能食稀粥矣。

（《医学杂志》64 期）

气实肺胀

平潭商会会长　毒邪久伏肺经，肺为热蒸，酿成痰，痰涌射肺，故为咳呛，肺属气，外主毫毛，气分之邪隐郁月余，亦成白疹，陆续发出，尚未透彻，所虑者，伏邪未离，早服补品，补品壮气，气实肺胀，故不能卧寐，而兼喘咳者。泻肺之气，以消其胀，清肺之热，以涤其痰。录方请酌：

金银花五钱　连翘二钱　牛蒡子二钱　射干钱半　肥知母四钱　马勃二钱　川贝母二钱　天冬六钱　鲜西瓜皮一两　沙参五钱　蜜杷叶三钱　瓜蒌五钱

（《中医世界》1934 年）

肺痿

病原：本症原因，多为津液消耗，或从汗出，或从呕吐，或从消渴，小便数，或小便难。又被快药下利，重亡津液，肺失所养，转枯转燥，遂成斯症。

病灶：本症病灶初在肺脏，其后全身关节，亦渐干枯。

病状：本症病状先觉咳嗽，常唾涎沫，咽喉干燥，日久不愈，即增肢体痿软等症。

病理：咳嗽　肺少津液溢润，不耐空气刺激故也。

常唾痰沫　肺受热灼，分泌亢进故也。津液愈少，则内热愈炽人，则分泌愈甚，则咳唾愈甚，有不尽全体津液不止之势。

咽喉干燥　津液不足，喉头黏膜发炎故也。

肢体痿软　全体津液一为内热消耗，一为肺脏吸去，关节失其濡养，故痿废也。

治法：本症治法，宜乎补肺，生津消炎清热，如紫菀散、清燥救肺汤、增液汤、琼玉膏、竹叶石膏汤等方，采择用之可也。

133

调摄：患此症者，切忌香燥之品，可以常食梨、柿、荸荠、甘蔗、葡萄、香蕉及牛乳、鸡蛋、肉汁等物，以冀清热生津，而佐药力。更宜常在空气新鲜之处，练习深呼吸法，既可藉其呼炭吸养，淘汰不良之质，又可扩张肺脏，促进细胞活动。俾痿缩之处，渐转兴奋，一举数得，利莫大也。

（《医学杂志》张治河 63 期）

胡森泰之痛痹兼肺痿

逊清光绪十一年，四川重庆巴组，有胡森泰者，年四十四岁，患两脚胫骨冷痛，求诊于愚。脚胫骨者，即俗称脚小腿骨也。愚询其致病之由？胡君曰：幼年投身军营，充当兵弁，时当盛暑，奉令开赴前线，因而烈日之下，长途兼程步驰，抵暮休于旅次，两脚热如火燔，目睹近处有水池，清凉爽肌，喜极，步至池边，浸脚池中，不知极热之骨，骤遇极冷之水，冷气直透骨中，从此遂患两脚胫骨冷痛。其病状自脚踝骨而上，至腨际，中间约二三寸之胫骨，阴冷如寒冰，可痛如刀劙，如锥刺，苦不可当。踝骨者，脚跗之上，脚颈处之高骨，形如杏子。俗呼为螺蛳骨是也。腨际者，脚小腿之大内为腨，腿弯窝下，由腨肉厚处，渐下至极薄处，为腨际。受病以来，将近十载，其痹处肌肉消亡，惟干枯之皮裹冷骨而已。痹之上下，无痹之处，肌肉隆厚，皮毛红润，无痹与有痹交界处，如土阶之有坎然，愚伸手指，按其痹处，如触严冬之冰，即有如锥刺之冷气，透入指头，由指头透入掌中，由此可见病者之痛苦，诚有不堪设想者矣。胡君自言，此十年内，因欲减轻此痛苦，虽盛暑，必用新棉絮，厚包其痹处而紧束之。外加猴皮腿裤以护之，庶可出街办事。一到冬寒，不能出街，惟有置两脚于洪火罐边，因欲脱此痛苦，全城之医，迎诊已遍，医皆投以驱寒除湿，辛热补火之剂。千手一辙，无一医能别开一途者。年复一年，服药无间，瞬经十年，不惟痹痛毫不减轻，因服辛热过多，致令火灼心肺，痰喘唾血，蒸热怔忡，诸虚丛集，肺痿成矣。肺痿者，肺劳也。肺热叶焦，涨缩不灵，水气客于肺中，热烘成痰，血凝成瘀，是以咳喘痰血，胸满怔忡，此皆十年来，久服辛热，造成之痨。是骨痹未愈，肺痨又成。古人有言曰：医家苦于不知病，病家苦于不知医，胡君于此，可谓饱尝其苦矣。因又求治于西医。西医云：冷气入骨，别无治法，锯而弃之，痛乃可免，胡君不甘残废，乃求治于愚。愚曰：骨痛痹者，肾之病也，肾主周身之骨，而肾之气血，乃从脚胫而出于皮肤，是脚胫，乃肾经气血，出表之路道。《圣经》名为胫气之街，街亦路道之义。人身经脉有四街，在头为头气之街，在胸为胸气之街，在腹为腹心气街，与在胫为四街，乃十二经脉之血气，出表之路道也。今胫骨既痹，则肾经之血气，不得由胫街而出，故冷而痛也。然虽痛苦，尚无生命之危，今咳喘痰血，目昏耳鸣，头痛脑晕，胸胁痞满，肺痿已成。况又怔忡健忘，心血大亏，生命之忧，近在眉睫，治疗之道，先其急而后其缓，法当先解肺心之危，俟心肺之病，完全脱体，然后乃治胫骨之痛痹，倘不以愚言为谬，诚能与以专一之倚任，请以十年为期，可冀痊愈。若不专一，则非愚之所敢知也。胡君深服愚说，且叹从前所遇之医，皆只知用方，而不知病之理由。是何异以柄入凿不入但咎凿不容，不知柄不合。则从前之医，无一可靠可知矣。今得闻所未闻，敢不倾心倚任，且誓永不请别医之方。愚于是为之出第一方，为小柴胡汤加桔梗、生地、茯苓、杏仁，胡君视之曰：此方生平未曾服过。愚曰：此是治肺痿，非治痛痹，从前但服治痛痹之方，自然未曾服过此方，且君从前所服治痛痹之方，亦不能治君之痛痹，设愚治君痛痹之方，亦非君平生服过之方也。从此，每日皆服数方，有服之而效者，有服之而不效者，有时病变危险，服大陷胸汤而脱险者，有时服阿胶黄连汤而获安者，无论病如何变幻，胡君谨守前言，决不羼杂别方，因是之故，愚得以尽其所长，历五年而肺痿诸病悉愈。

愚曰：今乃可以专治胸骨之痛痹矣。于是诊察其病状，因其小腹微满，小便短赤，而知其膀胱太阳经脉之有阻也，始用猪苓汤以导之，继用桃仁承气汤以攻之，小腹满解矣，小便通利矣。而寒热身汗又作，胸满胁胀不安者，表未达也。以小柴胡合桂枝汤以达之，于是表气得通，水道得利，而膀胱太阳经脉之血气，乃得运行而下交于脚。又察其腰脊酸痛，其痛下连足心者，乃肾少阴之脉，起于足心者，不能由脚心上于脚胫，又由脚胫上于腰脊之故。于是用附子泻心汤，以浚导之。所以然者，膀胱太阳经，与肾少阴经，二经互为表里，未有表不通，而里能通者，所以治脚胫之痹，不可不注重于此二经者也。以后悉本此旨以用方，服愚方一年零三个月之谱，一日入夜，身觉恶风，八钟时，遂恶寒，十二钟时，乃大寒而战栗，大吐大泻，吐则不可止，心肺几乎随吐而出，泻则不可止，肝肠几乎随泻而出，昏愦频危。夜十二钟时，遣人来舍求救。愚往诊视曰：无虑也。此清气与浊气挥霍撩乱，胸中拒格，将通而未通之故。遂开方曰：西洋参六钱，黄芩五钱，黄连、半夏曲、干姜各四钱，生姜八钱，甘草二钱，大枣八个。此即仲景半夏泻心汤也。服第一煎，吐泻立止。次日复诊，别无他病，惟痹处隆起高肿异常，两端不痹处不肿，反较肿处低落。胡君大惧曰：俗云，男怕穿靴，今脚胫肿，正应穿靴之语，吾殆将死矣。愚解之曰：此非坏兆，乃骨痛痹将愈之喜兆也。试观痹处肿，不痹处不肿者，痹处之肉，乃死肉。虽欲其肿，不可得也。今之肿也，则死肉复活可知也。死肉既活，则死骨亦必复活，倘非肾脉通入痹处，安能得此奇效。当趁此肾脉通入痹处之机会，用方领导肾火，使入痹处。驱逐阴寒，永除冰刀刺痛之苦，为最急之务。于是处方：制附片五钱，生白芍、生蛎骨、生牡蛎各四钱，于白术六钱，云茯苓、肉桂各三钱，大枣八个，甘草二钱。日服一剂，服三剂。肾阳不起，前方制附片加作一两，再服三剂。至六日，则肿处生热。七剂八剂，则肿处热度加高，原方去龙骨、牡蛎，加当归、黄芪各六钱。十三剂则热度高至极点，其热度最高时，如洪炉之镕铁，他人之手不可近，而病人则安舒之状，沁入心脾。病人自言，病痹以来，恒靠炉火外烘，聊驱骨外之寒气，而有内之寒痛，不能解也。今则热从骨内烘灼，将透骨之冰刀，销灭无纵。十年来未有此药，今乃得之。于是前方去附片，加鹿胶，赓续服之。再服十二余日，痹处肿消，旧皮脱去，现出新生之皮。痹处生肉，与不痹处接合，无高低之别，而骨痛痹愈矣，时光绪十七年也。

论曰：凡患大病，必须始终倚任一医，方能收由重转轻，脱险获安之功。但须得良医，而始终倚任之。倘非良医，则反误事。慨自良医罕观，庸医众多以来，而病家遂无从分别良否。不得已而取屡次更医之法，服其方而平安，则再服之。否则必觅他医，不知此法，更不足以分别良否矣。

庸医投以轻淡不治病之方，颇觉安常，良医以毒药攻病，顿增瞑眩，必将弃瞑眩之良医，而倚安常之医。如胡君之服愚方，始而肺痨除尽，继而死瘀复活，人见其奇效。不知中间胡君受了许多痛苦呻吟，有服愚方而效者，有服愚方反加痞塞难受者，反吐泻濒危者，倘于此更换别医，安能得最后之全功。

（《医学杂志》77 期）

肺痿症

李耀廷先生之继室，体似丰腴，而子午潮烧，喘促干咳，五心烦热，不寐自汗，月事不时等症，得之已经七八年矣。至辛丑冬，病益增剧，适余过重庆，耀廷先生挽留诊治，察其脉虚小滑数，的的虚劳而兼肺痿症也。察前此方治，半皆治咳之方。而一详究其致咳之由，则以元气大亏，小舌下落，掩蔽咽喉。凡饮食言语，均须鼓气向外，揭起小舌，方能吞咽。咳实由此，非寻常之咳病也，因以黄芪建中汤主之。不二剂而小舌上升，言语、饮食遂无妨碍矣。其证兼现唇口干燥，两胁疼痛，后引腰脊，少腹里急等证，知其血痹，以四乌鲗骨方，以利其血而育其精。以小建中加减出入，以调其阴阳而和其营卫，复以自制交感丸，以调其水火，而固其元阴。而子午潮烧五心烦热、不寐自汗等症，遂陆续减退。然前此之浮热已去，至此忽呈畏冷之状，病家以为异。余曰：前此真阴不足，故尔虚阳外越，今阳气已经归根，虽时有畏冷之状，实反本还原之时，至此易为力矣。遂以天雄散收功。查虚劳一症，时医多以六味丸、十全大补、人参养荣等方施治，百无一效。不知此症清凉不可，温补不可。惟有探其本原，实知其病之所在，然后按法施治，尤必和其阴阳，调其荣卫，而后可徐徐收功。如震于虚劳之名，而瞢瞢然投以补剂，是粗工也，医岂易言哉。

肺痿

候左

肺痿本属难治之候，今则血虽不止，音哑更甚。虚火益炽，脏损难复矣。

南沙参五钱　大麦冬二钱　元参五钱　女贞子四钱　大生地五钱　黛蛤散包，五钱　生草一钱　川百合五钱　生薏米五钱　枇杷叶十片

候左从肺痿论治，颇著效机。改手则转剧，仍宜原方按服，以培肺阴为主。

南沙参五钱　马兜铃钱半　女贞子三钱　生薏米四钱　大生地五钱　黛蛤散包，五钱　炙桑皮二钱　京元参五钱　功劳子叶各二钱　玉蝴蝶十张　宁嗽金丹四粒

肺痿

茂才葛虞来少年多欲，醉饱无度，初患胁痛，继而嘈杂，渐成反胃。医久无功，邀家君往视，见面色如土，庭上两颧少带赤色，六脉细微，饮食入咽，则随吐而出。历览前方，但四君、理中频服不瘳，知其病不独在中州也。信为无阴则呕耳，况诸呕皆属于火，而季胁又属肝肾之乡，以地黄汤加石斛、沉香治愈。越一载秋，前症复发，适家君有携李之游，求余诊治，左关弦长，知怒气伤肝，故现独大之象，用加味逍遥散而安。又两日，因劳忍饥，恣酒感怒。昔日之恙肆然蜂起，较前尤甚。六脉虚软，胁痛胀闷，卧则气塞欲

绝，此大虚而稍宽，痛则仍在，咯血稠痰，腥秽难近，复求余治。往者虚软之脉，变成蛛丝之细，两眸露白，气促声嘶，脾元大坏，肺气孤危，此肺痿之恶候也。时冬水将弱，春木方强，延于冬者，得肾水之相助故也，计初十立春，木气临官。肺受其侮，脾受其乘，岂能再延耶，果殁于初春之寅时。

（《中医杂志》4期　李用粹遗著　王雪楼录　旧德堂医草）

肺消

肺阴不足，暑热外逼，乃成肺消，渴饮溲数无度，殊非轻恙，脉细弦，苔少，舌质红，病在二焦，白虎肾气，转增其厄，于法当滋化源。

西洋参一钱　带心麦冬钱半　五味子五分　原金斛三钱　桑螵蛸三钱　鲜竹芯廿支　扁豆花钱半　黄茧壳九个　缩泉丸三钱　粉甘草四分

（《中医世界》1卷5期　常熟杨百城先生）

三、中风病

1. 中风

记沈氏妇中风治验

中风一症，自刘河间、朱丹溪以来，纷纷聚讼，主火主痰，莫衷一是，因遂有讹，类中为真中者。吾谓此症当以《金匮》为标准，但见半身不遂、舌謇难言等症，不得谓之非中风明矣。予尝治沈姓妇，起病泛恶不开口，右手足不用，牙关紧闭，舌不出关，喉中痰声漉漉，体肥脉象滑数，身有浮热。盖病属中风，内有湿热之邪，法当先治标病。因用藿香正气散，加入玉枢丹，一剂而热退恶止，但仍不开口，遂延予大父诊治，连进小续命汤八剂，以治其本。仍不能开口，后仍延予诊治，因念丹溪主痰之说，不为无因，盖肾虚则生寒，寒水泛痰，扶风上行，病及廉泉，因不开口，乃用生附子、生川乌、生木香、生南星，合二陈、温胆，加竹沥，连服二剂。明日即能开口，盖此证下寒上湿，固由风激而水涌也。

（《中医杂志》4 期）

中风案

欧阳左　风为百病之长，人惟卫能外护，荣能内守，腠理稠密，毛窍充固。邪风何由而入，卫阳式微，腠理空疏，邪风入中经络，荣卫循序失常，左手足陡然不用，口舌歪斜，舌强言謇，嗜卧神疲，头眩心悸，时流涎沫，小溲频数，苔腻淡黄，脉象沉弦而滑，痰湿用事。窍道壅塞，脾无摄涩之能，肾失封藏之固。丹溪云，无痰不眩。仲圣云，饮停心下则悸。风中于经，举动不胜是也。推厥由来，阳虚为致病之本，邪盛为致病之标，当此寒水司令，风为寒风，毫无疑义。欲祛其风，当温其经，欲化其痰，当连其脾。拟小续命汤加减，温通经腧，连脾化痰。

净麻黄八分　橘红络一钱　熟附块二钱　光杏仁三钱　姜半夏三钱　生白术三钱　川桂枝五钱　炙远志肉一钱　陈胆星一钱　青防风二钱　生甘草八分　煨天麻八分　嫩桑枝三钱　指迷茯苓丸五钱

（《中医杂志》1 期）

中风治验案

病者：襟兄卢仁甫，年五十八岁，住广德城内，五桂塘左近。

病名：中风。

原因：身体素肥，宿患肾虚，且多痰嗽。兹于民国辛未年，腊月念二日晨，偶因动怒，忽而昏仆。

症候：痰涌气促，面赤如醉，头眩自汗，右半身肢体麻木不仁，六脉滑促，重按无力，舌边若锯，舌苔中心黄燥，口干无津，欲漱不渴。

诊断：合病情脉象参之，乃肝风暴动，证属内因。盖五脏之性，惟肝为暴，合德于木，肾虚之体，水不涵木，木旺则生风，且周身经系，以肝为最。一旦动怒，则肝阳上扰，气火升浮，夹胸中之痰，由肝系而冲激脑海，神经为之昏瞀，即《内经》所谓血之与气并走于上，则为大厥。又谓血菀于上，使人迫厥之旨也。西医谓之血冲脑，近贤谓之

142

内风。

疗法：潜阳镇逆为主，佐以清火顺气化痰。

处方：石决明一两　灵磁石一两　净铁落一两　左牡蛎一两　川牛膝二钱　大浙贝三钱　条黄芩一钱　青龙齿五钱　太原蒲三钱　远志肉三钱　大寸冬一钱半　荆竹茹一钱半

次诊：前方服五剂，气平神清，面赤减退，脉亦稍平。惟痰较多，以病变情形断之，乃气火欲平之吉兆也，仍以原法斟酌主之。

次方：石决明一两　灵磁石一两　左牡蛎一两　净铁落一两　川牛膝二钱　胆南星一钱　象贝母二钱五分　青龙齿五钱　杭黄菊三钱　生白芍三钱　荆竹茹一钱五分　血龟板四钱

效果：原方进五帖，已能行动，惟右边手足骨节疼痛，此乃筋络为浊痰窒塞，血气失于营养。谨以前法加木瓜二钱，鸡血藤二钱，宣络舒筋，又进十帖，诸恙咸瘳，乃改用清补培本法，调理月余，始收全功。

（《神州国医学报》1933 年 2 卷 2 期）

中风

郑翁（元诊）未病减食神衰，既病恶寒身热，此神经过用，消化不及，今也神呆口开，阳明经脉失司，约束大便，多日不得更衣，全夜不寐，症属中风，势非轻浅可比，慎之。

吉林参须七分　福泽泻二钱　仙半夏一钱　辰茯神三钱　赖氏橘红一钱　霍石斛三钱　建曲二钱　全瓜蒌四钱　霜桑叶三钱　生东白芍钱半

二诊：烦劳操持，最易动阳。又值春木司令，厥阴内风，乘阳明脉络空虚上扰清空，以致神呆舌缩，口纵不收。前方已得小效，仍从扶正为主，佐以驱风消痰是务。

吉林参须一钱　法半夏钱半　赖氏陈皮钱半　明天麻一钱　石决明三钱　霍石斛三钱　云茯苓三钱　双钩藤三钱　生白芍钱半　杭甘菊钱半

三诊：前投滋液熄风，而口舌已能自由运动，前夜已得更衣两次，色黑气臭，舌色转腻，肝风胃阳，已折其上腾之威，而肠胃积浊渐动，仍宗前法为宜。

西洋参一钱　霍石斛三钱　法半夏钱半　明天麻钱半　全瓜蒌三钱　赖氏红一钱　纯钩钩三钱　天花粉二钱　彩芸曲钱半　炒白芍钱半

肆诊：症势渐减，惟不饥不食不便，有时渴饮。口颊尚不能约束，拟与和胃平肝为法。

东洋参一钱　纯钩钩三钱　姜半夏钱半　天花粉三钱　黑元参三钱　福泽泻钱半　赖氏陈皮一钱　全瓜蒌三钱　明天麻钱半　桑寄生三钱　炒白芍钱半　丝瓜络钱半

五诊：诸症渐差，惟口夹弛缓。盖肝木内风，乘袭中土，胃之络脉绕出，环口约束无权，皆阳明气虚所致。木旺土衰，培中自效。若治风痰，是舍本求末矣。

东洋参一钱　橘红络钱半　纯钩钩三钱　炒白芍钱半　粉沙参钱半　桑寄生三钱　建神曲二钱　炒白芍钱半　明天麻一钱　天花粉二钱　炒谷芽三钱　云茯苓三钱

（《幸福报》289 期）

李氏骈文医案

同门辑录李卓英先生骈体制案甚夥，淑芳经录一二刊于本刊。迩有粤女刘淑贞，年廿一，工诗能文，患病经年，百治无效。其父耳先生名，币聘赴粤诊治，先生以广东医院诊务所羁未往，其父则详述其女身世言行，患病始末，所服方药，及其女所撰诗文汇寄先生，请审处方。作远地治疗，先生以未经持脉察舌却之。其父乃领其女来沪就医，先生以丸药调治，居沪月余痊愈返粤，案为骈体，淑芳喜其音雅典丽，特录刊本刊

中风：

刘淑贞 生而婉婉，度则矜庄，幼读诗书，长工翰墨，风高咏絮，字妙簪花。进士传不枥之名，才子擅扫眉之誉，更复多情天赋，幽兰之芳思满襟。奈遍恨事身遭，镇日春山锁黛，原其泥雕上姓，画雉名闺。允称南国之姿，正选东床之婿。有表兄文君者，雁门望族，羊石名家，簪缨承玉牒之光，阀阅溯银潢之旧。五陵年少，一水居遥，暇辄同游，时相问好。青梅竹马，喜无两小之猜，彤管镜台，共结同心之绾。嫁人天暖，归妹爻占，嗣兹敬爱同深，鸿案举伯通庑。恩情并重，蛾眉画张敞帏中，克老永偕，夕数而同谐鸳侣。婿则字难堪煮，饥驱而远出龙堆。初尚春寄陇头，时报平安之竹，后竟雁沉天末，望穷吴楚之云。屡卜金钱，莫征佳讯。载侬婿去，徒憎江上之船。使妾容消，欲化山头之石。思同花发，序感春回，杏眼舒红，宛似离人之泪；花唇逼笑，那知怨女之悲。酌彼兕觥，更令怀水，握斯针线反引愁长。午梦惊回，愁听一莺啼柳。春心莫写，情牵双蝶飞花。怅万缕之愁绿，春风莫剪。听一声之河满，珠泪潜抛。坐老朱颜，忍看燕归花谢。秀蕃芳槿，梅蒸红兮滴润。扶疏薜荔之墙，竹郁翠而含滋映挹蔷薇之架，触离情之耿耿，盼芳讯兮依依，犹忆迨暑坡塘，乘风茂苑。沉瓜浮李，凉生楚楚之衣，雪藕调冰，冷浸纤纤之手。摇来一叶舟轻，共泛元真之宅。坐到莲花漏水，同披笠泽之书。今则景物依然，莫睹春

风之面，徒使熏笼徒倚，难舒蕉叶之心，转瞬大火西流。梧桐落叶，空庭夜寂，络纬鸣秋。要知天上女牛，犹得经年之会，何竟人间夫妇，尚悭一面之缘。抚角枕之凄凉，低徊皓月。感佳人之迟暮，摇落芳时。君如照妾真心，已贮浣沙之水。我欲绣郎娇面，慵抛织锦之梭。忍令恨比河深，伊谁慰藉。竟致情同秋薄，任许孤零。吁，女子拆开难为好，秋心合写总成愁。秋云易过，堤柳又衰，冷露侵肌，寒风澈骨，芙蓉帐冷，空消倩女之魂。翡翠衾寒（淑芳按：刘女撰有言情诗百首，其最兴情感者云：人言海水深，不及相思半，海水尚有涯，相思渺无畔。恻恻复恻恻，风前泪沾臆，春枝堕残红，无复旧颜色）芳草牵情，花无蠲恨，一年之风景不同。五内之感伤靡已，魴劳燕瘁，三虫成心腹之忧，雨晦风潇。二竖致膏肓之疾，夫忧思不解，脾胃气伤，情志乖违，龙雷火炽。厥阳独亢，真阴渐涸。火炼液以成痰，随气升为喘促。浊侮心而闭窍，致神乱兮昏谵。手搐头晕，原属阳升风动。耳聋足痿，总因上实下虚。络坠壅而唇舌痹麻，痰火下则神识清亮，起发竟日痉瘈。脉细数而关弦，显是阴亏阳越，舌光红而根腻，都为液损痰留。胁为乙木之区，掣痛则知肝病。腰属少阴之府，酸疼便是肾虚。汗出齐颈而还，阳潜大部若此。热发怯寒兼见，肝病总属如斯。医经更入，日无宁三，证认阴经，宗伤寒而施治。病疑柔痉，法金匮而立方。有进续命汤剂，阴损何堪耗劫。或与补中益气，下虚安受升提。汤用八珍，散投五积，诸般疗治，莫起沉疴。举室彷徨，又求他法。轩光造灶，穴施文伯之针。偶像乞灵，脚抱急时之佛。证情日重，变幻纷呈。薄厥血菀之言，义精《素问》。内火风生之说，论主河间。乙癸同源，宜熄风阳而调肝肾。坎离不济，当神志而涤浊痰。然而汤都荡也，久病非汤剂所宜。丸者缓也，痼疾以丸方最合。

磨羚角尖一钱　炒生地三两　炒滁菊一两四钱　酒炒当归一两五钱　煅九孔石决三两　酒炒杭白芍二两　酒蒸女贞三两　炒甘州杞子三两　真阿胶一两　穞豆衣二两　盐水炒牛膝二两　竹沥半夏一两　炒川贝二两　鳖血炒银柴胡五钱　玫瑰花一两　合欢皮二两　粉丹皮一两五钱　酒炒桑寄生二两　煅龙骨齿各二两　煅牡蛎二两　濂珠粉一钱　徽州黑芝麻八钱　嫩钩藤一两　朱抱木茯神三两　夜交藤二两　柏子仁二两　炒枣仁二两　盐水炒潼沙苑三两　刮白炙元武板二两　生淮山药三两　米炒于潜术一两　煅磁石二两

上药研为细末，用竹沥水糊丸如绿豆大，每晨服三钱。下午半饥时服一钱五分，开水送下。照方选合三分之一，以免变坏。

（《国医杂志》10 期　岭南李卓英著　门人李淑芳录）

中风

祁妪　中风延今一载，左手不能抬举，左足不能步履，舌根似强，言语謇涩，脉象尺部沉细，寸关濡滑，舌边光，苔薄腻，年逾七旬，气血两亏，邪风入中经腧，荣卫痹塞不行，痰阻舌根，故言语謇涩也。书云：气主煦之，血主濡之，今宜益气养血，助阳化痰，兼通络道，冀望阳生阴长，气旺血行，则邪风可去而湿痰自化也。

潞党参三钱　生黄芪五钱　生于术二钱　生甘草六分　熟附片八分　川桂枝五分　全当归三钱　大白芍二钱　大川芎八分　怀牛膝二钱　厚杜仲三钱　嫩桑枝四钱　红枣十枚　指迷茯苓丸四钱包

此方服三十剂，诸恙均减，后服膏滋，得以收效。

（《中医杂志》1—12、14—16 期　丁泽周〈甘仁〉　思补山房医案）

中风案

病者：陈益芳，年五十余，阜昌衣庄店主，住武穴正街。

病名：中风闭症，即今西学所称脑充血之症名也。

原因：经营失利，心中郁闷，偶触外风，引动内风而猝发。

症候：初起头疼数日，继则猝然昏倒，口眼歪斜，痰壅气粗，人事不醒。

诊断：脉象左手浮弦，右手沉数，重按有力，乃系五志气火交并于上。肝胆内风腾旋，上实下虚，风火相煽，挟痰涎上壅，清窍为其蒙蔽，即《内经》所谓血之与气并走于上，则为大厥，气返则生，不返则死也。

疗法：治以息风开痰，使诸窍皆得清通，并以降血平脑，折其上腾之威，并针足三里，降泄上冲之气火。

处方：嫩钩藤六钱　生白芍三钱　生龙骨打碎，三钱　川贝母二钱　石决明三钱　生粉草二钱　淮牛膝六钱　生牡蛎打碎，三钱　淡竹沥乙钱　白蒺藜二钱　冬桑叶二钱　生石膏六钱，研末另冲

复诊：服前药三剂，神识已清，诸症亦觉减半，仍以原方去石膏、钩藤，加远志二钱　生地四钱。

三诊：病势已退大半，余邪尚未肃清，仍于前方加减，以求完璧。

三方：大生地五钱　淮牛膝五钱　生白芍二钱　川贝母一钱五分　金钗斛二钱　生牡蛎打碎，三钱　石决明二钱　生粉草一钱五分

四诊：诸恙均退，头痛不痊，左关脉转为弦数，必是上冲之气血尚未降尽。以前方去川贝、石斛，加赭石末五钱，

龙胆草三钱，淮牛膝改用一两。

效果：服第四诊方药两剂后，头痛若失，无异常人。

中风重症

李妪　旧有头痛、眩晕之恙，今忽舌强不能言语，神识似明似昧，手足弛纵，小溲不固，脉象尺部细小，左寸关弦小而数，右寸关虚滑，舌光红，此阴血大亏，内风上扰，痰热阻络，灵窍堵塞，中风重症，急拟滋液熄风，清神涤痰，甘凉濡润，以冀挽救。

大麦冬三钱　大生地三钱　川石斛三钱　左牡蛎四钱　生石决四钱　煨天麻八分　川贝三钱　炙远志一钱　天竺黄钱半　竹沥半夏钱半　鲜竹茹钱半　嫩钩勾三钱，后入　淡竹沥一两，冲服　珍珠粉二分，冲服

此方服十剂，诸恙已轻，原方去竹沥、珠粉天竺黄，加西洋参钱半，阿胶珠钱半。

2．偏枯

偏枯

偏枯三日，呵欠嗜卧，神色不清，舌苔薄腻，小溲短赤，咳痰难出，有时面赤则笑，心肝有热，肺胃有湿，脑气素虚，用药甚难，勉拟二顾之法。

熟附块一钱半　川桂枝五分　广郁金二钱　明天麻钱半　竹沥夏二钱　紫背齿一两　姜川连五分　薄橘红二钱　炙蝎尾三分　淮牛膝三钱　当归尾钱半　桃仁泥三钱　九节菖蒲一钱半　方通草一钱半

149

偏枯

王左　肝主筋，肾主骨，筋骨之间，阴精阳气所往来。书云：阳气不通则身冷，阴气不通则骨酸，阴阳两虚荣卫不利。右手足日渐枯细，举动无力，肌肤筋骨时常畏冷，症属偏枯，延经半载，脉象濡缓，宜温通气血，养筋健骨。

熟附片　川桂枝　炙虎骨　合桃肉　巴戟肉　炒白芍益智仁　油松节　干地黄　炒当归　补骨脂　五加皮　生黄芪　炒白术

复　前进温通气血，养筋健骨，药服十六剂。阴精阳气，渐能通行，荣卫亦和，肌肤筋骨畏冷，均已尽愈。右手足渐觉长大，举动较前有力矣。唯脉象濡细，气血两虚，未能恢复，久病宜缓图，易汤以为丸，宗十全大补方治之。

炒党参　巴戟肉　炙虎骨　生黄芪　炒当归　补骨脂炒于术　炒白芍　桂枝五分，拌炒　益智仁　干地黄　熟附片　五加皮　金毛脊　川断肉　上桂心

上药研细末，加核桃肉、鹿角胶、陈酒炖化，法丸如绿豆大，每日早晚开水送下二三钱。忌鱼腥、面食、生冷等物。

（《中医杂志》2 期　黄志仁录　孟河黄体仁先生医案）

偏风

偏风在右，头痛目红，眩晕胸闷，乳旁酸痛，食入不运，当此春令，慎防转重。

煨天麻钱半　刺蒺藜四钱　全当归钱半　茺蔚子二钱　石决明一两　黑山栀二钱　抚川芎八分　制香附三钱　生黑荆芥各一钱黄郁金钱半　杭甘菊二钱　嫩桑叶二钱　夏枯草二钱　沉香曲二钱

（《国医杂志》1933 年 6、11、12 期；1934 年 6—11 期　澄斋医案）

悬拟内政部长杨兆泰肝亢肾惫发为偏枯之方案

顷接时逸人同志，寄下杨部长阶三之方案五页，嘱立治疗方法，细玩方案，前后五十诊。苦心孤诣，惨淡经营，方法非不尽善，而未获效者何也。盖以部长之病因邃远，非轻易所以探索，亦非肤浅所能明了也。原夫人身，以阳气为运用，以阴精为材料，阴精有余，则上奉以供燃烧，化气运用，源源无竭，其人故寿。阴精不足，则阳气偏亢，津液以伤，其人必病。阴精者，生于肾，发于肝，运输于脾，施用于心肺，以灌溉脏腑经络，营养五官百骸，即西人所谓之内分泌者是也。部长之恙，始于左足转筋，是肝阴虚而精不营筋之病，抑肾水虚而不能涵濡肝木。肝阳亢而寒风外袭，风动木摇，肝性而不直，腿肚之筋，为之转急也。继而腿膊软缓，明明肝阴已竭，不能敷陈于筋脉之征。唇口㖞邪者，肝为脾胃之所主，肝虚则不能助脾胃以资津液，而灌溉阳明之络，阳明之脉络唇口，津液不能灌溉，故唇口崩急而㖞斜也。肝气行于左，肝病则气不左行以敷荣经脉，故左体偏枯，不能动移。肝为发气之源，肾为生气之根，肾间动气，以营呼吸，此气一虚，必形短气，或一时不得上接延髓，呼吸顿阻而卒倒，此与血气并走与上之达厥，适成反比例。而与上气不足脑为之不满，理相同也。西医用注射、电疗等法，以催足神经之机能活动。月余毫无效验者，是未探本穷源寻根治。舍本求末，故无效也。然部长何由而得肝亢肾惫之偏枯病耶，盖以频年劳役其精神，一刻未予休养，精气既不潜藏，消耗又乏培补。数十年如一日，损失之钜，已达极点。故阴精不能平，阳气不得秘，精神无以治。一旦邪风外袭，正气不支，其病之发，疾如风雨，正合经谓邪之所凑，

151

其气必虚也。又二十年来，累发目见金星，是肾气不能潜藏，肝阳夹以上亢，真阳外露，真阴内亏之兆。方书谓病邪入肝则手足麻木，今左指先麻，的属血不养肝。肝阴虚而邪气腘凑，经以肝为万病之贼者，正以吾人日常用事，无不关系于肝，肝属角木，龙性难驯，变化飞腾，病机莫测。其灵能主谋虑，故其作用甚大，而发病亦较他经更多，他脏更大。且肾主作强，为生气之源，令肾惫水枯，动气因馁，肾气馁则不能鼓心脏之搏动，故脉气日益微弱，语声日益低微，而目神亦乏活泼。据此数证，肾惫已明，况肝横迫胃伤中，中伤则乏饮食，食少不为肌肤，形体日益清瘦。胃为阳土，为生物之母，又为躯体内脏之保障。饱食则胃气实，暂可屏障肝阳不得上逆，故头痛稍减。饥则胃气虚而不能抵御，故头痛甚。坐则木性曲而肝叶下垂，故头痛轻。卧则木性直而肝气上亢，故头痛剧。肝阳久亢，头脑受戟，一经压迫，其痛益烈。火生于木，祸发必克，此为肝阳上亢之明证。顾所服十余方而不见效者，实由病因未明，病理未悉，徒按对症治疗，是以数月来迄无一效也。为今之计，先宜灌溉灵根，资长灵苗，为治此病之无上妙法，亦即轩岐治病必求其本之不二法门。禹锡行道二十余年，遇此类相等之病，不下数十人。初宗玉田法，用补阳还五汤，服至四十余剂无效，卒至不救者数人。嗣宗河间法，用地黄饮子加减，得救数人。而过半成废，心窃疑之。爰勤求古训，博采众方，萃中西学说之所长，悉心研究，始识此病精深玄奥之病理，为肾惫水枯，肝亢木燥，肢体失荣，发为偏枯之候，治非峻补肝肾，复以益气，流活血脉，决难获效。本此施治，十获十全。敢以一得之愚，自信经验非虚，用陈贵理事各大方家审核，转呈杨部长裁夺。

九制熟地黄_{八钱} 原枝生地_{八钱} 连心大麦冬_{一两} 肥大明天冬_{六钱} 宁夏枸杞_{一两} 仙灵脾_{二钱} 野台参_{二两} 怀光条_{一两} 紫贝齿粉_{一两} 嫩箭芪_{一两} 冬青子_{六钱} 砂仁末_{五分，后入}

先用嫩桑枝四两，用井华水适宜，煎取汁去渣，取水再入前药十一味，漫火煎成。又去渣，入砂仁末，开二三沸。取起滤净，约得药汁三钟许，分为四次，每次服大半钟，一日服完，每日照此进一剂，连服五十剂，病可痊愈。

初起头痛甚时，前方去箭芪，加石决明粉一两，痛止后，去石决，仍入箭芪。

食欲不振时，前方淮山药分量，加至二两。

服药后，胸中似觉痞闷者，前方砂仁末加至一钱，再加东波老紫蔻末一钱，闷止后，紫蔻当去之。

大便不调或秘结时，前方加金钗石斛一两，黑脂麻五钱捣碎，淡苁蓉三钱，便利则宜去之。

口腻者，前方加天花粉五钱，身有热者，前方加白薇根五钱，口和热退亦去之。服数剂或十余剂后，左肢稍有知觉而仍麻者，前方加当归尾五钱，另用丝瓜络一枚，同桑枝煮水煨药，迨知觉活动后，亦可去之。

服前方三十剂后，方中可加入顶大秦当归五钱至一两，照方服至周身活动如常时，始可停药。

禹锡按：此病经中西两医治疗五阅月，未见寸效者，实因主治诸医，皆未洞澈其病理耳。观其初起受西医治疗，凡三十五日，手指丝毫无力，嗣受中医诊断，病名未定，原因不明，诊断则四诊不全，治疗则以药试病，似此而欲其病痊愈，窃艾艾然不敢随声附和。山西医学之腐败，中医改进研究会之徒负虚名，于斯已可概见。似此而空唱改进，不亦难乎。右悬拟方案，仅就三月二十六日，至六月初一日，两月余中五十诊内之方案，所述病略而断治者。若夫部长之病之原因，素因睡眠、饮食、平常嗜好，及现在之神气，舌苔、耳、目、口齿、声音、呼吸、食量、喜怒、起卧、二便，寸关尺脉象，早午晚有无变态，种种关系病理，案中俱未说明，虽局外人记录，亦未有如此草率。以一中华民国国民政院内政部部长之病，孟浪尚属如此，举山西全省国民之治疗，庸劣之术，岂堪得而闻问乎？大凡阴虚火必炽，木热则流脂，断未有肝热阳亢之病而无痰者，故凡类中之病，多属中痰，而方案中丝毫未提及一痰字，令人猜疑莫置。若果肝阳播液酿痰，阻塞气机而成类中之候，法当宣气豁痰，前方中复以川贝、浙贝、旋覆、海石、瓦楞、全瓜蒌、雪羹等品，尤须重用丝瓜络煎水煨药。方中参芪，切宜除去，盖参芪壅气，能助痰火故也。其或热重者，白茅根每剂亦可加入四两许，活法在人，亟录之以告关心治疗者。十九年，双十节，周禹锡附识

（《医界春秋》53 期　周禹锡）

中风偏枯医案

病者：蔡阿瑞年六十三岁，住析兰柔丽娜街，门牌二百十四号。

原因：素患头晕，缘家计贫乏，九月一日，佣工于就近雪水摊，常须帮取雪条。冷气透骨，颇不能耐，且是晚阴雨连绵，睡过半，欲起小便，陡然跌倒床下，昏厥数分钟始醒，其左手足已冰冷麻痹，不能动矣。至九月四日乃延余往诊。

病状：身微恶寒，头晕恶食，左边手足冷痹不能动，卧床不能起，大便闭，尿亦短。

诊断：左脉沉弦，右滑数，舌色略紫，苔微燥黄，皮肤苍白，断为中风病。盖以营卫之气，日间已受冰气之压迫，循环障碍，更遭夜雨。寒气侵袭，抑遏而生内热，由是肝风胃火上冲脑部，则发昏厥。邪气留着，偏虚之半边，阻滞脉络，遂致偏枯不仁（半身不遂）。此病西医谓之脑出血。按蔡君所患，当系右脑之血管，微有破裂，故当时昏厥而脑中血管所溢出之血，着于司左边运动之神经，故现左半身不遂也。

治法：外用红砖粉炒热布包，轻擦左手足，内服宜驱风除湿泻火活络，故用秦艽、独活、天麻、桑枝、薏仁，以驱风除湿，蛇胆、天虫以泻火，牛膝、瓜络以降血活络也。

处方：秦艽三钱　独活三钱　天麻三钱　桑枝四钱　薏仁八钱　怀膝四钱　天虫五钱　丝瓜络二钱　蚺蛇胆二分　后服，嘱服二剂。

次诊：十月六日　左脉沉迟而弱右脉濡滑舌浅蓝紫色，微有白苔，恶寒已除，头晕大减。左手足有温气，手能举起，指能握拳，足亦能伸屈，惟仍有麻痹。小便通，尚无大便。

次方：秦艽三钱　独活二钱　桑枝三钱　五加皮三钱　怀牛膝三钱　宽筋藤三钱　续断二钱　生薏仁七钱　日服一剂，连服三剂。

效果：经服药五剂，九日再诊，脉缓弱，舌淡红，苔微白而润。其左手动作，已略照常。足亦能缓步，余症皆除。

余曰：此病将愈，免成废疾矣。君年高家贫，余开一补剂，可连服数天，当可获痊。方如下：

　　　桂枝尖钱半　　生杜仲三钱　　生黄芪三钱　　当归头三钱　　川续断二钱　　卷茯苓三钱

（《复兴中医》2卷1期　杨钦仁）

偏枯

　　分镇符公祖恭人，形体壮盛，五旬外觉手指麻木，已历三载。甲辰秋，偶感恚怒，忽失声扑地，痰潮如锯，眼合遗尿，六脉洪大。适余往茸城，飞骑促归。缘符公素谙医理，自谓无救，议用小续命汤，俟余决之。余曰：是方乃辛温群聚，利于祛邪，妨于养正，其故有三。盖北人气实，南人气虚，虽古今通论，然北人居南日久，服习本土，禀赋更移，肤腠亦疏，故卑下之乡，柔脆之风，每乘虚来犯，致阴阳颠倒，营卫解散，而成气虚卒中。此南北之辨者一，况中风要旨，又在剖别闭脱。夫闭者邪塞道路，正气壅遏，闭拒不通。脱者邪胜五内，正气飞越，脱绝不续，二症攸分，相去霄壤，故小续命汤原为角弓反张、牙关紧闭症而设。若用于眼合、遗尿之脱症，是伤其阴，而复耗其阳。此闭脱之辨者二。又风为阳中阴气，内应于肝，肝为阴中之阳脏，外合于风，恚怒太过，火起于肝胆，内火外风，猖狂扰乱，必夹势而乘脾土，故痰涎汹涌，责脾不统摄，肾不归藏。滋根固蒂，尚恐不及，若徒事发散，是为虚虚，此真似之辨者三。《灵枢》所谓虚邪遍客于身半，其入深者，内居营卫，稍衰则真气去。邪气独留，发为偏枯，端合是症。当法河间、东垣用药，保全脾肾两脏，庶可回春。乃以六君子加黄芪、白芍、桂枝、钩藤、竹沥、姜汁，服二剂，恶症俱减，脉亦收敛。但声哑如杲，此肾水衰耗，心苗舌槁，至更余后，火气下行，肾精上朝，方能出音。遂改用地黄饮子，服至十五剂，大便始通，坚黑如铁。虽有声出，状似燕语，乃朝用补中益气汤加麦冬、五味以培脾。夕用地黄汤，加肉苁蓉、当归以滋肾。调理百日，语言如旧，步履如初，但右手不能如前耳。

（《中医杂志》4 期　李用粹遗著　王雪楼录　旧德堂医草）

治愈日本人宿疾医案

病名：半身不遂，气血衰枯，肾弱阴亏，虚火上冲。

病者：今井浅太郎，男性，年龄四十七岁。

住址：菲律宾岷埠扶榴列打街三百三十七号利沙某餐馆。

职业：利沙某餐馆主人。

日期：民二四，十一月六日。

诊断：左手足转动不灵，酸痛异常，头后脑被虚火上冲，而时作刺痛，大便闭结，缠绵拾余载，脉洪而力不逮，宜固脾行气，兼以通血液，滋阴而降火。

处方：绵芪二两一钱　　当归六两　　白芍四两　　根篆四两　　南篆四两　　苍术二两　　久地八两　　续断四两　　灵仙三两　　玉蓉三两　　麻黄八分　　升麻二两　　桂枝一两　　牛膝五两　　太乙天仙散泡服

用此方加减，服十余剂，病除过半，再服廿贴痊愈。

（《光华医药杂志》1936 年）

3. 酸软麻木

麻木不仁

万左

经云：诸风掉眩，皆属于肝。曾患左手麻木，此时又右

157

颊搐掣，乃脾有湿，故麻木不仁，渐至土不能御木，故肝风掉眩。暂拟扶土去湿，养血舒筋，兼镇定肝风。

白术　淮药　云苓　苡仁　木瓜　当归　杭芍　橘络　杭菊　石决明　代赭石　牡蛎　蒺藜

（《中医世界》4 卷 21 期　倪翼之录　何恒道堂医案）

酸软麻木

田左

鬈年忽患手足酸软麻木，足则步履无力，手则拾物不仁。按四肢属脾，脾为太阴湿土，得阳始能健运，此症因潮湿蒸腾，雨湿侵袭，损伤脾阳，致有此患。经云：寒胜则骨节酸痛，湿胜则麻木不仁，只见酸软麻木，不见疼痛者，湿胜寒不胜耳。

苍术　焦术　云苓　猪苓　泽泻　桂枝　广皮　苡仁　木瓜　牛膝　当归　川羌　大活

（《中医世界》4 卷 21 期　倪翼之录）

手麻足酸

血虚生风，头眩手麻足酸，肩背诸内俱痛，经事错乱，防成痛痹。

嫩绵芪三钱　全当归钱半　左秦艽二钱　制首乌五钱　青防风钱半　抚川芎八分　杭甘菊二钱　川续断五钱　生白术二钱　煨天麻钱半　大白芍二钱　怀牛膝三钱　刺蒺藜三钱　酒炒嫩桑枝五钱

（《国医杂志》1933 年 6、11、12 期；1934 年 6—11 期　澄斋医案）

麻木

麻木皆缘气血衰，湿痰死血总相兼，如绳扎缚初解状，流注浑身四肢难，治宜养血驱风主，清痰理气保安痊。

大意

麻是气虚，木是湿痰死血。

外候

或周身，或四肢，唧唧然麻木，不知痛痒，如绳扎缚初解之状，古方名为麻痹。

死血者，只在一处，不痛不痒不肿，但紫黑色而木也。湿痰者，或走注有核，肿气有形，白色而已。

麻木有并作不并作

有气血俱虚，但麻而不木者，有因虚而感湿，麻木兼作者，又有因虚而风寒湿。

（《中医世界》"医药提要" 7 卷 4 期）

麻木无力

黎左　二年前右拇指麻木，今忽舌强语言謇涩，右手足麻木无力，脉象虚弦而滑，舌苔薄腻。此体丰气虚，邪风入络，痰阻舌根，神机不灵，中风初步之重症也。急拟益气去风，涤痰通络。

生黄芪五钱　青防风一钱　防己二钱　生白术二钱　全当归二钱　大川芎八分　西秦艽钱半　竹沥半夏二钱　枳实炭一钱　炒竹茹钱半　炙姜虫三钱　陈胆星八分　嫩桑枝三钱　再造丸一粒，去壳研细末化服。

五剂后恙已见轻，去再造丸、枳实，加指迷茯苓丸三钱，吞服。

（《中医杂志》1—12、14—16 期　丁泽周〈甘仁〉　思补山房医案）

4. 中经中络中脏中腑

中经腧

罗左　年甫半百，阳气早亏，贼风入中经腧，荣卫痹涩不行，陡然跌仆成中，舌强不语，神识似明似昧，嗜卧不醒，右手足不用。风性上升，痰湿随之，阻于廉泉，堵塞神明也。脉象尺部沉细，寸关弦紧而滑，苔白腻，阴霾弥漫，阳不用事，幸小溲未遗，肾气尚固，未至骤见脱象，亦云幸矣。急拟仲圣小续命汤加减，助阳祛风，开其痹塞，运中涤痰而通络道，冀望应手始有转机。

净麻黄四分　熟附片一钱　川桂枝八分　生甘草六分　全当归三钱　川芎八分　姜半夏三钱　光杏仁三钱　生姜汁一钱，冲服　淡竹沥一两，冲服

另再造丸一粒去壳，研细末化服。

罗左二诊：两进小续命汤，神识稍清，嗜寐渐减，佳兆也。而舌强不能言语，右手足不用，脉息尺部沉细，寸关弦紧，稍和，苔薄腻。阳气本虚，藩篱不固，贼风中经，经腧痹涩，痰湿稽留，宗气不得分布，故右手足不用也。肾脉络舌本，脾脉络舌傍，痰阻心脾之络，故舌强不能言，灵机堵塞也。虽见小效，尚不敢有恃无恐。再拟维阳气以祛邪风，涤痰浊而通络道，努力前进，以观后效。

熟附片一钱　云茯苓三钱　川桂枝八分　姜半夏二钱　生甘草六分　枳实炭一钱　全当归二钱　光杏仁三钱　大川芎八分　炙僵蚕二钱　生姜汁冲，一钱　淡竹沥一两，冲

罗左三诊：又服三剂，神识较清，嗜寐大减，略能言，阳气有流行之机，浊痰有克化之渐，是应手也。惟右手足依然不用，腑气六七日不行，苔腻，脉弦紧渐和，尺部沉细，肾阳早亏，宗气不得分布，腑中之浊垢，须阳气通而后能下达，经腧之邪风必正气旺始托之外出，仍拟助阳益气，以驱邪风，通胃涤痰而下浊垢，腑气以下行为顺，通腑亦不可

缓也。

生黄芪_{三钱}　桂枝_{八分}　附子_{一钱}　生甘草_{五分}　当归_{三钱}
川芎_{八分}　云茯苓_{三钱}　风化硝_{五分}　全瓜蒌_{三钱}　枳实炭_{一钱}
淡苁蓉_{三钱}　半硫丸_{一钱半，吞服}

罗左四诊：腑气已通，浊垢得以下行，神识已清，舌强言语未能自如，右手足依然不用，脉弦紧转和，尺部沉细。阳气衰弱之体，风为百病之长，阳虚之邪风，即寒中之动气，阳气旺一分，邪风去一分，湿痰盘踞，亦藉阳气充足，始能克化。经所谓阳气者，若天与日，失其所则折而不彰，理有信然。仍助阳气以祛邪风，化湿痰而通络道，循序渐进自获效果。

生黄芪_{五钱}　生白术_{二钱}　生甘草_{五分}　熟附子_{一钱}　桂枝_{八分}　全当归_{三钱}　川芎_{八分}　姜半夏_{三钱}　西秦艽_{二钱}　淮牛膝_{二钱}　嫩桑枝_{三钱}　指迷茯苓丸_{五钱，包煎}

罗左五诊：诸恙见轻，仍守原法扩充，生黄芪用至八钱，间日用鹿茸二分，研细末饭为丸，陈酒吞服大活络丹，每五日服一粒，去壳研末，陈酒化服，共服六十余帖，舌能言，手能握，足能履，接服膏滋，方药味与煎药彷彿，以善其后。

（《中医杂志》1—12、14—16 期　丁泽周〈甘仁〉　思补山房医案）

中经兼中腑之重症

沈左　年逾古稀，气阴早衰，于未病之先旧有头痛目疾，今日陡然跌仆成中风。舌强不语，人事不省，左手足不用，舌质灰红，脉象尺部沉弱，寸关弦滑而数，按之而劲。良由水亏不能涵木，内风上旋，夹素蕴之痰热，蒙蔽清窍，堵塞神明出入之路，致不省人事，痰热阻于廉泉，为舌强不语，风邪横窜经腧，则左手足不用。《金匮》云：风中于经，举重不胜，风中于腑，即不识人，此中经兼中腑之重症也。急拟育阴熄风，开窍涤痰，冀望转机为幸。

大麦冬三钱　元参二钱　羚羊片八分，先煎，汁冲　仙半夏二钱川贝二钱　天竺黄一钱半　明天麻八分　陈胆星八分　竹茹一钱半枳实一钱　全瓜蒌四钱　嫩钩勾三钱，后入　淡竹沥一两，生姜汁二滴同冲服　至宝丹一粒去壳，研末化服。

沈左二诊：两投育阴熄风、开窍涤痰之剂，人事渐知，舌强不能言语，左手足不用，脉尺部细弱，寸关弦滑而数，舌灰红。高年荣阴亏耗，风自内起，风扰于胃，胃为水谷之海，津液变为痰涎，上阻清窍，横窜经腧，诸恙所由来也。本症阴虚风烛堪虑，今仿河间地黄饮子加味，滋阴血以熄内风，化痰热而清神明，风静浪平，始可转危为安。

大生地四钱　大麦冬二钱　川石斛三钱　羚羊片四分，先煎汁冲　仙半夏二钱　明天麻一钱　左牡蛎四钱　川贝母三钱　陈胆星八分　炙远志一钱　九节菖蒲八分　全瓜蒌四钱　嫩钩勾三钱淡竹沥一两，冲服

沈左三诊：迭进育阴息风，清热化痰之剂。人事已清，舌强言语謇涩，左手足依然不用，苔色灰红，脉象弦数较静，尺部细弱，内风渐平，阴血难复，津液被火炼而为痰。痰为火之标，火为痰之本，火不静则痰不化，阴不充则火不静，经腧枯涩，犹沟渠无水以贯通也。前地黄饮子既获效机，仍守原意进步，然草木功能，非易骤生有情之精血也。

西洋参钱半　大麦冬三钱　大生地三钱　川石斛三钱　生左

牡蛎四钱　煨天麻八分　竹沥半夏二钱　川贝三钱　炙远志一钱
全瓜蒌四钱　鲜竹茹二钱　嫩钩勾三钱　黑芝麻三钱

沈左四诊：神识清，舌强和，言语未能自如，腑气行而甚畅，痰热已有下行之势，左手足依然不用，脉弦小而数，津液亏耗，筋无血养，犹树木之偏枯，无滋液以灌溉也。仍议滋下焦之阴，清上焦之热，化中焦之痰，活注腧之血，复方图治，尚可延年。

西洋参钱半　大麦冬二钱　大生地三钱　川石斛三钱　生左
牡蛎四钱　仙半夏二钱　川贝三钱　全瓜蒌四钱　厚水仲二钱
怀牛膝二钱　西连芫二钱　嫩桑枝三钱　黑芝麻三钱

（《中医杂志》1—12、14—16 期　丁泽周〈甘仁〉　思补山房医案）

中脏

廖左　体丰气虚，湿胜痰多，陡然跌仆成中，不省人事，小溲自遗，喉中痰声漉漉，汗多脉伏，身热肢冷。此本实先拨，真阳飞越，气血涣散，枢纽不交，虽曰中脏实暴脱也，勉方聊尽人工。

别直参三钱　熟附子块三钱　淡竹沥二两，同冲　生姜汁一钱，同冲

（《中医杂志》1—12、14—16 期　丁泽周〈甘仁〉　思补山房医案）

猝中

李君　年仅三十，猝中后左手足不遂，头中浑，其先人嗜酒，以猝中死，得自先天，最难根治。今脉颇大，舌赤红，惟左膝腱反射未消失，左手微肿。

蝎尾二钱　川连五分　姜夏三钱　蕲蛇四钱　石膏八钱，生打
天麻一钱　独活二钱　大生地六钱　麦冬四钱，去心　防风二钱
当归三钱　炙草一钱

另回天再造丸三颗，每日磨服一颗。

病者系伶人跟包，夜午归来，忽患猝中，服汤液二剂及回天丸六颗而愈。编者

（《中医新生命》1934—1937年1—31期　陆渊雷医案）

手肢振颤

劳伤肝脾，血不荣筋，手肢振颤，足软乏力，腰酸体瘦，脉来细涩。平素嗜酒难除，饥而不能饱谷，防成瘫痪。

上绵芪二钱　制冬术钱半　川桂枝七分　川续断四钱　全当归二钱　法半夏二钱　炒赤芍钱半　怀牛膝二钱　青防风一钱　广陈皮一钱　嫩桑枝五钱

（《国医杂志》1933年6、11、12期；1934年6—11期　澄斋医案）

5. 风痱

高年风痱厥中

窃以家慈今年六十有七，患神经病，已越四年矣。缘向身体虚羸，因井臼操劳，足不出户庭一步，复以家道中落，居恒郁郁，终日不作一语，致成肝胃气痛之疾。时发时止，既而家事日见繁剧，至丁未春间，忽患失红之症，每呕吐一次，即用脚盆盛之，辄为之满。比以仓促之间，未敢乱投药饵。当购鸭梨四十斤，熬膏服之，未及一月，渐次就痊，旋又购梨六十斤，加以西洋参合熬成膏，服完即愈。接服吉林人参斤余，自后即不复发矣。然肝胃气痛之疾，动辄复发，发时饮食不能少进，非数日不能复元。盖平时除两餐米饭外，其他无论美肴嘉馔，概不沾唇，饮食亦不多，茹荤腥极有节度，所服之药，无非理气导痰之剂，不能稍见功效。由此肝火愈旺，益见颓唐，迫至辛亥秋，武昌起义，竟成鹤唳风声，斯时也，家慈难安寝食，无以自容，讵料烽火之中，

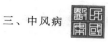

而先严忽于是年十月见背，则家慈于恐怖中，而兼伤感，于是精神顿减，更形惝恍迷离。其气血亏耗，亦已达极点，竟至小解自遗，不能收摄。当延名医诊断，均以滋阴固气为不二法门（当归、白芍、熟地、党参、牡蛎、覆盆、菟丝、山药、陈皮、黄芪、白术、茯苓、甘草等味），竟获痊愈。甲寅五月，不幸冢儿夭殇，则家慈失其最爱之长孙，而病势益见增剧，终日谵语，似醉若痴，时而高声，时而絮语，由是饮食无节，喜怒弗常。近四年来，时以双手频解钮扣，迄无间断，惟耳甚聪，饮食亦较前其健，只是漫无节度，不择甜咸，均能可口，现因齿落，但不能食硬物，其行动非人牵扶，即寸步难移。至若大小便，均与寻常无异。舌苔则变化不时，惟嘴唇常带红色，却从来无咳痰之患，及涎沫吐出者。现在肝胃气痛之疾，际此亦不复发，稍一清白，即觉心脘痛楚，偶谈往事，于三四十年前经过之情况，尚能记忆靡遗，以挽近而论，又觉稍逊于前。后服痴癫药水（西药），不甚见效，继以京半夏、戈半夏等，乃化橘红合冰糖蒸服，仍然无效力。此仅就病变，及服药各缘由之大概情形也。肃按此等症候，为神经病已无疑异。近因单方毫无功效，药饵亦暂为中辍。睹此暮景，不获以娱天年，为此将详细病状具陈，以便转乞大医家明以教之，并望赐以良方。俾家慈早起沉疴，则感荷高谊，实无涯涘（下略）。

问答：高年风痱厥中

据述　令堂之恙，先因过劳成肝胃病，继则吐血盈盆，后复因恐怖，而精神恍惚迷离，小便自遗。再则终日谵语，似醉若痴，时而高声，时而絮语，由是饮食无节，喜怒弗常。综观经过前因，由肝病而遗溺，由遗溺而神呆，显系心神大虚，脑府不足，系高年风痱厥中之兆。盖神以心为宅，以囟为门，故心为藏神脏。凡人之神气，皆心所应含藏者也。而脑亦为元神之府，神明出焉，灵机发焉。浮山道人云：人之智愚，系脑之清浊判之。《内经》云：肾生髓。又云：诸髓皆属于脑。又云：肾出伎巧。西医亦云：人之才智，均出于脑髓，髓者肾精所生。精足则髓足，髓足则上实于脑。九墟道人云：脑为髓之海，太阳经入络于脑，故五谷之精津和合而为膏，内渗入于骨孔，补益于脑髓。凡人脊骨中之髓，上至于脑，下至于尾闾，故人之而有知觉者，虽曰神主之也，而能记忆不忘者，实则皆脑所使也。盖神之初生于肾中之精气，而后上归于心，合为离卦，中仍含坎水之象，以阴精内含，阳精外护，心脏所以光明朗润，而能烛照万物。摄影于脑府者也，故心神旺，脑府足，则作事灵敏，善记不忘。心脑虚衰，则灵机顿失，遇事迟钝，经过即忘。若心神散越，脑髓干涸，则神呆似痴，错言妄语，或独语如见鬼状，如上所述之象见矣。究其病机，皆由积劳思虑所伤，以致心肾两虚。《养生要言》云：多思则神散，多念则神劳。《彻剩八编》云：神贵藏。若真脏过虚，则其神反外露也。能谈经过往事者，其即平时所感受之事，记忆于脑府，虚则元神外露，记印之事，亦随之而散越也。其饮食仍健者，系肾精不足，肝风内动，胆火亦激而上炎，散入胃府，反能食善消，不辨五味者，其胃神经亦变麻痹也。口唇常红者，亦属下焦浮游之火上升也。大小便如常者，大小肠膀胱无热也。步履难得，缘下焦肾命之元气，升胜上焦而作祟，以致下虚上实，两足反成痿软，步履艰难矣。服痴癫药水，及半夏等化痰药无效者，因是症非痰火所蒸，痰瘀所迷之癫狂痴痫者可比，乃阳不交于阴，属下虚不纳之病。议以育阴潜阳治下，镇心宁神治上，俾龙火潜藏，元气归宅，诸症渐平。必须僻除物念，或可颐养暮年，拟方于后。并乞指正。

治下：育阴潜阳法，宜用丸方，照服数料。

炒熟地四两　白归身三两　巴戟肉三两　炙虎骨二两　怀牛膝三两　枸杞子二两　淡苁蓉三两　浙茯神三两　淮山药三两　沙苑子三两　菟丝饼三两　明天麻两五钱　灵磁石三两,研细　破天冬二两　鳖甲胶三两,另化　生川柏一两　龟板胶二两,另化　驴皮胶三两,另化

上药上十五味，研细末，用黄鱼鳔胶二两炖烊，并将鳖、龟、驴三胶烊化，加炼蜜捣前药为丸，如桐子大，每服三钱，每日早晚空心，淡盐汤送下。

治上：镇心宁神法，宜用汤剂，照服廿剂。

青龙齿四钱　辰砂拌茯神二钱　炒枣仁三钱　制远志一钱　炒白芍二钱　炒黄菊二钱　太子参一钱　炙甘草一钱　明天麻二钱　黄草石斛三钱　西琥珀末五分,冲入　炒生地四钱　金箔镇心丹四粒,另嚼碎吞服

用阴阳水（河井各半）三碗，煎取一小碗，二煎以水二碗，煎取大半碗，半饱时热服。

附：金箔镇心丹方，绍兴和济药局制就有购，每丸洋三分。

九制胆星一钱　朱砂三钱　西琥珀三钱　天竺黄三钱　西牛黄五分　麝香一分　小川连一钱

上为末，炼蜜为丸，每丸如芡实大，金箔为衣。

风痹

顾左　湿痰入于经络，而为风痹，周身痹痛。腰下较重，步履不能，屈伸不利，苔腻脉滑，已延两月之久，再延恐有瘫痪之患矣。

川桂枝五分　木防己一钱五分　宣木瓜三钱　首乌藤三钱　络石藤三钱　豨莶草二钱　仙鹤草二钱　天仙藤二钱　广橘络一钱　威灵仙一钱五分　桑寄生三钱　晚蚕沙布包，三钱　云茯苓三钱　制半夏一钱五分　丝瓜络三钱　醋炒桑枝三钱

（《中医世界》4卷20期　瞿冷仙　碧荫书屋医案）

6. 痉厥

痉症

民国戊辰年十月初，诊视张文翼之女燥痉症，其孩年十岁，体质羸弱。五天前感冒风邪，发热、头痛、鼻干、自汗，误服回春丹，及藿香正气散等药，致变痰鸣、口噤、角弓反张、四肢拘急、目睛直视、便秘溲赤、皮肤焦枯、脉微无度、舌苔焦黄、唇裂、齿龄各症。合病因脉证参之，乃风燥致痉症也。夫痉症原因不一，有因风寒而痉者。有因温热而痉者，亦有因燥火而痉者，此时正值秋令，燥金司气，体弱之孩，阴气必虚，一感风邪，易于化燥。风阳邪也，燥亦阳邪也，阳邪从阳，又得少阳、阳明之气化，燥为相搏，以致阳明所属之经府津液，皆被消烁，故有以上见症。治法急泻阳明之燥，而救其津液，谨拟调胃法，加涤痰品主之。方用川锦纹二钱　玄明粉二钱　生甘草一钱　荆竹沥一酒杯冲服，进二剂，痉止痰开，大便下溏粪二次，乃改用天花粉、栝蒌实、生白芍、原寸冬、鲜石斛、鲜竹茹、生甘草、荆竹沥，清燥润痰品二

剂，遂告全功。

（《医界春秋》41 期　广德钱存济　临诊治验记）

痉厥

郑奶奶

一诊：久恙之体，烦劳之后，陡然热高发痉厥，厥返之后，肢搐头疼仍甚，热高不退，诊脉弦而数，苔黄腻，渴欲引饮，此素体本虚，肝用本强，烦劳感受暑邪，热胜风生，引动风阳，上窜于脑，横流四末，故见痉厥之象。症在重途，本虚标实，有正不胜邪，厥而不返之虑。治法清泄重镇，以息风阳，而安脑府，固为必要，尤当佐以清暑退热之品。良以热不退则风阳不平，退热乃釜底抽薪之计也。从前病象，只能置之不议，急则治标，古有明训，际此鸱张之际，尤当先治其标矣。列方于后，以备酌取。

羚羊片四分　抱木神三钱　连翘壳三钱　生石决八钱　益元散四钱，包　粉丹皮钱半　白池菊三钱　鲜藿佩各钱半　竹茹叶钱半　霜桑叶三钱　西瓜翠衣三钱　嫩钩钩三钱　鲜荷叶一角　梗一尺　白荷花枇杷叶露各半斤　代水煎药。

又诊：今诊脉数见平，细而弦如故，苔转薄白，热度潮高潮低，头疼肢蠕动，梦语如诂未澈，口苦无味，以症脉论，暑邪渐化，肝阳未平，湿热未尽，其热之不尽者，以素有虚热也。目四黑，经事数载不得，内有干血无疑，姑暂置之，再用平肝潜阳，安神化湿热法以继。

生白芍二钱　朱茯神三钱　鲜佩兰钱半　生石决八钱　真川贝三钱　嫩钩钩三钱　杭菊炭二钱　橘白络各一钱　水炙桑叶钱半　鲜竹茹二钱　玫瑰花三朵，同炒　枇杷叶露一斤，代水　鲜荷叶一角　梗二尺又诊：头眩痛仍甚，带下频频，腹中胀，溲黄赤，肝阴本亏，肝气滞而肝阳升，湿热下注，带脉不束，再暂投柔肝潜阳，化湿束带方法。

大白芍二钱　朱茯神三钱　橘叶络各钱半　穞豆衣三钱　真川贝二钱　生薏仁四钱　左牡蛎八钱　瓜蒌皮三钱　川柏炭八分　炒杭菊二钱　炒竹茹钱半　玫瑰花三朵，同炒　鲜荷叶边一圈　梗二尺

又诊：骨蒸劳热已久，甫时为剧，经闭二载，目四眦黑，脉虚弦数，内有干血，血燥发热，非干血得行，不能去病，当宗仲景缓用补虚，先行干血为治。

炙鳖甲三钱　地骨皮二钱　柏子仁三钱　银柴胡八分　肥知母钱半　粉丹皮钱半　嫩白薇钱半　抱木神三钱　京赤芍一钱　大黄䗪虫丸三钱包煎

（《现代中医》2卷6、7期　何时希　程门雪近案）

痉厥

常熟百岁坊戴姓女凤凰，约十八九岁，在灵公殿前曾府为使女，时正酷暑，饮井水两碗，后觉胸中痞闷，明晨忽腹中气上冲痛，痛则痉厥。目珠上反，角弓反张，四肢抽搐，时厥时苏，一日夜五十余次。前医作热厥，服以凉药，昏痉抽搐更甚，因贫不能服药，束手待毙。余曰：药资余不吝，然生死不能保也。病家曰：生死由天，求君救之。余心恻然，即进以至宝丹一粒，苏合香丸一粒，研细，菖蒲汁调服。再用针刺风池两穴，期门两穴，虎口两穴，肺俞两穴，无效。而痉厥更甚，余细思终夜，恍惚悟曰，热时饮冷，阳气内伏，阴寒阻格于上，阳欲升而不能，阴欲散而不得，阴阳之气，逆乱于中，犯胃则为吐泻，犯肝胆则为痉厥。仲景肝胆同体，每以温凉并用，昏厥痉者，皆阴阳之气逆乱于中

者多，用药亦须温凉驳杂，方克有济。此症在厥阴之表，少阳之里，着笔当在厥阴少阳二经，即拟桂枝一钱，羚羊二钱，干姜五分，川连四分，吴萸四分，钩勾三钱，木瓜二钱，天麻一钱，僵蚕三钱，竹沥一两，石决一两，姜汁五分煎好。缓缓服尽，气平痛止，即能安寐。痉厥抽搐俱平，后服调肝脾药二十余剂而痊，余贴药费三千余文，愈此危症，亦生平一快事也。

痉厥

病者：张文炜君，年十岁，住青浦聚星街方宅。

病名：寒冒痉厥。

原因：三秋患疟，淹缠匝月。病后未经调理，营卫未和，肌腠不密，常有凑凑自汗，时序隆冬，严寒之令，积雪未消，散步庭前，偶感寒风，即伤太阳经。

症候：倏然四肢逆冷，头疼项强，偏体筋瘛不舒，手足发痉，战栗乏汗，两目斜视，语言烦乱，病来甚暴。

诊断：左关浮紧，右部细微似伏，脉证合参，乃寒邪郁冒，伤太阳经症也。

疗法：用冲和汤加减，以羌、防、芍、蒡为君，发散太阳之寒风，并治头项强痛，辅以葱豉，解郁通阳发汗，臣以钩藤、天麻息肝而定痉厥，加之白芍、甘草调和营血，佐以杏仁、枳壳散至高之滞气，使以二陈，化中焦之痰结，俾表解里和，症随药而愈。

处方：西羌活八分　葱豉打二钱　茯苓三钱　白杏仁三钱　黄防风一钱　钩藤三钱　新会皮二钱　东白芍二钱　西川芎八分　天麻一钱　制半夏二钱　炙甘草五分　川枳壳一钱五分

次诊：痉厥甫定，浑身发热，汗得透泄，惟有啬啬恶寒，淅淅恶风，脘腹不舒，作噫，口渴，头痛，目黑仍有斜视，脉细弦，再以疏运。

二方：明天麻一钱　厚朴一钱　枳壳一钱五分　茯神三钱　黄防风一钱　采芸粬二钱，包　杏仁三钱　白苏梗一钱　炒白术一钱五分　老钩藤三钱　东白芍一钱五分　炒竹茹一钱五分　二帖。

三诊：昨日寒热已解，诸恙均愈，今午又起寒战，身热汗多，面浮唇白，势象转疟之机，再从和解。

三方：银柴胡一钱　全当归二钱　宋半夏二钱　生姜二片　香桂枝五分　炒白术二钱　茯苓三钱　红枣四枚　炒白芍二钱　炙甘草五分　广皮二钱　四帖。

四诊：前方连服四帖，疟发二次，易方仍从原方，除去桂枝、生姜，加党参、浮小麦，再进六帖，而诸恙均瘳。

（《医界春秋》58期　袁跃门　大德医室验案）

吴金龙刚痉治验

航头镇吴金龙年近三旬，禀赋素羸，曾患杨梅毒，其病愈，其毒亦尽。惟真阴未充，时觉腰痛神疲，饮食亦未照常。至六月中，忽患头痛项强，不能动摇，目不能视，甚则痉厥，或一日一发，或一日数发，历二三小时之久，诸医或为痰，或为肝厥，或为梅毒上攻，百药不应。迨七月初旬，延余往诊，按得脉形浮大，左关弦而紧，两尺虚而细，舌色白而干。余谓其父曰：斯症是真阴不足，水不涵木，虚风暗动，风火相击，而为刚痉。遂用介类潜阳，服数剂，厥虽止，头痛不减，神志尚清。又邀复诊，脉象如前，再进原法，佐以养阳息风之品，另用六零六，连服十数剂而霍然矣。

（《中医杂志》4期）

痉病

痉病本非风湿咎，有无汗症见刚柔，角弓口噤如风状，燥剂教君莫妄投。

大意：痉切不可作风治，而用风药。多是气虚，有火兼痰。

内因：人之筋，各随经络束于身，血气内虚，筋无所荣，故邪得以袭之。

外候：病身热足寒，颈项强急，恶寒时，头热、面赤、独头摇、卒口噤、背反张，痉病也。

诸病变痉：太阳病发汗太多，因致痉，风病下之，则痉。复发汗，必拘急，疮家虽身疼痛，不可发汗，汗出则痉，产后血虚。肉里不密，故多汗。因遭风邪搏之，则变痉。又《正传》曰：或产后，或金疮，或跌扑伤，痈疽溃脓之后，一切去血过多症，皆能成此疾也。

痉与痫似相同而实不同：其病发时，身软时醒，谓之痫。身强直，反张如弓，不时醒者，谓之痉。

亦有绝无风邪痉：有绝无风邪，而亦能使人筋脉挛急，为角弓反张之候者，是血脱无以养筋也。

治痉大法：治宜补血降火，敦土平木，清痰去湿，随症而用。

脉法：痉脉弦而紧，如弦直上下行，痉家其脉伏，坚直上下，腹暴胀大，为欲解。脉反伏弦者痉，痉病发其汗已，其脉浛浛如蛇。

治法

主以四物汤，养筋加秦艽、续断，行血加牛膝、独活，驱风加羌活、防风，清痰加竹沥、姜汁，气虚加人参、黄芪。

如圣饮 节庵：治刚柔二痉，与瘛疭同治 出在《明医指南》。

羌活　青防　川芎　白芷　炒白芍　柴胡　人参　当归　粉草　法夏　黄芩　生苔　乌药

上用水二盏，姜三片，入姜汁、竹沥温服。

有汗曰柔痉，加白术、桂枝。无汗曰刚痉，加苍术、麻黄，或加葛根亦可。痰多加贝母、瓜蒌、枳实、苏子。火盛加山栀仁、麦冬、花粉，去川芎、柴胡、乌药、半夏、羌活、防风、白芷。如口噤、咬牙、大便实者，加大黄微利之。产后去血过多成痉者，加黄芪、熟地。

（《中医世界》"医药提要" 7 卷 5 期）

伏热痉厥

董彝民之夫人：年四十三岁，以今岁春行夏令，蕴热内伏；至首夏，又复燠热异常，引动伏邪，兼本人素有情志抑郁之陷疾，感受燠热，一触即发，初起觉头部刺刺作痛，继则呕吐痰涎数口，即口噤昏厥，人事不省，肢痉强直，时形抽搐，延医诊视，有谓为中风者；有谓为哑叭翻者，以消痰散风刺针等法，毫无见效，群医束手，视为奇证。后经敝亲郝凤翔介绍，邀余诊治，时病者错厥不省已一日夜矣。按其脉洪滑有力，惟左寸浮取如常，微按细若游丝，重按全无。下体僵直，两胁膨胀，息促气吼，险象丛生。余据脉审证，断为伏热痉厥。夫素有气郁之人，则肝气不畅，络气滞塞，热邪窜入肝络，不易宣达，遏闭既久，酿痰化热，夹肝气而上冲清窍，蒙冒心包络和脑骨神经，使知觉系与运动系失厥功能，故错厥无知也。其肢痉抽搐，口噤气吼者，乃热内炽，灼津烁血，筋失所养而拘急，在四肢则为痉挛，在口角则为噤锢，气吼乃痰火上迫之声也，所幸未现遗尿口张等之

174

绝症，从速诊治，尚可挽救于万一。遂急以逼迫瓶射薄荷精，并以大指掐右手背威灵穴，以开闭醒厥，继拟清热豁痰解郁通窍之剂：

磨犀尖一钱　胆南星二钱　青连翘三钱　九节菖蒲一钱　石决明四钱　羚羊角一钱　天竺黄二钱　广郁金三钱　牙皂角钱半　生石膏六钱　生山栀三钱　竹沥汁五钱

方剂诠解：本证以伏热上窜，弥漫胸膈，夹痰浊以凌心犯脑为主动：故以栀翘速透上焦，以清里热，犀角味咸寒，可由肾入心，使内干之邪热，透表而出，心无邪扰，而神经自安，羚羊角由肝入脑，可使上犯脑髓神经之邪热，平息下行，则神自清醒。夫邪热之上窜，肝之作祟也，复以石决明镇肝潜阳以杜其源，石膏质重气轻，取其质重可镇热邪使不上炎，取其气轻，可引热邪透表外达。然病至错厥，不独邪热内扰，必有有形之痰浊蒙蔽清窍，故以竺黄、南星、竹沥以豁痰，牙皂、菖蒲、郁金以宣窍，使心脑俱清，痰蠲热解，而症自愈矣。

一剂后，神识略醒，颊车缓软，惟手足抽搐如前，口甚燥渴，肢体灼热，脉仍洪滑，为复疏一方：

紫雪丹一钱　生山栀三钱　生石膏八钱　肥知母三钱　广郁金三钱　川木瓜三钱　牡丹皮三钱　大元参五钱　大生地四钱　天竺黄二钱　淮木通二钱

方剂诠解：本方以紫雪丹轻透伏邪，宣窍豁痰为君；山栀、石膏泄热生津为臣；内热猖獗，则肾液被却，故以生地、丹皮，以滋少阴之液，精液充足，不独可上济心脏之燥，尤可濡润宗筋，使不痉挛；复以木瓜舒筋以治其标，竺黄以豁其痰，郁金以宣其血，使神清筋缓，则病方入坦途，可望生机。

服后：果神识清醒，身凉渴蠲，抽搐已减大半，惟略形拘挛，屈伸不利，六脉虽和略大，知系余热未清，津液涸损，为疏清热润燥救阴之剂，服二帖而痊。

（《光华医药杂志》2卷6、7、8、10、12期 怀葛斋验案）

暑邪入营痉厥之治验

严横林，江北车业。其妻向有嗽恙，进清肺之剂而愈。年三十经事已少，甲子夏午月下旬，天暑屋向西晒，感受热邪，经来不多，自服红花煮酒，腹痛呕吐血沫，两手搐搦，口噤目斜，不省人事，遗尿不知，脉沉弦劲，左伏，舌不得见，卧处甚热。暑邪因酒引冲脉之血上冒，热入营血，内风陡动，痉厥之象，危险万分。勉拟清热息风，和营散瘀法，备商：丹皮二钱　青蛤散五钱　七孔决明一两　双钩勾五钱　丹参二钱　益元散五钱，荷叶包　明麻钱半　银花三钱　玳瑁钱半　竹茹钱半　鳔胶三钱　蛤粉炒松　童便一盅　茜草钱半　单桃仁三钱　另西血珀五分　上西黄三厘　羚羊尖七厘　参三七三分　研细如霜，开水下。嘱用乌梅揩齿，口仍不开。横林用火刀凿去一齿，药方灌入，一剂而醒。经行数日，各恙均已。

（《如皋医学报》1930年）

暑风痉厥

常熟大东门外，余义大店夥余姓，年五十余，因暑天到浒浦，舟中受热受风，是晚回店，发热极盛，至晨，脉伏肢厥，二便皆秘，遍体无汗，项背几几体寒，邀余诊之。曰：风袭太阳之表，暑湿热郁于里，急宜开表通阳，迟则恐成刚痉。叶天士曰，通阳莫如通小便，使膀胱一开，一身之阳气皆通。即进以五苓散，每服五钱，煎沸汤一大碗饮之，饮两次，小溲通畅，而汗出脉起厥回，体转热矣。此症虽轻，如作热深厥亦深，投以沉寒凉药危矣。故志之以示后学。

（《国医杂志》7集 荆溪余景和听鸿甫著 孙鸿孙 诊余集）

寒热痉厥之治验

殷寿根之妻三旬，向多抑郁。壬戌清和下旬，现天气暴热，上城感邪，二十八下午二时，大寒，厚覆二被，热不外扬，而从内窜。手指痉动，呻吟，烦躁，呼热，随即口噤，昏糊不省。至明日乡愚以为鬼祟，延巫禳，依然不苏。乃延余诊，至则先后二时，厥已一日夜矣。初来招诊，云及病情，有痉瘟之状，即带卧龙丹，逼近瓶射薄荷精。到则诊脉，据初病时脉躁疾异常，兹则肢痉强直，脉右数左伏，口噤，以箸抉齿视苔白，初以卧龙丹吹鼻不动，以逼近瓶射薄荷精，并指捏右手背威灵穴，目睁，得嚏九八，顿觉汗出遍体，醒来连声难过，口渴呼饮。左脉已起，遂疏射干、郁金、栀、豉、丹皮、双钩勾、珍珠母、古决明、竹茹、竹黄、滁菊、薄荷、茅根、连翘、银花、九节菖、至宝丹，神清痉定，胸脘窒闷，续予调气清热之剂而起。

（《如皋医学报》1930 年）

阴虚阳亢气喘痉厥

潘右　人生之气呼出心与肺，吸入肾与肝。肝藏魂，心藏神，心主血而不能藏，夜则复归于肝，肝藏血而不能主，昼则听命于心，此则自然之理也。据述合目之后，必然气逆如喘，语言错乱，如有鬼祟，甚则痉厥。醒后自汗淋漓，头眩耳鸣，至日中则又似平人。脉象濡细滑，苔薄黄。拙意营阴先亏，虚阳内亢，呼气多于吸气，神魂为之不安。拟滋养为主，息降为佐。

生地炭磁石粉拌炒四钱　阿胶珠钱半　女贞三钱　潼藜三钱
龙齿二钱　辰神四钱　丹参二钱　牡蛎六钱　怀膝四钱　石英八钱
贝齿二钱　秫米三钱

（《中医杂志》5—10 期　陈良夫　颍川医案）

汤溪邵宝仁乐山氏治案

金氏子七岁，禀赋素弱，壬申七月，饱食后卧竹榻纳凉，竟入睡乡，遂为凛寒发热，腹痛水泄，米饮不沾。至第三日午后，寒已撤而热益炽，乃神昏面赤，瘛疭咬牙，泄利秽水。申酉及暮，抽搐者再，初延某医，定平肝息风之剂。服药后两小时，瘛疭又作。金氏系仁至戚，且乡村伊迩，乃父忆及仁暑假乡居，遂急足午夜叩门招视。至则搐搦已定，神识清明，但腹痛拒按，秽水频泄。脉得弦洪沉实，舌心黄腻罩焦，尖边红绛，燥渴引饮，明系暑热内蕴，痰食互阻，外寒束之，积滞不化，郁为里热。已是阳明实证，而反泄泻秽水，腹痛拒按者，是为热结旁流。瘛疭频仍，间以呓语，则热炽气升，神经激刺。先为针曲池、委中、涌泉三处，以泄络中郁热，冀得气火下行，可定神经之变化。药用羚角四分，磨汁冲。鲜地、玄参、知母、银花、枳实、竹茹、象贝、神曲等物，并生锦纹四分，元明粉八分。加蜈蚣、蝎尾，专以定搐。次早复招诊，知服药后瘛疭不作，大便仍行，虽无燥矢，而稠黏溏酱，秽气异常，继则并昨夜所食少许西瓜，亦完出不化。神识尚有时而蒙，面色惨淡少华，两颧微赤，时或撮空理线，间以谵语。脉则三五至或十余至一歇，舌腻已化，而全是殷红，仍能引饮，小溲不行。盖稚龄质薄，易实易虚，中气无权，肺胃热炽，津液灼烁，症状不可谓不剧。为疏人参白虎，加沙参、元参、山药之属，以清润泄热，气阴两顾。而午后又来相邀，谓药已煮熟，但小儿怕苦，决不肯饮。因其病已委顿，未便强灌，惹动肝焰，虑其变卦。随往视之，则脉证仍与午前无二。家人惶恐，请于煎剂之外，别求良策。知其积滞虽去，而郁热甚盛，诚非可以不药之时，如竟听其迁延，势且木火一动，痉厥随作，尤其可险。无已，姑用紫雪四分，打生石膏两许煮汤，别杵生梨汁一枚，和匀饲之，避苦就甘，冀其可口，亦能泄蕴热而平气火，果尔缓缓频进，儿亦不拒。盖甘香芳烈，颇能振动胃气故耳。渐次尽咽，至申正时，腹中甚痛，继乃小水畅行，浑浊如酱，从此诸恙皆减，神情亦安。病家走来相告，谓是所服紫雪，直从小溲而去，疑非佳象。要知前者腹痛拒按，虽是积滞闭塞，热结不通，亦缘伏火蕴隆，气机俱窒，前方羚地硝黄，未始非清热利剂，究竟承气攻逐，走而不守，一过无余。止以荡涤肠中宿垢，而不能搜幽隐之余滞。今者溺色如酱，乃是久伏之火，得犀羚等深入血分，导引络中余蕴，尤妙在脑麝香窜，直通隧络。搜剔隐藏滓秽，化溲以泄。既能热淡神清，腹无痛楚，其为泰境，盖无可疑。翌日再视，则身热大减，但未净尽，脉则安和，泄泻亦止，能进糜粥，而舌质仍红，犹形燥渴。法当甘寒养胃，滋润填阴，而病者一闻药方，嗷然大哭。父母将顺其意，仍索不药疗治之法。余意石膏梨汁，既得效果，则如法踵步，当亦相安。遂嘱仍用此二物，再进一二日，以觇其后。嗣闻胃渐加餐，日有起色。惟申酉之交，尚觉发热，且有呓语神糊，片刻而定。如是者又五六日，则阳明伏热，余焰犹然，竟不另服他药，日以石膏梨汁从事，渐以康复如常。

　　书后：此病当热盛瘛疭之时，虽是泄泻，而腹痛拒按，脉又复如是，其为热结旁流，尚属显然易知。瘛疭本是热盛气升，冲激犯脑，神经震撼不宁之故。向来国医，只认作肝风煽动，尚是理想空谈。先刺曲池、委中、涌泉，所以导气下行，使不上冲，则神经之激刺可定。针学家本知此数穴用针微刺，可治惊风抽搐，盖由治验而来，莫能说明其所以然之真相，亦缘向来国医未知有神经之特别变化耳。此证先用针家旧法，果能引气下降，不再冲激脑经，是一捷诀，可见针学之不可不讲。药仅锦纹四分，元明粉八分，而荡涤积滞之后，竟致脉歇神惨，时且撮空理线，纯属虚脱见象。虽曰稚龄真阴未充，易实易虚，亦缘此儿赋禀柔脆使然。所幸前方硝黄尚轻，不致遽肇大祸，设或当初不谨慎，分量倍用，势必一蹶不振，事在意中。相体裁衣，洵是治医者唯一要素。斯时选药，自当清热滋液，兼以培本，所定药方，亦合分寸。无奈童年畏药，竟不肯饮，设或持强蛮灌，引动肝焰，则疲惫之余，亦复痉厥可必，乃父所虑，确有灼见。惟其情状如是，正在吃紧关头，又岂可听其不药，迁延偾事。随风转舵，而用紫雪清泄余热，只是一时权宜之计，而竟能搜剔蕴伏余垢，化溲以去。遂尔渐履康庄，盖亦出于意料之外，然后知此儿伏热，大是不浅。苟非紫雪，势且不能遽奏肤功。如此巧合，真是天假之缘，此病此药，自有可传价值。临症时心灵手敏，竟有神机奔赴腕下，岂呆读古书者，所可同日而语。邵氏子卒业于兰溪医校，年甫弱冠，心思颇颖，甚有慧悟。山雷爱以季女字之，今在本校襄理教席，将来与年俱进，医理当能稍有可观。附识数语，就正高贤，见者弗以家庭标榜相嗤笑也。壬申良月张山雷。

（《神州国医学报》1卷6期　邵宝仁）

类中

范太太

一诊（廿三年九月十五日）

类中已久，肢麻舌謇，举动不便，迩来汗出形寒，身热，胸中懊恼，苔黄腻厚，脉滑数，痰热内阻，经隧不得宣通，荣卫不和。痼疾难除，姑以和解风痰为治。

大白芍一钱　桂枝一分,煎水炒　抱茯神三钱　广郁金钱半
黑山栀一钱　竹沥半夏钱半　薄橘红一钱　枳实八分　炒竹茹钱半　川象贝各三钱　炒杭菊钱半　嫩桑枝三钱

二诊（九月十七日）

类中已久，舌謇艰言，肢麻不便举动，形寒身热，有汗不解，咳嗽痰多，胸中懊恼难以名状，再进以阳旦合温胆、指迷为治。

白芍钱半　桂枝二分,同炒　酒炒黄芩八分　半夏钱半　茯神三钱　橘红一钱　枳实八分　炒竹茹钱半　郁金钱半　黑山栀皮一钱　杏仁三钱　清炙枇杷叶三钱　指迷茯苓丸四钱

三诊（九月廿一日）

寒热退，懊恼亦减，头胀痛，咳嗽痰多，舌謇肢强如故，再以泄风阳化痰通络为治。

生石决八钱　煨天麻八分　炒杭菊二钱　竹沥半夏二钱　橘红一钱　枳实八分　炒竹茹钱半　郁金钱半　杏仁三钱　象贝三钱　钩钩三钱　指迷茯苓丸四钱

四诊（九月廿四日）

阴汗自出，右肢麻木，头眩胸中懊恼，舌謇，苔仍腻，脉濡滑，再以益气和荣，化痰通络。

生芪皮三钱　白芍二钱　煨天麻八分　生石决八钱　茯神三

钱　竹沥夏二钱　橘红一钱　枳实一钱　炒竹茹钱半　郁金钱半　象贝三钱　钩钩三钱　指迷茯苓丸四钱

五诊（九月廿七日）

痰厥又发，较前稍轻，舌謇于言，右肢麻木，痰壅于中，肝阳鼓动，逆行于上，再用泄肝潜阳化痰。

九孔石决八钱　左顾牡蛎八钱　煨天麻八分　炒杭菊二钱　茯神三钱　竹沥夏二钱　薄橘红一钱　白蒺藜三钱　枳实八分　炒枣仁三钱　制胆星五分　广郁金钱半　嫩钩钩三钱　嫩桑枝三钱　指迷茯苓丸四钱

六诊（九月卅日）

大便不爽，胸中懊恼，苔厚腻，脉滑数，肢麻舌謇，肝火痰热留恋不清，再用清肝化痰安神法。

九孔石决八钱　龙胆草五分　炒杭菊二钱　白蒺藜三钱　茯神三钱　枣仁三钱　竹沥夏三钱　枳实一钱　炒竹茹三钱　盐水橘红一钱　瓜蒌霜三钱　陈胆星八分　嫩钩钩三钱　指迷茯苓丸四钱

七诊（十月六日）

厥发渐短，次数亦少，大便不爽，心中懊恼略轻，舌謇肢麻如故，苔腻大化，脉滑不静，再用息风潜阳，安神化痰。

元参三钱　生白芍二钱　九孔石决八钱　生左牡蛎八钱　辰茯神三钱　酸枣仁三钱　枳实一钱　炒竹茹三钱　竹沥半夏三钱　盐水橘红一钱　瓜蒌霜三钱　炒杭菊二钱　干桑叶二钱　嫩钩钩三钱　指迷茯苓丸四钱

八诊（十月十六日）

气之与血，并走于上，则为暴厥，厥发三次，时间尚

182

短，肢麻头疼，懊㦃少减未尽，苔复泛腻，痰浊内蕴甚多，再用重镇降逆，佐以化痰。

生石决一两　左牡蛎一两　龙齿八钱　辰神四钱　白芍三钱 枣仁三钱　竹沥夏三钱　盐水橘红一钱二分　枳实一钱　炒竹茹三钱　嫩钩钩三钱　指迷茯苓丸四钱

九诊（十二月五日）

痰热内盛，内风鼓动，挟痰上扰，则为暴厥，厥后肢麻舌謇，胸中懊㦃，脉来弦滑，舌苔黄腻，类中已成，不易奏效，再以熄风化痰热为治。

生石决八钱　白蒺藜三钱　煨天麻八分　炒杭菊二钱　茯神三钱　竹沥夏二钱　橘红一钱　广郁金钱半　鲜竹茹三钱　枳实一钱，同炒　象贝三钱　枳实一钱，同炒　甜光杏二钱　指迷茯苓丸四钱

十诊（十二月廿五日）

内热痰热尚和，惟咳嗽甚剧，新感风邪，袭于肺俞，再以祛风宣肺化痰，先去其标。

蝉衣八分　炒牛蒡钱半　干桑叶二钱　干菊花二钱　茯神三钱　远志一钱　杏仁三钱　象贝三钱　橘红一钱　郁金钱半　清炙枇杷叶三钱

（《现代中医》2卷6、7期　何时希　程门雪近案）

风湿入络

焦　遍身麻痹，甚则指节强痛，乃风湿入络病也。

川桂枝一钱　煨天麻一钱四分　全当归三钱　左秦艽二钱 羌独活各一钱四分　防风己各一钱四分　赤芍药一钱四分　威灵仙一钱四分　大生地五钱　刺蒺藜四钱　桃杏仁各三钱　宣木瓜一钱四分 酒桑枝五钱

（《国医杂志》1933年6、11、12期；1934年6—11期　澄斋医案）

7. 以眩晕为主诸病

心脏瓣膜病（眩晕）

应先生　九月五日

常眩晕，服苓术剂则差。又时时脚肿，用利水及鸡鸣散，皆不应，脉滑带劲，心跳，纯浊音达左乳线，疑是心脏瓣膜病。

云苓五钱　冬术二钱　煅牡蛎一两，打，先煎　黑附块三钱　桂枝钱半　炙草一钱　真针砂五钱，先煎　萋根三钱

复诊：作心脏瓣膜病治，服药三剂，寒已食增，而脚肿不除，晨起退，退则腹重起，则脚肿，肿则腹轻，似水随体位流动所致。又小便甚少，大便初头甚硬，脉则较前缓软甚多。

云苓五钱　桂枝二钱，后下　真针砂三钱，先煎　黑附块二钱　泽泻四钱　玄明粉三钱，冲　生白术三钱　防己三钱　煅牡蛎八钱　炙草一钱

应君服务于华成烟草公司，病情极错杂，年必一发。去夏经多医不愈，惟服渊师药颇效。故今年仍就渊师诊治也。编者。

（《中医新生命》1934—1937 年 1—31 期　陆渊雷医案）

急性脑充血（晕）

欧阳老太爷

高龄七十有二，平时体质甚佳。近日时患眩晕，晕已汗出，脉鞭任按，血压甚高可知，晕是急性脑充血。忌沉醉大饱，甚喜甚怒。

煅牡蛎一两，先煎　赤白芍各二钱　防风钱半　怀牛膝一两　生地黄五钱　全蝎钱，半炙　湖丹皮二钱　当归三钱　桑叶三钱

桂枝一钱，后下　滁菊三钱

再诊

前数日，晕与汗俱止，遂停药。昨又发，又服原方一剂，遂已。然脉弦长任按，舌战而萎，病根未除，仍当间数日服一剂。

大生地五钱　丹皮二钱　原钗斛三钱　怀膝一两　白芍五钱　麦冬二钱　丹参三钱　桂心一分研丸吞　防风二钱　全蝎二钱，炙　杭菊三钱　炙草一钱

（《中医新生命》1934—1937 年 1—31 期　陆渊雷医案）

虚风眩晕

虚风眩晕，泛恶心懊，东恒法主之。

煨天麻一钱　香白芷一钱　制半夏三钱　荆芥炭钱半　杭甘菊二钱　抚川芎七分　广陈皮一钱　生白术二钱　刺蒺藜四钱　淡竹茹钱半　冬桑叶钱半　全当归二钱

（《国医杂志》1933 年 6、11、12 期；1934 年 6—11 期　澄斋医案）

时时眩晕

吴先生膏方

记忆力弱，时时眩晕，夜不能寐，寐则龂齿，或觉心悸，又有口气，每病必见肠胃证，今大便鞕而难，先是多遗泄，今颇差。面皮微黄，但不羸瘦，脉甚沉细，舌胖苔少，此肾虚血少，且有慢性胃病。

制首乌四两　生西芪八两　竹茹三两　枸杞子四两　炒潞党三两　牡蛎八两，煅打　金狗脊三两，去毛　川连五两　枣仁四两　绵杜仲三两　干姜一两　远志肉三两　生熟地各五两　姜夏四两　蒌仁四两　当归二两　枳实二两　知母三两　龙眼肉四两　云苓四两

以上廿一味浓煎去滓，入冰糖半斤，真阿胶四两，龟板

二两，文火收膏，磁罐贮，每早空腹开水冲下一小匙，渐加至一大匙，感冒则停。

（《中医新生命》1934—1937 年 1—31 期　陆渊雷医案）

头昏眩晕

王右　肢麻已除，头痛转偏于右，头昏眩晕，后脊筋胀强，从虚风之治。

煨天麻钱半　法半夏五钱　制首乌六钱　潼沙苑四钱　石决明六钱　甜冬术二钱　抚川芎八分　金毛脊五钱　刺蒺藜四钱　杭甘菊二钱　甘杞子一钱　稽豆衣钱半　煅牡蛎六钱

王右　风阳上潜，治以清泄。

煨天麻钱半　荆芥炭钱半　炒赤芍钱半　刺蒺藜四钱　抚川芎七分　全当归一钱　石决明一两　陈广皮一钱　蔓荆子钱半　冬桑叶钱半　夏枯草钱半

（《国医杂志》1933 年 6、11、12 期；1934 年 6—11 期　澄斋医案）

头晕目眩

邱左，常州　年四十四岁，猝然之间，头晕目眩，如天旋地转，口苦而呕吐清水，误认痧气，大进香窜开泄之品，针刺泄气，致头不以动，动则目黑而昏，此肝肠夹痰火上胃，中风之渐，所幸未遗无汗，宜化痰降逆，熄风平肝，庶几一鼓可平。

明天麻　九节菖蒲　净钩钩　新会皮　竹半夏　左牡蛎象贝母　姜竹茹　杭菊花

汝伟按：此方覆杯即愈。幸属藜藿，其来也速，其去也捷。方药相投，如磁吸铁，如珀拾芥，信不诬也。

（《神州国医学报》1—5 卷　张汝伟　临床一得录）

头晕目眩

袁右　六十三岁，镇海，初诊高年肝阳素旺，上则头晕目眩，如坐舟中，天翻地覆之象，下则便坚溲少，中西峻下不通，脉来右部小数而乱，左部细弦，舌光苔剥，神糊耳鸣，大有阳飞阴竭之象，即大便猝通，亦虑阴阳相脱之险，拟温润补中，交泰和阴之法。

老山人参　制熟地　生铁落　生白芍　淡附子　灵磁石
生决明　更衣丸　淡苁蓉　制首乌　生龙齿　柏子仁

汝案：此症起病至余治，已有旬日，病家欲望大便之通，医家近合病家之意，先用枳实、槟榔，继则大、小承气，不效。复用西医灌肠，阿罗粉丸、清导丸、果子盐等，无一不尽量多服，而大便终不能通，病势日益加甚。此方服后，五六小时，即见大便颇爽，二盅服后，又便。头晕遂平，胃气来而精神爽朗。惟两太阳刺痛，改方加甘枸杞三钱，北细辛二分。服后，头痛遂止，调理数剂即安。可见药之与病，固有如匙开锁之效，而病不究因，或倒果为因，必治非其治矣。吾于此病而益信也。

头晕目眩

贾_{左南汇}　五十六岁，素有遗溺溲数之症，下焦之元阳已亏，近值春阳发动，忽而头晕目眩，手指麻木。时而形寒，时而烘热，脉左弦右滑，防转跌仆类中之虞，先与养血熄风，柔肝化痰治之。

明天麻　象川贝　化橘红　淡竹叶　潼白蒺藜　仙半夏
黑橹豆　石决明　炒白芍　夜交藤　炒泽泻　煅牡蛎

二诊肝阳已平，麻木头晕均止，乃下泄便水，盗汗如雨，神思倦怠。风去湿存，先以建中，俾有砥柱。

土炒绵芪　川桂枝　津红枣　糯稻根　土炒于术　大白

芍　山萸肉　煅牡蛎　生淮药　云茯苓　冬瓜子皮　炙甘草

三诊：进大建中法。盗汗少而便溏止，胃气已醒，纳食颇馨。神情仍倦，嗜卧，小溲少，苔黄腻，今宜疏化。先补后消之法也。

土炒芪皮　生熟苡仁　茯苓皮　车前子　土炒防风根
大腹皮　土炒白术　冬瓜子　糯稻根　青陈皮　益元散
南枣

汝案：此症共诊五次，诸恙霍然。但第二诊时，形寒颇剧。若误以为邪，肆用表散。或误为汗泄脱陷，进以酸涩，致成坏症，亦颇易。因当时在场亲友，颇有主用前二法也。设非信之有素，或胸无成竹者，能不偾事，爰录记之。

（《神州国医学报》1—5 卷　张汝伟　临床一得录）

头晕

予妻族潘军村邹会文之子，年十岁，患头晕病，日发夜愈，日日如是，百医不效。后予往岳家，伊来求治，诊其脉浮而且疾，知为风热上攻之症也。风热者，虚邪也，虚邪不能独伤人，必因身形之虚，脑中空虚，风热乘之。风为阳邪，前医谓小儿为一团阳火，两阳相搏，头乃旋转。经云：卫气日行于阳，夜行阴，日中风热，随冲气而上升，故头晕转，至夜卫气行阴，风热下退，且阴中属阴，阴气主事，阳光乃制，其风乃止，法以疏风活血、泄热为主，方用防风通圣散，以荆、防、翘、薄泄风于上，知、芩、滑石、石膏泄风热于下，风热下泄，自不上攻，其晕自愈。且有四物汤以活血滋阴，盖为血活则风散，滋阴则热除，又恐辛凉成群，疏泄太过，故除去硝、黄、麻黄，加洋参四分，与白术、甘草同建中州，照顾元气，元气既充，拒邪有力，煎服二剂全瘳。

（《上海医报》66 期）

内科精虚晕眩案

张国正　年近六十，补授福建市布政司。

方伯张公，遇事认真，劳思过度，患晕眩。公与先兄悦岩交好，因邀余往诊焉。公自言公事过劳，时觉头重耳鸣，腰足酸软，近则晕眩，眼见黑花昏乱，少顷方定，甚则双目转运，如坐舟车然，喜卧不喜坐矣。其色困瘁，其脉沉涩，两寸尤甚，而无数象。余曰：此精虚不足也。《内经》谓督脉实则脊强，虚则着重高摇，脑为髓海，髓海不足，则脑转耳鸣，胫酸眩冒，目无所见，懈怠安卧。陈修园以此条病在上而根于下，欲荣其上，必灌其根是矣。仍宜参孙一奎分精血虚、精气虚。精血虚，方宜左归饮一派。固知肺主出，肾主纳，而非运至精之气，则血奚以输精于全体，能藏而后能用，理也。经曰：形归气，气归精，精归化。又曰：精化为气，自然气和，亦足以生精。又曰：人始生，先成精，精成而脑髓生，则精与气与脑之关系，不亦皎然乎。公早岁从戎驰驱国事，稽勋授职洊擢开藩。旬宣已著于贤劳，保障复疲于荩画，精神上未免有伤矣，宜改安肾丸，先作汤剂，补精气也。

盐水炒破故纸、胡芦巴、山茱萸各三钱，川续断、云苓各二钱，茴香六分，盐水炒川楝子六分，去桃杏仁，加锁阳、杜仲各三钱，肉苁蓉、枸杞子各二钱，煎服，连治十日，晕眩略定。去川楝子、茴香、川续断，加菟丝子、巴戟天、淫羊藿各二钱，炙蛤蚧尾一钱，先煎醋淬磁石四钱等药。时或兼以酒煮鹿茸五钱，麝香二厘，由督脉以通脑，精不足者，补之以味也。约治月余，诸患渐已，乃以十精丸温养之（方出《元和纪用经》，徐氏收入《兰台轨范》）。经云：初生之来谓之精，两精相搏谓之神，所以任物者谓之心，心有所忆谓之意，意之所存谓之志，因志而传变谓之思，因思而远慕谓之虑，因虑而处物谓之智。公心思劳动，伤及精神，徒重用参芪，补其中上，不治其下，未为得法。陈修园注，人参补精液，生于山背阳向阴，乃阴药。引《伤寒论》一百十三方，救亡阳，非在误吐下后，从无用参者，自是铁证。但性能补脾，能提气，体阴而用略见阳，故即用参，加入补精药，以健精气，亦宜少而勿多，庶能随诸药而下入也，即用参加入补药以健精气，亦宜少而勿多，庶能引参下入也。

公移节他省，面道珍重，余亦南旋。忆孙公一奎，于晕眩病条举前贤诸说，慎重透晰，无一非仁人之言。若西人论脑说精，确甚。礼亲王《啸亭杂录》，亦言亲验近外肾下，内有精囊，命门常在此处，如其言，命门自有养生之真火，火能温养便是气，今不赘。治此病全在用药合法，观于喻公《寓意草》，治金道宾前后二案，应如何用药，便知不但用补药性有界限等差，即攻散滋清，何莫不然。因著案存记，庶他时用药，免蹈脑力之太劳。

（《三三医报》1925 年 3 卷 11 期）

头目眩晕

余振邦母，年六十余，而犹勤操劳作。八月间，骤起头目眩晕，天地如颠倒，身体不能转，眴动异常，而自言不动，延余诊之。右脉不见，左脉伏，余断其中气骤虚，肝内扰动，用六君子汤加黄芪以补其气，僵蚕、天麻以息其风，一剂而愈。

耳鸣头晕

郭右　操持抑郁，扰动五志之阳，阳化内风，上腾清窍，是以耳鸣头晕，胆怯心惊，甚则懊㤥心烦，莫名其状。虚里穴动，昼夜不安，气为痰凝。中焦如塞，欲嗳而不能，不嗳而不可。时而手心炕热，又真阳不足之象也。虚实挟杂，攻补两难，必须自开怀抱，庶可与药饵兼功。

云磁石先煎，三钱　紫石英先煎，三钱　关防风八分　酸枣仁炒，三钱　大贝母一钱五分　光杏仁三钱　云茯苓神各三钱　橘络一钱　粉丹皮一钱五分　黄郁金一钱五分　霜桑叶一钱五分　瓜蒌霜二钱　风化硝二钱　溶化和服，枇杷叶刷去毛三片。

血压高

胡朴安大师，血压高，久服药如故，肩际胸椎时痛，痛后手臂及拇二指麻木，脉沉硬，此真风信，好为预防。

独活二钱　怀膝一两　煅牡蛎打，先煎一两　防风二钱　当归二钱　赤白芍各二钱　全蝎炙，钱半　干生地四钱　丹皮二钱

另回天再造丸，每日磨化半颗。

复诊：麻木略差，血压仍高，先是因纵酒，致半身冷，麻木在右手，而左脚仍时进作冷，经验上凡风证于对角者，比较难治。

全蝎炙，钱半　独活二钱　怀膝八钱　龙胆草七分　僵蚕炙，三钱　当归三钱　桑枝酒炒三钱　赤芍三钱　防风二钱　地黄五钱　丹皮二钱　枳实钱半　枳实钱半　白石英三钱，打先煎　陈秫米三钱，包

191

心脏肥大（胸闷失眠）

宁先生，病将半年，自觉证胸闷失眠，不思食而力少。西医诊断心脏肥大，而心动如常，血压至二百度以上，今稍稍进食，稍稍能寐，而胸闷不除，脉颇濡，舌尚平。

云芩五钱　小朴一钱　煅牡蛎七钱，先煎　桂心六分，丸吞　柴胡钱半　真咸砂三钱，先煎　冬术二钱　怀膝一两　炙草一钱

（《中医新生命》1934—1937 年 1—31 期　陆渊雷医案）

脱症

吾幼时在孟河天宝堂药铺，曹焕树先生之门下习业，其弟鲁峰素有咯血症，是年十月。忽起寒热，头痛身疼，治以桂枝根汗之，寒热已尽，渐能饮食，停一日忽然面红，汗出如珠，神静脉浮而无力，即请马培之先生诊之，服药依然。至晚汗出更甚，莫可为计，至二更，余看《医宗金鉴》，少阴戴阳一条，即谓焕树先生曰：鲁峰叔之病，与戴阳相合，急宜引火归元。焕树恍然悟曰：此阳脱症也，非温纳不可，因其素昔吐血，最惧阳药，故畏缩而不敢专用，倘一差失，杀吾弟矣。余曰：阳无阴不敛，当阴阳并顾，与其不治而死，不如含药而亡。即以熟地四两，党参四两，黄芪四两，附子三钱，肉桂三钱煎汁，加以童便三两，分三服，先进一服。静待半时，无所变，再服亦然，三服已尽，汗仍不收，面赤不退，不寐不烦不胀，后治法已乱。曰：既能受补而无他变者，恐病重药轻故也。再浓煎高丽参二两服之，又不胀，再以紫河车一具，东洋参二两，煎浓汁服之，约一时许汗收，面红渐退而安寐，至明日始醒，宛如无恙，后费伯雄、丁雨亭先生诊之曰，此等治法，出乎医理之外，非自己为医不可。费伯雄先生曰：昨日阳脱而救阳，今日阳回当保

阴，即服甘凉咸寒养阴之品，十余剂而愈，余见古书有云服参数斤者，于此益信古人之自有此法也。

（《国医杂志》7集　荆溪余景和听鸿甫著　孙鸿孙　诊余集）

脑充血治验谭

仲景曰：知犯何逆，随症治之；知犯何逆，以法治之。期所以谆谆然者，盖深忧天下后世之不能尽其所以然。临症不能变通施治，故曰随症治之，以法治之。夫疾病之道，虚实寒热，传变不一。若不辨虚实，别寒热，不究病之前因后果，卤莽从事，鲜有不败者。所谓用药如用兵，贵乎能号召自如，知彼知己，自能百战百胜，一鼓而擒矣。有张君者，少聪颖，工心计，神经过敏，年来遭逢不景气，更因一二八之役，家庭遂告破产，境况萧条。苦心焦思，喜怒不常，终日郁郁寡欢。某日有友自远方来，久别故旧，难免一方长谈，叙及年来之颠沛流离，唏嘘叹息，殊不知经此促膝谈心之后，突然倒地，神昏语謇，不省人事，家人惶恐，急延吾师方公溥先生诊治，余亦随诊。见其面赤浮肿，气粗痰响，脉来浮弦，师谓斯症之原因，乃由于郁怒伤肝，肝阳上升，激其气血，直冲犯脑，震扰神经之所致。《内经》所谓气之与血，并走于上，则为大厥者，此其的症，即西医所称脑充血之谓，治法宜平肝清脑，引血下行，佐以开窍、涤痰之品。

处方：生怀牛膝一两　生代赭石一两　生石决明一两　生白芍药四钱　生龙骨六钱　生牡蛎一两　九节菖蒲一钱五分　柏子仁四钱　朱茯神四钱　竹沥半夏四钱　淡竹沥五钱，后冲

方中用生代赭石、生怀牛膝，引脑中充血下行，生石决明、生白芍药清脑平肝，生花龙骨、左牡蛎，重镇潜阳，九

节菖蒲、柏子仁、朱茯神养心通窍。半夏竹沥涤痰通络。服后经四五时，昏睡痰响如故，续进牛黄清心丸半枚，随服痰随吐出少许，半夜后烦躁大汗，约二时，声音微开，神识略定，面肿亦消过半，惟溺闭痰阻，头脑疼痛不已，昏厥如故。先生将原方加生地黄五钱，磨取铁锈水煎药。服后经三时，大吐黄水黏痰半盂，精神顿清，面肿全消，小溲渐利，头痛减而眩晕未平，薄粥略进，大便秘结，即将原方加香谷芽四钱，指迷茯苓丸五钱服一剂。霍然若失，续进清理，即告痊愈。噫，险矣哉，亦幸矣哉。斯症苟非方师医学渊博，辨证准确，不用大剂潜镇，而误进小续命汤、地黄饮子，中风诸套方，必致脑部充血不已，血管破裂，皆不得救。或侥幸不死，亦难免口眼歪斜，或半身不遂，而成残废之人。喜斯症之回天有术，故特录而出之。

（《国医杂志》九期　杜光亚）

脑充血治验例

第二例

郑太太，年四十岁，杭州闸中郑文俊先生之夫人也。身体丰腴，秉性刚强，操理家务，未免劳心过度，以致一年以来，时有心胸烧热，其热上冲脑筋，则现头晕、耳鸣、目眩、脚软而冷等等症状，稍受刺激，则心悸过甚，并各症象亦均随之增加。剧时畏光，一年以来，不敢入电影院、游戏场，不敢乘坐火车、汽车，即坐人力车亦觉飘飘欲倒，殊以为苦。曾经中西医治疗，未见功效，自己认为衰老现象矣。迨余游杭之便，经姚公一君之夫人（系同胞姊妹）介绍为其诊治。

第一诊：廿三年十二月十日

症状略如前述，脉搏一百至，形态弦硬，气势上冲较力，寸关有余，尺部不足，大便秘结，数日一行，形质干燥，口渴而所饮不多，小便灼热，舌苔薄而微赤，一似无苔，两颧发热，颈筋亦觉不灵，体温卅八度二分，血压二百度，此为血压过高，系"脑充血症"，为中风之预兆。若不早为防范，恐有不测之变。除用镇肝、熄风、潜阳、降逆之剂外，其于居处上，亦须加以改换，如勿登楼，室内须用绿色电泡，勿入热闹喧哗场所，勿饮食有刺激性之物品，尤须切戒烦怒。药用：

生石膏一两，捣，先入　生淮山药六钱　生龙骨六钱，捣，先入　生牡蛎六钱，捣，先入　怀牛膝六钱　生赭石六钱，研，先入　炒柏子仁四钱，捣，先入　陈胆星一钱　生铁锈二钱，研细先入　生地七钱

煎法面嘱。服法，第一煎取汁一碗，分二次服，每次隔二小时，次煎，取汁八分，一次服，服后头目清爽，两脚有力，胸中并无气息不足之感觉者，即药力尚非过度，可连服三帖后再议。

第二诊：十二月十五日

服第一次方药三帖，心胸之烧热已无，头清目明，视物觉有力量，脚部着地较前稳重，耳尚微鸣，心悸大减，睡眠安适，夜间梦少，晨起神清，食欲见佳，二便复常，体温卅六度八分，脉搏八十至，脉象仍有弦硬之形态，惟气势不盛，稍一重按，即现和缓之意，沉取则时露滑象，且咽中时觉有痰黏滞不利，血压已降为一百六十度，是此症诸病轻减，悉为血压下降，全身之血量得其平衡，神经之机能自然因之而灵活，所以有心神安慰之表现，比初诊时判若两人。但以四十岁之人，血压一百六十度，终嫌其高，并以体胖痰

盛，纯系中风体质，故再进以平血压、理痰饮、安息精神之剂，以防后患。拟立如下：

生龙骨五钱，捣，先入　生牡蛎五钱，捣，先入　怀牛膝四钱　生赭石四钱，研　清半夏三钱　茯苓四钱　炒枣仁四钱，捣柏子仁三钱炒捣　生鸡内金三钱，捣　生地四钱

前药共服六帖，诸症痊愈，上下楼梯，毫无心悸之状，看电影、坐火车、汽车、轮船，均不眩晕，食量日增，精神日健，自以为返老还童，欣慰万分，曾由杭赍礼来舍致谢。惟隔数月，病又反复，遂亲自乘车来嘉求诊（与第一诊距期虽远，因系一人，且病有关连，故并入本案之内）。

第三诊：廿四年五月四日

头晕，脚软，胸闷，腹胀，大便艰涩，小便短少，时有气循脊椎上冲头顶，则刺痛耳鸣，稍有震荡，则眩晕欲倒，腰酸乏力，两肩自觉有气胀痛，气降则肩轻而腹又作胀，如有膈声或矢气（即放屁）则胸腹觉畅，舌苔黏腻，口干而不渴，体温卅七度五分，血压一百五十度，脉搏八十五至，左寸虚软，关尺弦紧，右寸浮滑，关尺大而缓。脉证合参，此虽有头晕脚软之见症，但以血压及腹胀两点观之，并非单纯之脑充血症，乃属气虚湿盛，内有胶痰作祟，浊气上凌，激动神经，致现种种之症状。治宜理痰、渗湿、调平血压、安息神经。药用：

生龙骨六钱，捣，先入　生牡蛎六钱，捣，先入　薏仁四钱　茯苓三钱　猪苓三钱　泽泻三钱　生鸡内金三钱，捣　枳壳二钱　陈胆星二钱，先入　生赭石五钱，研　菖蒲一钱

第四诊：五月十日

服第三诊所拟方药三帖，诸病皆愈，惟胸闷、腹胀、便

秘等症状，仍未除根，诊之脉搏七十二至，脉象缓滑，体温卅六度八分，血压一百五十度，此属痰湿在内，宜理痰化湿，拟方：

生龙骨五钱，捣，先入　生牡蛎五钱，捣，先入　生芡实六钱，轻捣　清半夏三钱　桂枝尖二钱　茯苓四钱　白术二钱　甘草二钱　生鸡内金三钱，捣　陈皮二钱　远志二钱

效果：服此方三帖，诸症悉除，时常乘汽车赴徽州原籍，或乘火车往来于沪杭之间，至于看电影，叉麻雀，及赴繁华场所一如常人，惟不敢饮酒，曾劝其戒怒节劳，以免复发。

或问，本例第三四两诊，既非脑充血症，何以列入本案之内？答曰：正因其症状相类似，而脉象则迥异，况一则血压高，一则血压平（如血压低，则治法又不同矣），故三四两诊所用之药味，多属理痰饮、化湿浊之品，盖以血压高可致眩晕（脉多弦硬上冲），血压低亦可致眩晕（脉多细小面色苍白），积痰停饮之浊气上凌，亦可致眩晕，甚或怪症百出。本例三四两诊，其症情即属此范围，因同系一人，相隔数月，前后所发之症状，外同内不同，治法亦因变换而收效。是国医诊断之技术，虽西医诋其拙劣，岂知中国之诊断方法，不是全从机械上得来的，乃是一半从神化中识得的。例如医圣张仲景氏，遇见王粲，未曾诊脉，便对他说"你身上有病，到四十几岁时，要脱落眉毛，眉毛脱落后半年，就性命不保，赶快服五石汤，可以保全"。这岂是西医所能的吗。然也不是现在一般国医所全能的（小儿痘疹类可预知），这不过藉来证明中医治病，是要对症服药，不必定要先定病名，而后再拟治法，此中西治疗规程上之不同点也。

余诊断间采西法，而遇危险重症，则仍侧重于脉之变化，以定治法，而决豫后。

第三例

杨老太太，年六十五岁，河南省人，现居嘉兴大年堂回教礼拜寺。素体强壮，性情燥烈，数年前即患头痛眼花之症，多方治疗，迄无效果。近因环境恶劣，心怀怫郁，不但旧病益重，头痛如劈，目昏无睹，而且眩晕特甚，一经闭目，如悬秋千架上，全身飘荡无主，惊惧万分。近两月来，又添左臂疼痛，右腿麻木，左手上举，仅能平肩，右腿迈步，失其知觉，臂痛而热，腿麻而凉，痛、麻、热、凉之情状，均觉彻骨，至难忍时，则放声痛哭，邻舍不安，坐卧行立，均不适意，所以常常彻夜不眠。曾因病魔之苦，思寻短见者数次，幸被家人知觉而严加看护。经中西医治疗多次，依然如故，其左邻刘啸秋君，系余知交，恳余施行方便，为其一诊，遂携往诊视。

第一诊：廿四年三月十四日

症状略如前述，患者依靠床上，面赤如醉，舌红无苔，两目红丝如织，头部血管刺胀，左肩至肘肿热拒按，右膝至踝轻按不知，大便燥结数日一行，小便灼热，心中热如火烧，饮食随病机以为转移，病轻时则饮食较佳，病重时，则饮食不能进。诊之，体温卅八度五分，脉搏一百至，六脉浮中，两候皆弦硬，沉分涩，时有结止，血压一百九十五度，各方诊察，系为"脑充血性的半身不遂症"。朱丹溪谓左半身不遂属血，右半身不遂属气，乃是古人不知脑神经主宰全身的知觉运动之臆说，岂有人之一身剖为两半，左有血而右无血，右有气而左无气之理，此症左臂痛而热，为上部气血因充而有瘀滞，右腿麻而凉，为下部气血因虚而乏温养，至其生理机能发生变态所致。治法，须先平均全身血量（全身血量有定数，上多下必少，下多上必少，如抽放于体外，则多者不足，少者更少，必呈种种险象，以至不救，不可不慎），并须贯通血管，不使障碍而作痛，兼清内热，以抑肝阳之上冲。药用：

生石膏一两，捣，先入　生龙骨　生牡蛎各六钱，捣，先入　土鳖虫六枚，研　三七末二钱　生乳香　生没药各四钱　灵磁石六钱，研，先入　生决明　生赭石各六钱，捣，先入　怀牛膝五钱

上药十一味，用水适量，先煎介石药六味，滚廿分钟，再入乳、没、牛膝三味，滚廿分钟，再入乳、没、牛膝三味，滚五分钟，取清汁一碗，分二次空心服，每次约隔二小时，每次服药，须用开水送服土鳖虫细末及三七末各一半。

第二诊：廿四年三月二十日

服前药四帖，头痛止，眩晕亦减，内热无，大便通畅，小便不热，第二夜即已安眠，臂痛减轻，臂上举达肩，惟手不能摩头，左手指时觉发麻，右腿迈步已有知觉，稍觉温暖，目中红丝较少，视物较清楚。诊之，体温卅六度九分，脉搏八十至，六脉弦硬之象缓和，涩结之象较畅利，血压已降为一六五度。仍须潜镇摄纳为法，就前方聊事加减：

生龙骨五钱，捣，先入　生牡蛎五钱，捣，先入　怀牛膝四钱　生乳香三钱　生没药三钱　生赭石四钱，先入　土鳖虫六枚，研冲　三七末二钱，冲　明天麻二钱

煎法、服法与第一次相同。

此方共服六帖，诸症皆愈，手已能自己梳头，腿已能随便行动，惟目之昏花未愈，此为衰老现象，非药力一时之

功，所能疗治；令每日用桑芽泡茶饮之，据云，稍有微效。

（《现代中医》2 卷 11、12 期　仲晓秋）

卒脑风症

客秋有里人患目疾者，左目生凝脂翳，视物昏花，而额角太阳穴及眉棱骨等处，尤痛不可忍，如锥如钻。终夜痛不得卧，前医进凉肝息内风之剂，而其痛益甚，乃往予处乞诊。予曰：此医通卒脑风症也。病由外风而起，若不速治，恐有失明之患，乃遵古法，与以选奇汤（羌活、川芎、黄芩、甘草）加当归、赤芍、荆芥、蝉衣、青葙子、草决明、木贼草等味，一服而痛止。服三四帖，其翳全消矣，亦奇验也。

（《中医杂志》6 期　鹤山书屋临症笔记）

四、诸痹症

1. 痹痛

痹症治验

石镇隔江吴媪，年逾花甲，精神矍铄，一日忽暴厥，神色骤变。子孙争趋扶救，移时而醒，四肢废痹。余诊之，脉虚弱散漫，不可捉摸。形色衰颓，爰处方与之。拟黄芪五物汤，佐当归以荣血，使陈皮以通络，加白术为培土温脾，外用丁香、荜茇、川草乌、甘松、山柰、红花为粗末，酒炒热，夏布包之，摩擦患部，晨、昏两次，由是服药六十余帖，调理五阅月，始获动作如常。

(《中医杂志》16 期)

痹症

风湿寒邪相杂至，袭人经络因成痹，寒者痛而风者行，湿为重着不移处。或中皮脉肌骨筋，内舍心肝脾肾肺，筋挛不仁类乎风，局方风痹同论治，因袭既久未能明，近代明师始分异。《内经》风痹各有条，诸痹所因田陈氏。

大意：风寒湿三气杂至，合而为痹。其风气胜者为行痹，寒气胜者为痛痹，湿气胜者为着痹。

内因：由元积内虚，而为食、寒、湿三气所袭，不能随时祛散，流注经络，久而为痹。

外候：大抵痹之为病，在骨则重而不举，在脉则血凝不流，在筋则屈而不伸，在肉则不仁，在肺则逢寒则急，逢热则纵。

陈无择曰：烦满喘而呕者，是痹客于肺，烦心上气，嗌干恐噎厥胀者，是痹客于心，多饮小便数，小腹痛如怀妊，夜卧则惊者，是痹客有肝。善胀尻以代肿，脊以代头者，是痹客于肾。四肢懈惰，发咳呕沫，此为大寒，是痹客于脾。

痹病四时不同

以春遇此为筋痹，以夏遇此为脉痹，以秋遇此为皮痹，以冬遇此为骨痹，以至阴遇此为肌痹。

痹久则不痛不仁

其不痛不仁者，病久入深，荣卫之行塞涩。经络时疏，故不痛。皮肤不荣，故不仁。

脉法：脉涩而紧痹病，脉大而涩，脉来急亦为痹。

治法：治当辨其所感，风寒湿三气，注于何部，分其表里，须从偏胜者为主治。

主以四物汤加羌活、防风、秦艽、红花、姜黄等，如风胜加白芷，湿胜加苍术、南星、黄柏等，寒胜加独活、续断，上体加桂枝、灵仙，下体加牛膝、防己、萆薢、木通、黄柏。如初起欲表之用升麻胜湿汤，调理用当归拈痛汤，久而元气弱，用补中益气汤。

防风汤：治风痹。

防风　独活　秦艽　当归　茯苓　赤芍　黄芩　桂心　杏仁　甘草

蠲痹汤：治寒痹。

当归　黄芪　白芍　羌活　甘草　姜黄

苍术散：治湿热成痹。

苍术　黄柏　防风　虎胫骨　为末，每服二钱，白汤下。

升阳除湿

升麻　柴胡　防风　猪苓　泽泻　苍术　陈皮　神曲　麦芽　炙草

三痹汤：治风湿寒三气客于肌体，手足缓弱，麻顽不仁。

防风　独活　秦艽　续断　牛膝　当归　杜仲　黄芪　白苓　人参　生地　白芍　川芎　细辛　桂心　甘草

（《中医世界》"医药提要"7卷4期）

痹症

经云：风、寒、湿三气杂至合而为痹，以三气之偏胜，分行、痛、着三种，行痹服祛风药，而加以和营，每每取效。唯痛痹、着痹病在一处，肌肉作楚，服药多不见效，以外治为当。用血余置高粱酒炖温擦之，每效。古有针灸膏摩，助汤药之不及，未可偏废。然有因风寒郁闭生热，以致痛肿，及有霉疮热毒之人，切忌灸法与温熨。

（《中医杂志》3—5、10—17期　王一仁　临症笔记）

痹痛

蒋　痹痛痞塞，气血不宣，专调其气再议。

制香附钱半　川枳壳钱半　全当归钱半　威灵仙钱半　苏子梗二钱　春砂仁一钱　赤芍药钱半　采云曲三钱　大豆卷四钱　陈广皮一钱　台乌药钱半　花槟榔五钱　丝瓜络钱半　莱菔子二钱

（《国医杂志》1933年6、11、12期；1934年6—11期　澄斋医案）

手足痹痛

杨右　手足痹痛微肿，按之则痛更剧，手不能招举，足不能步履，已延两月余，脉弦小而数，舌边红苔腻黄，小溲短少，大便燥结，体丰之质多湿多痰，性情躁急，多郁多火，外风引动内风，夹素蕴之湿、痰入络，络热血瘀不通，不通则痛。书云：阳气多，阴气少，则为热痹，此症是也。专清络热为主，热清则风自熄，风静则痛可止。

羚羊片一钱，先煎　鲜石斛三钱　嫩白薇钱半　生赤芍二钱生甘草五分　茺蔚子三钱　鲜竹茹二钱　丝瓜络二钱　忍冬藤四钱　夜交藤四钱　嫩桑枝四钱　大地龙二钱，酒洗

复诊：前清络热，已服十剂，手足痹痛，十去六七，肿势亦退，风静火平也。惟手足未能举动，舌质光红，脉数渐缓，口干欲饮，小溲短少，腑行燥结，血不养筋，津液既不能上承，又无以下润也。前方获效，毋庸更张。

原方去大地龙，加天花粉三钱。

又服十剂，痹痛已止，惟手足乏力，去羚羊片、白薇、鲜石斛，加紫丹参二钱，全当归三钱，西秦艽钱半，怀牛膝二钱。

（《中医杂志》1—12、14—16 期　丁泽周〈甘仁〉　思补山房医案）

腰髀痹痛

严右　腰髀痹痛，连及胯腹痛，甚则泛恶清涎，纳谷减少，难于转侧。腰为少阴之府，髀为太阳之经，胯腹为厥阴之界。产后血虚风寒，湿乘隙入太阳、少阴、厥阴之络，荣卫痹涩不通，厥气上逆，夹痰湿阻于中焦。胃失下顺之旨，脉象尺部沉细，寸关弦涩苔薄腻。书云：风胜为行痹，寒胜为痛痹，湿胜为着痹，痛为寒痛，寒郁湿着，显然可见。恙延两月之久，前师谓肝气入络者，又谓血不养筋者，理亦近是，究未能审其致病之源，鄙拟独活寄生汤合吴茱萸汤加味，温经达邪，泄肝化饮。

紫丹参二钱　云茯苓三钱　全当归二钱　大白芍钱半　川桂枝六分　青防风一钱　厚杜仲二钱　怀牛膝二钱　熟附片一钱　北细辛三分　仙半夏三钱　淡吴萸五分　川独活一钱　桑寄生二钱

严二诊：服药五剂，腰髀胯腹，痹痛大减，泛恶亦止。惟六日未更衣，谷食无味，去细辛、半夏，加砂仁七分，半硫丸钱半，吞服。又服两剂，腑气已通，谷食亦香，去半硫丸，吴萸加生白术钱半，生黄芪三钱，服十剂，诸恙均愈，得以全功。足见对症用药，其效必速。孙济万志

（《中医杂志》1—12、14—16 期　丁泽周〈甘仁〉　思补山房医案）

偏痹风痛

王　偏痹风痛，甚于肩背，膝痉胫肿，与通络祛风，引邪外达。

制茅术一钱四分　香白芷一钱　赤芍药一钱四分　川续断四钱　川羌活一钱四分　左秦艽一钱四分　宣木瓜一钱四分　延胡索三钱　青防风一钱　全当归一钱五分　川萆薢三钱　怀牛膝二钱　丝瓜络一钱四分　九香虫一钱四分，炙

（《国医杂志》1933 年 6、11、12 期；1934 年 6—11 期　澄斋医案）

半身酸麻痹痛

顾右　血虚风生，右半身酸麻痹痛，腰足尤甚，治当求本。

炙绵芪三钱　全当归五钱　广陈皮一钱　怀牛膝三钱　青防风一钱　京赤芍二钱，炒　左秦艽一钱四分　川续断五钱　炒冬术一钱四分　川桂枝七分　宣木瓜一钱四分　骨碎补七钱　杜红花五分

（《国医杂志》1933 年 6、11、12 期；1934 年 6—11 期　澄斋医案）

髀部痹痛

黄左　髀部痹痛，连及腿足，不能步履，有似痿躄之

状，已延两月之久。痿躄不痛，痛则为痹。脉左弦滑，右濡滑，风寒湿三气杂至，合而为痹。痹者，闭也。气血不能流通所致，拟蠲痹汤加减，温荣去风，化湿通络。

全当归二钱　大白芍钱半　桂枝六分　清炙草六分　紫丹参二钱　云茯苓三钱　秦艽二钱　牛膝二钱　独活一钱　海风藤三钱　防己二钱　玄胡索一钱　嫩桑枝三钱　陈木瓜钱半

（《中医杂志》1—12、14—16 期　丁泽周〈甘仁〉　思补山房医案）

劳伤血络瘀痹

吴右　劳伤血络瘀痹，每逢阴雨，则右胁痛甚，遂致泛恶，痰涎黏滞，肢体厥冷，脉弦迟涩涩，舌色淡红，仍依首法，通络涤饮。

川桂枝一钱，酒炒　炒赤芍二钱　桃杏仁各钱半　炙鳖甲三钱　全福花钱半，包　青陈皮各一钱　延胡索二钱，酒炒　台乌药一钱　当归须三钱　白芥子钱半　炮姜炭五分　炒枳壳一钱　九香虫钱半，炙　制香附二钱　骨碎补七钱

（《国医杂志》1933 年 6、11、12 期；1934 年 6—11 期　澄斋医案）

湿痹

常熟大市桥王姓，年二十五六，面色青黄，足肿如柱，胀至腰。腰重不能举，足软不能行，其父背负而至。余问曰：此症起于何时？答曰：已一年有余。服药近二百剂，鲜效。余诊其脉，涩滞不利，下体肿胀，足弱不能行，腰重不能举。余曰：此症虽未见过，揣其情，即黄帝所谓缓风湿痹也。金匮云：着痹，湿着而不去，腰中如带五千钱。《千金》云：脚弱病，总名谓之脚气，甚则上冲心腹，亦能致命。此症服补剂，往往气塞而闭者甚多，服表药而死者，未之有也。断不可因久病而补之。

余进以活命槟榔饮方，橘叶四钱，杉木片一方，陈酒三两，童便二两，水二碗煎至一碗，调入槟榔末二钱，服后，将被温覆而卧，遍身汗出如洗，肿退一半，再服一剂，汗后肿即全退，足渐能步履。

复诊：更本事杉木散方加味，杉木片五钱，大腹皮二钱，槟榔二钱，橘皮、橘叶各二钱，防己二钱，附子四分，酒二两，童便二两。服三剂，病瘥。其父曰：药价极廉，不及百文，四剂即能愈此一年余之重症，神乎技矣。余曰：药贵中病，不论贵贱，在善用之而已。古人之方，不欺后学，所难者中病耳。如病药相合，断无不效验者。

（《国医杂志》7 集　荆溪余景和听鸿甫著　孙鸿孙　诊余集）

酒痹寒热

第八中学教员唐君，身热月余不解，服中药二十余，又延西医打退热针，热仍不退，且有微寒，乃就余诊。视其目白发黄，皮肤亦微作金色，舌苔厚腻，黄白相杂，小溲短浑，其热以傍晚为甚，胸闷如窒，头痛昏晕，睡眠欠安，大便时溏，计纳食三餐，约及碗许，脉弦滑。询知其平日嗜酒如命，非饮不欢，此酒积之湿与热，酿为浊气，熏于阳明胃络，散于肌表，是外邪为诱因，而其病本则为酒湿也。乃以绵茵陈五钱，淡干姜钱半，炒黄栀一钱，肥知母钱半，赤苓四钱，枳实钱半，生苡仁四钱，炒泽泻四钱，通草八分，丝瓜络钱半，北细辛五分，西秦艽钱半，服四剂，转方，身热已退，精神较振，惟睡时稍有烘热，以前方去细辛，加炒赤芍钱半，甘菊花三钱，服四剂，而诸恙均安，胃纳亦渐增进，乃以六君平胃合丸常服，并令其断酒半年。

（《国医杂志》1 期　王一仁）

女痨痹

月初曾患足酸，而尚能出外经营，旬日前回家，能食如常。第二日又患足酸，曾用针痧法后，遂即腹痛下利，恶寒阵作，旋至足胫肿不能转侧，浑身痛，腹满拒痛，近三四日来，惟昨得大便不畅，肌肤皆黄，目瞤无神，脉涩数有六至半，为温邪入于厥太二阴之经，已成女痨痹，防厥闭之变。

西羌活二钱　防风炭二钱　制川柏三钱　黑牵牛三钱　炒当归三钱　木防己三钱　西茵陈三钱　焦木香一钱　大腹皮各三钱　制锦纹三钱　猪赤苓各三钱　薄官桂五分　焦车前三钱

（《中医世界》1卷3期　近代名医医案一斋）

胸闷气痹

唐左

胸闷气痹已展，形寒怯冷，背膝尤甚，心烦自汗，精关不固，肾阳不充，不能敷外，再用温肾阳法。

杜狗脊钱半　酒炒潼沙苑三钱　金樱子三钱　巴戟肉钱半　酒炒菟丝子饼三钱　剪芡实四钱　山萸肉二钱　缩砂仁八分　大白芍二钱　炒补骨脂钱半　淮小麦四钱

（《现代中医》2卷6、7期　何时希　程门雪近案）

历节风痛

方右　前方服后，上部风阳较平，而历节风痛尚发，发则痛如针刺，经事三月不行，是必络有停瘀，治宜兼通血络。

煨天麻一钱四分　当归须三钱　赤芍药二钱　二泉胶二钱　石决明六钱　台乌药一钱　桃仁泥三钱　炙生地五钱　刺蒺藜四钱　防风己各一钱　延胡索二钱　怀牛膝三钱　制乳没各五分　茺蔚子三钱

（《国医杂志》1933年6、11、12期；1934年6—11期　澄斋医案）

两足酸疼无力

李　右臂痛麻已减，转注于下，两足酸疼无力，右鼻孔窒塞，食入胸脘尚闷，脉细兼弦，再与汤丸并治。

紫丹参五钱　桃仁泥一钱　川桂枝一钱　母丁香五分　当归须三钱　延胡索二钱　清炙草一钱　砂仁末一钱　京赤芍二钱　炒枳壳一钱四分　怀牛膝三钱　广郁金一钱四分　川续断一钱五分　活络丹一粒, 化服　焦谷麦芽各三钱

（《国医杂志》1933 年 6、11、12 期；1934 年 6—11 期　澄斋医案）

臂节酸疼

吕右　四十五岁血虚风生，走窜经络，症见臂节酸疼或作或止，和荣通络，养血祛风，仍依前法。

紫丹参三钱　全当归三钱, 酒炒　片姜黄七分　川续断四钱　绵黄芪钱半　京赤芍二钱炒　延胡索钱半, 酒炒　骨碎补五钱　青防风一钱　西秦艽钱半　炙草节七分　细木通一钱　嫩桑枝五钱　指迷茯苓丸三钱　药汁送下。

（《国医杂志》1933 年 6、11、12 期；1934 年 6—11 期　澄斋医案）

右臂节酸疼

吕右　服药以来，诸恙均松，惟右臂节酸疼未已，表寒舌白，脉左右滑，阴邪入络，故迭因阴雨而盛，仍从前法加减。

嫩绵芪三钱　制冬术二钱　川桂枝一钱　甘草节五钱, 生黑各半　青防风一钱四分　全当归三钱　片姜黄一钱　制附片五钱　木防己三钱, 炒　赤芍二钱　左秦艽二钱　宣木瓜一钱四分　威灵仙一钱四分

（《国医杂志》1933 年 6、11、12 期；1934 年 6—11 期　澄斋医案）

腰背酸疼

刘右　廿三岁，劳伤经络，腰背酸疼，发热咳嗽，脉数

小涩，当与宣络祛邪为治。

荆芥穗钱半　嫩前胡二钱　炒归须三钱　台乌药一钱　青防风钱半　炒苏子二钱　桃杏仁各二钱　黄郁金钱半　旋覆花三钱白芥子钱半　延胡索二钱　骨碎补一两

（《国医杂志》1933 年 6、11、12 期；1934 年 6—11 期　澄斋医案）

腰酸疼　足胫麻

卜右　四十九岁，左腿及腰酸疼，足胫麻，脉象郁涩，劳乏之症，血不荣筋故也。

当归须五钱　川桂枝一钱　左秦艽钱半　怀牛膝三钱　赤芍药二钱　延胡索二钱　威灵仙钱半　川续断四钱　杏仁泥钱半泽兰叶二钱　炙甲片钱半　骨碎补五钱　九香虫钱半　杜红花五分　丝瓜络二钱

（《国医杂志》1933 年 6、11、12 期；1934 年 6—11 期　澄斋医案）

肢节肿痛麻木

方右　络风走窜，挟肝气上升，游行血脉，瘀痹不能流转，致为肢节肿痛麻木，头眩口干，脉濡涩，法当宣络化瘀为先。

煨天麻一钱四分　制香附三钱　延胡索三钱　威灵仙一钱四分刺蒺藜四钱　炒归须三钱　净薏仁三钱　宣木瓜一钱四分　旋覆花二钱　台乌药一钱四分　左秦艽一钱四分　芫蔚子三钱　九香虫一钱四分　桑根子三钱　嫩桑枝五钱

（《国医杂志》1933 年 6、11、12 期；1934 年 6—11 期　澄斋医案）

膝关节无力

史先生　小腹胫股之胀满全消，今仅膝关节无力，脉迟而有力，舌萎白，边有齿痕。

怀膝五钱　制川乌二钱　木瓜三钱　威灵仙二钱　防己三钱

淡吴萸_{钱半}　赤白芍_{各五钱}　赤苓_{五钱}　槟榔_{一钱}　炙草_{一钱}

（《中医新生命》1934—1937 年 1—31 期　陆渊雷医案）

漏肩风

李右　五十六岁，气郁伤中，胸闷妨食，右手痛麻，乃漏肩风之属也。

制香附_{钱半}　片姜黄_{七分}　川桂枝_{七分}　全当归_{二钱}　广郁金_{钱半}　台乌药_{钱半}　京赤芍_{二钱}　紫丹参_{五钱}　青陈皮_{各一钱}　砂仁末_{一钱}　延胡索_{二钱}　上檀香_{二钱}　沉香曲_{二钱}

（《国医杂志》1933 年 6、11、12 期；1934 年 6—11 期　澄斋医案）

臂痛病

病者：佣妇某年约五旬，住两河中学西隔壁。

病名：臂痛病。

原因：夜眠自汗，臂出当风，待至天亮，左臂痛极，不能举矣，数次按摩，鲜收小效。后经两河中学教务主任李茂青先生之介绍，迓余往诊。

病状：左臂疼痛，不能少举，饮食略减，别无所苦。

诊断：舌苔白腻，两脉弦数，此以脾亏之体，肝胆火炽，外受风寒也。盖四肢属脾，脾脏亏损，则四肢经络空虚，易招外寒，寒邪阻于皮肤，阻其代谢工作，必留废物于关节之间而作痛也。

疗法：方取张寿甫先生之活络效灵丹，融化皮肤间之瘀滞由主，外加松节、菊花者，一引药力直上臂部，一导废物为内外出也。松节得瓜络，可以入无间，菊花得佩兰，又能化秽浊也。

处方：生乳香_{一钱}　生没药_{三钱}　苏丹参_{四钱}　白当归_{三钱}　松枝节_{八钱}　杭白菊_{六钱}　丝瓜络_{四钱}　佩兰叶_{二钱}　上为

煎剂。

效果：连服三剂，霍然全愈。益信寿甫之方，用之得当，真有不可思议之功效也。

（《医学杂志》92 期　王景虞　临床验案）

肩背挛急痛

邬先生

肩背挛急痛，有时牵至腰股，病已三年，宜养血输津液。

生西芪一两　桂枝后下，一钱　葛根后下，四钱　归身二钱　白芍四钱　炙草一钱　生姜三片，如铜元大　红枣肥大者，四枚

（《中医新生命》1934—1937 年 1—31 期　陆渊雷医案）

肩背痛

邬先生　肩背痛差而未尽，午起口中甚腻，舌苔黄厚，头痛，大便无序，此皆胃肠不健之徵。

川连四分　干姜八分　葛根四钱　淡芩二钱　太子参三钱桂枝一钱　姜夏四钱　鲜茅根四钱　赤芍三钱　炒麦芽三钱　六一散四钱，包　赤苓四钱

又诊：肩背之挛痛，服药即差，药停即作，但较轻耳。其胸满大便无序，舌腻如故，脉右大，胃肠仍有淫积。

葛根生用，二两　生芪三两　桔梗八钱　桂枝一两　当归七钱炒茅术八钱　赤芍一两　枳壳一两　陈皮一两　炙草五钱

以上十味研细末，水泛丸如绿豆大，每晚用姜二片，红枣三枚，煎汤送服三四钱。

又疹　挛痛几痊愈，食不甚多，大便仍未畅，舌上有黄苔，脉右弦大，左平。

川连五钱　太子参三两　赤白芍各二两　淡芩一两　姜夏三两

桂枝一两　蒌全三两　柴胡一两　葛根生用，二两　云苓三两　生白术二两　炙草八钱　生芪三两　当归一两

上作细末，水丸如绿豆大，每日早晚用姜二片，枣三枚，煎汤送服四钱。

（《中医新生命》1934—1937年1—31期　陆渊雷医案）

肩背强痛

邬先生膏方　十二月十二日

向苦肩背强痛，治之已痊愈，今惟髋骨部或时少不活络而已。劳心阶级用脑太多，睡眠不能甚酣，醒起后往往疲倦。每入冬，又常疲咳，大便比较难，舌不红，根有腻苔，血压稍高，脉弦而短，膏方拟补肾为主，即增加内分泌而养血辅之，兼治咳，健肠胃。

淡苁蓉五两　枣仁四两，研　生熟地各五两　五味子一两　枸杞子四两　远志三两　延胡二两，炒　姜夏四两　制首乌五两　当归三两　川楝肉三两　紫菀四两　绵杜仲四两　生芪六两　柴胡二两　杏仁四两　怀牛膝七两　白芍三两　干姜一两　葛根三两　枳实二两　竹茹三两

上药皆选地道，煎成去滓，加冰溏半斤，真阿胶三两，龟板胶一两，鹿角二两，文火收膏，磁罐贮，每日晚开水冲服一小匙，渐加至一匙，若感冒则暂停。

（《中医新生命》1934—1937年1—31期　陆渊雷医案）

腰痛偏左如折

汪翁　腰痛偏左如折，起坐不得，痛甚则四肢震动，形瘦首立，食少神疲，延一月余。诊脉虚弦而浮，浮为风象，弦为肝旺，七秩之年，气血必虚，竹叙之时，中风入肾，气虚不能托邪外出，血虚无以流通脉络，故腰痛若此之甚也。

拙拟大剂玉屏风改散为饮。

生黄芪两五钱　青防风五钱　生白术三钱　生甘草六分　全当归二钱　大白芍二钱　厚杜仲三钱　广木香五分　陈广皮一钱

此方服后，一剂知，二剂已。方中木香、陈皮二味止痛，须理气之意也。孙济万志。

（《中医杂志》1—12、14—16 期　丁泽周〈甘仁〉　思补山房医案）

鹤膝风

李左　鹤膝风生于右膝盖，大如斗许，漫肿头痛，足踝亦浮肿而不能移动，寒热早轻暮重，口渴，舌灰糙。脉弦小而数，针砭、药饵遍尝，无效。已延两月之久，痛苦不堪名状。良由气血两亏，风化为火，寒化为热，湿郁酿痰，稽留经络之间，荣卫凝涩不通，不通则痛，热胜则纵，湿胜则肿，阴愈伤而热，愈炽气益虚，而邪益固。经云：邪之所凑，其气必虚，旨哉此言。今拟益气去邪，清热通络，冀望痛止肿退，为第一要着。

生黄芪五钱　鲜石斛五钱　茺蔚子三钱　京赤芍三钱　忍冬藤三钱　木防己三钱　肥知母钱半　天花粉三钱　淮牛膝三钱　六一散三钱，包　嫩桑枝四钱　大地龙二钱，酒洗

此症服两剂，痛大减，十剂后肿渐消，去地龙，加紫丹参二钱，西秦艽二钱，又服十剂，痛止肿消，不过未能步履。去石斛、花粉、知母、六一散，加炙鳖甲四钱，生苡仁四钱，陈木瓜钱半，松节二钱。又服十剂，得以全功。

家祖治鹤漆风用阳和汤，治瘰者甚多，而此症独甘寒清化，可见病情变化不能执一也。孙济万志

（《中医杂志》1—12、14—16 期　丁泽周〈甘仁〉　思补山房医案）

痛风

遍体烦疼曰痛风，湿痰风热苦相攻，或因血弱寒凝泣，

流注浑身骨节中。

大意

痛风因湿痰浊血，流注为病，四肢百节，走痛是也。

内因

大率因血虚受热，已自沸腾。或加之涉水受湿，寒凉外搏，热血得寒，污浊凝涩，所以作痛，夜则痛甚，行于阴也。

外候

遍身骨节疼痛，昼夜静剧，如虎啮之状，他方谓之曰虎历节风。

肥瘦人不同

肥人多是湿痰，流注经络，瘦人多是血虚与热。

按痛风之症，痛多痰火，肿多风湿，然痰火虽内因、六欲七情，或病后亡津。血热已自沸腾，亦必略感外邪，而后发动，风湿虽外因涉冷坐湿，当风取凉。然亦必血热而后凝滞污浊，所以作痛。久必手足拳挛，或身体块瘰。

痛风不可食肉

肉属阳，大能助火，素有火盛者，小水不能制。若食肉厚味，下有遗溺，上有痞闷。

脉法

寸口脉沉而弦，或六脉涩小。

治法

治以辛热之剂，流散寒湿，开发腠理，其血得行，与气相和，其病自安。

主以四物汤加秦艽、续断、黄柏、苍术、红花、桂枝。或痛在上加羌活、灵仙，痛在下加萆薢、防己、木通、牛膝，夹湿痰加南星、半夏，挟瘀血加桃仁、红花、牛膝。

或有周身骨节痛，遇阴寒即发者为湿，郁用二陈汤加苍术、白术。或痛有常处，其痛处赤肿灼热，或浑身壮热，此欲成风毒，宜以败毒散治之。

当归拈痛汤：治湿热为病，四肢百节烦疼，肩背沉重。

羌活　防风　防己　猪苓　泽泻　当归　茵陈　升麻　葛根　黄芩　白术　知母　苍术　甘草

甜瓜子丸：治风湿相搏而痛。

瓜子　木瓜　灵仙　川乌

上为末，酒糊丸桐子大，三十丸温酒下。

麒麟竭散：治寒湿相搏，血郁经络作痛。

血竭　乳香　没药　白芍　当归　水蛭　麝香　虎胫

为末，每服三钱，食前酒调下。

舒筋立安散：治痛风，四肢百节疼痛。

防风　羌活　独活　灵仙　牛膝　木瓜　防己　川芎　白芷　苍术　防己　半夏　南星　陈皮　生地　连翘　酒芩　白芍　茯苓　桃仁　红花　木通　胆草　附子　甘草

上剉剂，水煎入姜汁、竹沥。痛甚加乳香、没药，为末调服。

（《中医世界》"医药提要"7卷5期）

急性关节痛风

病者：顾姓，女，廿岁未嫁，住同兴纱厂对面顾升记皮鞋店内。

症状：形寒身热头疼喉痛，数日前肢足流窜酸痛，现痛在左手腕一处，痛处微红漫肿。来诊时，以带携颈，不能动弹，脉弦数，舌质绛，苔淡黄腻。

诊断：痹症（急性关节偻麻质斯）。

治法：解表通络止痛。处方：川桂枝五分　京赤芍二钱　荆芥钱半　象贝母三钱　左秦艽二钱　全当归三钱　丝瓜络三钱　银花藤四钱　独活二钱　桑寄生四钱　嫩桑枝四钱　晚蚕沙四钱　川草乌各五分　外以金黄散加樟脑粉，用冷开水蜜糖调敷，消炎退肿。

经过：服一剂痛减，手腕已可转动，寒热亦去，惟红肿不退。原方去桂枝，加银花四钱，丹皮二钱，黄柏三钱，鲜地龙二条（剖腹酒洗），两服而愈。又病家自动外敷生栀子末（按初病者因见地龙蠕蠕可畏，弃而不用，后经告知消退神经炎症，利水解毒之功，始肯加入）。

（《复兴中医》2卷4期　巢亚丰）

2. 胸痹

胸痹

枭宪葛公太太病案　症属胸痹，阴寒之气上逆所致。经云：人身之阳气如离照当空，旷然无外，下济而光明，气机流行，百脉以和，今真阳之气衰微，阴霾之气易乘而上逆，壅遏上中之气，不得宣达四布，痰以内聚，气以内滞，血不行脉不流，胸痛彻背，背痛彻心，吐呕吞酸，在所时作。仲景先生微则用薤白白酒以和其阳，宣达其滞，甚则用附子益阳汤以散其阴，而鼓舞其阳，俾升降清，痛乃已。世或鲜察，概用香砂坐耗其胸中之阳，阳愈微，阴愈凝，痛愈盛者，往往有之，此症之所以不得不早为辨也。今脉滑而浮，知一阳有来复之机，阴霾有渐化之象，足征公祖诚孝之格，杨先生之用药妙矣。但年高之孤阳本易衰，而难固，非有恒则根本不足，入扰之阴寒又生痰而滞气，非行健则余邪不退。譬之作乱，忠信未孚，破残之后往往复聚成患，此诸凡痛症，所以易复也，故高年久病，所贵刻谨者也。调治之法，急在扶脾和胃而已。易不云乎，至哉坤元，乃顺承天，上法天以行天气之清明，下法地以行地气之重浊，浊降清升，痰自化气，自运阴邪内消，何痛之复？此六君、四君所宜采用以培坤土，以益胃阳，建中、理中，所当速进，以固中焦，以散阴滞者也。谨陈其要，以备道中采择者。

太夫人尤须戒气恼，节饮食，守之有恒，此草根树皮总克有济也。方陈后幅。

隽按：方已遗失，案中六君、四君、建中、理中云云，虽不出方，而方已在其中矣。

（《中医杂志》8、9 期　杨隽夫　青浦何自宗先生医案）

胸痹心痛

朱右　诊脉左弦右涩，即阳微阴弦，胸痹心痛，痛引背俞，食入梗胀，甚则泛吐，舌苔白腻，此寒客中焦，厥气上逆，犯胃贯膈，浊阴闭塞所致。拟栝蒌薤白半夏汤加减。

栝蒌皮三钱　薤白头钱半，酒炒　仙半夏三钱　制川朴一钱
枳实炭一钱　陈皮一钱　蔻壳八分　砂仁八分，研　范志曲二钱
生姜两片　陈香橼皮八分

（《中医杂志》1—12、14—16 期　丁泽周〈甘仁〉　思补山房医案）

胸痹

扬州陆　胃痛十六年，遍治无效，得洋烟始止痛，久之亦不应，年甚一年，胸痛掣背，喘息抬肩，不能安卧，胸脘膨膨胀，而腑气旬余始得一解。诊其脉大搏指，舌苔垢白，此即《金匮》胸痹不得卧，胸痛掣背之候。痰垢积留胸中，溢于经络，循脉而溢于背。胸中为清阳之府，如离照当空，

不受阴翳，地气一上，则真阳蒙遏，膻中之气窒塞不宣，肺胃相灌输，肺肠相表里，肠胃又同府，胃为浊阻，肺气不降，金源中涸，便闭浊结，阴翳愈甚，故痛势愈胀，治以金匮栝蒌薤白白酒汤加味。

半夏　栝蒌　薤白　白酒

一剂痛减去半，至十六剂而瘥。

（《上海医报》53 期）

胸痹案

病者：张铭书之萱堂，年四十余岁，住东楼村。

病名：胸痹，兼作奔豚。

原因：形寒饮冷，以致气血郁结不舒，心阳被寒不宣，肝肾邪同时侵袭。

症候：初起胸膈烦闷，脐下跳动，遂至上冲胸中，径达两肩，冲痛难忍，兼短气欲呕，经医用治奔豚方投之无效。延十余日后，饮食屡减，刺痛不休。

诊断：寸脉虚缓微隐滑象，关尺脉弦紧，舌苔微白。

疗法：通调瘀窒之心阳，驱逐攻冲之逆邪。

处方：嫩桂枝尖二钱　白术　薤白　炒白芍各二钱半　制半夏　五灵脂各二钱　黄连　云苓　炙草　良姜各一钱半　瓜蒌二钱　引大枣三枚，生姜二片，水煎温服。

效果：一剂即瘥。

说明：正多邪少则病伏，邪多正少则病越，肝善郁怒则窒而不畅，木郁则气无发处，势必侵土，中土衰败则心阳不振，下焦浊阴之气无束，故犯上冲痛。

（《医学杂志》89 期）

胸痹

扬州朱氏　巨族也，患胸痹病，江左右名医，求治迨遍。所处方药，不出栝蒌薤白白酒汤，终鲜功效。乃以千金请丁氏师弟于上海，丁师于前医方中只加川连一味，宗仲景泻心法，服之立效，十日即愈。归而言之，乃志始末于此。编者志。

扬州朱似椿　诊脉三部弦小而数，右寸涩，关濡，尺细数，舌苔腻黄，见症胸痹痞闷，不进饮食，时泛恶，里热口干不多饮，十日未更衣，小溲短赤浑浊，目珠微黄，面色晦而无华，良由肾阴早亏，湿遏热伏，犯胃贯膈，胃气不得下降，脉证参合，症属缠绵，阴伤既不可滋，湿甚又不可燥，姑拟宣气泄肝，以通阳明，芳香化浊，而和枢机。

栝蒌皮三钱　赤茯苓三钱　江枳实一钱　薤白头一钱，酒炒　福泽泻钱半　炒竹茹钱半　鲜枇杷叶三片　仙半夏二钱　通草一钱　银柴胡一钱　水炒川连四分　块滑石三钱

二诊：脉左三部细小带弦，右寸涩稍和，关濡尺细，舌苔薄腻而黄，今日呕恶渐减，胸痞依然，不思纳谷，口干不多饮，旬日未更衣，小溲短赤浑浊，目珠微黄，面部晦色稍开，少阴之分本亏，湿热夹痰滞，互阻中焦，肝气横逆于中，太阴健运失常，阳明通降失司，昨投宣气泄肝，以通阳明，芳香化浊，而和枢机之剂，尚觉合度，仍守原意扩充。

仙半夏二钱　赤茯苓三钱　广郁金钱半　上川雅连五分　鲜藿香　佩兰各二钱　生熟谷芽各三钱　绵茵陈钱半　栝蒌皮三钱　炒枳实一钱　通草八分　薤白头一钱，酒炒　块滑石三钱　炒竹茹钱半　银柴胡一钱　鲜枇杷叶三片，去毛包　鲜荷梗一尺

三诊：呕恶已止，湿浊有下行之势，胸痞略舒，气机有流行之渐，惟纳谷衰少，小溲浑赤，苔薄黄，右脉濡滑，左脉弦细带数，阴分本亏，湿热留恋募原，三焦宣化失司，脾

不健运，胃不通降，十余日未更衣，肠中干燥，非宿垢可比，勿亟亟下达也，今拟理脾和胃，苦寒泄热，淡味渗湿。

栝蒌皮三钱　赤茯苓三钱　黑山栀钱半　鲜荸荠梗三钱　薤白头一钱酒炒　炒枳实七分　通草八分　鲜枇杷叶三片　仙半夏二钱　川贝母二钱　块滑石三钱　鲜荷梗一尺　水炒川连四分　鲜藿香佩兰各二钱　生熟谷芽各三钱

四诊：胸痞十去七八，腑气已通，浊气已得下降，惟纳谷衰少，小溲赤浑浊，临晚微有潮热，脉象右濡滑而数，左弦细带数，苔薄腻微黄，肾阴亏于未病之先，湿热逗留募原，三焦宣化失司，脾胃运行无权。叶香岩先生云，湿热为熏蒸黏腻之邪，最难骤化，所以缠绵若此也，再宣气通胃，苦降渗湿。

清水豆卷六钱　赤茯苓三钱　银柴胡一钱　鲜枇杷叶四片　鲜荷梗一尺　黑山栀钱半　炒枳实五分　块滑石三钱　仙半夏二钱　川贝母二钱　通草八分　谷麦芽各三钱　川黄连三分　鲜藿香佩兰各二钱　栝蒌皮三钱　荸荠梗一钱五分

五诊：门人余继鸿续代诊。

小溲短赤渐淡，胃气来复，渐渐知饥，头眩神疲，因昨晚饥而未食，以致虚阳上扰也。脘痞已除，午后仍欠舒畅，良由湿热之邪，旺于午后，乘势而上蒸也，脾胃虽则渐运，而三焦之间湿热逗留，一时未能清澈，口涎甚多，此脾虚不能摄涎也。今拟仍宗原法，加和胃运脾之品。

清水豆卷六钱　赤茯苓三钱　块滑石三钱　鲜枇杷叶四片　鲜荷梗一尺　黑山栀钱半　生于术八分　通草八分　仙半夏钱半　谷麦芽各三钱　炒枳实八分　鲜藿香佩兰各二钱　荸荠梗钱半　杭菊花钱半　栝蒌皮三钱　川贝母二钱　橘白络各一钱

221

六诊：饮食渐增，口亦知味，脾胃运化之权，有恢复之机。小溲赤色已淡，较昨长，湿热有下行之势，俱属佳证。神疲乏力，目视作胀，且畏灯光，此正虚浮上扰。口涎渐少，脾气已能摄涎，舌苔薄腻，而黄色已化，脉象右寸关颇和，左关无力，两尺细软，邪少正虚，再拟温胆汤，加扶脾宣气，而化湿热之品，标本同治。

清水豆卷六钱　赤茯苓三钱　杭菊花钱半　鲜枇杷叶四片　生于术八分　川贝母二钱　鲜藿香佩兰各二钱　生苡仁三钱　炒竹茹钱半　谷麦芽各三钱　鲜荷梗一尺　通草八分　建兰叶三片　仙半夏钱半　广郁金一钱

此方本用枳实、栝蒌皮二味，因大便又行兼溏，故去之。

七诊：腹胀已舒，饮食亦香，小便渐清，仅带黄色。昨解大便一次颇畅，作老黄色，久留之温热滞浊从二合下走也。今早欲大便未得，略见有血，良由湿热蕴于大肠，血分乘热势外达，可无妨碍。脾胃运化有权，正气日渐恢复，当慎起居，谨饮食，不可稍有疏忽，恐其横生枝节也，再与扶脾宣化，而畅胃气。

生于术一钱　朱茯神三钱　通草八分　鲜荷梗一尺　鲜藕节三枚　清水豆卷四钱　橘白络各一钱　川贝母二钱　仙半夏钱半　生苡仁三钱　谷麦芽各三钱　京赤芍钱半　炒竹茹一钱　杭菊花钱半　建兰三片　荸荠梗钱半

八诊：脾胃为资生之本，饮食乃气血之源，正因病而虚，病去则正自复，今病邪已去，饮食日渐增加，小溲渐清，略带淡黄，三焦蕴留之湿热，从二便下达，脾胃资生有权，正气日振矣。未能尽化，脉象颇和，惟尺部细小，再与扶脾和胃，而化余湿。

生于术一钱　朱茯神三钱　谷麦芽各三钱　鲜荷梗一尺　鲜建兰叶二片　清水豆卷四钱　橘白络各一钱　稽豆衣钱半　仙半夏钱半　生苡仁二钱　炒杭菊钱半　炒竹叶钱半　鲜藿香佩兰各二钱　通草八分

九诊：脉象渐渐和缓，脏腑气血，日见充旺，病后调养，饮食为先，药物次之。书云：胃以纳谷为宝。又云：无毒治病，十去其八，毋使过之，伤其正也。补养身体，最冲和者，莫如饮食。今病邪尽去，正宜饮食缓缓调理，虽有余下微邪，正足则自去，不必虑也。再与调养脾胃，而化余邪。

生于术钱半　橘白络各一钱　谷麦芽各三钱　鲜荷梗一尺　清水豆卷四钱　生苡仁二钱　佩兰梗钱半　建兰叶二片　朱茯神二钱　生怀药二钱　稽豆衣钱半　炒杭菊钱半　鲜佛手一钱　通草一钱

十诊：病邪尽去，饮食颇旺，脉象和缓有神，正气日见充旺，小便虽长，色带黄，苔薄腻，余湿未尽，四日未更衣，因饮食多流质之故，非燥结可比，不足虑也。当此夏令，还宜慎起居，节饮食，静心调养月余，可以复元，再宜健运脾胃，而化余湿。

生于术钱半　栝蒌皮三钱　川贝母三钱　鲜佩兰三钱　清水豆卷四钱　朱茯神三钱　生苡仁三钱　通草一钱　鲜荷梗一尺　橘白络一钱　生熟谷芽各三钱

胸痹心痛验案

顾师长子桢，云南昭通人，年约四旬，住上海马斯南路十五号。于民二十二年，六月念五日晨，延余诊视。舌白滑而含青象，脉来细迟无力，腰腹心胸绞痛，连背彻心，汗出淋漓，四肢厥冷，颜面青黯。询及由来，良由平素肾虚，水寒土湿。值酷暑之际，常食西瓜，夜卧复被冷风袭入，则肝肾之阴夹寒水，脾湿阴遏三焦，上凌心肺之阳，而成胸痹心痛一症。阴盛阳衰，故肢冷汗多，先以上桂泡水服之，即呕吐酸水碗许，继以仲景金匮乌头赤石脂汤，加丁桂、吴萸（制川乌片八钱　附子三两　均姜八钱　公丁三钱　吴萸四钱　上桂三钱　赤石脂三钱　生草二钱），服后即大吐涎痰酸水两痰盂，其痛减半。

续进一剂，又吐涎水一痰盂，是晚，时复诊，脉已四至，汗止厥回，诸痛痊瘳。如是之症倘用寒冷之剂，或夹杂补品，或西法打止痛针，十有九死。余已屡闻屡见不鲜，特志于此，高明谅之。余凡遇此症，轻则以吴萸四逆汤，重则乌头赤石脂汤，百发百中，无不应手奏效耳。如分两用轻，犹杯水车薪，力不胜病，寒痰酸水无力排泄外出，亦危殆难挽。

（《神州国医学报》2卷6—10期　吴佩衡　吴氏医案）

胸痹用药

仲景胸痹门，自瓜蒌薤白白酒汤起，至瓜蒌薤白桂枝汤，数言惟暴起者用之有效，久病则非所能矣。时法以左金丸，合良附丸吞之，亦见小效。然止治标之法。此病当合胃反寒疝、瘀血、蛔厥诸门参之，大法以润大便，为不传秘诀。薏苡附子散、乌头赤石脂丸、九痛丸等，俱未曾合药不之试也。大乌头煎合桂枝汤，不但治寒疝，亦治胸痛、呕吐诸剧症。夹热加左金丸、麦冬、石斛，调理则加苁蓉、当归、怀牛膝，便结加麻仁、柏子仁、瓜蒌子、白芍、枳实，皆余辄试有效之品，盖取其白蜜之意。惟瘀血治法，尚非此法所能愈。

（《三三医报》1926 年 4 卷 8 期　冯云樵痛遗浊消损论治）

胸痛彻背，背痛彻胸

袁左　胸痛彻背，背痛彻胸，脘胀肠鸣，甚则泛吐，舌薄苔白，脉象沉迟而涩，此寒客阳位，阴邪充斥，厥气横逆，食滞互阻，脾胃运行无权，急宜温通气机为主，畅中消滞佐之。

熟附子一钱　淡干姜四分　淡吴萸四分　桂心三分　姜半夏二钱　茯苓三钱　陈皮一钱　大砂仁一钱研　范志曲二钱　薤白头钱半酒炒　厚朴一钱

二诊：前投温通气机，畅中消滞之剂，胸背痛已见轻减，泛吐亦止，而脘闷作胀，不能饮食，脉沉小涩迟。脾不健运，胃不流通，肝气怫郁，寒滞未能尽化也，今意进取。

桂心四分　炒白芍钱半　栝蒌皮二钱　薤白头一钱　云茯苓三钱　姜半夏二钱　陈皮一钱　厚朴一钱　广木香五分　大砂仁一钱研　范志曲二钱　炒谷麦芽各三钱

（《中医杂志》1—12、14—16 期　丁泽周〈甘仁〉　思补山房医案）

胸脘痛

傅右　旧有胸脘痛之宿疾，今新产半月，胸脘痛大发，痛甚呕吐拒按，饮食不纳，形寒怯冷，舌苔薄腻而灰，脉象弦紧，右迟渐涩。新寒外受，引动厥气上逆，食滞交阻中宫，胃气不得下降，颇虑痛剧增变。急拟散寒理气，和胃消滞，先冀痛止为要着。至于体质亏虚，一时无暇顾及也。

桂枝心各三分　仙半夏三钱　左金丸六分，包　陈皮一钱　栝蒌皮三钱，炒　薤白头钱半，酒炒　云苓三钱　大砂仁一钱，研　金铃子二钱　延胡索一钱　枳实炭一钱　炒谷麦芽各三钱　陈佛手八分　另神丹四分，自制，另开水冲服

复诊：服药两剂，胸脘痛渐减，呕吐渐止，谷食无味，头眩心惊，苔薄腻，脉左弦右迟缓，此荣血本虚，肝气肝阳上升，湿滞未楚，脾胃运化无权。今拟柔肝泄肝，和胃畅中。

炒白芍钱半　金铃子二钱　延胡索一钱　云茯苓三钱，朱砂拌　仙半夏二钱　陈广皮一钱　栝蒌皮二钱　薤白头钱半，酒炒　紫丹参二钱　大砂仁一钱，研　紫石英三钱　炒谷芽各三钱

三诊：痛呕均止，谷食减少，头眩心悸，原方去延胡索、金铃子，加制香附钱半，青龙齿三钱。

（《中医杂志》1—12、14—16 期　丁泽周〈甘仁〉　思补山房医案）

胸脘痛

张右　胸脘痛有年，屡次举发，今痛引胁肋，气升泛恶，夜不安寐，苔薄黄，脉左弦右涩，良由血虚不能养肝，肝气拂逆，犯胃克脾，通降失司。胃不和则卧不安，肝为刚脏，非柔不克，胃以通为补，今拟柔肝通胃，而理气机。

生白芍三钱　金铃子二钱　左金丸八分　朱茯神三钱　仙半夏钱半　北秫米三钱，包　旋覆花钱半，包　真新绛八分　炙乌梅五分煅　瓦楞四钱　川贝母二钱　姜水炒竹茹钱半

二诊：胸胁痛略减，而心悸不寐，头眩泛恶，内热口燥，不思纳谷，腑行燥结，脉弦细而数，舌边红苔黄。气有余便是火，为内炽则阴伤。厥阳升腾无制，胃气逆而不降也。肝为刚脏，济之以柔，胃为燥土，得阴始和。今宜养阴柔肝，清燥通胃。

川石斛三钱　生白芍二钱　金铃子二钱　左金丸七分　川贝
母二钱　朱茯神三钱　黑山栀二钱　乌梅肉五分　珍珠母六钱
青龙齿三钱　煅瓦楞四钱　全瓜蒌三钱　切荸荠二两，洗打

（《中医杂志》1—12、14—16 期　丁泽周〈甘仁〉　思补山房医案）

胸脘痛

章右　胸脘痛已延匝月，痛引胁肋，纳少泛恶，舌质红
苔黄，脉弦而数，良由气郁化火，销烁胃阴，胃气不降，肝
升太过。书所谓暴痛属寒，久痛属热，暴痛在经，久痛在络
是也。当宜泄肝清气，和胃通络。

生白芍三钱　金铃子二钱　左金丸七分，包　黑山栀二钱
川石斛三钱　川贝母二钱　瓜蒌皮三钱　黛蛤散四钱，包　旋覆
花钱半包　真新绛八分　煅瓦楞四钱　带子丝瓜络二钱

复诊：两剂后，痛减呕止，原方去左金丸，加南沙参三
钱，合欢皮钱半。

（《中医杂志》1—12、14—16 期　丁泽周〈甘仁〉　思补山房医案）

胸痛

朱左，卅二，江阴，猝然胸痛，俯仰转侧，哀号欲绝，
粒米不入，汤饮亦吐。据述前年因拯人之溺而伤，咯血成
块，其色紫蔼，脉弦而细。此气滞瘀凝所致，宜理气化瘀，
宗气行则血行之旨，勿专以止血为图。

旋覆花（连纸包）原红花　炙乳香　丝瓜络　炒白芍
广郁金　当归尾（酒炒）桃仁泥　炙没药　象贝母　绛
香屑

汝按：此人为邻居纸铺之司，去年因拯人之溺于河，努
力受伤。状若伤寒者甚剧，经伟治愈。半载以还，已复其
常，不料此次因气郁而猝起。江湖医士，售伊草药一包，价

值两元，服后更剧。乃求余诊治，一剂痛减，二剂霍然。愈后酬余笋一篮云。

脘痛

朱童　脘痛喜按，得食则减，脉象弦迟，舌苔薄白，中虚受寒，肝脾气滞。拟小建中汤加味。

大白芍三钱　炙甘草一钱　肉桂心四分　云茯苓三钱　陈广皮一钱　春砂壳八分　乌梅肉四分　全当归二钱　煨姜两片　红枣四枚　饴糖四钱

脘胀作痛

韦左　脘胀作痛，延今两载，饱食则痛缓腹胀，微饥则痛剧心悸。舌淡白，脉左弦细，右虚迟，体丰之质，中气必虚，虚寒气滞为痛，虚气散逆为胀，肝木来侮，中虚求食。前投大小建中，均未应效，非药不对症，实病深药浅。原拟小建中加小柴胡汤，合荆公妙香散，复方图治，奇之不去则偶之之意。先使肝木条畅，则中气始有权衡也。

大白芍三钱　炙甘草一钱　肉桂心四分　潞党参三钱　银柴胡钱半　仙半夏二钱　云茯苓三钱　陈广皮一钱　乌梅肉四分　全当归二钱　煨姜二片　红枣五枚　饴糖六钱

妙香散方：人参钱半　炙黄芪一两　淮山药一两　茯苓神五钱各　龙骨五钱　远志三钱　桔梗钱半　木香钱半　甘草钱半

上药为末，每日服二钱，陈酒送下，如不能饮酒者，米汤亦可。

按：韦君乃安庆人也，病延二载所服之方，约数百剂，均不应效。特来申就医，经家祖连诊五次，守方不更，共服十五剂而痉愈矣。长孙济万附志。

脘痛

沈又右　肝虚作痛，躁烦谋虑，劳伤乎肝，肝无血养，虚气不归，脘痛喜按。惊悸少寐，前方泄肝理气，已服多剂，均无应效，今仿金匮肝虚之病，补用酸，助用苦，益以甘药调之。

大白芍三钱　炙甘草一钱　金铃子二钱　炒枣仁三钱　五味子四分　阿胶珠二钱　左牡蛎三钱　青龙齿三钱　炙远志一钱　朱茯神三钱　潞党参钱半　陈皮一钱　饴糖四钱

心下痞

亦泰皮货店，主妇龚氏，患肿痕，手足麻痹，心下痞，脉微细，乞治。以真武汤与之。乃转某医，其医处苍术、槟榔、车前、海金沙等味，其后肩背赢瘦，疼痛如被杖，复来求诊。仍与真武汤，加防己、桂枝，应手而愈。画家顾吟秋之室，因刺激而患癫痫，三四日一发，发时晕倒，牙关不利，邀余往诊。脉弦紧，与半夏三钱，柴胡八分，桂枝钱半，龙骨五钱，牡蛎五钱，茯苓三钱，铅丹四钱，炙甘草一钱，生姜四片，五六剂，其疾如失。

胸痞

温右　病本湿温，适值经行，寒凉郁遏，湿浊阻于中宫，旧瘀积于下焦，以致少腹作痛，小溲淋涩不利，胸痞泛恶，不能纳谷。舌苔灰腻，脉左弦涩，右濡缓，病情夹杂，最难着手。急宜通气去瘀，苦降淡渗。

霍香梗钱半　仙半夏二钱　川雅连五分，姜水炒　淡吴萸三分
赤茯苓三钱　枳实炭一钱　延胡索一钱　藏红花八分　生蒲黄三
钱，包　五灵脂钱半　两头尖钱半，酒浸包　福泽泻钱半　滋肾通
关丸三钱，包煎　荸荠梗钱半

（《中医杂志》1—12、14—16 期　丁泽周〈甘仁〉　思补山房医案）

胸中痞塞

丁先生　昨上午怕冷，下午身热，汗出而解，胸中痞
塞，又本有喘咳症，时时带发。今脉颇弦，舌颇淡，手微
厥，体质不足。

柴胡三钱　草果钱半　杏仁三钱　生姜一钱　槟榔二钱　生
麻黄七分，不去根节　太子参三钱　红枣五枚　常山三钱　小朴一钱
生首乌四钱

复诊：疟遂不发，尚胸闷心下痞鞕，心悸，脉迟弱甚，
心脏弱，带发之喘咳颇苦，强心定喘，兼防疟再发。

生麻黄七分，不去根节　炙草一钱　常山二钱　红枣五枚　生
石膏七钱，打碎　柴胡钱半　草果一钱　苦杏仁三钱　太子参三钱
没食子二钱

秋间疟疾流行，渊师用柴胡、常山、草果等药，取效甚
捷，时医谓治疟不可用柴胡，柴胡果不可用耶？

（《中医新生命》1934—1937 年 1—31 期　陆渊雷医案）

怔忡心悸

叶先生，病后不健复，常手足汗而心悸，振欲擗地，口
渴不欲饮，大便不调，寐不安，多梦，脉左细右浮，舌上薄
白，神经与心脏俱弱，胃肠又不和。

云苓五钱　黑附块三钱，先煎　姜夏四钱　炙草一钱　生白术
三钱　川连五分　干姜一钱　红枣四枚，去核　白芍三钱　淡芩二钱

太子参三钱

（《中医新生命》1934—1937 年 1—31 期　陆渊雷医案）

心虚不寐怔忡不宁治验

患者：李芳卿，年六十六岁，年少业商，至今不得息肩。

病状：初由偶觉头晕，心悸，继则惊悸气促，痰盛不寐，终日终夜，徘徊窗外，不敢卧床。

诊脉：余因事外出，比及返村，群医皆已立方，索观诸方，均系杂乱无章，多以血丹参为君，而附以表药，再加姜、连、黄芩之属。余因临症未久，不敢妄訾人短，但诸方均不甚相宜。余诊脉得悉心脉浮洪，数而且大。盖七情所郁，肝气不平，心不主血，肝不藏血，邪热攻心，郁结生病。余恐诸君所用如连芩之属，于痰盛有碍，因立养心汤一方，如下：

辽沙参三钱半　生地二钱半　朱寸冬二钱　朱茯神三钱　远志肉一钱八分　石菖蒲一钱八分　杭芍三钱　全当归三钱　川木瓜一钱半　五味子一钱半　炙甘草一钱三分　姜枣为引，水煎服。

是夜十钟服药，至十一钟思睡，即悠然扶枕睡二小时之久，醒后觉心静神凝，不似白昼之心跳不已。再服药一小盅，安然入梦，至天明七钟始觉。第二日，又邀余诊脉，心肝各脏，已不似昨日之浮洪数大，摇摇无主矣。惟痰盛未能尽除，喉间咯咯作声。又立一方：

辽沙参二钱半　朱寸冬二钱半　陈皮二钱　朱茯神二钱半　远志肉二钱　石菖蒲二钱　杭芍二钱　酸枣仁一钱半　川贝母二钱　半夏二钱　炙草一钱

水煎服。连服三剂，病去大半，再求余诊，诸病悉退。

惟微作嗽，再拟一方。

辽沙参一钱半　焦栀子一钱半　朱寸冬二钱　橘红二钱　白茯苓一钱半　远志肉一钱半　酸枣仁二钱　紫菀二钱半，炙　土白术二钱　真半夏二钱　炙甘草一钱　姜枣引。

是方服四剂，服后病忽若失，今已痊愈，饮食增加。斯病也，前后仅十日，余初学医道，未敢自信，伏乞各地方家指政为感。

怔忡惊悸

惊悸心中常惕惕，如人将捕，时惊惑，延缠不已渐怔忡，瘀寐神魂多恍惚。人之所主者心，心之所养者血，心血一虚，神气不守，此惊悸所肇端也。

外候：怔忡者，心中惕惕然，动摇而不得安静，无时而作者是也。惊悸者，蓦然而跳跃惊动，有欲厥之状，有时而作者是也。有触而心动曰惊，无惊而自动曰悸，即怔忡也。按怔忡惊悸之因，有余不足之殊，其说见下。

有因肝胆心虚所致

或怒气伤肝，惊气入胆，母能令子虚，因而心血为之不足；或富贵汲汲，贫贱戚戚，忧思过度；或遇事繁冗，思想无穷，则心君亦为之不安，而怔忡惊悸之症作矣。

有因郁痰停饮所致

心虚而郁痰，则耳闻大声，目触异物，遇险临危，触事丧志，心为之忤，使人有惕惕之状。

心虚而停水，则胸中渗漉，虚气流动，水既上乘，心火恶之，心不自安，使人有怏怏之状。

按，有思虑便动者，属血虚，真觉心跳者，属气虚。瘦人血虚，时作时止者，痰因火动，肥人属痰，寻常多是痰停水者，则胸中漉漉有声。

治怔忡惊悸大法

痰者与之豁痰定惊之药，饮者与之逐水停饮之剂，所谓挟虚不过调养心血，和平心气而已。

脉法：寸口脉动而弱，动为惊，弱为悸，寸口脉紧，趺阳脉浮，胃气则虚，是以悸，肝脉动，暴有所惊骇。

治法

主以安神丸：心虚甚者加人参、茯苓，神不安加柏子、酸枣、远志，痰者加半夏、南星、贝母、菖蒲，或用吐法，水者用小半夏茯苓汤。

安神丸：治血虚心烦懊憹，惊悸怔忡，胸中气乱。

绵黄芪　炙甘草　根生地　当归　辰砂

为末，蒸饼丸如绿豆大，朱砂为衣，每五十丸食后津拌下。

定志丸：治心气不足，恍惚多忘。

远志肉　拣人参　菖蒲黄　白茯苓

上为末，蜜丸桐子大，朱砂为衣，每三十丸，米汤送下。

益荣汤：治怔忡惊悸，恍惚悲忧。又治娠妇心神不足。

当归　炙芪　远志　枣仁　茯神　木香　紫石英　人参　炙甘草　柏子仁　炒白芍

上判一剂，水二大碗，生姜三片，煎八分，空心温服。

怔忡不寐

阜宁县署幕僚张君，因案牍烦劳，心营有损，怔忡不寐，自汗健忘，深以为苦，先延西医诊治。西医谓为心脏血脉亢进，令服药水数瓶，而卒无效，乃托其友人某，转恳予为之调治以。予用天王补心丹，以养心血为主，服药仅一月，而诸症悉除。是则中西医之药力，对于见症，但视施治之得当与否，固无从轩轾也。

心悸怔忡

一年约四十许妇人，来诊时，两手抚胸，谓心悸怔忡不已，头汗淋漓，目瞙瞙无所见，神疲面白，且少腹急胀，二便有难忍状。按其脉沉细如无。经云：恐则气下。金匮云：心悸病多由惊恐得之。问之：果因邻居失慎，夜半惊起出外，寄亲戚家，病已经一日矣。余乃仿下者举之之法，用补中益气合桂枝龙骨牡蛎汤，一服辄效，三服病良已。

项姓病面目四肢浮肿，胸脘作痛，汩汩有声，泛恶纳减，舌上有二条白苔，入夜发热。余诊之曰：此痰饮也。金匮明言，痰饮有五：有痰饮，有悬饮，有溢饮，此即溢饮、支饮之类。饮为阴浊之邪，其病也，必有外来之风寒以引动之，痰喘肢肿，以是而生。乃用麻、杏、苡米合二陈汤，加苍术、草果、甘遂、芫花，服两剂面浮肢肿已退，十服而瘥。

喘分虚实两因，主病之脏为肺与肾。然肺有兼肝，肾有兼脾，宜并治之。余治吴姓男子，患风温时症，肝火素旺，并之于肺，津液煅而为痰，咳喘并作，胸闷烦躁不安。两颧红赤，按其脉滑而弦，用桑皮、瓜蒌、杏仁、象贝、桑叶、竹茹以治肺，用丹皮、赤芍、山栀、龙胆、黄连以泻其肝，另服自制化痰丸。一服火平，二服更衣，四剂愈矣。又治冯妇久病初起，因劳喘急，上气不能行，神疲面无华色，纳少肢倦，邀余往诊。其脉甚细，此脾肾两虚，显而易见，用六味合五味异功散，加五味子、益智仁、补骨脂、胡桃等味。投药辄效，脾肾双补，故易奏功也。

（《中医杂志》8 期　临症笔记　王一仁）

悸

悸者，心中筑筑然动，怔忡不安是也。有气虚，有停饮，伤寒脉结代，心悸，炙甘草汤。伤寒三四日，心悸而烦，小建中汤方见腹痛。饮水多而悸者，虽有他邪，宜先治水，茯苓甘草汤。太阳病，发汗过多，其人叉手自冒心，心下悸，欲得按者，桂枝甘草汤。心神昏乱，惊悸怔忡，寤寐不安，朱砂安神丸。太阳病，下后身重心悸者，不可汗。汗之则谵语，此属阳明也。胃和则愈，胃不和则烦而悸，或镇固，或化散之。

炙甘草汤（又名复脉汤）

甘草四钱　桂枝　生姜各三钱　生地一两六钱　人参　阿胶各二钱　麦冬八钱　麻仁八钱　大枣三枚　上九味，水酒各半，先煮八味，至八九分，去滓，内胶烊尽，温服。

结者，病脉也。代者，危脉也。伤寒脉结代者，或结或代也。夫脉始于足少阴肾，生于足阳明胃，主于手少阴心。少阴之气，不与阳明相合，阳明之气，不与少阴相合，上下不交，血液不生，经脉不通，是以心气虚而悸动也。甘草、人参、大枣、麻仁，所以资生于胃也。桂枝、生地，所以资心主之气血也。阿胶乃济水伏行地中而注于阿井，心合济水也，用黑驴皮煎而成胶。驴乃大畜，色黑归肾，取其助少阴水火之气也。麦冬主通脉结，生姜宣达经脉之结气，用清酒者，亦取其通经脉之义也。

茯苓甘草汤

茯苓二钱　桂枝二钱　甘草一钱　生姜三钱

上四味，水煎温服，饮水多而悸者，水停心下，胃失转输之职。子病而母亦病也。用茯苓、桂枝，保心气以利水，甘草、生姜，调经脉以培土。

桂枝甘草汤

桂枝四钱　甘草二钱　上二味，水煎去滓，温服。

汗者，心之液。发汗过多，则心液虚矣。虚则叉手自冒心也。心下悸，欲得按者，心虚而肾气欲乘之也。故用桂枝以保心气，甘草助中土，以防水逆。

朱砂安神丸

朱砂另研　黄连各五钱　生地三钱　当归　甘草各二钱

上五味，酒泡蒸饼为丸，如麻仁大，朱砂为衣，每服三十丸，卧时津液下。

经曰：神气舍心，精神毕具。又曰：心者生之本，神之舍也。且心为君主之官，主不明则精气乱，神太劳则魂魄散，所以寤寐不安，淫邪发梦，轻则惊悸怔忡。重则疾妄癫狂，朱砂具光明之体，赤色通心，重能镇怯，寒能胜热，甘能生津。抑阴光之浮游，以养上焦之原气，为安神之第一品。心苦热，配黄连之苦寒，泻心热也，更佐甘草之甘以泻之，心生血，用当归之甘温归心血也，更佐地黄之寒以补之，血足则肝得所藏而魂自安，心热解则肺得其职而形自正也。

心脏衰弱

王君

脚肿腹满短气，脉舌俱不足，殆心脏衰弱所致。

黑附块四钱　肉桂五分　太子参三钱　干姜一钱　生白术三钱　生怀膝三钱　云苓四钱　白芍三钱　枳实三钱　炙草一钱

（《中医新生命》1934—1937 年 1—31 期　陆渊雷医案）

神经与心脏衰弱

周夫人　初病因惊悸，会发热，服奎宁旋止，今稍见吐血，自觉咽喉胀，常冲逆失眠，食饮亦不多，脉甚弱，除神经与心脏衰弱外，无他病，可以痊愈。

厚朴钱半　干姜炭八分　大生地六钱　黑附块二钱　姜夏四钱　干竹叶三钱　谷麦芽各三钱　上肉桂五分，研末饭丸吞　焦山栀三钱　真珠母七钱，先煎　云苓四钱　陈皮二钱

二诊：药后冲气遂平，咽头亦宽，血不复见，稍稍能寐，前方颇中肯，再斟酌益损之。

干姜一钱炒黑　姜夏四钱　上肉桂五分，研末饭丸吞　白芍二钱　焦山栀三钱　小朴钱半　制首乌三钱　真珠母五钱，先煎　云苓五钱　原钗斛三钱　大生地六钱　干苏叶二钱　银柴胡二钱

三诊：精神颇复，能起坐，食亦稍增，喉但燥，不复胀，口苦，晡时两颊红，皆虚损之象，宜甘寒滋上，甘温养下。

天麦冬各三钱　当归三钱　桔梗钱半　黑山栀三钱　败龟板四钱　远志肉钱半　甘中黄二钱　川芎钱半　制首乌四钱　人参八分另煎冲　生龙骨四钱　玄参三钱　菟丝饼四钱　上肉桂六分，三研末饭丸吞　煅牡蛎一两，先煎　钗斛三钱

（《中医新生命》1934—1937 年 1—31 期　陆渊雷医案）

心痛

废历今正又治一李姓妇人，住张家巷下远镇宫隔壁，年五十二岁，初三日夜，陡患心气痛，一痛即晕死，四肢冰冷。尝请西医唐某诊治，平素相得不便指名，连三针，毫无效验，随即告退，令置棺木，不得已仍请鄙人。诊其脉左部不现，右脉细微欲绝，望其面青，苔白而滑，手足亦青至节。余云，此乃厥心痛，系寒邪直犯心脏之故，症虽危险，尚可疗治，随用茯神四逆汤，此仿费明雄先生治法，一剂止痛，二剂即占勿药矣。

（《上海医报》59 期）

心痛

心痛得甘物而止者，所谓肝苦急，急食甘以缓之是也。要之得甘而止者，皆虚证。玫瑰花、桂圆肉炖浓汤饲养。若煎方，则桂枝汤加当归、枸杞、苁蓉、麦冬等所谓柔肝法是也。

心痛而吐清涎直涌，甚则吐蛔肢厥者，乌梅丸作汤服之，即愈。切记方中惟连、梅二味分量最重，其余诸味不过数分足矣。又蛔厥心痛，沙糖汤不能止之，亦试验心痛之一法也。寒疝心痛单服砂糖汤，亦不能止之，佐以川乌，即大乌头煎之意效矣。

心痛继以目黄者，先以瓜蒌、薤白、姜夏、旋覆、枳壳、左金，治其心痛，后以茵陈四苓汤，或加涤饮，或加消瘀治之。因此病若不调治，久久成单腹胀而死，盖血膨也。

瘀血心痛，必在夜间，时法用失笑散、游仙散、丹参饮，亦以血得下趋为顺。然寒疝冲心，而心腹痛者，亦在夜间为甚。因其病原属寒，而根于下焦故也。下焦主阴，寒主阴血，亦主阴。夜亦主阴，阴有病，故遇阴时则甚。猝心痛而成单腹胀，亦有目不黄者，此人亦有服药，故只数月遂死。亦有痛甚则死，气还则苏，积数载，而成膨胀者，闻有用过冬虾蟆数只，每只用砂仁七粒研末，破肚不去肠，填入砂仁末，泥封，固火煨焦，去泥末服得小愈，后为他病而死。按此法之治心痛，亦有效有不效，至心痛成膨胀，大抵瘀血为多。因西医谓血瘀则肿，肿在何处，血亦瘀滞何处也。按此一条，各方书多不及载，愿留心之医士，再加研究其实底为要。

业师徐子清，病心痛，太夫子凌晓五授一方，用朱砂、砂仁、瓦楞子、玫瑰四味为末，服愈。我师形极瘦削，年不满五旬而死。余见其在时，不发此方之效，确有深意存焉。再苏啰子、石见穿、双林，林某恒用之刺猬皮，业师频用之。余皆不细考，未尝试验不敢仿耳食辈之行故也。时下医流，往往用方书不曾载之丹药，如喉症之六神丸，小儿之回春丸，霍乱之辟瘟丹，皆药肆中好奇特制演利也。后于己未年，索其丸散簿观之，然后稍亦暂时借用焉。惟辟瘟丹，还未轻用，因其用五六十味之多，药性杂乱，而又克伐元气之方也。

（《三三医报》1926 年 4 卷 8 期　冯云槎痫痛遗浊消损论治）

五、厥症并汗症

1. 厥症

食厥

曾幼　饭后嬉戏，递尔昏厥，口不言肢不举。小儿既无七情之恼，亦无五志之火，当是饮食胃满，运动气逆，填塞胸脘，《医碥》所谓升降不通，阴阳否隔，姑遵食厥治之。

炒枳实钱半　煨木香八分　六神曲三钱　焦楂肉三钱　中川朴八分　青陈皮各钱半　大砂仁八分　炙鸡金二钱　莱菔子钱半

（《中医世界》1931 年 2 卷 11、12 期　谦斋医案）

食厥

常熟星桥石姓妪，晨食油条一支，麻团一枚，猝然脘中绞痛如刀刺，肢厥脉伏，汗冷神昏。余诊之曰：食阻贲门，不得入胃，阴阳之气，阻隔不通，清阳不能上升，浊阴不能下降，故挥霍撩乱，窒塞于中，宜用吐法，以通其阳。用生莱菔子三钱，藜芦一钱，橘红一钱，炒盐五分煎之，饮后以鸡羽探喉吐之。再以炒盐汤饮之，吐二三次，痛止肢温，厥回汗收，惟恶心一夜，干呕不已。余曰：多呕、胃气上逆，不能降下，以乌梅丸三钱煎化服之，即平。后服橘半六君子三四剂而愈。夫初食之厥，以吐为近路，其阳可通，若以枳实、槟榔等消食攻下，其气更秘，危矣。

（《国医杂志》7 集　荆溪余景和听鸿甫著　孙鸿孙　诊余集）

肝脾气阻致生晕厥

王右　经云：气并于阳，血并于阴，则为痉厥。腹系肝脾部位，初起腹部坚痛，二便失畅旋增晕厥，醒后脐以右仍有胀痛，不能转侧，形寒身热，不思纳食，诊脉弦滑兼数，验舌苔糙腻根厚，此为内蕴湿热，肝脾之气被阻，肝失疏泄，脾失健运，于是表里三焦，窒塞不通，成为气并，而见厥象。嗣以气机稍调，湿成蕴邪，熏蒸出表，又转寒热，惟腹痛未和，二便尚失通利，其肝之疏泄，脾失健运，未复其常，度症情恐多迁变也，殊欠稳妥，姑先以疏肝运脾主治，调其气机，祛其湿热，再觇传化而施治法，然必得痛热递和，不再厥逆为吉。

柴胡五分　青皮钱半　川郁金钱半　陈皮钱半　豆卷三钱
姜栀三钱　制朴一钱　腹绒钱半　枳实三钱　赤苓四钱　佛手八分

因怒致厥身热经阻

宗右　《内经》论厥，不离乎气并血两因，气又为血之主，气行则血行，气滞则血滞。据述昨因动怒，猝然晕厥，腹部依然胀痛，信事不行，身热不从汗解。脉弦苔糙，中宫虽有暑湿，而肝气郁结，肝血复瘀，营卫互相乘侮，姑以疏气逐瘀主治，应手为吉。

柴胡　归尾　青皮　川芎　香附　川楝　赤芍　桃仁
红花　泽泻　佛手　玫瑰

晕厥

病者：对门陆掞华姨祖母，阿顺，年过六旬，早寡，现居陆君处。

原因：外貌虽肥，内实不足，偶啖瓜葛等寒冷之物，是晚八时，卒然晕厥。乘夜延诊。

症候：头目晕眩，四肢厥逆，舌白底淡，神识模糊，脉状迟缓。

诊断：体素阳虚，复误投寒滞之物，则阳气更伤，肝胃风寒，因而上逆，故卒然晕厥，所幸并无汗出，否则殆矣。

疗法：与加味桂枝汤，温肝降逆，暖胃散寒。

处方：桂枝钱半　白芍药三钱　生姜五钱　炙甘草钱半　大枣五枚　吴萸五分　明天麻钱半　川芎一钱　旧胆星二钱

再诊：脉浮紧，舌苔白，厥逆虽回，头面四肢色黄而晦暗，是阳气衰弱，寒湿内蕴肝脾，即罗氏所谓阴黄，西医所谓贫血也，用茵陈四逆汤加味。

再方：熟附子三钱　干姜二钱　炙甘草钱半　茵陈二钱　云苓三钱　法半夏二钱　桂枝钱半　草果仁八分　当归三钱　白术二钱

三诊：脉浮弦而紧，两尺微细，苔仍白，黄未退，寒湿未清，仍主茵陈四逆加味。

三方：熟附片四钱　干姜二钱　炙甘草钱半　茵陈四钱　桂枝钱半　白芍三钱　生茅术二钱半　川厚朴钱半　当归二钱

四诊：脉已渐柔，舌仍寡淡，夜不能寐，黄仍未退，血液已亏，加味补血汤主之。

四方：生北芪二钱　当归三钱　熟附片四钱　桂枝钱半　炙甘草钱半　茯神四钱　柏子仁三钱　绵茵陈四钱　干姜二钱　川芎八分

五诊：脉滑而紧，舌苔仍白，黄仍未退，寒湿未清，仍主茵陈四逆加味。

五方：熟附子五钱　干姜二钱　炙甘草钱半　茵陈四钱　玉桂心三分　川朴一钱　倭硫磺二分　当归头五钱　川椒一钱

效果：前法进退三帖，黄退健步而痊。

厥逆

高幼，常熟，十二岁，杂食伤胃，风寒伤，肺胃不和，遂致厥逆，甚至吐蛔。医为见虫杀虫，三月以来，杀虫之药服偏，而虫之出也愈多，今目陷神痿，手足僵直，气息已微，溲便不觉。脉则细如游丝，苔则光而干裂，虫尚从鼻中钻出。伟意不安其胃，虫无已时，用甘麦大枣，合六君法。

炙甘草　生甘草　淮小麦　西洋参　云茯苓　广橘白　生白芍　白扁豆　黑穞豆　乌梅炭　津红枣

二诊：投剂后，一日夜，虫未出，气息似较有力，神气略吐，宜从前法加减。

西洋参　原枫斛　生淮药　野于术　云茯苓　广橘白　生炙草　生白芍　桑寄生　炼白蜜，一匙冲入。

伟案：此症系常熟特鸢浜高君吾山之子，时余设期于梅李电汽厂内，由友人吴君念臣之介。去诊时，家中人已预备入木矣。三月中呕出蛔虫十八条，便出蛔虫七条，鼻中出蛔虫三条，计凡杀虫之药，如雷丸、槟榔、芜荑、鹤虱、花椒等等，无一不服。直至服余方而始止，此症共诊七次，不外上二方加减，摘录二方，以留纪念。

暑滞厥逆治验

童姓女，年七岁，于本年六月晦日，猝患脘腹绞痛如刺。四肢厥逆，神昏脉伏，头汗唇白，求治于余。余询其母曰，前此曾食何物，母云昨午食以麦面。余曰，然矣。食阻中州，不得下降，阴阳之气，阻遏不通，阳欲升而不能，阴欲散而不得，故挥霍了乱，窒塞于中也。治宜通其阳导其滞，遂用淡吴萸一钱，炮姜炭八分，制川朴八分，仙半夏二钱，炒乌药钱半，广木香一钱，莱菔子三钱，枳实炭钱半，焦楂曲各三钱，苏梗钱半，藿香二钱，佩兰二钱，荷梗尺许。煎服后，腹痛渐缓，面目神清而肢温，至夜半，大便遂解硬粪。明日复诊，仍用前法而小其剂，渐参以清暑和胃平淡之品而愈。若此症先与清暑而不用温通法则殆矣。

（《医界春秋》张赞臣）

暑厥兼肺痹之治验

章根泉之女菊兰，二岁，乙丑巧月，患暑厥不乳，已三日。其家因兵燹后，拮据不延医，会余往惠山，章邀视其子寒热，顺便求诊。案云：暑风交蒸，咳嗽身热，热甚昏闭不醒，目干无涕，脉伏舌红，稚体患此，极为危险。连翘、黑栀、薄荷、银花、益元散、杏仁、葶苈、粉沙参、鲜古斛、豆豉、鲜青蒿、鲜古菖蒲、鲜竹叶、紫雪丹。外治方：山栀仁、生矾、桃仁、蓖麻子、回春丹，研细用干面鸡子、白葱根，打和敷脐。一剂药连哺二日方毕，目方活动，有呻吟声。化服琥珀抱龙丸一粒，又越数日，方出哭声，渐愈。

（《如皋医学报》1930 年）

钟保安家痰厥治验

钟保安妻蒋氏，年三十余，体质柔脆，始由寒热，缠绵二月，肌肉瘦削，咳呛呕恶气粗，胸中痞块有形，医药无效。又更一医，投以吴萸、干姜各六分，服二三帖，则咳嗽增剧，哮喘异常，不能安枕，痞块上升，则气逆而厥晕欲绝，遂狂呼而醒。连厥数次，时七月下旬，来邀诊治。得脉形沉而滑，舌淡红无苔腻，呼吸间有痰声，显系清浊混淆，

244

浊痰凝结而为痞，气逆则痞块上升，壅塞清道，则喘而欲绝矣。遂用旋覆、代赭各三钱、伽楠香二分，磨冲，蜜水炙麻黄六分，紫菀、叭杏、川贝、礞石各三钱，竹黄、盆菖蒲、赖红各钱半，竹沥少许，一剂稍平，后调理而瘥。

（《中医杂志》4 期）

脏厥治验

童诗闻之母患泄泻，以要事在身，不容起行，乃电予诊治。予诊六脉强硬，舌枯无津，下泄完谷，每日数十次而不成瘵。断以完谷为肠胃无火，舌枯为肾阳不能上蒸，脉鞭乃厥阴少阴无阳和之气，不瘵为阴燥无阳。故风厥木强，乃真脏厥之危证。立方：熟附三钱，吴萸半之，柴胡、陈皮、半夏各二钱，灶心土一两，明日复诊。病无增减，泄如故。因悟脏厥徒温少阴，不能取效。原方去灶心土，加乌梅三钱，赤石脂五钱，服后差减。翌日童自京遄归，以先父误于医，母又多病，间曾涉猎医书，再四研究，前方以为不误，所以不急愈者，药力未到也，乃再进二剂，所患若失。

（《如皋医学报》1930 年）

煎厥病验案

病者：刘明远，年三十九岁，法学士，鄱阳人，住南昌松柏巷。

病名：煎厥。

原因：远因复杂，近因忧思恐怖，兼感风湿。

症候：善怒，健忘，咳嗄痰涎，涎中带有如蝌蚪之小结痰，其味咸，左眼流泪，左唇抽痛，天冷则甚。左背俞麻木，左手足瘦于右手足，少腹以下，至阴器，冬天则发干疮，或起白屑，或经筋青胀，行路似眩晕欲倒，小便利而有余沥，大便不畅，经过二年，调治未愈，庚午九月，始就予诊。

诊断：脉弦，弦为劳为风，此病本在肝，标在肾。《脉解篇》曰：肝气当治而未得，故善怒，善怒者，名煎厥。肝者将军之官，谋虑出焉。今所谋不遂，则气郁不舒，木郁则不能生火，火无以生，则心神不足，心神不足，故健忘也。考肾脉入肺，肝脉注肺，少阴虚火，上入于肺，厥阴郁火，上注于肺，两火克金，故咳嗽也。肝在天为风，肾在味为咸，痰，脾滋也，涎，肾水也。肝风内动，数变善行，中侮其脾，下扰其肾。脾被侮，则脾虚，不能行湿，湿化为痰。肾受扰，则肾虚，不能泌水，水泛为涎，随风上逆，入注于肺，受肺中之火，煅炼而出，故痰涎中有结痰，而带咸味也。查肝开窍于目，肝液为泪，今肝气当治而未得，则不能收制其液，故目自然泪出也。肝之支脉，从目系下颊，环唇，肝风内动，扰害支脉，故左唇抽痛也。肝生于左，外以候肝，冲任起于胞中，寄于肝脾，上循背里，冲任血虚，则不能归血于肝，故左背俞麻木也。巢氏曰：劳损之人，体虚易伤风邪，风邪客于半身，在分腠之间，使气血凝涩，不能润养，故半身手足枯细，男子发左，此由愁思所致，忧虑所成。今左手足瘦于右手足者，即此理也。肝脉络阴器，肾荣于阴器，肝气郁则火内动，肾气虚则液外溢，火液相搏，于荣络之中，溢于阴器之外，故阴器生白屑也。肝主筋，今肝脏血液枯涸，不能滋润经筋，故经筋青胀也。诸风掉眩，皆属于肝，肝主木，赖土以培其根，今脾湿内淫，则根本不固，根本不固，则枝干摇动，故行路似眩欲倒也。肾主水，劳伤之人，肾气虚弱，不能藏水，胞内虚冷，故小便利，而有余沥也。大便之通，全赖肾液以润之，今肾液由前阴输泄，则后阴津枯，故大便不畅也。

疗法：经曰：损其肝者缓其中，损其肾者益其精，用归脾汤加减以缓中，用苁蓉丸加减以益精，理脾以养肝，滋肾以生肝，不治肝而肝自治矣。

处方：炒西党参三钱　炒黄芪三钱　萍白术五钱　云茯苓四钱　广木香一钱　秦当归二钱　远志肉一钱　酸枣仁一钱　广陈皮一钱　血丹参一钱　漂苁蓉五钱　何首乌三钱　鹿角胶三钱　柏子仁一钱　熟地黄三钱　川牛膝二钱　桑寄生一钱　炙甘草五钱

效果：服十剂，诸病减半，服至二十剂，诸病痊愈，服至五十剂，身健加倍。

（《医界春秋》1931 年 64 期）

蛔厥不止变成肿毒案

淳安县立高小学校方校长之弟，年二十四岁，孟秋某夜，房后不慎，小腹绞痛，时有鸡蛋大或梅李大之块六七枚，往来耕动，玉茎尽处，有筋一条如指粗，直上心下，玉茎不时举发，右睾丸缩入，汗出肢冷，小便涩痛，大便十六日不通，三四日来右腰以凸起一块，宛如覆盆，水漫肿无头，右足屈不能伸，沉困床蓐，吟呻欲绝，发如棕，舌如赭，有时蛔虫或从口中而出，脉来弦搏有力。予曰：此蛔结不散，郁而成毒之症也。治疗之法，当以杀蛔利下为主，而以消毒之药佐之。牵牛子三钱，枣子槟三钱，川楝子三钱，枳壳二钱，冬葵子四钱，全归三钱，没药二钱，青木香一钱五分，车前子一钱五分。连服三剂，解下燥粪三十余枚，硬如弹丸。又加一剂，泻下大小蛔虫五十余条，小便渐通，块消丸出，肢漫汗减，惟筋肛未退。恐其体弱，毒气乘虚内陷，变生他症。以潞党参三钱，生上芪四钱，全归三钱，生草一钱五分，没药二钱，炒白芍三钱，枣子槟一钱五分，青木香一钱，川楝子一钱五分，吞梅花点雪丹三枚，外以滴卤一杯，菜油一杯，搅和为薄糊状涂围毒部四周，收束毒气。连服五剂，筋不扛起，毒部红肿高突，服透散二剂，溃脓甚多，乃以参芪术草归芍，杜仲、远志、巴戟肉等味吞全鹿丸五钱。连服十余剂而痊。

（《中医世界》1卷6期　商智）

蛔厥兼口伤烂赤

小女柏香气禀素弱多病，二十三年秋，既患热利而愈。语在本篇第六，乃十月间又婴重证。一日，佣来，趣予归。谓柏香随伴赴陌头取蔗，因蹶致疾，发热已十余日。予甫抵门，即觉奇臭不可向迩，盖口烂臭也。为谛视舌苔，则泡泡喷起，如荔枝壳，尖端绛如杨梅粒，手冷至肘，少顷转温又复转冷，脚重无力如冰，虚火业已上炎矣。又口渴引饮而不小便，时时欲呕，食即吐去。脉则寸关急数，重按即无。惟尺部弦急鼓指，则厥阴篇蛔厥之候也。念阴阳俱虚，先宜镇冲逆，填下焦，而以扶土清肝杀蛔为辅。时在十月十六日：

生薯蓣四钱　生白芍三钱　法半夏三钱　捣细生赭石二钱
西党片一钱　金铃子五枚　天花粉二钱　白茯苓二钱　玄参一钱
西茵陈八分　石莲肉三钱　扁豆花八分　炒谷麦芽各一钱

前方服一剂，能进食一匙，又一剂，诸证渐转。乌梅丸似可用已，然予犹有所顾忌，不欲独任之，乃以下方蹑武。

捣细生赭石五钱　西党参三钱　金铃子切，五枚　金重楼八分　生薯蓣四钱　炒扁豆一钱　石莲肉二钱　鹤虱八分　加乌梅

丸三钱　药汁分冲送。

　　两剂，忽微似有汗，身热遂退，脉稍和，而仍有弦意，舌转淡，而点粒未除，然予固已欣欣然，喜方药之中病也。再去鹤虱，并减轻他品，加炒术、使君等与之。凡五六剂，诸症悉痊，口臭亦愈。数年前，见有小儿口烂清谷，身有微热，医家投以大队苦寒，若芩连之属，抵死不悟，反谓病本不治。吾女病时，村人某谓予，邻村有人病此，医家不能治，以致颊辅烂穿孔，言时眉目皆动，吾颇疑为误治也。

（《神州国医学报》1935 年　诊尘零影）

蛔厥

　　腹痛属蛔厥者，必吐清涎，时作时止，或上下绞痛，甚则四肢厥逆，暴病以乌梅为主。大病后见者，多不治。若不断谷者，仍可治。肠痛腹痛，或小便如粟状，大抵肠鸣腹痛，一足不全其伸缩者，是治法宜大热温补者，有宜消瘀攻下者，仲景法外，如阳和汤之热补，加苁蓉、牛膝、甲片、鹿角胶等，温中仍寓润下之品是也。若在后半截，或其人阴虚，舌光者，以枳实、白芍、当归、桃仁、甲片、牛膝、苁蓉、麻仁、丹皮等，要之不远，通下一法，补泻温凉，则随病脉用药。大黄附子细辛汤，亦治寒热夹杂之腹痛，要以痛在少腹者，最切其症。有脉大而曲者，有脉小而沉者。脉小而沉，自汗出，甚或不能出声者，热药加重之，如干姜、肉桂、当归、沉香等，均可加入也。

（《三三医报》1926 年 4 卷 8 期　冯云樵痫痛遗浊消损论治）

气厥

　　常熟大东门陶姓妪，暮年伤子，肝气久郁。又因有一人抵赖其子赊出之账，两相执持。陶姓妪猝然跌倒，气息全无，急邀余诊。脉来沉伏，目上反，口鼻之间，呼吸气息全无，手足厥冷，其势已危。余曰：此乃肝郁气秘，痰阻灵窍，药不得入。惟用至宝丹、苏合香丸各一粒，用竹沥、姜汁、菖蒲汁、芦藜、煎汁一杯，将诸汁和入灌之，以鸡羽三四支探喉，吐出白腻痰甚多，气息稍通。片刻后，又气息全无，再饮再探吐，如是五七次，痰虽多而气仍不转，余疲甚，直至五更，气渐转而能呼吸，天明已能言语。咽痛三四日，调理而愈。余思木郁则达之，吐即达之之意也。如此症，不用吐法，去其痰，通其阳，而能救者，吾不信也。又有百岁朱姓妪，因口角动怒，猝然昏厥不语，脉伏肢冷，呼吸不通，余即用炒盐汤，用鸡羽探吐，一哭即醒，醒则大哭不止，此郁极则发之也。如天地郁极，则雷霆奋发之义，余见肝厥、食厥等症，惟有吐为最速耳，所以吐之一法，不可弃而不用也。

（《国医杂志》7集　荆溪余景和听鸿甫著　孙鸿孙　诊余集）

脘痛极而厥

阙右　旧有脘痛，今有脘痛极而厥，厥则牙关拘紧，四肢逆冷，不省人事，逾时而苏，舌薄腻，脉沉涩似伏，良由郁怒伤肝，肝气横逆，痰滞互阻，胃降失和，肝胀则痛，气闭为厥，木喜条达，胃喜通降。今拟疏通气机，以泄厥阴，宣化痰滞，而畅中都。

银州柴胡钱半　大白芍钱半　清炙草五分　枳实炭一钱　金铃子二钱　玄胡索一钱　川郁金钱半　沉香片四分　春砂壳八分　云茯苓三钱　陈广皮一钱　炒谷麦芽三钱各　苏合香丸一粒去壳，研末化服。

二诊：服药两剂，厥定痛止，惟胸脘饱闷，嗳气不思纳谷，腑行燥结，脉左弦右涩，厥气渐平，脾胃不和，运化失其常度，今柔肝泄肝，和胃畅中，更当怡情适怀，以助药力之逮也。

全当归二钱　大白芍二钱　银州柴胡一钱　云茯苓三钱　陈广皮一钱　炒枳壳一钱　川郁金钱半　金铃子二钱　沉香片四分　春砂壳八分　炒谷麦芽三钱各　全瓜蒌四钱，切　佛手八分

薄厥

黄妪　大怒之后，即胸脘作痛，痛极则喜笑不能自禁止，笑极则厥，厥则人事不知，牙关拘紧，四肢逆冷，逾时而苏，日发十余次。脉沉涩似伏，苔薄腻，此郁怒伤肝，足厥阴之逆气自下而上，累及手厥阴经，气闭则厥，不通则痛。气复返而苏，经所谓大怒则形气绝而血菀于上，使人薄厥是也。急拟疏通气机，以泄厥阴，止痛在是，止厥亦在是，未敢云当，明哲裁正。

川郁金二钱　合欢皮钱半　金铃子二钱　玄胡索一钱　朱茯神三钱　炙远志一钱　青龙齿三钱　沉香片五分　春砂研仁八分　陈广皮一钱　煅瓦楞四钱　金器一具入煎。

二诊：投剂以来，痛厥喜笑均止，惟胸脘痞闷，嗳气不能饮食，脉象左弦右涩。厥气虽平，脾胃未和，中宫之运化无权。今拟泄肝通胃，开旷气机，更当适情怡怀，淡薄滋味，不致反复为要。

大白芍钱半　金铃子二钱　代赭石二钱，煅　全福花钱半，包　朱茯神三钱　炙远志一钱　仙半夏二钱　陈广皮一钱　制香附钱半　春砂仁八分，研　川郁金钱半　炒谷麦芽各三钱　佛手八分

尸厥

常熟县署前星桥扬小溪妻，因母丧归宁，事毕而回，是日即神识如蒙，默默不语，语则所与言者，皆已亡人也，与食则食，与溲则溲，饮食二便如常，与其言则不知也，已有十日。邀余诊之，脉亦平稳，气色如常。余曰：此非病也，病人必有异梦，病名尸厥，先以苏合香丸研末，吹入耳鼻中，再调如糊，涂膏肓、胸膈之间，再饮以苏合香汁，使其安寐。再煎服后药，虎头骨、龙齿、鬼箭羽、朱砂、琥珀、腰黄、鬼臼之类，和入苏合香丸。明晨病人云：即速付轿钱，有人将轿送我回矣。遂醒，恙已霍然。左氏传膏肓之疾，鬼语与医语如出一辙，其信有之耶。鬼神难知，医者只就病论病可矣。

（《国医杂志》7 集　荆溪余景和听鸿甫著　孙鸿孙　诊余集）

热深厥深

常熟大东门庞家弄颜姓，因失业后，室如悬磬，有病不能服药，延六七日，邀余诊之。脉沉如无，四肢厥冷，无汗，神识昏蒙，呓语撮空，遍体如冰，惟舌底绛而焦黑，干燥无津。余曰：此乃热深厥深，阳极似阴，热极似寒也。当时即进以银花露一斤，再进以大剂白虎汤，加犀角、生地、人中黄煎好，调服至宝丹、紫雪丹。罔效，明日再饮以银花露二斤，仍服原方。犀角八分，生地一两，石膏八钱，知母二钱，生草一钱，人中黄二钱，粳米汤代水，调至宝丹一粒，紫雪丹五分，服两剂如故。余思既是热深厥深，有此两剂，亦当厥回。如果看错寒厥，服此两剂，无有不死。何以不变不动，正令人不解。至明日复诊，神识已清，肢体皆温，汗出淋漓，问其母曰：昨日服何药？曰：昨日服黄霉天所积冷水五大碗，即时汗出厥回，神清疹透。余曰：何以能知服凉水，可以回厥？其母曰：昔时先伯为医，每晚谈及是年热证大行，服白虎、鲜石斛、鲜生地等，往往不效，甚至服雪水方解，吾见先生阴以银花露三斤，大剂凉药二剂，如果不对宜即死。今无变动者，必系病重药轻，吾故斗胆以黄霉水饮之，谅可无虞，谁知竟即时转机，噫，余给药资数千，不若其母黄霉水数碗也。孔子曰：学然后知不足，洵至言也。

治病之道，失之毫厘，谬以千里。余在师处，正值小暑之时见一陈姓三岁儿，其母孀居，子系遗腹，偶有腹痛不甚，请屠姓医治之，以为虫痛，书花椒、干姜、乌梅、吴萸、雷丸等，其母偕儿在药肆中买药，置小儿于地，儿将腹贴地，覆面而卧。余见之曰：此孩暑热入里，腹中热甚，其母不以为意，不料此儿服药后，即四肢面额俱冷，目睛上反，无汗，不啼不哭，脉伏气绝，其母哭之甚哀。他人曰：费兰泉先生看过否？其母曰：未也，即抱至吾师处。余代诊之，脉伏肢冷，遍体如冰，目反气绝，惟胸中尚热。牙关紧闭，余不能解。告吾师曰：昨见此孩覆地而卧，屠先生服热药，不料今日变症如此。吾师再三细视曰：满目红丝，目珠上反，白珠属肺，火刑金也。瞳神属肾，目珠反白，肾阴竭也，此乃热深之症。因西瓜尚早，若有西瓜，犹可一救。旁一人曰：戴姓庄房西席，有昨在常州带西瓜，吾师即付钱二百，请其觅得西瓜一枚，即绞汁，将牙关撬开，频频灌入。约两时许，灌下瓜汁一碗，即进以人参白虎汤：西洋参三钱，生石膏八钱，知母二钱，生甘草一钱，粳米一两，麦冬三钱，五味子四分，曰服西瓜汁后，可少缓进药。服后至四更，小儿始醒，啼哭数声，又厥。明晨仍抱至寓中，余诊其脉仍伏，目珠注瞀，瞳神色白，惟四肢稍温，肌肤微热。吾师细看之，谓其母曰：再服两剂，可保无妨。即将前方去石膏，加鲜石斛一两，细生地五钱，元参三钱，服二剂，即厥回体和，瞳神转黑，饮乳如常矣。余问师曰：何以目白无光，断其不死。师曰：五脏六腑之津液，被热劫尽，精气不能上轮于目，而无光矣。投以辛凉，火郁发之，佐以甘寒，保其津液胃汁，以五味子之酸收其元神，故津液可复。精气上承，其目亦自明矣。吾师曰：不但此症，昔有小儿，痢疾一年，他医专以枳朴、槟榔、曲楂等消导攻积，后痢久两目青盲，瞳神色白，以异功散、参苓白术散调理收功。后目光渐复，已二十余年，惟光线稍短耳。余至琴川绛泾桥庙，有两儿，一七岁，一十三，痢已半年，两目青盲，瞳神色白，眼闭不能开，瘦削内热，眼科施以阴药，均不效。余曰：始痢为先，痢止则目亦可明，投以四君子，以党参换太子参、北沙参，加石斛、山药、莲子、红枣等，服二十余剂，兼服参苓白术散末。每日三四钱，匝月痢止，阴虚内热不清，服六味地黄丸，日久两目白而转黑，其光散而复收，治病必救其本，洵夫。

（《国医杂志》7集 荆溪余景和听鸿甫著 孙鸿孙 诊余集）

猝起呕吐泄泻

袁右卅二岁，常热感风袭寒，半夜猝起呕吐泄泻，腹中绞痛，时在腊尽，状如霍乱，形寒身热，脉来浮数，苔白腻，宜与疏解化滞。

炒牛蒡　炒枳壳　象贝母　姜竹茹　苏叶梗　广郁金
炒广皮　薄荷叶　仙半夏　连翘壳　焦神曲

二诊：身热返，形寒退，呕减而泄泻依然。脉转细弦，苔仍薄腻，渴不欲饮，宜化湿和中，分泄小便治之。

制半夏　焦枳实　佩兰梗　益元散　平胃丸　大腹皮　佛手柑　姜竹茹　青陈皮　防风根　广郁金　猪赤苓

汝案：此症系感气夹寒而起，倘误作痧气而投香窜，或温中之品，必致热陷于里，转成痉厥。若误作伤寒，而狂投表解，必致实邪留恋，转成食厥，或热狂等症。此症认清眼目，是渴不欲饮，小便短少，知系湿热之气相团，一时充斥于肠胃所致，故一剂知，而二剂愈矣。

2. 汗症

头汗

夏左

年三十六，宁波，头汗淋漓，心烦而热，曾进防风加术法益甚。胃热乘心火而上升，宜用苍术白虎。

制苍术　生石膏　白粳米荷叶包　天花粉　炒杏仁　淮小麦　山栀仁　连翘心　远志肉　益元散

此方一剂知，二剂愈，冬令来调补也。

自汗怔忡

病者：孔张氏年将三旬。

病名：阳虚自汗怔忡。

原因：洗头感冒寒湿，头痛，始则针挑，继则用药通表。

症候：头痛虽愈，反自汗不止，恶寒，闻声即怔忡异常，夜寝不宁，倦怠不食，无气以动。

诊断：脉象濡弱由通表卫虚，并伤心液，故漏汗不止，见状如是。

处方：桂枝一钱　炒白芍三钱　清甘草八分　附子一钱半　化龙骨三钱　煅牡蛎四钱　炒白术一钱半　红枣四枚

（《医学杂志》68期　张生甫　验案六则）

阳虚自汗案

张华衮，年三十余，住广东香山县，阳虚自汗症，平素耽于酒色，又常为人办理公事，积劳体弱。张君余世交也，一日张君来访，两人扶入，尪瘠如枯蜡，面青唇白，神气萧索，望之骇然。问从何来？曰病自汗四月矣。医谓阳虚，由省港而澳，迄不一效。思及我兄，是以来也。诊其脉沉微，久按则散，出其方，重叠盈把，余遍视之，曰症是元阳大虚，而方无一误，弟何能为，强余设法，姑以人参养荣汤与之。是晚君寓于凤山书院，次日往诊，微效毫无。余力辞，君曰：群医遍诣，故惟兄是求。何一无世谊之情耶，学友皆劝勉为图治。余出外沉思，得一理解。回告君与诸友曰：陈修园谓杂病，自汗为阳虚，盗汗为阴虚，然阴阳互根，自汗亦有阴虚者，盗汗亦有阳虚者，症直辨治，然余以自汗属阳虚者多。《内经》谓肾为阴中之阴，脾为阴中之至阳，而火为土母，亦为命原，脾肾皆赖真阳之温养，君酒色伤其内，百事劳其外，阴伤阳剥，脾不能中守，肾不能热藏，真火浮游，腠理开，汗大出矣。故经亦言，阴盛者身寒汗出也。夫阳气者精则养筋，柔则养神，现君汗之将出也，面必青黄，全身振掉，晕眩倒卧，手足厥冷，汗乃出。以毛巾揩抹，湿透至六七条。厥甚虞其阳脱，非重筹守脾肾专药，何以图功。前医固知补阳，但一参及提气动血之品，便难见效。

《内经》云凡阴阳之要，阳密乃固，两者不和，若春无秋，若冬无夏，因而和之，是谓圣度。故阳强不能密，阴气乃绝，阴平阳秘，精神乃治。阴阳离决，精气乃绝。此其理也。

方用术附汤，白术四两，附子二两，水煎服。《本经》谓白术气味甘温，止汗，陈注为脾正药。附子气味辛温，主温中，陈注阳气不足，寒自内生，大汗大泻大喘，中风卒倒等症，必仗此大气大力之品，方可挽回。此余必专用，不参他药，必重用，不使病重药轻之意也。照三帖，汗将出。自觉神魂略定，遂加白术为六两，附子为三两服，五帖，汗始略少，脉始略转，逐渐加至白术十六两，附子八两，共用十六帖，汗止思食。然后改用白术一两，附子五钱，渐加炒枣仁、淮山药各二钱，去核山萸肉，生龙骨、牡蛎各钱半，生杜仲、巴戟天、淫羊藿、枸杞子、胡桃肉、补骨脂、云茯神、菟丝子、白石英各三钱，旧熟地四钱，砂仁、高丽参各一钱等药，调理三月，再以正元丹久服温养之。

自此精神如旧，谈笑自如，为人办公，寿延七载，一夕卒晕眩而逝。喻嘉言谓阳虚者必使真阳复返其宅，凝然与真阴相恋，然后清明在躬，百年常保无患。如盏中加油，则灯愈明，炉中覆炭，则火不息，是积精以自刚，积气以自卫，积神以自王，正不可不加意之耳。

（《三三医报》2 卷 19 期）

余银山之战汗

四川重庆余银山，小贸糊口，贫苦人也，年二十九岁。患伤风身热，胸胁痞满，头痛鼻鸣证。因平日有病，皆不服药，拖延日久，邪自深藏而愈。邪藏日多，仍能支持，至此邪与新邪，合而为一。病势日深，服愚方十余剂，始现战汗。愚察其战汗将作，遂将战汗发作之情形，与夫汗出必愈，汗不出必死之危险情形，一一详告，并告以战汗发时之将息手续。又再谆谆叮嘱曰，无论如何，总以出汗为最要之目的，汗以驱邪，汗出多则邪出必多，热退汗止，病乃得愈。殊知贫人心理，总以省钱为目的，因闻汗出以驱邪，汗出多则邪出必多之言，认为汗出后，再加出汗为更善，当战汗发作，汗大出之后，果见大病全退，心安思食，益信汗出多，邪出必多，为有效，以为出汗越多越好。于是再加厚被，再逼其汗。他的理想，如此办法，可免愈后余邪不尽之患，作愈后可免调理费之计。不知战汗出后，精血大虚，那堪再发其汗，他这个办法，犯了无汗强发其汗之禁，必不免于死矣。圣经曰：病无汗而强发之，必动其血或从口出，或从鼻出，是名下厥上竭，为难治。请看经文便知余银山之病，战汗之后，就是无汗之时，再又覆被逼汗，就是无汗强发其汗。医圣尚云难治，我等后学，断不能优于医圣，更有何法，可以挽救，峻辞而去，次日病人口鼻涌血而死。

（《医学杂志》82 期）

胡因造之战汗

胡因造者，四川重庆铜圆局之司机员也。光绪十四年，岁次戊子，胡君年三十八岁，是年清明谷雨之交，天气酷热如暑，胡君不堪其热，夜卧不覆被，习以为常，一夜睡梦方酣，气候大变，冷雨凄风，砭肌刺骨，胡君睡入黑甜，酣不知寒，直至冷透骨髓，大梦方回。体痛寒战，头疼鼻塞，胸痞呕逆，服俗医方多剂，日益沉重，召愚诊视。愚曰：今年春行暑令，气候反常，系因戊子司岁，戊为火运太过，子为君火司天，因为火运太过，故气候先时而至，是以暑气行于春令也。胡君之病，先受亢热，后感阴寒，寒邪先入皮毛，断由皮毛透入筋骨，医当驱筋骨之热邪，出于皮毛，再驱皮毛之寒邪，出于毛窍之外，而病解矣。然后清暑邪，调和荣卫，自必获愈，无如俗医不知此理，糊涂投方，以致热邪深伏于筋骨之间，寒邪外束于皮毛之表，闭塞日久，虽欲得汗亦不可得，且幸热邪尚在筋骨，未入脏腑，法当调和阴阳，毋使筋骨之邪，侵入脏腑。又当疏通筋脉，因势利导，仍要领导筋骨之邪，出于皮毛，驱逐皮毛之邪，出于毛窍之外，乃为要义。于是为之拟方，服方三剂，病不减轻，反觉周身骨节疼痛。愚曰：此骨节之热邪，将欲出于皮毛之象，正好用方以领导之，又服愚方四五剂，病人言身似恶寒。愚曰：战汗将作，其发作时，先发寒战，后发大热，发大热之时，覆被卧，便出汗，出汗则病愈矣。愚去后，入夜病人发寒冷战栗，遂覆被卧，夜将半，寒退热生，其热度极高时，体若燔炭，病人不耐忍受，掀被弃衣，以求凉爽，身热不减，遂又大开窗牖，当窗而立，是夜细雨淋沥，冷风飒飒，病人当之，大呼爽快，遂致战汗不能出于皮毛，战汗逆回，变为瘀血，其血充塞肠胃，雍九窍，倒卧床上，晕不知人。明日另延西医诊视，西医用洗便器，从大便探察，见瘀血充塞肛门，至于直肠，认为愚方所误。召愚至，西医问愚曰，直肠内皆有坏血，这是你医坏了的，你当认罪。愚曰，此证战汗出了，病就愈了，病人服我之方，昨夜战汗发现，可见我的方不但不坏，并且昨夜就要出汗，所以病人昨夜身大热，病人或肯覆被一刻，汗就出了，今日便是无病之人。此汗不得出，乃是病人当发大热之时，不肯覆被，反转开窗当风，冷风侵入周身，大热退回，汗焉得出？汗不得出，病因变坏，乃是病人自误，焉得加罪于我？问之与病人同室之人，皆言昨夜开窗当风，大呼凉爽之情形。西医不能诘，或请救之。愚曰：有西医在，非愚所能救也，辞而退。

论曰：慨自圣道不明以来，世无知战汗关系于生死之大也。我中医之不明圣学者，尚不知战汗为何事，彼西医安得知之。胡君之战汗，胡君自误之也。趾痕何尤焉，彼西医不知中国医之精奥，竟欲加罪于趾痕，趾痕安能与不知中医之人言中医。倘非有与病人同室之人，众口一词，证明昨夜病人开窗当风，大呼凉爽之情形，则趾痕虽有百口，安能自白耶。

（《医学杂志》82 期）

战汗

常熟旱北门外，孙祠堂茶室妇，始因温邪未能透彻，延之四十余日，邀余诊之。脉细数郁于内，着骨始见，肌枯肉削，干燥灼热无汗，热亦不甚，耳聋舌强，言语涩謇不清，溲少，大便泄泻如酱色，舌色底绛，而上有烟煤之色，眼白珠淡红，鼻干水欲饮，手足瘛动。余曰：此乃温邪深入于里，汗未透彻，此症当战汗于骨髓之间，若不战汗，热不得泄，阴液烁尽亦死。若战汗不出亦死，且先以甘凉重剂养肺胃之阴，以作来日助其战汗之资，故先进生地、麦冬、元参、石斛、梨汁之类一剂，肌肤较润，泄泻亦稀。复诊，进以大剂复脉汤，加鸡蛋黄二枚调服生地黄一两，阿胶三钱，麦冬六钱，生白芍三钱，炙甘草二钱，石斛六钱，生牡蛎一两，煎浓汁服。余曰：此药服下令其寐，不可扰乱。到天明时，如能冷汗淋漓，手足厥冷，目反口张，遍体冷汗，切勿惊慌呼唤，倘战不透，亦死症也。若服此药，汗不止，腹膨无汗，此正不胜邪，战汗不出，亦不治矣。日晡服下，至四鼓，果然遍体冷汗，脉静肢冷，目反不语，举家因余预嘱，故静以待之。直至日中，汗收神醒，热退泻止，后服甘凉养胃，存阴泄热，数剂而愈。所谓战汗者，热伏于少阴厥阴肝肾之间，要从极底而出，故服大剂甘凉咸寒，使其下焦地气潮润，而雾气上腾为云，肺气滋润，天气下降为雨矣。若遇此等症，专于止泻发汗清热，必不能保全也。

（《国医杂志》7集　荆溪余景和听鸿甫著　孙鸿孙　诊余集）

盗汗

钱左，四十余岁患盗汗白浊，舌边绛，中薄黄，按脉虚细不数，初用黄芪皮、淮山药、花粉、石斛、萆薢、木通、瞿麦、萹蓄、浮小麦等清养化湿敛汗之品，两剂盗汗果愈，溲浊依然。乃减去利湿之品，重用熟地、补骨脂、肉苁蓉等，温补下焦，日见效机，溲浊渐减。此由肾气虚衰，不化精而化浊，与湿热致病，自是不同。

余最恨以平常不切实用之药，敷衍病人。时方每用生苡仁、冬瓜子、丝瓜络、玉蝴蝶，不一而足，药性甚轻，所谓备员而已，亦复何济？然亦有病者原无大苦，必欲求医，仅须平庸味淡之方处之，殆谓应酬其故，无可如何，医者不可不知。要当明白，此外尚有学问，勿徒因陋就简，应世欺人耳，愿以此自勉。

（《中医杂志》3—5、10—17期　王一仁　临症笔记）

盗汗

一个瘦长的妇女，大约有卅岁的光景。她姓朱，住在七浦路景兴里，她来诊的时候，神已很憔悴，时常咳呛。她自诉她底痛苦的经过说："我的病恐怕不是短时间所可痊愈的，也许是痨病罢！王仲奇呀！陈小宝！蔡家呀！宋家呀！我都去请教过，他们都说我底病属阴虚呀！干血痨呀！因为我每天晚上睡着了便出汗，醒了只周身凉，汗也收了。"我一面听她自诉经过，一面按她底的手腕，觉得她的脉是缓和的，并且她的舌是滑的，但一经考虑之后，以为盗汗总是阴虚的征候。就拟了一张方子，用的药大约是银花、柴胡、青蒿、浮小麦、麻黄根、鳖甲、川象贝之类。

第二天她又来复诊了，"吃了先生昨天所开的药，丝毫没有见效。"她现出懊恨不愉快的表情，用失望的调子说着。她伸了手继续说："先生所拟的方药，差不多同我从前请教过的医生用的药没有几味是不同的。"这几句话，句句钻入我的耳膜，震动我的心脏。我觉得自己太庸俗了，为什么不能使她的病有起色呢！呀！我诊断的结论，和所拟的药味，同样陷于前医的差误，我又几经考虑，觉得阴虚是有热的症状。她的脉是缓而不数的，她的舌是滑而不光的，她的感觉是凉而不热的呀！是了，是桂枝汤症的汗是时时感觉的，不该单是睡着的时候出的。但是我一经隅反，以为她的阳气不足，所以盖了被褥增加了她的体温和抵抗力之后，才能出汗。醒来或者是起身之后，不免身体反复，失却了被褥里的温度而汗收了，对她的咳嗽，她的头痛，都是太阳中风症应有的症候，于是就拟了桂枝汤加半夏、陈皮、防风等药，她也无精打采地接了方笺告辞了。

真的痊愈了，真的她的二月多病痛，一旦完全痊愈了。她很兴奋很愉快的来三诊了，她誉扬我，她感谢我，在二天内把她认为痨病，付之乌有。我听了她的誉扬和感谢，只觉得惭愧，我是徼幸治中的。我有第一天的过失，我有什么理由去接受她的赞词，这次所拟的方药，仍旧以桂枝汤为主。

隔了半年之后，有一天同秦师伯未、盛心如，小酌于同宝和酒楼，在闲谈医务的时候，我提起上面所述医案的经过。秦师说："这病在《内经》上，名之为泄风症，最好桂枝加龙骨牡蛎汤。"

既然这病是中风症，或者泄风症，为什么还以盗汗来做题目呢？这正是我的医案的特色；因为这样才使读者有兴趣有研究的余地，否则一经标明太阳中风症，读者早知道桂枝汤为主方，这岂不是味同嚼蜡吗？

（《复兴中医》2卷5期　胡安邦　医话二则）

汗后症

王小夏月汗出，落水中，既出，面目通身浮肿，上气喘急，不能平卧，形寒无汗，脉象浮滑，余重用麻杏苡米甘草汤，合五苓、五皮、麻黄，用一钱五分，覆杯汗出，三剂肿退气平。麻黄肺药，开上焦有特效，谁谓夏月不可用乎。

（《中医杂志》3—5、10—17期　王一仁　临症笔记）

汗后症

汗后不解，白漾街王左。

汗已出，热未彻，宜桂枝汤和之。

川桂枝三钱　白芍药三钱　炙甘草二钱　生姜七片　红枣十枚

（记）此案初方系用麻黄汤，因服后汗出而热未退，乃予此方。其后再来复诊，病已痊愈。仅予调理而已，初方与前第一方相同，后方不关重要，故皆不录。

风疹，白漾街王小。

发热有涕，发风疹，此为风邪，当疏泄太阳。

荆芥二钱　防风二钱　牛蒡子三钱　炙僵蚕三钱　苦桔梗一钱　苏叶二钱　薄荷一钱半　浮萍三钱　西湖柳二钱　蝉衣一钱半

（记）此曾复诊三次，均用原方稍与加减，渐占勿药之喜矣。

（《国医杂志》　门人王慎轩记　再门人南山编　曹颖甫先生内科医案·续）

汗症治疗

蔡幼　察其禀赋，乃心肝多火之体，征其服方，多外感郁热之治，二者不谋，自然乏效。鄙见汗为心液，肝火上扰，则心不安宁，迫液外泄，火性炎上，故先多头部，心附于脊，故继多背部，更从而推之。病发夏季者，两热相合也，愈于秋时者，金气收敛也。尤足为此症之旁证，为拟敛阴清热法。

霜桑叶二钱　川雅连三分　淮牛膝钱半　大白芍钱半　酸枣仁三钱　净连翘三钱　生牡蛎六钱　嫩钩藤三钱　鲜莲子十粒
另五倍子末津唾调填脐中。

（《中医世界》1930 年 2 卷 9、10 期　秦伯未医案）

汗症

表虚血弱汗成流，湿症淋漓不肯休，痰症津津常浃背，亡阳气脱汗如油，阴虚盗汗兼无血，熟睡沾衾觉即收，心汗盖缘思虑得，圆圆一片在心头。

大意

心之所藏，在内者为血，发于外者为汗。《内经》曰：饮食饱甚，汗出于胃，惊而夺精，汗出于心，持重远行，汗出于肾，疾走恐惧，汗出于肝，摇体劳苦，汗出于脾。

自汗盗汗内因

自汗阳虚，盗汗阴虚。自汗者，卫气不固，荣血泄泻。盗汗者，睡则卫气行于里而表虚，醒则气散于表而汗止。

自汗盗汗外候

自汗者，无时而溅溅然出，动则为甚。盗汗者，寐中而通身如浴，觉后方知。

汗症死候

凡汗出发润，一不治也；汗出如油，二不治也；汗凝如珠，三不治也。

治汗大法

大抵自汗当补阳调卫，益火之源，以消阴翳；盗汗宜补阴降火，壮水之主，以制阳光。

脉法

脉大而虚，浮而软者汗，在寸为自汗，在尺为盗汗。

治法

自汗，主黄芪建中汤加五味、桂枝、龙骨、牡蛎等。气虚加参术，挟风加桂枝、防风。

盗汗，主当归六黄汤加牡蛎、麻黄根、浮小麦。挟君相火，知母、黄连。又有脾胃虚弱，食不运化，滞于中宫，蒸蒸出汗，气口多弦滑，只宜消导健脾，不必止汗。

封脐法　用五倍、明矾为末，津液调封脐中一宿，即止。

温粉法　用牡蛎、麦麸、麻黄根、藁本、糯米、防风、白芷，等分，共为末，周身扑之。

当归六黄汤　治盗汗之圣药也。

全当归　小川连　淡黄芩　厚黄柏　绵黄芪　根生地

265

怀熟地

上咀，每五钱水煎。

黄芪建中汤　治自汗及盗汗。

炙黄芪　厚肉桂　粉甘草　炒白芍

上咀，每五钱，入姜、枣、饴糖。

（《中医世界》"医药提要" 8 卷 2 期）

六、神经精神诸症

呆滞作神经病状

胡奶奶　恼怒妄动之后，继以愧悔，遂呆滞作神经病状。大便七八日一行，经阻带多，脉软舌色红，当兼养阴，不可一味温。

制南星五钱　炙草三钱　钗斛三钱　肥大红枣十五枚　姜夏四钱　生山药六钱，勿炒杵碎　玉竹三钱　淮小麦二两　黑附块二钱　云苓四钱

方中淮小麦、炙草、红枣三味，乃甘麦大枣汤。编者。

（《中医新生命》1934—1937 年 1—31 期　陆渊雷医案）

精神错乱后症状

李先生　精神渐好，饭量未复，言语尚较平时謇涩，去泻药后大便又二日不行，此或因食少之故，脉迟沉细，舌尚略胖。

淡苁蓉四钱　白术各二钱　姜夏三钱　仙灵脾三钱　人参须三钱　干姜钱半　金狗脊三钱　苡仁六钱　陈皮二钱　蒌仁打，四钱　郁金钱半

诵穆谨案：李君经商，寓北武定路，日前因商务发生变化，日益忧煎，遂致精神错乱，神识不清，饮食数日不进，病势极为危险。经翁子光先生介绍延渊师往诊，药再投，神识即清楚如常人，险状悉去。前两方在病家，闻已遗失，此第三方则登门就诊时所录也。又案近年因就诊者辗转介绍渊

师处，病人日增，惟诵穆事多方案不能悉录，故首尾或残阙不全，且新生命篇幅隘，所录亦不能悉载也。

（《中医新生命》1934—1937 年 1—31 期　陆渊雷医案）

神经衰弱

陈左　面部有时发热如烧，心中嘈杂，小便如茶，大便秘结，睡眠多梦，身体怠倦，已经六载，西医断为神经衰弱，仆独谓此血虚而相火内炽也。肝为藏血之脏，内寄相火，血不涵火，火动内扰，上为面热心嘈，下为溲黄便秘，中为梦扰纷纭，均属一线贯串。治其巢穴，则诸恙自退，为议一方，试服观效。

大生地三钱　龙胆草八分　梗木通钱半　京元参三钱　焦川柏钱半　全瓜蒌三钱　生牡蛎八钱　焦山栀钱半　熟绵纹钱半　京赤芍钱半　生甘草八分

（《中医世界》1930 年 2 卷 9、10 期　秦伯未医案）

答叶芳君问神经衰弱之治疗法

今读本刊五十七期，有叶君征求治疗神经衰弱一则。愚因有慨于今之青年，坐受此患者，比比皆是，不仅叶君一人，故不揣鄙陋，据其所述病因症状，而申其理论，拟其治法，一为既往者筹一补救，一为未来者加以预防，庶免覆辙相循，受害无已。想此区区苦心，当亦为大君子所共鉴也。试即其理而申言之，考前阴一器，本为宗筋之所会，计其所络，则前有肝脉，自足上股而络于阴器，后有督脉，与前之冲任，并起于胞宫，内络两肾，外循阴器而合篡间，其血液所滤之精汁，皆循任督上输，储藏于脑海，下注于精室，分布神经，而运转百骸。故宗筋之强健，脑力之充足，思想之活泼，与乎生殖机能之发育，恒视肾液之盈虚为转移。盖肾主水，受五脏六腑之精而藏之，又为作强之官，故道家称脐下为丹田，又名祖炁。而两肾之间，经又谓之命门，顾名思义，其为人身立命之根，关系至重，已可概见。惟血液之产生，精球之排泄，恒有一定之限量，苟能节而用之，则储蓄丰而百脉充，故至老弥健，而犹能生子，不观于四郊之农工，每日出作入息，勤劳倍至，生活简单，无所营养，而咸跻上寿，此其可征者也。而城市之人，养尊处优，反未半百而即衰，尤以处于今之知识阶级者为甚。此何以故，盖今之青年，不惑于张竞生之性史，则惑于时髦自由之恋爱，每视礼教为迂阔，因果为谬谈。由是以酒为浆，以妄为常，醉以入房，以欲竭其精，以耗散其真，务快其心，逆于生乐，殊知消耗过限，则供不应求，新生不及，旧有势必起而代偿，屡偿不已，必至于竭。如是而上气不足，脑为之不满，耳为之苦鸣，目为之眩，中气不足，溲便为之变，肠为之苦鸣，下气不足，则为痿厥。诸疾蜂起，以抵于亡。故《本神篇》曰：五脏主藏精者也，不可伤，伤则失守而阴虚，阴虚则无气，无气则死矣，此势有必至，理有固然，何足怪哉。今据贵恙，其患正生此弊，而受损则过之。盖足下，年当幼稚，即犯手淫，斯时精血未充，生殖发育未盛，内脏外器，均受非法之排激，而欲求其宗筋之强，形神之足，生殖之持续，安可得也。由是而精管扩张，则锁钥无权，故一睹美色而精自流，生机受损，则宗筋弛缓，故性欲虽兴而阳不振，四肢无力，无非髓液之不充，瘦长异恒，更属脂肪之缺乏，上不充夫脑，则神经失养而恍惚，下不润夫肠，则大便结燥而不畅。总此而论，形神俱困，阴阳并伤，实为可惧。所幸身不潮热，营卫犹调，咳喘未生，阴阳尚抱，征于此，是生机尚未尽泯，而亡羊补牢，不谓为晚。否则，马已临岩而欲收缰，不亦戛戛乎其难哉。兹则病理既明，复求治法。以愚鄙见，不若用饶有生气汁厚有情之动植各物，以温养奇经，填塞空窍，佐以收敛精管而纳浮阳，为急则治标之法，再进而求其根本治疗，则惟有含养性天，多交益友良朋。当阅嘉言懿行，使心不外驰，精神自固，复相四时之冷暖，以为起居，节其食，乐其俗，怡情适志，常抱乐观，并常运动，以畅其营卫，如是而标本并治，精有不固，气有不充，阳有不健者，未之有矣。其方列后。

高丽参，无力以正西参代，再次用正潞参代亦可，但宜加倍。北枸杞，真鹿胶、冬季有力者用官茸更佳。正龟胶，要底板熬者，市多用上壳熬充，不可不辨。菟丝子，盐水炒取净末，各三两，菟丝倍用亦可。北味子二两，鱼鳔胶三两，沙蒺藜三两。

以上除龟鹿胶用酒蒸溶化外，余均研末，略加蜜炼成丸，如梧桐子大。每日早晚，饭前用淡盐汤送服三钱，朝日不间，如胸膈痞满，食欲不振，可用小剂六君子汤，或加香砂煎汤，送服更佳。如服此数料，渐有起色，再接服杨氏还少丹，合此为丸，其力更倍。方见陈修园《时方歌括》，按之自得，兹不复赘。至时下所卖之各种补肾、补脑丸药，皆属欺人之语，不必为广告所惑，是为至要，惟山西之龟龄集可服。

方释：按阳痿一症，时医每多汇集助阳之剂，以求迎合病家之心理，如鹿茸、海狗肾、鹿鞭、桂、附、阳起石、仙茅、丹石金液等品，非不冠美堂煌，言之成理，然夷考其实，不竭其阴，便耗其液，实足戕生而有余。殊知阳痿之人，始则无不由于阳之亢进，以求一时性欲之畅快。由是纵欲不已，精已竭而阳亦随亡。若徒见阳不振而偏用刚剂，恐阳未兴而精愈竭，纵能兴奋于一时，而外强中干，终无以善其后。故经曰：阳强者不能秘，阴精上奉者，其人寿。余之力避刚燥而用养温者在此。其方系龟鹿二仙胶，合五子衍宗丸而去覆盆、车前，方之意义，李士材言之最妙。其言曰：人有三奇，精、气、神，生生之本也。精伤无以生气，气伤无以生神，精不足者，补之以味。鹿得天地之阳气最旺，善通任脉，足于精者，故能多淫而寿。龟得天地之阴气最厚，善通任脉，足于气者，故能伏息而寿。二者气血之属，又得造化之微，异类有情，竹补竹破之法也。人参清食气之壮火，所以补气中之怯，枸杞滋不足之真阴，所以清神中之火。愚更佐菟丝、鳔胶之多脂，续绝伤而补不足。五味、沙蒺之益气，敛精管而强阴精，况二胶之填精益髓，固脱护膜，更非无情草木可比。是方也，一阴一阳，无偏胜之忧，入气入血，有和平之美，由是精生而气旺，气旺而神昌，庶几龟鹿之年可期，夭亡之患可免，其繁殖螽蟖，便属意中事矣。

根本治法宜看《曾文正公家书》、《人生必读书》、《五种遗规》、《菜根谈》、《呻吟语》、《太上宝筏》、《阅微草堂记》及《性理纲鉴》诸书，择其所喜而阅之，皆于身心有益，淫词小说禁看，并常默念阿弥陀佛，以镇静其心神，使不外越，而起浮想。

按以上各法，果能实行，一年可期病愈，二年可冀体健，三年不但可以性交，并能生子。但要持之有恒，立守是戒，自能达此目的。若徒药食之填补，仍然纵情声色，虽有妙手仙丹，亦徒唤奈何。以上所论，宜去宜从，是在明者自择，愚亦不复喋喋上渎矣。是否有当，还仰仲裁，谨拟。

神经衰弱

对弈伤神，嗜欲伤精，精神两伤，气无源归，在上则浮撼于胸臆，在下则振动于脐旁，惶惶惕惕，几无宁时，或指痰火，或执肝阳，清之化之，调之降之，未有寸效。西医认谓神经衰弱，是则似矣。而强心针，补血汁，都无俾与病，抑亦奇矣。试服吾药十剂，观其效验何如。

麦门冬钱半　柏子仁三钱　粉归身钱半　东白芍钱半　中生地三钱　炒枣仁三钱　野于术钱半　台参须八分　茯苓神三钱　龙眼肉三钱　粉甘草五分　五味子五分　真南枣三枚

（《中医世界》1 卷 6 期　常熟张蕴石先生）

风痫

卜　咳嗽内热均轻，风痫逾半月必发，头疼眼红，脉滑搏指，进以清泄，佐以镇摄。

羚羊角钱半　明天麻二钱　陈胆星一钱　煅龙牡二钱　大生地八钱　石决明五钱　天竺黄钱半　炙龟板三钱　生白芍二钱　杭菊花钱半　法半夏三钱　大麦冬三钱　生铁落一两　淡竹沥一两

（《国医杂志》1933 年 6、11、12 期；1934 年 6—11 期　澄斋医案）

痫

盛世兄丸方，痫三年，近发作频数，恶寒汗出。

麝香二钱　三棱二钱半　川军二钱半　雄黄二钱半　乳香二钱　莪术二钱半　川连二钱半　轻粉四钱　沉香钱半　黑牵牛二钱半　胡连二钱半　青皮二钱半　木香二钱半　雷丸二钱半　淡芩二钱半　陈皮二钱半　丁香二钱半　鹤虱二钱半　熊胆二钱半　生草二钱半

272

赤小豆_{三百六十粒}　白丁香_{直尖者，三百六十粒}　巴豆_{七粒，别研如泥}

上为细末，赤小豆煮熟捣泥，入前药末及巴豆。若太干，加稀面适量，分作十一，朱砂为衣，阴干，先取一颗，水浸一宿，明日化开，温水送下。若下恶物而病除，余丸勿服，不必尽剂。

（《中医新生命》1934—1937 年 1—31 期　陆渊雷医案）

羊痫风

俗称羊痫风之痫病，其本病每不至致命，然病暴作或倾跌而伤及头面肢节，舟车上下，尤易因发病而生意外，罹此者无不思得良方以根治，而良方固未易得也。春间有曹如圭君，偕其妹来治痫病，渊师以妙功十一丸治之而愈。后治一盛姓痫病，亦用妙功十一丸，未尽剂而愈。今录曹君来书如后。

上略：兹者，族中有妹，身罹奇疾，岁必一临，交冬而起，逢春而止。客冬未发，意其或愈。孰料数日前又发，其症也，惟终日如痴如呆，意识失常，当失神来时，先现面部潮红，目眦充血，是时人问之莫知所答，自诉月事红白杂下，或先或后，时多时少，胸际压重，呼吸不舒，善惊多恐，所闻者声多异，所见者形多变，不能自形其所以然，右足牵掣酸痛，至夜则每苦失眠，所异者目欲合而不能，疲极则汗出而短气，抑有甚者，每于夜深人静时，一阵手足乱动后，突来僵仆直视，四肢厥逆，目定如死羊，下颔磨动，口中流涎，喉间骨骨有声，约一时许后，目转厥回，继之以数声吁气，又如常人矣。四载以来，备受痛楚就近俚医，束手无策。曹如圭启（通讯处沪西漕河泾蒋塘小学转）。

（《中医新生命》1934—1937 年 1—31 期　陆渊雷医案）

痫

李先生　痫从四月以来共发三次，发必在睡眠时痉挛不自知，约半小时而复，脉弦舌稍萎，此病不易愈。

制南星三钱　当归三钱　淡芩三钱　姜夏五钱　干地黄五钱
赤白芍各二钱　全蝎钱半，炙　川连五分　炙草二钱

痫病治验

张妇　每届发病之际，胸部先觉不舒，继而眩晕，随即
仆地，四肢伸直，神识消失，其夫急忙措屈四肢及躯干尚不
至如痉病之强直。脉形弦滑，面部疮白，措屈之间卒发马嘶
一声，随吐黏涎约一分钟，即渐恢复如常，此必由于郁闷，
酿成痫病使然。用加味逍遥散，倍柴胡，服过四剂。迄今月
余，再未复发。

风痫

卜　咳嗽内热均轻，风痫逾半月必发，头疼眼红，脉滑
搏指，进以清泄，佐以镇摄。

羚羊角钱半　明天麻二钱　陈胆星一钱　煅龙牡二钱　大生
地八钱　石决明五钱　天竺黄钱半　炙龟板三钱　生白芍二钱
杭菊花钱半　法半夏三钱　大麦冬三钱　生铁落一两　淡竹沥
一两

痫症

牛、马、猪、羊、鸡五痫，治须寻火与寻痰，更将痰火
分多少，识得枢机总不难。

大意

痫症大率属痰热，不必分五等。

又曰：五志之火，因七情而起，郁而成痰，故为癫
痫也。

内因

或母腹中受惊，或因大惊而得，惊则神不守舍，舍空则痰涎归之。或饮食失节，脾胃有伤，积为痰饮，以致痰迷心窍而作。

外候

发则旋晕颠倒，口眼相引，目睛上捶，手足搐搦，背脊强直，食顷乃苏。

又钱氏状五痫曰：每脏各有一兽：牛痫，直视、腹满、牛叫，脾也。犬痫，反折上撺、犬吠，肝也。羊痫，目瞪、舌吐、羊叫、心也。鸡痫，惊跳、反折、手纵、鸡鸣，肺也。猪痫，如尸、吐沫、猪叫，肾也。

痫有阴阳

病先身热，瘛疭惊啼，叫唤而后发痫。脉浮者，阳痫也，病先身冷，不惊瘛，不啼呼，而病发时脉沉者，为阴痫也。所论阴阳，乃表里脏腑浅深之谓也。

死候

五痫重者死，病后者死，至于目瞪如愚者不治。

治痫大法

大法行痰为主，寻火寻痰，分多少治之，无不愈者。

脉法

脉虚弦为惊，为风痫，惊风肝痫，弦急可寻，浮病腑浅，沉病脏深。

治法

主以二陈汤加黄连、黄芩、南星、枳实、瓜蒌霜、天麻根、全蝎等。欲安神，加茯神、远志。伐肝加柴胡、青皮。

大率痫病始发，先用三圣散等吐之。次则安神，用神应丹。平肝用当归龙胆丸等。然亦有坏症而成阴者，又当从湿处治。

降龙丹　抑肝镇心。

黑铅一两，溶开，投水硙一两，不住手炒，炒至成粉为度，名口硙钞　朱砂五钱　蛇含石五钱，火内煅过　金箔五百张　银箔五百片

上为细末，丸如芡实大，每服三丸，茯神汤磨化下。

（《中医世界》"医药提要"7卷5期）

癫

金左　据述症候，全属精神刺激，病名曰癫。当是受挫遇辱之后，抑塞不能发泄，致肝脏气郁不宣，久则蕴而化热，故初则哭泣自悲，继则动风喜行，一动一静，即是气机，亦即是疾病变化之表现，悬拟一方，即请裁夺，并望本《内经》喜胜忧训，施以精神治疗。

大生地三钱　醋柴胡六钱　炒条芩半钱　川郁金半钱　川贝母二钱　川雅连五分　炙远志钱半　青龙齿三钱　生牡蛎一两铁锈水半小杯　灵苑辰砂散二钱，菖蒲煎汤先下。

（《中医世界》1930年2卷9、10期　秦伯未医案）

癫狂变症转成呆疾治验

予友王执三君，其长男宪诏，年二十一岁。资质明敏，性情和平，入师范学校肄业。忽患癫狂，经陈医士诊治，服过磁朱丸一两许，癫狂虽愈，变为呆疾。食云则食，食则不知饥饱，坐云则坐，坐则不复知行动，终日默默，全无知识。予悯之，乃作书一函寄云。其书曰：（上略）闻令郎近状，服食起居，多不能自理，精神呆滞实甚。弟闻风之下，为之抚然。细思其故，知是朱砂中毒也，查本草朱砂条下云，独用多用，令人呆闷，是也。然不著解救方法，殊属憾

事，弟思之，其方不著，其法可想而知也。朱砂质重，有镇定之功，性阴气寒，能收纳浮游之火，故镇心安神之效，实为最著，暂用之则可。若屡用不已，则心中一缕元神，镇压太过，一点君火，克制无余，故现失志无阳之状，呆也闷也，是其由也。然元神何以被其欺压，无自主之权也。君火何以受其克制，无自胜之力也。欲复其自主之权与自胜之力，非补养其浩然之气不可。然今之心君，譬如汉之献帝，禁锢内宫，与外间水息不通，虽有忠君爱国之臣，何以受诏，何以救主，更非有沟通内外之人不可。内外如可沟通，则忠臣可进，主气可伸，由是而锄元奸，清君侧。君明臣良，中兴可望矣。第姑拟一方，祈老兄酌用之。

高丽参一钱五分　　酒炒黄芪三钱　　茯苓神三钱　　琥珀一钱五分
远志一钱五分　　九节菖蒲一钱　　桔梗一钱　　韭菜汁一匙，冲服

查本草，人参补养元气，开心益智。黄芪，升发元气，酒炒使其入心。此二味所以强壮元神，透发君火，使其有自主自胜之权力也。茯神开心益智，远志利窍，散郁豁痰。菖蒲开心孔，利九窍，桔梗能开提胸膈滞气。此四味，皆所沟通内外者也。琥珀散瘀通塞，韭汁助阳散瘀，《验方新编》谓其能解朱砂毒。此二味皆所以清君侧，锄元奸者也。尤妙在诸药能补心阳，而不助邪火，且能兼治癫狂。服三五剂后，定当见效。昔卢上舍春圃先生长子阿蓝兄，终身呆木，闻其幼时，亦因多服朱砂而然，老兄不可不为虑及也（下略）。

上书去后，王执三君照方与服十多剂，而呆闷状况尽失，但宪韶从前性情，最属平和。自服此药后，忽变为浮躁气象，实此方中用酒炒黄芪太多之过也。予令日食生鸡蛋不

拘枚数，任意食之。闻服完百余枚，精神还旧，仍入师校肄业矣，此系民国己未年夏秋间事也。

乙丑之秋，邻村冯佩玉之妻仇氏，年二十余岁，因忧郁后，患癫狂疾。予用安神养血清火消痰之剂，加磁朱丸八分，与服一剂，而狂疾稍安。适陈医因事过其里，遂邀诊之。书方内用磁朱丸一钱五分，令服二剂，而癫狂顿愈，转变呆疾，不言不笑，不能事事。如是月余，因叩陈医，求挽救之方，服数剂无效。乃转商于予，予辄书前王君治验之方，内减酒炒黄芪一钱，令服适宜辄止。甫二剂，而精神顿转，亦现浮躁气象。予亦令服生鸡蛋，奈仇氏每食辄作呕，不能下咽，虽多和白糖霜仍然。乃令将生蛋与白糖霜和匀，开水注半熟，始得食，服完百枚，遂无恙。

（《三三医报》1926 年 4 卷 8 期）

癫狂症治验

族姑适易安吴氏，年六十一岁，己未与予同居。春间两目红肿生翳，用翳草塞鼻治愈，逾浃旬，喉肿痛，用紫雪丹治愈。孟夏身体不适，饮食大减，啜粥而已，寒热来往，颧红便结，延医诊治。投甘凉剂不效，易医谓脉弦，新增头晕，断为肝阳，投犀、羚等一派寒凉之药，入夜病陡变，口述皆鬼索命事，发狂，屡欲觅死，为守者所阻。悔之力大为牛，吵闹达旦，翌日狂如故，午后双足冰冷及膝，目直视，时而昏厥，气息奄奄，势极危殆。儿媳环绕，大声呼唤，久之复苏，如此死而复活，一日十数次。又易医，断为痰热郁结，徒除热而不兼治痰无益，投以杏、贝、竹、黄、菖蒲等药，狂平厥减，病者自述顷至东岳庙阎罗王判令回阳，讨饭三日，遂作乞丐叫街声，三日后寂然高卧，谷食不纳，米泔入口即呕，足冷如故，医辞不治。病者忽思难得之食品，百方觅至，烹调以进。一举箸即药置不顾，继则略尝，惟不食夙物，餐必易味。予令以少许米汁掺秋油、猪脂调鸡蛋蒸膏进，能受。因其米气触鼻辄呕，从此嘱以米汁当水，由少增多，杂和作料，使闻之而不觉，未几容粥矣，食饭半盂矣。诊其脉沉紧而弦，舌苔白腻。窃忆喻嘉言云，目直视，能回转，足冷及膝，乃寒痰蒙闭。今由高年脾虚痰聚，营亏阳旺之体，兼有感冒，医者不察，用药偏于寒凉，阻遏气机，痰火冰伏。凡百怪症，多属于痰，寒痰恣肆，而下焦元阳为阴寒所逼，又因之而浮越，致见阴证似阳之象，口不渴，舌苔白，两足冷，皆其顺证。予不从医，虽勘破此关头，终未敢冒昧负责，姑投戈半夏二钱，新会皮三钱，分二日服，以觇病机。服后痰豁动，便未畅，家舫西兄见之，大喜曰：吾能为矣。处方以参、贝、陈皮、钱半夏、白蔻、枳壳、茯苓，上苡仁、砂仁、上肉桂、炮姜、吴萸、益智、远志等，家人不敢与服，持方以决于予，力劝其服。服下吐牵丝白痰，继续不断，便通矣。连进四剂，更方加于术、潞党参，除戈半夏、参、贝、陈皮，改用京半夏，广陈皮，分量加重，余药大略相同，又进多剂，下胶痰数次，病情渐减，足亦回阳，胃纳渐进。后踵原法，参入养营等药，调理至仲秋始痊愈。此症初起，满布疑阵，使人见而易惑，认为阳证。良因近时医家，奉香岩、孟英辈为金科玉律，鄙喻西昌偏于辛温，与现煤气时代不合，其医门法律，人皆轩诸高阁，然其论理辨症，颇具卓识（复），精警可采。医贵心灵手敏，兼收并蓄，于诸家书籍，取瑜弃瑕，斯能因应咸宜耳。

癫

谵言歌走忽逾墙，妄自称尊号曰狂，癫者身僵心不乐，须知二症有阴阳。

大意

重阴者癫，重阳者狂，多喜为癫，多怒为狂。

内因

狂由痰火实盛，胶固心胸。癫由心血不足，多为求望不得志者。又《素问遗篇》曰：忧愁思虑则伤心，又惊而夺精，汗出于心，盖心为君主之官，神明出焉。神既失守，神光不聚。又原症式云，服膏粱芳草石药，则热气剽悍，发为癫狂。

外候

狂病始发，少卧而不饥。自高，肾也；自辩，智也；自贵，倨也。妄笑好歌乐，妄行不休，甚则弃衣而走，登高而歌，逾墙上屋，骂詈不避亲疏。癫病始发，意不乐，直视僵仆，狂言如有见，经年不愈，心经有损，是为真病。但世有发狂，一番妄言妄语，而不久成癫者，又有痴迷颠倒，纵久发狂者，心各不同。

治癫狂大法

狂为痰火实盛，治当大吐大下。癫则宜乎安神养血兼降痰，火若神脱而目瞪，如愚者不治。

脉法

脉大坚实者癫狂，脉大滑者自已，沉小急疾者死。又癫狂脉虚者可治，实者主死。

治法

狂主以二陈汤加黄连、枳壳、瓜蒌、胆星、黄芩等，如便实火盛加大黄下之。如痰迷心窍，用控涎丹吐之。狂属肝，黄连为主。

癫主以二陈汤加当归、生地、茯神、远志、酸枣、黄连、胆星、天麻等。如风痰盛加全蝎、白附子。如心经蓄热，用牛黄清心丸。癫属心，当归为主。

大率癫狂始发，先用苏合香丸，散理痰气，次则随症调理。痰者，或大安神丸。虚者，大造丸。惊者，抱胆丸。膏粱芳草者，三黄石膏汤。思虑者，归脾汤。末用牛黄清心丸，安神养血，清痰降火。

控涎丹三因方　治痰迷心窍，狂言谵语如有所见。

熟甘遂去心　制大戟去皮　白芥子

上为末，蜜丸，每服五十丸，姜汤下。

抱胆丸　治一切痫狂、疯狂，或因惊恐怖畏所致。

水银二两　朱砂一两, 研　黑铅一两半　滴乳香一两研

上将黑铅入锅内，下水银结成砂子，次下朱砂，滴乳，乘热用柳木研匀，丸如鸡豆大。每一丸空心井水吞下，病者得睡切莫惊觉，觉来即安，再一丸可除根。

牛黄清心丸　治心气不足，神志不定，惊恐癫狂，语言谵妄，虚烦少睡。

羚羊角一两半　拣人参一两半　赤茯苓一两半　大川芎一两一钱五分　焦白术一两半　真阿胶七钱五分, 炒　炮干姜七钱五分　厚肉桂七钱五分　青防风一两五分　乌犀角一两　提麦冬一两半　软柴胡一两一钱　光杏仁一两一钱五分　炙甘草五两　炒神曲一两半　淡黄芩一两半　炒蒲黄一两半　玉桔梗一两一钱　龙脑香　细雄黄　白芍药一两半　全当归一两半　真牛黄一两一钱　大豆卷　白蔹　真麝香少许　肥大枣百枚, 作膏　金箔一千五百片, 留五百片为衣

281

上除枣、杏，干金箔外牛龙射研为末极细，入余药和匀，炼蜜。主枣膏为丸，每两作十丸，金箔为衣每服一丸，灯心石菖蒲汤下。

中邪附

血气者，心之神也。神既衰之，邪因而入。理或有之不得，视听言动俱妄，甚则能言平生未见闻事，及五色神鬼，主以定志丸，或烧蝉蜕、故纸调下。或用秦承祖灸鬼法。

（《中医世界》"医药提要" 7 卷 5 期）

神昏

民二仲秋，同乡吴溶浦兄，由奉贤警备长解职回京，渠父近文尊丈，过沪沐浴，因澡堂暖气蒸闷跌地，茶役以冷水猛倒，虽神昏转清，当夜乘车，甫抵京寓，遂卧床不起，烧热烦躁，胸闷口渴，苔黄谵语，脉象洪滑，症系秋燥。前医以烧热脉大，认感风寒所致，投以荆、防、杏、葛等味，病属蕴热内伏，外感燥气，因为冷水遏郁，与以辛平之剂，宣通肌表，尚合机宜，苟嗣投清凉化燥，如"桑菊银翘"之类，庶可肌解热退，脉静病除。讵医以服药无汗，脉数肤热，又连进辛燥劫阴二剂，病人汗滴皆无，神昏大渴，表热如焚，昼夜不寐，举家惶恐。另医又投苦寒芩连之属，身热虽低，而神昏益甚，谵语烦渴，旬余粒食不进，大溲两候不解，舌苔老黄，胸腹拒按，热邪传里，垢滞盘踞，显系阳明腑症。更医以年逾五旬，气体衰弱，畏硝黄如虎狼，束手而去，病人后事，措办齐全，已着寿衣照相，候其大去矣。是秋，余充任杨军四十八团军医官，因公来京访晤，溶浦见余至，喜出望外，历溯乃翁症状，并缕述医治颠末，求余一决生死，以尽子道。余随即诊视，舌苔已焦黑无津，左脉似有似无，右关沉实，细而有力，指按胸前，尚知疼痛，余直告之曰，惟"大承气"，尚可背城一战耳。不过，误表伤阴以前，胃实失下于后，液枯正衰，用猛攻峻剂，恐随药力以俱去也？溶浦云，症濒垂危，绝不见怪，余以"大承气合增液汤，加糖瓜蒌、火麻仁、清炙草、炙芪皮"，复方为治，"助液行舟，涤滞扶正"，虽"硝黄生力军，尚不过嫌剽悍"，不敢曰有制之师也？服药甫及两小时，果下黑粪数次，燥结坚硬，约半小桶，臭味冲出屋外，全家欣慰。余诊其脉，左手稍起，右关濡细无力，急将先预备之西洋参煎汁，和重米汤与服，以"补除养正"，讵汤将入口，而汗出心慌，神势昏沉，颇现脱象。因症经匝月，阴液枯竭，邪去而正衰不支也，急用"吴氏加减复脉汤"而略为增损。

炙甘草一钱　大麦冬二钱　西洋参二钱　炙黄芪钱五　干地黄三钱　煅牡蛎三钱　杭白芍二钱五　生枣仁钱半　东阿胶钱五粳米一撮

此方一昼夜连服两剂，六脉已起，面色转活，神识亦清，能啜稀米转身矣，调养旬余，病竟霍然。余返维扬后，溶浦又来函告余云，乃翁近微寒，泄泻指凉，不食多日，又予"温脾固正之方"。

贡术炭二钱　云茯苓二钱　春砂壳钱半　炙芪皮一钱　土炒潞党参二钱　省头草二钱　炙甘草五分　新会皮钱半　香苡仁二钱半

该方寄到，又服二帖，克奏全功。是症一再误治于前，虽有余挽救于后，得庆更生，然非放胆投以峻剂，不顾毁誉，安能捣邪滞之巢穴，夺寇盗之山险耶？益信仲景"大小承气"，为"胃家实"千古不磨之创方，奏效神速，后世所以奉为金科玉律。庸工每遇阳明腑症，以硝黄猛峻，畏缩不前，仅以枳壳、槟榔、青皮、山楂代之，不但破气劫液，且病重药轻，误人不浅，良用浩叹！彼之识短胆怯，皆由认症不清，是不善读仲景书也。董废翁曰：胃实则津液干矣，津液干则死矣，"承气者所以承接未亡之阴气于一线也"。陈修园自谓读《伤寒论》数十年，然后悟出存津液三字，尤以阳明症，津液存则生，津液亡则死也。近文乡丈重恙愈后，身体康健如初，桑榆暮景尤佳。去年秋间，以痢疾寿终灌云原籍，伊哲嗣溶浦充印花税局职务，来讣函云：家父由沉疴再生，俾弟得伸廿余年菽水之供者，皆台端所赐也。

（《国医公报》1934 年）

记昏谵症治验

九江滨兴州王某年四十许，五月初病寒热，片晌间卧床不起，神昏谵语，呼之不应，大便约四五日未行，病家疑为鬼祟，祈祷无灵，乃延医治。医以湿温归入阳明，投二陈、承气等方，一服而便泻在床，昏谵依然。更医谓为痰热内陷，用犀角、牛黄清心丸之类，病家以药价太昂，恐服之无济，虚费金钱，遂招余以决之。出示前方，余检阅后，即入病室。见病人目闭神糊，口中喃喃，诊得脉沉缓，重按若无，撬视其舌，灰白黏润，面苍微汗，按其腹部尚软，细询其家人，病者平素有无嗜好宿恙，据答尝有痰嗽，入冬辄剧，春暖自安。病前曾食瓜果等物，余于是恍然矣。夫痰嗽甚于冬愈于春，其为阳虚体质，有痰饮积聚可知。又肆啖生冷，脾阳受困，湿浊停留，痰涎益盛，时令霉雨浸淫，湿热交蒸，内外合邪，正虚不足以运之，而病乃作。痰湿弥漫清空，扰乱神明，肺气不得宣降，致大肠失传导之职，数日未更衣，良由于此。既邪未化热，亦未内陷，脉舌症三者凿凿可据，非惟承气、犀黄不可乱投，即芩连栀翘亦在所宜避，岂得与燥结阳明热陷心包症同日而语乎。余进苍术二钱，川朴藿梗钱半，白蔻钱半，胆星钱半，姜半夏二钱，姜陈皮钱半，菖蒲八分，白苓三钱，苡仁五钱，另玉枢丹八分，开水先送，服后吐痰颇多。翌日复诊，脉起神清，险象顿除。问其所苦，谓胸脘不舒，头蒙身软，如身在云雾中，再从原法减玉枢丹、菖蒲、胆星，加佩兰叶、大豆卷，连服渐起，后为调理脾胃而复。近来对于神昏谵语，往往不加审问明了，必家套药，信手拈来，何能切中窍要，而自谓胸无疑惑得乎。古人望闻问切，四字并重，曷可忽哉。

（《中医杂志》9期　汪景文）

衷景医案

南昌谢参谋长振邦之夫人，年二十四岁，七月初二日，忽身患寒热，即饮食不进，医投发表导滞药无效，热度日加，初九日，遂往某西医院就诊。去时尚能起步，住院一星期后，病体壮热不退，神昏谵语，已不省人事。据西医言，是为伤寒证大肠发炎，初一星期发炎之始，次星期则大肠胀腐，至三星期若肠腐结痂者可愈。最忌进食及震动，则肠腐处破裂出血不治，别无疗救法。谢不得已，于十七日将病者抬回家，多医亦视为不治之症，遂赶办身后，衣棺毕备。一面巫祷纷纭，因闻邻居陈姓称道余名，并出示近愈徐氏病方，是夜延余往。诊病人脉右沉细，左模糊不应指，问知以上各情，望之则肌瘦神散，两手抓空摸床，十指如弹筝状。目瞪而角赤，舌如芒刺，探之略无润液。闻其热气上冲，痰声喘逆，试投以水，尚知吞咽。诊毕索阅前方，本日尚进柴胡三钱，因辞不敏，嘱用紫雪丹放舌上，频以水送下，俟柴胡等升性稍过，诘旦气喘无剧，再商进药，果于次日来告。如法服紫雪丹后，舌似稍柔，略可伸出，语声亦能辨。余往诊如昨状，喜其气逆未见加剧，遂与谢言，病为刚痉坏症。古有人参白虎汤一法，原为邪盛正虚者设，现状火势燎原，用白虎则有邪退而正不能留之虑，用人参则赍盗粮而资贼势，恐未及为功，先已致祸。只有仿徐洄溪医案用参粒法，拟成人参白虎合人参青蒿汤：石膏八钱，竹叶三钱，青蒿一钱半，鲜芦根五钱，炒栀仁一钱半，炒知母一钱半，甘草一钱，西瓜翠衣一掬为引，另用人参须三钱，去嫩须，用粗梗，剉如米粒大。俟药服下隔四小时，原药再煎取汁，吞送参粒（谆嘱注意）。谢依法于是日下午一时，先后将药服尽，病者即于三四时假寐两次，寐时气促略平，四肢掣动亦略少，至夜复诊，知为有效。原方改用石膏五钱，青蒿一钱，竹叶卷心二钱，加用茯神三钱，鲜荷叶包煎粳米为引。廿一日黎明尽剂，八时诊得气平过半，目有水色，舌能伸，视有燥苔，着指渐柔，身热亦减轻。原法去人参、青蒿，石膏减至三钱，鲜生地、鲜石斛各五钱，瓜蒌根一钱半，浙贝母二钱，连翘、白芍各一钱半，亟以养阴救液为主。是夜复诊，嘱进原方，即于夜半安眠三四次，眠时呼息已平，醒则手腕与额际均得潮汗，是已得水源之化，惟遗溺若不禁。次早诊脉右濡细如丝，左沉部尚有数象。问而能答姓名，两手虽下抓空，十指仍战不停，时作笑容，盖荣分热未得解，卫气已不固。外热移入心，心与小肠相表里，故溺赤而臭，欲行不禁。因拟参麦汤合复脉汤加味，用人参须一钱半，麦冬、阿胶各二钱，余同前法，服后遗溺即止，而呼息略促。

舌中见黄苔一条，抚之粗燥，头角、胸前发现红点如痱，益佩泗溪用参粒之妙。曾言病家复用参与他药同煎，服之反病。此时病者上焦火邪未清，得参即有助邪之势，但幸外出不致为患。另用桑菊、银翘与鲜石斛、炒栀仁等，加藿梗芳香化浊，又用紫雪丹三分为引。廿四日复诊，舌和气匀。因其心肾热邪不去，改用犀角、地黄合知柏汤。取犀角通灵之性，生地仍用鲜者，又以石菖蒲开其心窍，佐黄连泻心之味，俾入虎穴而取虎子，三剂后身热全退，自言身痛。末剂去石菖蒲、生地不用鲜者，并用土炒当归，至是每日能进米汤三四次，然内热未尽，虽得水源之化，而蒸液上泛成痰，视其四肢仍有时一掣，是为邪退血虚生风之候。前方中消息变化，加鲜竹沥两服而痰去。偶用苏薄荷、双钩藤，因详审其笑容已止，但于连语稍多时，即杂出仿佛之语，确征为心神未充，增明琥珀、煅龙齿及辰砂拌茯神，初用神金包煎，亦二服神气清朗，寤寐以时。舌间生薄白苔，胃气已和，惟小便先赤后成米泔，每睡醒多汗。既见此阴阳未和，遂以北沙参、大麦冬、鲜石斛等调和胃气，又于黄柏清热之中，略用煨姜、五味子，以媾通阴阳，竭旬日之力，病体得安。又旬日胃健素食，起坐如常人，仅步行力弱，稍有头眩而已。

此次谢夫人之病，初虑棘手，得力全在初方后服吞送参粒，嗣后每诊不忘救阴。追步仲圣《伤寒论》一百十三方，处处不背此旨，谢宅本集僚友军医多人，余立方时，竟睹下笔，方成而出，亦有雌黄。谢夫人之兄，因大声曰，发言盈廷，但能出一法者，都可相从。殓具悉备，故有言巫祷者，亦莫不尽人事。若无人有何法，则服胡君之药，虽服而死亦不论，众瞪目不能对，遂如法服之。直至第三日，焦头烂额者知不足为上客，始各退而不来。噫，同时有沈君夫人，年三十余岁，体本壮健，因受暑发痧，其家先两月曾患水潦，沈之僚友遂以其夫人为寒湿病，柴胡、羌活、苍术、半夏等味杂投，当然无效。改就某医，竟蹈其法，加用肉桂六分，药入而壮热发狂，气逆胸燥，二便皆闭。夜分延余往，急嘱煎绿豆饮后服药，是夜进药一煎，次早胸烧略减。余往，又延某机关人先在坐，诊为难治，视余用药，则多所疑顾，以致余不能尽技。继而某西医院长来问疾，又僚友中代邀某西医至，纷扰一堂，议用清血针者及用皮条洗涤通大便者。又谓宜先用西法，再进中药，莫衷一是。余去而下午三时又来召诊，病人昏睡谵语，已热蔽清窍，唤询余为何人，尚知呼答。乃力辟群言，立方谆嘱，间不容发，幸弗再延，卒以扰乱至黄昏后气绝，是日共聚中西医六七人，而结果为一误再误，亦可哀已。松乔附注。

（《神州国医学报》1932 年 1 卷 3 期）

弹警楼诊疗记

揭阳新墟壬申春间，揭阳各乡痉病盛行。初起时，大多憎寒壮热，呕吐头痛，渐次项强，角弓反张，甚则神昏谵语，四肢瘛疭。病势重者，一二日即行毙命。稍轻者则三四日，四五日，七八日，或十数日不等，有一家日毙两三口者。其毒之疠，其祸之酷，为余有生以来，所未尝见。时大坪埔乡有钟蔡亮者，年十六岁，患发热呕吐，头项强痛，腰脊反张，四肢抽掣，延其表兄西医姚某诊治，断为时行脑膜炎重病，用血清注射数次，及饮以平脑解抽之药。初起一二日，尚能呼号叫痛，渐次神昏谵语，五六日后，目斜视而牙关紧闭，举家惶惶，预办后事。其族叔钟声清，荐翔往视，翔闻病势危急，即驱车前往，未及其门，已闻号哭之声，翔知有变，即拟返寓。方欲转步，而病者之母上前哀求，谓儿胸腹间有紫黑色数处，身硬不动，四肢冰冷，呼吸断续。亲族诸人，咸谓症已无救。我闻之，悲不自胜，故放声哭，敢烦先生速为施救。余问其大便如何？其母曰：前数天尝行一次，黑而至臭，今腹微胀，而便仍未行。言已，即促入视。余观其面，油然而赤，唇焦，目停。按其脉象，沉数鼓指。晓之曰：此为疫毒邪热，蓄聚阳明府中，本宜清泄泻火，大剂解毒，使其邪热秽毒，从二便去。乃西医不知此法，徒用血清而不敢泻，致其邪热疫毒，无处宣泄，清其流而不澄源，养痈贻患，是莫怪愈射而病愈重。今病至此，非荡涤快下之药，泻其热毒，断难挽回万一。于是用重剂大承气汤加僵蚕、蝉蜕，嘱其煎汤之后，以咸梅擦齿，俾其口开，然后将药徐徐灌下。一昼夜连进二剂，泻出黑粪极多。次日再诊，脉洪大有力，舌苔白厚，中心黄黑，手足稍温，身亦能动，惟口中喃喃，不知作何语？项强及腰脊反张如故。先用升降散（方载《瘟疫条辨》：即生大黄四钱，白僵蚕酒炒二钱，全蝉蜕去土一钱，广姜黄去皮三分，共研细末，和匀，每服二钱，用黄酒一杯半，雪蜜七钱五分，调匀冷服）。二钱冲开水与服，再以凉膈散加僵蚕、蝉蜕、钩藤、豆豉、银翘等品，服二剂，又泻下黑粪数次。第三诊舌本红赤，苔薄白，中心黄黑已除，目能辨人，口能说话，身亦能知痛楚，惟脉仍洪大有力，项强及腰脊反张似仍如故。为开导赤散加全蝎、蜈蚣、僵蚕、蝉蜕、豆豉、红花、赤芍药、当归尾等。水煎，冲入升降散钱半，服三剂后，胸腹间紫黑色俱沉，腰项强硬亦愈大半，但舌赤脉数，似不稍退，遂用黄连解毒汤与龙胆泻肝汤加全蝎、蜈蚣、僵蚕、蝉退、银翘、紫草、丹皮、花粉、赤芍、葛根等味，出入先后为方，连服七八剂，诸病始愈。愈后口中微渴，夜多作梦，不能熟睡。余以元参、麦冬、酸枣仁、金钗、贝母、石决明、生杭芍等，为剂与服。二进即能酣睡，而口亦和，半月后始能学步庭中矣。

（《医界春秋》1935 年 106 期）

发狂谵语

六月八日，治一二十余岁男子，其母曰：宝珍婶，病者先一日头重微恶寒，次日身热骨节疼，口渴，曾微出汗，旋即无汗，热继续增高，是夜即发狂谵语。翌日狂谵益剧，病家延余往，诊视毕，以其无汗微恶寒，故不与白虎，以其脉浮无府证，故不与承气，乃先与大青龙。麻黄钱半，桂枝一钱，杏仁三钱，石膏三钱，生甘草八分，以两药愈一重病，异常愉快。惟每帖价仅七八分，两剂不过一角多，致药肆所得无几耳。

诵穆案：使时医遇此，必惊惶失措，杂药乱投，李君乃从容，以大青龙发之，可谓独具只眼。

（《新中医传习录》李在宽　治验一则）

夜不能寐

连五日夜不能寐，烦躁不安，左脉微细，右脉细数，苔少舌红，肾水不足，心火炽亢，内热肝阳，烁津成痰，痹阻中枢，致阴阳交媾，其道莫由，既无恶寒发热之象，又无咳嗽胸闷之征，明是内病，何得混投表散，戒嘱断食。殆天下亦有不发热之伤寒耶，一笑。

陈阿胶钱半　　鸡子黄二枚　　青龙齿三钱　　左牡蛎四钱　　珍珠

母三钱　东白芍钱半　酸枣仁、川连同炒三钱　辰茯神三钱　夜交藤三钱　淡天冬三钱　制半夏钱半　北秫米三钱　粉甘草八分　辰灯心二扎　石斛三钱

（《中医世界》1卷6期　常熟张蕴石先生）

不寐

不寐治法，胆势犯胃，胃气不降者，温胆汤。肝阳升越，扰乱心神者，仲景酸枣仁汤。阳不交阴，阳跻穴空者，灵枢半夏秫米汤。投之莫应，其他心脾血虚，血不归脾者，归脾汤。但此方气血兼补，温营调气，品味甘守辛温，于时病后恐非所宜。察此病机，得无有余热暗犯心阴，仍拟仲景酸枣仁汤去川芎，加生地、黄连，滋肝泄热，庶几获效。

酸枣仁　川连　知母　细生地　茯神　生草

耳属少阳，又为肾窍，少阴君火，反为少阳相火所胜。暗灼癸水真阴，相火浮越蒙窍，胆属乙木，乙癸同源，故耳失聪也，与磁石地黄丸。

六味丸　加磁石

（《中医世界》三卷16期　吴之谦　徐渡渔先生医案）

不寐

谢蕉石平素胆怯多疑，因忧脚气抑郁，忽间日不寐，昼则神倦，肢酸头昏、头痛腰疼、心跳、肉瞤、腹痛、腹胀等症，时起时伏，似瘥似剧，变幻无定。脉象大小至数不一，似有邪脉。然察其神气，绝无外邪，因恍然曰：必三尸为之也。尝考三尸，或称三彭，上尸彭踞，住泥丸宫；中尸彭质，住膻中；下尸彭矫，住脐下丹田。三尸喜人为恶，不喜人为善。修道家，必斩三尸而后得道。然不能斩之者，其人修炼反成疯魔，皆三尸为之也。夫人之运用，总在一心，夜

寐则神静藏，何反多梦？亦三尸为之也。人有隐讳之事，而梦中每有自语者，三尸揭人之恶也。心为君主之官，胆为中正之官，如心正胆壮，三尸亦能安静，若心虚胆怯，疑惧环生，则三尸从中侮弄，病情愈出愈奇。俗云：疑心生暗鬼，理实有之。不必外来之鬼，实惟三尸之祟耳。蕉石心本虚怯，又复疑惧，故三尸得从而祟之。此症非治虫不可，但用药不得令病者知之，否则三尸之灵，二竖之奸，必无益矣。因立方，皆用杀三尸之药，加以朱砂、琥珀，镇邪宁心之品，服后安寐，二十日来，并不反复。后为病者知方有杀虫之品，遂不寐如故。虽以前药倍进，而病仍加剧。复邀予往，病者曰时时多汗，每饮则汗更淋漓，不食则汗稍收。予知三尸已知药有制杀之品，故更幻出此象也。予筹思少顷，慰之曰，勿虑。予当设法止之。因思蕉石每食，必服沸热者，乃谓之曰，素服热食者，胃中必有积热，大汗急宜挽救，不然恐汗脱也。不寐似可缓治之，用芦根清通甘凉，汗必渐收。但以此常服，虑其太凉，恐致泄泻，当加黄精以补脾肾，则必无他患也。如法服后，则汗渐止，遂以二味煎汤，日日服之，夜寐乃安。盖三尸，只知前药之足以杀人，而不知黄精之更足以杀之也。治有出于事理，匪夷所思者，此道光十六年所治之症也。越数年，复有戴姓名槐卿者，素亦胆怯多疑，一日在场独宿空房，意颇疑惧，忽觉背部渐寒，肢冷懔慄，畏惧不敢动，继而迷睡，似入地狱中，绳捆索缚，困苦异常，欲喊不能出声，欲动身殊牵强，恶境多端，不能尽述。必待人推喊之方得转醒，脱出苦海。次日另移卧室，而恶梦依然，从此精神恍惚，饮食渐减，且有寒热，笑哭不常。医以归脾汤与之，三服后，觉心忽从下落，突然有声。由此而后，遂五日彻夜不寐。予诊其脉，大小疏数为一，知是三尸为患。与蕉石之症相同，乃以凉胆养心药中加黄精，嘱令卧服，即得安睡，而药终不令病人知之。又开丸方，用黄精为君，佐以犀角、羚羊、龙齿、鹿角霜、虎骨、龟板、雷丸、朱砂诸多宝贵之品，壮心胆，通神明，阴制三尸。又加箭羽、桃奴，兼制鬼魅之邪，另用上等朱砂一大块，包藏顶发内，待二十日后，诸恙全除，此余悟出睡梦颠倒之由，三尸为祟之治验也。《内经》论梦甚详，所分虚实偏胜，皆有至理。夫人卧寐之中，精秘神藏，已无知觉，梦又谁为之主，非三尸为之而谁为之，此其治殆开千古不传之秘矣。

（《中医杂志》4 期　李冠仙　仿寓意草）

失眠年许

徐先生　苦失眠年许，先是服涤痰、逐瘀之剂而愈。今脉迟细，舌干略萎，宜参温润，其咽肿得酣，寐当自消。

生炒枣仁各五钱　当归二钱　姜夏四钱　知母二钱　白芍三钱　秫米四钱包　朱拌茯神五钱　生白术二钱　黑附块二钱，先煎　柴胡一钱　绵杜仲四钱

（《中医新生命》1934—1937 年 1—31 期　陆渊雷医案）

失眠愈半载

凌君　失眠愈半载，今又见脉舌自平。

真珠母八钱先煎　川连五分　秫米三钱，包煎　生地五钱　肉桂四分，饭丸吞　川芎一钱　当归三钱　姜夏三钱　夜交藤三钱

（《中医新生命》1934—1937 年 1—31 期　陆渊雷医案）

失眠垂三十年

黄先生　失眠垂三十年，夜中自觉脘闷，旋有若热气

者，放射向胸胁，食少便溏，荣养不良，舌苔满白，此胃寒。因消化不良影响荣养，胃不和则卧不安，徒与催眠剂无益也。

丹参四钱　生白术三钱　小朴一钱　良姜钱半　川连六分炒乌药二钱　法夏三钱　陈皮二钱　人参须二钱　油当归三钱肉桂六分，末丸吞　炙草八分

复诊：药后竟颇能睡，闷与热不复作，惟时时心跳致醒，此因荣养衰，血少所致，然治仍须主胃兼安心神。

丹参四钱　良姜钱半　法夏三钱　别直参钱半，另煎冲　乌药炒，钱半　煅牡蛎一两，打，先煎　生炒白术各钱半　当归三钱　辰砂一钱飞冲　云苓四钱　远志二钱　川连六分　油肉桂六分，末丸吞

三诊：药下颇得安睡，停药后，昨又失眠，大便少而难，今脉舌俱和，胃病将次除根，可以侧重养血。

淡苁蓉四钱　远志肉二钱　法夏三钱　川连五分　全当归三钱　丹参三钱　云苓四钱　油肉桂六分，末丸吞　生西芪八钱　太子参三钱　煅牡蛎七钱，打，先煎

诵穆谨案：时医治失眠，大率出入于酸枣仁汤。渊师近从安胃入手，颇有立竿见影之效。

（《中医新生命》1934—1937 年 1—31 期　陆渊雷医案）

失眠多时

徐左　失眠多时，记忆薄弱，脉细数，舌苔薄黄而质绛，素有烟癖。益以商业经营，烦心太过，乃黄连阿胶症而非半夏秫米症也。叠经仲英、济万两世兄诊治。兹本管见药之，仍候教正。

川雅连四分　陈阿胶钱半　生鳖甲八钱　酸枣仁三钱　北秫米三钱　北五味三分　夜交藤钱半　生熟地各三钱　莲肉十粒

复诊：与养血宁神之剂。一服而竟能安寐四五小时，心阴之亏，已无疑窦。盖心生血而藏神，血虚则神不藏而火内燔灼，故愈不能眠则愈觉烦躁，亦愈觉烦躁而愈不能眠。仍守效方出入进治，服十帖再议。

生熟地各三钱　制首乌钱半　陈阿胶钱半　生鳖甲一两　女贞子三钱　净连翘三钱，辰砂拌　酸枣仁三钱　大麦冬三钱　灵磁石三钱

失眠

同学陶彭年之女，年十九，患失眠，脐下动悸，针药兼施，无效。乞诊于余。余曰：奔豚症也，即作苓桂甘枣汤四剂，霍然而愈矣。

健忘

精神短少或多痰健忘之病因而得，皆缘大恐与大惊，触事丧志心神失。

大意：健忘，精神短少者多，亦有痰者。

内因：由忧思过度，损其心包，以致神舍不清，遇事多忘，又思伤脾，亦令人转盼遗忘。经云：上气不足，下气有余，肠胃实而心气虚，虚则荣卫留于下，久之不以时上，故善忘也。

外候：健忘者，陡然而忘其事，尽心竭力，思量不来，为事有始无终，言谈不知首尾。

治健忘大法

治宜养心血，理其脾土，凝神定志之剂以调理耳。按：怔忡、惊悸、健忘，三症名异而病同。

治法：主以归脾汤方。肥人多挟痰，合二陈。老人多神思昏迷，加菖蒲，大抵常服天王补心丹效。

天王补心丹：安心保神，益血固精，壮力强志，除怔忡惊悸，清三焦化痰涩，祛烦热。

人参　当归　五味　天冬　柏仁　枣仁　茯神　元参　丹皮　桔梗　远志　生地　川连

（《中医世界》"医药提要" 8 卷 1 期）

七、痛 症

1．虫痛

钩虫症验案

病者：周妇，二十五岁，业农，住古南庄。

病名：钩虫病即十二指肠虫病。

原因：本病由一种圆形寄生虫，名钩虫者，侵害人体所致。其传染媒介，如水果蔬菜及泥土等，我人苟食附有虫卵之上述各物，其卵即转辗入十二指肠，渐渐发育繁殖而寄生焉。又其幼虫不但可从口腔入，更能从外皮之毛囊侵入皮肤小血管，次由血行入心，再次入肺，由肺之气近喉头，乃入咽头，达于胃，遂入十二指肠，而发育寄生焉。故传染者，每多农夫孩童辈，本虫既寄生于肠，常咬破肠黏膜，而吸食人血，又咬啮部变换之时旧创口更自出血，是以本虫寄生者必贫血萎黄且肠内咬伤瘢痕既多，则吸收滋养料之力，亦渐减少，人体遂之渐衰，更况虫体之排泄物，内含毒素，我人每中其毒，于是种种病象生矣。

症候：钩虫病之症状原甚繁杂，兹姑就周妇所现者简述如后。初周妇以行为欠检，尝染梅毒，本年春忽寒热往来，少腹两部，自觉有两条绞痛带，发作时则若刺若斫，呻吟哀号。厥状颇伤，时或泛恶作呕，时或大便脓血，驯致胃呆食减，肢体羸瘦，贫血萎黄，殆瘵床第，先延妇科治疗未效，改聘余诊，投以苦参、川连、木香治痢之剂亦不效，又另易他医，中西兼治，均不应验。迁延二月许，又来延余，余遂代彼抽血集便送城化验，结果瓦氏反应阳性，证明梅毒未靖，便中含有钩虫卵，于是允代施打砒剂，一面托便赴沪采购治虫药剂冀取捷效，讵注射新六〇六后，毫无寸效，而该妇腹痛益增，饮食不进，奄奄一息，势将垂毙，已不及待西药矣，爰先拟药方如后：

处方：槟榔二钱　贯众三钱　使君子肉五钱

次方：除初方三味外，更增杀虫行气、健胃整肠之剂。

效果：第一方虽仅三味，但泡汤投服，覆杯而痛减，再服而痛消，滞下止，翌日，余烬又燃，乃代为增加药力，另开次方，结果反无效验，于是仍服第一方，所迄于愈，目下诸症悉退，已能健饭加餐，工作如恒矣，有时略有腹痛，即服吾方，立感平静，故该三药已为彼妇家庭常备药矣。

按语：按钩虫一症，分布颇广，我国长江及珠江流域，盛行蚕桑之地，尤见繁殖，无锡一带，俗称之桑叶黄。当亦包括是症（桑叶黄症亦甚复杂，战前余已将该症情形为文投刊光华医志，兹不另赘）。此案最可注意者，厥为投药三味，则如响斯应，增多药味，反无效验，岂其化学作用，有中和拮抗之性耶？他年当再详究之。

（《华西医药杂志》1 卷 11、12 期　无锡许济弘）

痨虫治案

何别驾少君六吉兄：召视令政病，诊之曰，此瘵证也，危期甚速，所勿药。忆别驾公如君，前亦患此疾而殁。因谓亦兄曰：令政病状，显属传尸。此症五内有虫，人将殁，虫先出，迭相传染，为害最烈，慎防之。六兄曰：吾亦疑及此。据内子云：家庶母病笃时，伊坐榻旁，见帐中一物飞出，钻入伊鼻，自此得病。予曰：是矣。六兄求杜患之策，令研獭肝末，每人日服钱许，思虫由鼻入，当以法御之，嘱撚纸球，外裹雄黄，入病人房，以此塞鼻。倘见虫出，即钳置火中炼之。一夕六兄入房，突有物飞集于头，似觉蜿蜒多足，惊拨堕地而殁。秉烛四照，瞥见其物潜伏几下，蠢蠢然，急呼家人持钳夹住，视形如蝶，翅翼生毛，毛色杂花，（去疾按：惜当时无摄影术及制标本法，不然正可留影与后人看也）投诸火，唧唧如鼠声。六兄有妹，时又病剧，越日令政逝，有邻媪来慰。顺至伊妹房中问疾，归家脱衣，陡见一虫缀其裾，媪亦如法炼毙，伊妹殂后，患遂绝。

曩见方理丰翁宅中，始而妻死于是，继而媳死于是，后弟媳又死于是，一岁之中，其病而死者三人。次春皆续弦，未几长子死焉，翁娶继室，质伟体丰，自以为无患，不数月而病矣，其前妻之女，年已及笄，侍继母汤药，忽见病人鼻内有物，蠕蠕而出，心异之。其物扑女面，倏不见，继室殂，女疾作，未百日亦殒。一岁之中，又同病者三人，传尸之祸，可胜言哉。又许玉生翁有女四人，先是二三两女俱患此症，相继而夭。居无何，四女又病。予谓之曰：此症有虫传染，三传乃灵，符药莫制，宜设法以杜后患。翁因将长女远送戚家，病女移于后院，家人日服獭肝，女殁，患幸泯，但三病临危，俱未睹有虫出，或能变化，而人莫之见与。

愚按：传尸乃虚劳中另自一种，虚劳无虫，传尸有虫，虚劳不传染，传尸传染。但此病与虚劳形状仿佛，卒难识认（去疾按：西医余云岫著有"中华旧医结核病观念变迁史"，于虚劳之源流，考核颇精，足资探讨。余氏虽为中医劲敌，然君子不以人废言，故顺为吾同道陈之）。而治之之法，诸说不同，务将症治辨明，则临病庶有主持，亦医家之不可不讲也。请先以症言之，稽求古训，如苏游之说，道藏之言，不为不详，然后人谓其类于不经，流于妄诞，似难取信。夫传尸之异在于虫，但其虫有俟人疾笃而后见，不比别病之虫，可先从吐从便而见也。紫庭方用乳香熏病人手背，有毛出者为传尸，法虽未试，然恐不验，又烧安息香烟，令病人吸之，嗽不止者为传尸，不嗽者非也。此说亦不足凭，凡虚劳多嗽，嗽最畏烟，断无吸之不嗽之理。惟喻氏谓狐惑声哑嗄，痨瘵亦声哑嗄，是则声哑者，气管为虫所蚀明矣，斯言可为此证之一验，愚于此更有一得焉。如一家之中，先有患虚劳而殁，未几，又一人所患症同，不问前病之见虫有无，后病之声哑与否，即可断为传尸。盖寻常虚劳，不传染也。至于治法，《肘后》有獭肝散，治冷劳鬼疰，一门相染，青囊有取虫用啄木鸟法（去疾按：青囊书不知何人所作，惜未得见）。喻氏又谓虚劳热久，蒸其所瘀之血，化而为虫，遂成传尸瘵症。獭肝散非不可以杀虫，而未可以行血去瘀。仲景所制大黄䗪虫丸，及授陈大夫之百劳丸，驱旧生新，诚有一无二之圣法。愚考二方，金匮原文只言治五劳七伤内有干血，并未云治传尸。喻氏从金匮叙虚劳于血痹之下悟入，以为血痹则瘀，瘀则生虫，非有过人之识，不能若是。然则䗪虫丸、百劳丸可涤虫之原。獭肝散、青囊丸可除虫之害。症有辨之之法，虫有治之之方，传尸之候，或有可生，然须及早图之。若待其势已成，噬脐何及。

去疾按：程杏轩，名文囿，字观泉，安徽新安人，著有《医述》及《医案》三编。余旧读《冷庐杂识》、《冷庐医话》二书，见陆定圃尝称道之，欲购其书，未之得也，寻见《清代名医医话精华》出版，购而读之。其中选有程氏医案，而惜其不全，后与蔡济平先生谈及，蔡先生谓适有友人送渠一部，系木版线装本，计十有余册，因全书多不胜钞，只假得程氏医案，归而移录之。见此案记及瘵虫之形状，颇为奇异，而《清代名医医话精华》竟未之载。或以其邻于语怪耶。然程氏全书皆和平切实，无一诡激之谈，所言当必可信，今因编辑"肺痨病特辑"，特为之转录于此，以供研究。原题为"何少君令政传尸虫异附载历见诸症并详治法"。余以其不醒目，改题今名，期易动人观听，编者于此，亦不能不自承狡狯也。

程杏轩

万密斋云：胡泮西之弟早卒，遗一子，乃泮西夫人养之，尝苦腹中虫痛，请先翁治之，再三不效，复请予治之。予问先翁，曾用何药？翁曰：雄黄解毒丸。予问翁：再有别方否？翁曰：只此一方，用之屡效。予告翁曰：此虫有灵，当设法取之。择定破除日，在每月初旬取之，勿令儿知也。隔夜煎下苦楝根汤，次日五更，与其伯母议，用清油煎鸡子饼一个，先食之，后服药，故不与食，儿闻其香味，急欲食之，腹中如有物涌上心口，取药与之服。少顷，心中之物坠下，以蛋食之，不食也，巳时腹中大鸣而泻，下一虫甚异，约小指长，有头，有手足，状如婴儿。予见之惊曰：此传瘵虫也。泮西云：彼父瘵死，母亦瘵死，今此正三传也，幸去之矣。令一婢用铁夹之沙中，以火焚之，有烟扑入婢口中，其婢亦病瘵死，此男无恙，至今诵之。翁曰：汝用何药？如此神效。予曰：雄黄解毒丸，恐人知之，故秘之也。

去疾按：万密斋，名全，明人。籍隶湖北罗田，精于

301

醫，著有《萬密齋全書》多種，見《廣東中山大學圖書館藏書目錄》。余深以未獲寓目為憾。余所得收見者，僅《萬氏女科》及《幼科發揮》二種（《幼幼集成》附有萬氏麻痘歌訣），此文即從《幼科發揮》中錄出，觀此，則癆蟲不但生於肺，而且生於胃腸，其形狀亦復各別有如此者。因與《程杏軒醫案》匯而錄之，以饗讀者。

（《神州國醫學報》3卷9期　萬密齋遺著）

蟲痛

羅口門外張家亭張某，年二十餘，係農夫，患病半載有餘，百藥罔效，病者固已失望，鄰友視為奇疾，遂來寓求診。余過細驗明有腹痛而拒按，痛時口涎流出，時痛時止，大便不常，余斷為蟲痛，當誘而攻之，以搗其穴，投甘草粉蜜湯，藥店畏水粉殺人，不肯照發，於是至敖天德號買出，買者謂店主曰，你藥店不畏水粉殺人乎？答曰：此謝醫用之累矣，何足怪？於是病者連服兩劑，其病如失。

（《上海醫報》29　祁陽友竹醫寓選案）

蟲痛

龔童　腹痛有年，陡然而來，截然而止，面黃肌瘦，舌光無苔，脈象弦，此脾虛生濕，濕鬱生蟲，蟲日積而脾胃愈傷，脾胃傷而蟲愈橫也。當崇土化濕，酸苦殺蟲，以蟲得酸則伏，得苦則安之故。

生白朮錢半　雲茯苓三錢　大白芍二錢　烏梅肉五分　金鈴子二錢　陳廣皮一錢　使君肉三錢　陳鶴虱錢半　白雷丸錢半　開口花椒十粒

按蟲痛一症，孩童主多，其別即在面黃與陣作之間，此方屢試屢效。惟隨症之新久，病之虛實而加減施用，使初起

者，可去白术、白芍，加芜荑钱半，延胡索一钱，重在杀虫，以其脾胃尚未伤也。长孙济万附志

（《中医杂志》1—12、14—16 期　丁泽周〈甘仁〉　思补山房医案）

绦虫的简单治法

绦虫是肠寄生虫的一种，感染这种病的人，差不多都有食欲减退，精神颓丧，恶心，腹丝丝作痛，烦闷急躁等等的症状。并还有起疝痛的（也有不起的），虽然这种病当时要不了命，但是病势缠绵，为害靡已，也就叫人感觉不胜痛苦了！民十，家父服务前北京盐务稽核总所，就得了这种病，辗转经年，也没有治好。据家父云："当时自觉是在北平宣武门里老满烤牛肉处吃烤牛肉，在吃的时候觉有一块不好咀嚼的牛肉吃下去了（此缘家父爱惜物力，不忍丢却）。哪里知道，自从吞咽了这一块牛肉，数月之后，就起了一种不快之感。接连着就呈现了上述的症状，并且时常（一二小时不等）由肛门脱出有约一寸长二三分宽扁平的绦虫，大便的时候还能下来三五个。我的一个外姑婆精于医，得讯后，就为处方医治，服药后，大便泻了几回，最后见绦虫，长约四五尺，亦随大便而下，自此家父的症状，就稍微的减轻了一些。民十一，家父奉调山东烟台盐务稽核支所，有四个月的光景，又发现了上述的症状，跟着也就见了绦虫，随着有一位友人介绍了一位德国留学生博士老爷医治，也下一个绦虫，费了不少的钱，总算治好了。这时我在初小读书，已能晓事，觉着父亲用去这么许多的钱，受了很多的痛苦，才治好了的病，同时也就引起了我对这种病的注意。民十七，在天津友人传给一方：

槟榔 四两煎汁，最低限度四两　　芒硝 六钱，洋朴硝亦可　　分二次

吞服。

用法：先空心吞服芒硝三钱，终日勿令饮食，隔日再吞服芒硝三钱，使泻下几回，此时病人觉着饿的不得了（最须注意，不得予以食物）。等到觉着饥饿难忍，苦楚莫名的时候，将煎好的槟榔药汁温服，不数分钟，肚中即觉辘辘作响，则此绦虫，一点不费事，就便下来，这个时候就可给病人一些大米粥服食，助长肠胃固有的机能，休养三五日，就能恢复健康了。

我自从得了这个方子之后，在天津就给一个得绦虫病的人治好了。嗣在烟台友人王珍之兄，在番菜馆司账，亦因食过未曾煮熟的牛肉，得了绦虫的病，我就开了一个方子，叫他去买槟榔和芒硝，如法叫他服下，也治好了。

这两味药共合仅仅的用了三四角钱，就把这很缠绵的病治好了。倘或去到那贵族化西洋式的医院，最低限度也得用一二百元不办，所以我觉着在这民生日困的时候，这种治疗简单，用钱又少的方子，有贡献给大众的必要，因此我就信笔而书，记下来了。

按绦虫之病，普通一般都说，是人吃了不熟的牛肉。病的病原体是绦虫之卵，寄存在该草中，为牛吞食后，幼虫就脱出卵壳，侵入肌肉，发育成为囊虫。人类感染，就由此含有囊虫的牛肉为媒介，入人体后，寄生肠内，遂就成了绦虫。但是我个人的经验，看见过若干的人吃了半生不熟的牛肉，尤其西洋人吃的牛肉、扒牛肉饼之类，都是做的不熟，带着些血色，可是都没有得这种病，所以我觉着，必这牛肉含有囊虫，人吃下去，才能得这种病，不是一定所有的牛肉都含有囊虫，这话不知说的对不对？容请老师和诸位先进加以指教！

　　本症在诊断上没有见过这种病的人，一看见食欲减退，恶心，烦闷焦躁的症状，都当做了肠胃病。非等到下来绦虫节的时候，不能确定是绦虫病，所以生友王珍之兄在治愈后对我说："在我烦闷焦躁，不想吃饭的时候，请了两三位先生诊治，都说是胃病，可是吃了药一点也不见功效，最后看见由肛门下来了一个绦虫节，吃了一惊，才知道是绦虫之病。倘或老天不叫他下来节片的话，医士到底诊断不出来的是什么病，一任绦虫在肚中用祟，这个人就在堪设想了！"

　　再国药中驱虫的效药很多，治药物学者，都能知道，槟榔也是其中的一种。惟据黄劳逸先生所著的科学研究之国药，槟榔的药理实验云："……若用大量，故心跳停止，如用过量，亦可引起人体之中毒。……"但是我认为绦虫是带有顽固性的，如果不用重剂，实在不能达到将其毒毙的目的。再说单方一味去用，要是用不多，药力实觉不足，我对药理实验的研究很少，不敢妄发议论，兹用李师东阳先生说的话，来结束我的话。先生说："老北京很有不少的人，成年终日的口里含着槟榔去咀嚼，也没有看见他们中毒！"

（《复兴中医》2卷5期　王鸣盛）

血丝状虫乳糜尿之治验

　　苏州车坊镇，沈某业农，年五十余，性虽鲁钝而颇诚朴，平素亦矍铄康强，四月十六日来诊，颜面萎黄贫血，两颧高耸，目眶内陷，一身肉脱，精神委顿，其病久可知。自云：病已二旬，初起凛寒微热如疟状，数日后，小便呈米泔状，频数而不畅，近竟淋下如膏，而带块物，少腹滞胀，尿道涩痛，腰酸肢疲，心悸头晕，幸食欲尚佳，聊堪支持，不致卧病在床。诊其脉搏，濡细异常，舌苔黄腻而中尤光剥，其人既未涉足花柳场中，而淋浊并无宿患者，此即古人所称膏淋。而血丝虫病症状颇显，姑先依据症状，为之处方，并嘱其留些夜间小便带来，以委托医学化验所检查，再定决断。

初诊十六日：小便混浊如米泔，近竟淋下如膏之块物，以致萎黄疲倦，心悸头晕，微有寒热，脉濡细，苔黄腻中光剥，病变似在肾，以仲景肾气丸合猪苓汤加减。

熟地三钱　茯苓四钱　淮山药三钱　泽泻三钱　萸肉一钱半官桂一钱　菟丝子四钱　猪苓三钱　阿胶二钱　滑石三钱　冬葵子三钱　丹皮二钱

二诊十八日：服二剂后，小便较利，混浊稍减，精神略振，寒热全除。检验结果：证明尿中含有住血丝状虫，至以该病已确定无疑，再守原法，兼参西药。双方并进：

熟地三钱　茯苓四钱　淮山药三钱　生米仁五钱　泽泻三钱菟丝子三钱　丹皮二钱　萸肉二钱　官桂一钱　白术二钱　淡附片二钱

又西药方：Mentholum　0.5　装入胶囊内，一日三回。
Acidum Benzoicum　1.5　分服，饭后开水送下。
Chinin muriat　0.4　放入胶囊内，临睡时顿服。

三诊：廿一日服药三剂及西药后，小便畅快，涩痛顿消，溷浊较前减半，脉搏亦振，舌苔转为正常，腰酸头晕悉减，惟萎黄贫血依然，再投利尿强壮之剂，西药原方再服二日。

大熟地三钱　茯苓三钱　官桂钱半　淮山药三钱　萸肉三钱炮附块一钱　丹皮二钱　泽泻二钱　车前子四钱　菟丝子五钱

川萆薢五钱

四诊：廿七日连服五剂，诸症悉减，惟溷浊未清，精神虽振而贫血羸瘦未复。再拟滋养强壮利尿，而作善后之治：

熟地三钱　淮山药四钱　萸肉二钱　官桂一钱　附块二钱于术二钱　猪茯苓各三钱　萆薢三钱　车前子三钱　巴戟肉四钱菟丝子三钱　生绵芪三钱

此方携去后，久不见来，约一月后，忽见此人笑容满面而来，谓谢谢先生。云：共服先生药十五剂，刻已完全健康，而能照常下田工作矣。现在正值农忙，且乡村农工高贵异常，其所患得以早日痊愈。故此人喜出望外，拨忙来城谢医。乡人之诚恳，于此可见矣！

子平按，考之井上内科学，谓住血丝状虫病，为一八七六年 Bancyotft 氏所发现，中间宿主为蚊，农人患之较多，虫体如羊毛大而色白，寄生于体内之大淋巴管、淋巴线内，特栖息于阴囊、肾脏、屎道、卵巢中。最主要之症状为乳糜尿，尿色混浊，时带出血性，放置之，常生洋菜样之凝块。其他屡屡突然恶寒战栗、发热，达摄氏四十度以上。头痛腰酸，四肢疼痛，次而发汗热退，本病之愈后不一定，一般慢性，对生命之危险虽少，由贫血羸瘦而死亡者较多。其治疗，以对症疗法为主，并须与以杀虫剂，此种疾患，在古人无化验之证明，莫不混称膏淋、痨淋等。吾人在科学昌明之现代，研究医学于古人之经验中作症候群的对症疗法，固不可不加注意，而病原体之治疗，不得不采用西医，观于师之此例治验，益可信矣。

（《复兴中医》2卷5期　叶橘泉诊　周子平记）

2．头痛

头痛

全夫人　九月十日

向苦头痛，遇风则发，又苦胸满，食有化。舌质薄而色淡，脉亦细弱，仍是寒湿，近日睡眠不足，因常心悸。

茅白术各二钱，炒　干姜一钱　煅牡蛎八钱，打　白芷一钱　厚朴钱半　黑附块二钱　采云曲三钱，包　川芎一钱　陈皮二钱　云苓神各三钱，朱拌　炙草一钱

病者貌丰盛而质亏，忌表药。或表药在所必用，亦须以姜附等调剂之，否则困惫不堪，亦异事也。参阅本期答问栏答某君问。编者。

（《中医新生命》1934—1937 年 1—31 期　陆渊雷医案）

头脉胀痛

头为诸阳之会，惟风可到，风邪客于阳位，袭入太阳之经，头脉胀痛，痛引后脑，连及项背，恶风鼻流清涕，胸闷纳少，脉浮苔白。治以辛温解散。

荆芥一钱　防风一钱　川桂枝五分　生甘草五分　枳壳一钱　苦桔梗一钱，炒　赤芍钱半　炒薄荷八分　荷叶一角　陈皮一钱

（《中医杂志》1—12、14—16 期　丁泽周〈甘仁〉　思补山房医案）

头痛且胀

茹右　头痛且胀，痛引头额，畏风鼻塞，舌苔黄脉浮，风邪客于阳明之经也。风为阳邪，辛以散之，凉以清之。

荆芥钱半　薄荷八分　蝉衣八分　蔓荆子钱半　桑叶三钱　甘菊三钱　枳壳一钱　桔梗一钱　粉葛根钱半　连翘三钱　苦丁茶钱半　荷叶边一圈

（《中医杂志》1—12、14—16 期　丁泽周〈甘仁〉　思补山房医案）

头额掣痛

任左　头额掣痛，痛引左耳，夜半则痛尤甚。脉浮数苔黄，阴分本亏，风邪化热，引动肝胆之火，上犯空窍。姑拟辛凉解散，清泄厥少。

桑叶三钱　菊花三钱　薄荷八分　羚羊片三分，先煎汁冲服　连翘三钱　黑山栀二钱　赤芍钱半　生甘草五分　苍耳子钱半　夏枯草钱半　荷叶边一圈

（《中医杂志》1—12、14—16 期　丁泽周〈甘仁〉　思补山房医案）

头痛匝月

丰左　痧毒之后，头痛匝月，痛引目眶，肌肤发出红点，如广痘状。肢节酸疼，此精化之毒未楚，随厥少之阳扰犯清空，血脉凝涩，不通则痛也。拟清解毒火，而泄厥少。

金银花三钱　连翘壳三钱　生赤芍三钱　朱茯神三钱　净蝉衣一钱　甘菊花三钱　薄荷炭一钱　夏枯草钱半　仙遗粮四钱　生甘草五分

灵砂黑虎丹，每早晚各吞一粒，开水送下。

按：此头痛服药三剂，及灵砂黑虎丹七粒，其痛即止。结毒头痛，非灵砂黑虎丹不能取效也。长孙济万志。

（《中医杂志》1—12、14—16 期　丁泽周〈甘仁〉　思补山房医案）

头痛如劈

居右　头痛如劈，筋脉掣起，痛连目珠，舌红绛，脉弦数，此肝阳化火，上扰清空，当壮火柔肝，以息风火。勿可过用风药，风能助火，风药多，则火势有更烈之弊。

小生地四钱　生白芍二钱　粉丹皮二钱　生石决八钱　薄荷叶八分　甘菊花三钱　羚羊片四分　另煎汁冲服。夏枯草钱半

黑山栀二钱　黑芝麻三钱　嫩钩钩三钱，后入

（《中医杂志》1—12、14—16 期　丁泽周〈甘仁〉　思补山房医案）

头痛发热

邵右　头痛发热，恶寒无汗，咳逆烦躁，喉中漉漉有声，脉象滑数，舌边红，苔薄黄。良由邪蕴肺络，郁久化热，肺炎叶焦，清肃之令不克下行，有以致之也。兹拟麻杏石甘汤加味图治。

净麻黄三分　生石膏三钱　光杏仁三钱　生甘草五分　苏薄荷八分　瓜蒌皮二钱　象贝母一钱五分　净连翘一钱五分　淡豆豉一钱五分　黑山栀一钱五分　鲜芦根尺许，去节　鲜茨菇芽七个

（《中医世界》4 卷 20 期　瞿冷仙　碧荫书屋医案）

偏正头痛

偏正头风：风热鼻渊，宜从陈无择苍耳散为主。

此方不知从何处得来，治偏正头痛新起，体壮实者治之无不应手，故录。

川芎八分　藁本一钱　香附五分　红枣七枚　香白芷　明天麻钱半　贝母二钱　白蚤头半个，左痛用左，右痛用右，满头痛全用　川羌钱半　西秦艽钱半　马料豆四十九粒

或用川芎茶调散。如血虚头痛，宜从潞村王姓头痛之方。

（《中医杂志》11、14、15 期　非非子录　凌晓五医案）

郑稼生头痛治验

郑稼生武进郑士敬之子，士敬自北道归，寓苏之苍龙巷。已未春，予适就巢梧仲家教读，巢寓张思良巷，与郑氏寓相去密迩。一日稼生以头痛来就诊，予审其病状，则自囟门而下，牵掣右耳后，连右肩俱痛，诊其脉滑而濡。予曰：

此必寒湿夹风中于脑部，原有之饮邪，乃为风力吸而上潜。细询其头痛巅末，稼生云：自癸丑春日在京师剃发，以冷水淋之，出门更冒大风，因得此症。既又询其平素有痰与否，稼生曰：甚多，但近来更甚。予曰：此症当以祛风为先务，仲景所谓先治客病，后治本病也。方用独活三钱，藁本三钱，天麻四钱，羌活一钱半，荆芥一钱半，防风二钱，僵蚕三钱，盖此症系风温外搏，清阳不能上达巅顶，加以原有留饮，两湿相搏，内外交困，非先达其表邪，则内蕴之湿痰，势必加剧，但年久恐难奏效耳。诊毕，稼生持方去，明早来复诊。告予曰：痛已减三之二，诊其脉，一如昨日。予曰：未已也。随于原方中加细辛一钱，白芥子八分，大戟末一钱。书方毕，询其大解燥结与否？稼生曰：素为溏薄。予曰：明日当得燥粪，得燥粪，则病根全拔。稼生问故？予曰：水气为外风所摄，升而不降，则上湿而下燥，胃中之津液不充，则亦燥。所以日见溏薄者，乃痰涎之旁溢，非太阴之湿寒也。其明日，稼生使人来告，今晨累下燥粪，色黑而坚。予因嘱来人传言，可五剂后再诊。后五日，稼生来，头已不痛。二便通调，饭量增加矣。

（《中医杂志》2 期）

头痛之治验

中怀郁结不舒，肝阳化风上窜，

法去顶巅之风，兼清肝经之火。

邻居张镜潭先生，革命先辈也，近年息影圣湖，不问世事，栽花饮酒，意颇自得，不幸哲嗣平欧兄病肋膜炎不起，悲痛之余，悒悒寡欢。盖平欧年仅三十二，历充政界要职，一家负担，端赖贤子也。

本年六月下旬，张君忽患头痛，左颅顶骨之左下方，约如拳大，疼若针刺，彻夜呻吟，翌晨招余诊之，余痛犹未已也。当询其除头痛外，有无其他副症，则云一切如常，余寻思痛虽奇特，而致痛之源，实由中怀结不舒，肝阳化风上窜之故，为书桑叶、池菊、生打石决明、川芎、蔓荆、制胆星、炒姜蚕、明天麻一方。一以祛顶巅之风，一以清肝经之火，私念双管齐下，或有小效，不意药甫终剂，痛竟若失。

余记此案，非敢炫一己之长也。盖有二种感想，如骨梗在喉，非吐不快。今日社会人士，恒嫌中药性平，奏效迂缓，故一过痛症，辄注射醉神经之药液，以冀痛苦立止，不知中药虽属原料，但对症用之，恒有立竿见影之奇绩，观于张君之疾可为明证。又时下医工选药制剂，都喜随意凑集，经验成方未尝一试，此余所大惑不解。夫执方临病，固属不可，若药症相对，正宜采用，以确定其疗效。仲圭临症以来，无论经方、时方、单方、验案，苟与病情吻合，无不尽最取法，即如张君之方，亦抄自验方《别录》而略为增损耳。

（《上海医报》1929 年）

头痛由脑血管循环障碍之治验

余前在校攻读，用脑过度，致患失眠，继则脑痛，缠绵数月，每阅书过久，运动剧烈，或因激怒即发，由微痛而大痛，甚至呼哭不安，发时不定部位。始以为气虚所作，用补气之剂，不特无效，反加作痛，后以为肝阳内动，用养阴潜阳之剂，甚至投以羚羊，然暂时安定，未能根本治疗。后多方研究，乃知由于脑中血管被血瘀积滞，而致血管循环发生障碍。盖外方若受刺激，则血管循环必加紧，脑中之积滞血管，受此剧烈之接触，则发生疼痛，由此原因及病理之研究，非理血之药不为功，故投以血府逐瘀汤，一剂果瘥，连服数剂而愈。

按王氏曰：头痛有外感，必有发热恶寒之表证，发散可愈。有积热，必舌干口渴，用承气可愈。有气虚，必似痛非痛，用参芪可愈。"查患头痛者，无表证，无里证，无气虚痰饮等症，忽发愈，百方不效，用此方一剂而愈。

当归三钱　生地二钱　川芎钱半　赤芍二钱　桃仁四钱　红花二钱　枳壳二钱　柴胡一钱　甘草一钱　桔梗钱半　牛膝三钱

患此症者，对于饮食，运动，修养，亦当注意，饮食宜择易于消化及滋补之品，如牛乳，腐乳，鸡蛋，蔬菜等，日作柔软运动数十分钟，或往游郊外，以换新鲜空气，每饭徐行数百步，以畅身心，早起与睡眠，宜静坐修养，勿烦劳，勿思虑，勿忧怒，调摄与药物并行，则自能早离苦海。

（《幸福杂志》4 期　1934 年）

阳虚头痛

中国医学院学生林君德，广东人，年约二十左右，体素瘦弱，惟无病，近忽头痛，微恶风（不发热），口干而不欲饮，胃口不开，食减，小便赤而臭，夜间两足汗奇多，精神疲倦。余认为阳虚头痛（不发热，非外感），因予下方。

黄芪三钱　白术三钱　云苓三钱　桂枝七分　白芍一钱五分焦谷芽三钱　生甘草分量已忘　当归三钱　五味子四分

一剂稍效，但头仍痛，小便仍黄臭，胃口不开足汗等如故，因加淡附片八分，服二剂遂全愈（服一剂后，小便稍清，二剂全愈）。

（《幸福杂志》1934 年）

头痛晕眩

苏湾村俞阿咩　阳邪郁闭，肝火上腾，故头痛晕眩，少阴液耗，肾水枯涸，故烦扰不寐，脉象弦急，关部有力，阳明之火不降，少阴之津不济。《伤寒论》云，少阴温病，宜于急下，以存津液，火邪下通，津液上济，则精神足而能寐矣。

川大黄三钱　肉苁蓉三钱　何首乌三钱　小生地五钱　生桑椹五钱　南沙参四钱　肥知母五钱　天门冬三钱　明天麻三钱　苦桔梗三钱

二诊：脉形已平，舌质尚燥，肝阳之火不遏，少阴之津莫复，肾为脑海之原，肝为将军之官，肾阴不济，肝火乱动，故不寐而烦扰，头晕而体倦也，仍宜清肝阴之热涵少阴之真。

南沙参三钱　肉苁蓉三钱　肥知母三钱　锦大黄三钱　桑椹子三钱　牡丹皮三钱　天门冬三钱　明天麻三钱

三诊：肝热未平，故头眩而目涩，脑虚未健，故心惊而不寐，左关弦紧，肝木太盛，右尺滑动，肾水不足，滋水之源，以消阴翳，疏木之气，以济阳光，再拟一方，谨请酌裁。

建泽泻二钱　粉丹皮二钱　云茯苓三钱　淮山药三钱　九蒸地五钱　鲜桑叶三钱　肥知母四钱

四诊：内热已减，脉形已静，惟脑宫虚惫，清阳不升，故头晕而微痛。细查初起之时，服头痛粉过多以致也。盖头痛粉系西药芬阿锡吞等合制，其功虽能退热止痛，然过于伤脑，脑伤故痛不止，升阳补脑，以冀收功。

吉林参一钱　苍耳子钱半　明天麻三钱　何首乌五钱　萌桑

芽二钱　　大有芪三钱　　川辛夷八分　　木贼草二钱　　熟地黄五钱
甘枸杞二钱　　健颐。

（《中医世界》1934 年）

头眩眼花

郑右　诸风掉眩，皆属于肝，肝阴不足，肝阳上潜，头眩眼花，泛泛呕吐，纳谷减少，苔薄腻，脉弦滑，湿痰内阻，胃失降和。丹溪云：无痰不作眩，当柔肝潜阳，和胃化痰。

生白芍三钱　　稽豆衣三钱　　仙半夏二钱　　明天麻一钱　　朱茯神三钱　　枳实炭一钱　　炒石决八钱　　嫩钩钩三钱，后入

（《中医杂志》1—12、14—16 期　丁泽周〈甘仁〉　思补山房医案）

梅毒头痛

六合洋货业刘某，病头痛数年，前医或清肝熄风，或养阴滋肾，均不应。其岳父柳某素信予，促其来兴就诊。予疑其诸法备尝，何以不效，乃询以曾患花柳症未？伊云：未病前一月，曾在秦邮宿一妓，此妓系患梅毒新愈者，并自称因病失业，家计窘迫状甚详。予曰：病根基于此也。即用金鉴结毒紫金丹加银花、粉草、苡仁、木瓜、滴乳石煎服。以败毒止痛，服后痛即大减。后为拟一丸方，并悉返所赠金，令其回里调养。伊叩谢而去。

（《中医杂志》6 期　鹤山书屋临症笔记）

燥邪头痛

予婿洪静山，秋间燥邪上扰，清窍为之不利，头痛耳鸣，目赤口苦，彼以微疾不敢来渎予。先延他医诊治，服清肝熄风药不应，乃乞予为调理。予用吴氏治燥邪化火，清窍不利之翘荷汤，加菊花、夏枯草、苦丁茶服二帖，其病即

痉。此昔人所谓治病必先岁气，无伐天和者也。

（《中医杂志》6 期　鹤山书屋临症笔记）

头痛

头痛已减，时有昏眩，项背脊及腰，酸楚难于转侧，大便欲解不得，小便频数不利，为邪犯脑脊髓，由上而下行也，宜再从而导之。

羌独活各一钱半　猪赤苓各三钱　大腹子皮各三钱　川淮牛膝三钱　细归尾一钱半　江枳壳一钱半　粉草薢三钱　炒蒺藜三钱　焦川柏三钱　焦车前三钱　滑石四钱

3. 其他痛症

久痛入络

诸痛之症，当分气血寒热、脏腑经脉，断不可笼统而混治之。邵镜泉，浙江会稽人，在常熟南门，开合泰槽坊，始以正坐，有友与之嬉，猝自后压其背，当时无所苦，后数方月，咳嗽吐痰，其痰似乎从背脊上行，由肺咳吐而出也。旋腰间络脉如束带，收紧作痛，继则腹中攻痛，已而筋松痛舒，以手按之。不拘腰腹，其气即阻于掌下，而痛更甚。按久则掌下高突，气聚不散，而痛势更甚。伊服七厘散伤药之后，自此痛势不休，手按于何处，掌下即痛。腰中收束痛，一日夜十余次，已有年余。后有医进以附桂、杞子、鹿角、杜仲、党参等服二十剂，不热不胀，痛势依然，邀余诊之，述其病情。余曰：气攻腹中，痛后即散者，《难经》云气之不通，为聚为瘕，瘕者假也，或有或无。聚者气之所聚，或聚或散，久痛则入络，气窜于络，被瘀阻不通则痛。用手按之，掌下高突者，络中气至不能流通，其气聚于掌下，似觉皮肤高突也。手去则气道通而痛平，腰间如束带，收之则痛，松之则舒，此乃久痛伤络，累及奇经带脉之隧道，被气血阻滞，气行至此，不能进达，故脉络俱收紧，引东牵西也。吐出之痰，似乎在背脊、胸胁、肩臂诸经络出者，络虚则津液渗入，多服热药，则煎熬成痰，此经络病也，躯壳病也，气血病也，与中宫脏腑毫不相干。当服热药，反助火为痰，呆滞气血。以余鄙见，当从仲景虫蚁搜剔之法，细审鳖甲煎丸，即知其法。当先服指迷茯苓丸二两，作六天服，先去络中之痰，服后痰咳渐少，后以地鳖虫一个，地龙一条，虻虫一个，蜣螂一个，僵蚕三条，鼠妇六个，六物炙脆为末，以丝瓜络一钱，橘络一钱，络石藤钱半三味，炙炭为末，以高丽参一钱，沉香三分，降香三分，檀香三分，木香三分，郁金三分六味，俱用酒磨汁。又以青葱管一尺，韭菜根五钱，二物捣汁。又以红花五分，当归二钱，新绛五分，怀膝尾钱半四味，煎浓汁，用陈酒二两将各汁和透，炖温，冲服前末，服三剂，痛去其半，后以原方加穿山甲二钱同煎。又加黄鳝血二钱，冲和服四五剂，痛减八九，后以理气和荣通络之剂，调理而愈，后四年得胃痛症而逝。

（《国医杂志》7集　荆溪余景和听鸿甫著　孙鸿孙　诊余集）

虚痛

樊川郭姓，年老体衰，脘痛得食则缓，予谓为中虚作痛，令服补中益气汤，以调中止痛。其家疑痛无补法，不敢以此方进。幸病者素信予，力主服予药，一剂而痛减，再剂而痛全除。考痛有虚实，按之痛甚者为实，按之痛止者为虚，痛得食即止者，亦属于虚。实者宜察其所因而治之，虚者宜补。若辨之不确，误治必多，此医者所当深记者也。

（《中医杂志》6期　鹤山书屋临症笔记）

八、内科杂病

1. 脚气

脚气

寒气夹湿，下注为干脚气，足胫肿大，槟榔散主治。

杜紫苏_{一钱}　大腹绒_{二钱}　川萆薢_{三钱}　赤茯苓_{三钱}　制苍术_{二钱}　广木香_{五分}　花槟榔_{二钱}　建泽泻_{二钱}　汉防己_{三钱}　生苡_{五钱}　陈木瓜_{钱半}　怀牛膝_{三钱}　鸡内金_{一枝}

（《国医杂志》1933 年 6、11、12 期；1934 年 6—11 期　澄斋医案）

脚气

欧阳奶奶　脚肿酸痛，始自踝，渐升至膝，腱反射左膝消失，右如故，脉迟细，心脏果弱，然多份是脚气，宜食糙米、麸皮。

吴萸_{钱半}　防己_{三钱}　黑附块_{三钱，先煎}　槟榔_{钱半}　苏梗_{三钱}　松节_{一钱}　木瓜_{四钱}　橘叶_{三钱}　带皮苓_{四钱}

再诊：药六剂，左脚肿几全消，右未尽，但脉仍细弱，舌仍萎，是未可除温药，兼宜燥补。

生白术_{三钱}　黑附块_{三钱，先煎}　宣木瓜_{三钱}　生炒苡仁_{四钱}　淡吴萸_{钱半}　老苏梗_{二钱}　带皮苓_{五钱}　花槟榔_{钱半}　橘叶_{三钱}　防己_{四钱}　怀膝_{三钱}

（《中医新生命》1934—1937 年 1—31 期　陆渊雷医案）

干脚气与湿脚气

脚气一症，大江南北，无论男妇，患者甚多，东台地卑湿重，脚气尤多。以予平时经验所见，其大别分干湿二种，干脚气微肿而痛，责之于肝经风热，初起寒热，经络抽掣，肤热而红，立方宜疏风化热通络，如金铃、白芍、冬瓜仁、郁金、青蒿、青木香、覆花、栀、茹、斛、橘、桑、菊、路路通、丝瓜络等，微汗而愈。外用金黄散、冰片（中药店有现成可买）。茶调敷腿上红处，历有效验。去年秋，沂水与运河水大涨，决口十数处之多，东台适居下游，田庐均没水中。民人卧处水搁，出入涉水，多患脚气，即浙人所谓大脚气、沙木腿，甚有一肿不消，与寻常脚气不同，此因伤络瘀凝气阻。又有风湿热杂合之邪，袭入而不能出，俗名奘腿。初起大寒大热，胯间结核而痛，红晕焮痛，下流至足。若以流火治之误矣。予每用杏桃仁、冬瓜仁、银花、左金、郁金、白芍、青木香、络石藤、丝瓜络、生乳没、丹皮、路路通、丝通、紫菀、鲜白茅根（后入）、葱须等取汗。或调服玉枢丹，外用盐卤丝瓜叶汁，调三黄散敷之（中药店有现成可买）。清热、消肿、止痛，如未痊愈，或实肿者，浓煎海蛇（漂淡）、荸荠（拍）汤，送服三黄丸、当归龙荟丸（中药店有现成可买），微利即消。或肿而不消，势成奘腿，宜用王半痴先生法。用川黄蘗一斤，酒浸晒干研末，海蛇一斤，勿漂煎烊，加葱须自然汁，和匀泛丸绿豆大（按黄柏生晒研末为丸时，黏液极多，可见于清热中，大有滋润。若炒熟研之，则黏液顿减，此方以晒研为宜），茅根汤（按茅根，张寿甫先生，推而广之，用消膨胀。予用之屡效。可见张先生亦有所本也）日送三钱，外用杉木爆花煎浓汤，入朴硝一两，频洗。日用蓝布浸盐卤覆之，忌一切辛热发物，尤忌蚕蛹，犯之即发，此风热脚气之治验法也。湿脚气肿甚而痛，当责之脾经湿热，初起寒热，腿重麻木烂肿，或破流水，胸闷不食，治宜化湿清热。如杏苡仁、桃仁、冬瓜仁、广郁金、沉香水炒白芍、金铃子、泽泻、青木香、防己、赤猪苓、丝通、路路通、滑石、芦根、葱头，重者磨服玉枢丹，得汗即解。外用冲和膏、金黄散，薄荷油少许（中药店有现成可买）。新磨墨汁调敷自消，此湿热脚气之治验法也。又如寒湿脚气，千金有竹沥、甘草、秦艽、葛根、黄芩、麻黄、防己、细辛、桂心、干姜、茯苓、防风、升麻、附子、杏仁、脚气上冲，烦闷不识人。槟榔汤：槟榔、木香、茴香、鸡鸣五更汤：苏叶、吴萸、桔梗、木瓜、橘皮、槟榔、生姜。五更时冷服，脚气入腹冲胸，气欲绝者，半夏汤：半夏、桂心、人参、干姜、附子、甘草、细辛、蜀椒。脚气入腹冲心，疼痛肿满，大小便秘，沉香导气汤：羌活、白芍、槟榔、甘草、川芎、香附、枳壳、紫苏、苏子、木瓜、生姜，临卧以药汁磨沉香、木香各五分，调服。脚气遍身肿满，烦喘溲秘，木通散：木通、紫苏、猪苓、桑白（姜汁炒）、槟榔、赤苓、为末，每服五钱。生姜五斤，葱白五茎，煎汤空心热服。脚气风毒生疮，犀角散：犀角、天麻、羌活、枳壳、防风、生黄芪、黄芩、白蒺藜（去刺）、白苏皮（酒洗）、槟榔、甘草（炙）、乌蛇二两，为末，每服八钱，生姜五片，水煎去渣。又如越婢汤、崔氏八味等，随症加减取用。古法俱在，无须琐琐赘言，此又予曾应手之方，敢以贡献于有道也。

（《中医世界》5卷1期　守素斋医话　东台王锡光）

脚气浮肿

程左　初病脚气浮肿，继则肿虽消，而痿软不能步履，舌淡白，脉濡缓，谷食衰少，此邪由外入，内由肌肉而入筋络，络脉壅塞，气血凝滞，此湿痿也。经云：湿热不攘，大筋软短，小筋弛长，软短为拘，弛长为痿是也，性黏腻，最为缠绵，治宜崇土逐湿，去瘀通络。

连茯苓四钱　福泽泻钱半　木防己三钱　全当归二钱　白术钱半　苍术一钱　陈皮三钱　川牛膝二钱　杜红花八分　生苡仁四钱　陈木瓜三钱　西秦艽钱半　紫丹参二钱　嫩桑枝三钱

另茅山苍术一斤，米泔水浸七日，饭锅上蒸九次，晒干研细末，加苡仁米半斤，酒炒桑枝半斤，煎汤泛丸，每服三钱，空心开水吞下。

此方服五十余剂，丸药两料，渐渐而痊。

家祖行道数十载，治痿不下百数十案。以浅见而论，只有热痿、湿痿两端，故此只录两案。孙济万志。

（《中医杂志》1—12、14—16 期　丁泽周〈甘仁〉　思补山房医案）

脚气

病者：泛水第五区区助理韩子仲之妹年已二九，住第五区。

病名：脚气转气血凝滞。

原因：初则寒湿痹于足，自认气分亏损，医者逆合其意，予以参一两，芪一两，升葛三钱，十剂以后病复加剧，继则易某医疗治，断为血气大伤，病者亟是其说，服其归地胶术，数帖以后，卧呻吟矣。乃托教局张君凌霄，延余往诊。

证候：两脚浮肿而痛，两膀奇痛且麻，大便日泻数次，小溲赤黄而涩，呻吟床第，已历三月（主诉月事不见已四阅月）。

诊断：舌质色赤，微有黄苔，寸关脉细，时有止象，两尺重按，时伏时起，以脉参证，的系血气凝滞。四肢痛疼者，新陈代谢之老废成分，无由排泄而流注四末也。大便泄泻者，胃失健运之功效，未克传送，而借径大肠也。前医不揣其本，妄齐其末，宜其由足而膝、而四肢胸肋皆痛也。乃郑重向主人声明：吾辈行道，宜先立于不败之地，再求有功，数位名医皆以虚论，鄙人不敏，岂敢他图！姑以薏苡理脚气而除风湿，虎骨强筋骨而祛风邪，亟命服之，以占进退。

处方：生薏米一两　虎胫骨二钱　余从略。

次诊：证脉依然，分耗未见效验。沉思良久，执笔书曰：昨日之方，为顺人情而设，早已声明。今既不效，恰符逆料，妥为之计，宜破俗出奇，予以通络化滞。

次方：当归尾四钱　苏丹参三钱　生乳香四钱　生没药五钱　丝瓜络三钱　栝蒌根三钱　钻地风三钱　千年健三钱　伸筋草三钱　赤茯苓四钱　小川芎八分　制香附三钱　怀牛膝四钱　松枝节三钱　上水煎，服三剂。

外方：生川军一两　川黄柏六钱　青防风一两　香白芷一两　生乳香一两　生没药一两　辽细辛四钱　生白矾三钱　当门子三厘　上九味共为细末，分三次，用醋调涂。

三诊：越三日复诊（因赴区长朱寅卿家诊病），病者欣欣然告余曰：服药一剂而泻泄止，二剂而肢痛缓，三剂而腿肿消。予聆而诊之，寸关如平，尺部依然，询其月泛，仍未之见。审其余症，脚跟微痛，脉证合参，认为血室瘀血未净，下注足跟浸淫为患。盖足跟连近涌泉，涌泉肾所属也，议以通血主之。

三方：原桃仁二钱　西红花三钱　怀牛膝两半　京三棱二钱 蓬莪术二钱　当归身三钱　乌玄参六钱　水煎二服。

效果：数月沉疴，不旬告愈，虽足跟有时微痛，然已无 阻步矣。

（《医学杂志》92 期　王景虞　临床验案）

脚症血虚筋挛

病者：严氏小女年十五六岁。

病名：脚症血虚筋挛。

原因：俗名鬼剪风，起因气血瘀滞，逆于肉内。

症候：膝下生疮经痛，始则牵痛，足不敢伸，继则溃久 脓血蹲伤，致足挛不能行动，脓水稀薄，疮口淡白不合。

诊断：脉象涩弱无力，乃血虚不能荣筋，非用桂枝、当归 重剂不可。其父知医，因女尚未字人，恐成残废，忧愁骇疑 曰：桂、归性温，重用得毋助症为虐乎？余曰：症有阴阳虚实， 治当机变活泼，不可拘论，今脉已弱而乏力，疮口淡白，脓稀 不合，已是实变为虚证象。其父点头笑悟，请余立方。

治法：重用温经养荣，流气活络，一面以生肌药外敷， 一面以热手揉掌，令足摇动，助其活泼，青年血气易复，不 患其不伸也。

处方：桂枝二钱　白芍三钱　清甘草一钱　全当归三钱　炒 川芎一钱　广木香八钱　伸筋草二钱　淮牛膝三钱

复诊：足渐活动，疮亦收口，令加生黄芪、炒白术、熟 地、枣、杞子温补，多服收功。

效果：步之恢复原状，行动如常，不带残废，何喜 如之。

（《医学杂志》68 期　张生甫　验案六则）

热毒脚气验案

病者：黄聚昌，男性，年二十三岁，河南成皋人，福建省水警二大队二中队警士。

病名：热毒脚气。西名：急性脚气症。

原因：远戍海门岛上，夏热奔驰，风热伤筋，湿毒内攻，或即西说所谓急性偻麻质斯。

证候：头眩，身热恶寒，左脚腿肿痛甚，剧且烙热异常。脉左浮弦，右带洪象，口渴出汗，烦躁不眠三昼夜，第一分队部急以汽船送来石码中队部延诊，如上状。

诊断：身热筋急疼痛，烙肿原系风湿流注，脚腿热毒，壅塞筋肉之间。

治疗：疏培土，疏肝清金，通络以祛风，化湿为清源，正本治法。

处方：内服汤剂，增减鸡鸣散，改汤方。

紫苏三钱　桑皮二钱　木瓜三钱　槟榔三钱　藿香二钱半　茯苓三钱　青皮二钱　橘红二钱　桔梗二钱半　草梢五分

水一碗，煎服九分，外用石炭酸五滴，沸水一两，混合液剂擦患部。

经过：初诊服药，六点钟之后则疼痛稍松，隔夜则爽然若失。惟肿红退而脚筋犹牵强，艰苦行动，再服三剂，则能策杖而行。六剂已平复如初，消假回防服务矣。

（《医学杂志》86期）

脚气忌针 张稣芬脚气症辑要

《千金方》云：服药及灸，二者不可间断，未尝及针也。曾见因针而殒命者甚多。西医谓此症多有电毒，故其发甚暴，信是则不能用针，即银针亦不宜投。发其发电耳，其血瘀甚者，或以砭刺，较不传毒。

此症针毙者最多，曾目睹三人，一为鄞邑倪筑严孝廉，攻文艺外，兼承先业，精疡医，年四十八，是秋患脚气，已喘汗逆冷，小溲如注，顷刻不离溺壶，仆知其嗜饮，投栀子栀皮汤，合犀角旋覆汤，经冬而愈。乃喜服诸胶，又觉气壅，坚欲用针。再三劝阻，竟针三次，至夏病发，顿时喘汗而脱。

一为江西人黄姓，年十九，得脚气就医，针足内外踝四，应手而倒。医曰：此途中触痧，速异刮去痧再议，归家又延一医，曰非痧也，针毒发电耳。竟伸舌寸余，宛转就毙。

一为镇海人王某，在叶姓为佣，屡发脚气，投汤剂瘥，即止药。适病发，乃改用针，只足三里针入，遂咯血不止而卒。

脚气犯房室死新增

有妻室者宜禁入房，犯之则死。己未秋，张敬康患脚气上逆，寒热二旬，全身痿废。呕吐日念次，进鸡鸣散、金铃子散、左金丸、玉枢丹、四磨饮等出入，热退呕止。数日后，忽欲食鱼，禁之。乃自进肉食矣，屡次诰戒，切忌房事，其母漫应之，不令其媳分床，竟于热退呕止时间，猝然而死。

脚气宜谨慎速治新增

古云恐则气下，西医惟云米毒，患者食面茹荤，毫不知险。荣南森之堂昆某君，在恒康铁业，足肿一夜作痛，骤成足痿。来诊时，述知目见其同事孙某足肿，在店饮食如常，忽面浮气逆烦躁，店中欲送之回家，未实行，已不及，一夜忽死。已未桂秋中浣新闻报载，某申病足肿，在街路唤车就医，仓卒气逆仆地死，报廨相验，脚气冲心，卒死如此，为患者寒心。

增订脚气冲心十二方

加减金铃子散医通　治脚气冲心，火气上逆。

金铃子　玄胡索　小茴　黄柏

加味平胃散医通　治脚气呕逆，恶心畏食。

苍术　制川朴　陈广皮　生甘草　木香　大便秘加制军

沉香导气汤　治脚气入腹，冲心疼痛肿满。

羌活　赤芍　槟榔　生甘草　抚芎　香附　枳壳　苏梗子　木瓜　生姜　沉香末

脚气冲心闷乱广利方　槟榔末二钱，空心开水下。

犀角旋覆花汤千金　治脚气入腹，肿满喘急。

犀角末　旋覆花包　橘皮　茯苓　香豉　苏梗子　枣

脚气薏仁散赤水玄珠　治脚气痹肿，心下急，便秘。

防风己　川芎　薏仁　猪苓　郁李仁　火麻仁　槟榔　枳实　羚羊角末　生甘草　桑白皮

丹溪防己饮　治脚气憎寒壮热。

苍白术　木通　防己　川芎　槟榔　生甘草梢　犀角末　鲜生地　黄柏　便秘加桃仁　内热加芩连　壮热加石膏　有痰加竹沥。

四磨饮　治脚气上逆气升。

沉香汁　乌药汁　槟榔汁　枳实汁

乌麝饮_{永类钤方}　平脚气呕吐。

乌药　不犯铁器，刮末二钱　麝香二厘　黎明空心服。溏泄即愈。

脚气上冲外敷足心方_{外台}

蓖麻子去壳，取仁四十九粒，苏合香丸一丸，研和蜜水调涂两足心，以膏药贴之。

又方：另以生附子末一两，面粉加醋调敷两足心，涌泉穴。

威灵仙丸　治脚气入腹，胀闷喘急_{孙兆名放杖丸}。

威灵仙二两为末，蜜丸桐子大，酒下八十丸，利出恶物，如青脓桃胶为验。商州人足不履地者十年，新罗僧以威灵仙末酒服，不数日能行步，旋愈。

(《国医杂志》2 期)

脚气

脚气多因清湿致，风寒暑夹须分异，浮弦之脉夹于风，濡从湿兮数从暑，夹于寒者脉必迟。得病必从足上起，头痛身热脚筋疼，人皆误作伤寒治，但看足膝多不仁，或软或肿或疼痹，呕逆便秘体转筋，胸膈痞满心中悸，此病根从湿土来，治湿当分南北地。

大意

脚气之病，实水湿之所为也。古无脚气之说，《内经》名厥，两汉间名缓风，自宋以后，谓之脚气。

内因

由脾胃两经虚弱，行动坐卧之间，为风寒暑湿之气所偏，或因饮食厚味所伤，致湿热下注而成。

外因

其候则脚先屈弱，潮至痹疼，足胫微肿，小腹不仁，头痛心烦，痰气壅逆，晡作寒热，便溲不通，甚者攻心而势迫。《正传》云：先从气冲穴隐核痛起，及两足胫红肿，或恶寒发热，状若伤寒，筋挛掣痛，或一旬，或半月，复作如故，渐而致于足筋肿大，如瓜匏者。

脚气有南北内外不同

南方之疾，自外而感者也。北方之疾，自内而致者也。北方地高，陵居风寒水冽，俗饮醇酪而肉食，故湿热内注。南方地卑，湿气迷漫山泽，行履坐卧，无处不到，及涉水履冰，冲风冒雨，故湿热外侵。

脚气亦有兼症

自汗走注为风胜，无汗挛急掣痛为寒胜，肿满重者为湿胜，烦渴热顽为暑胜。

脚气病忌

《外台秘要》，第一忌嗔，嗔则心烦，烦则脚气发，又禁大语，大语则伤肺，肺伤亦发动耳。发明玄秘第二欲不可纵，嗜欲则脚气发。凡脚气服补药，及用汤洗漤者，皆医之大禁也。《发明》云：病在脾，忌湿食饱食，湿地濡衣。

脚气死症

入心则恍惚谬妄，呕吐食不入，眠卧不安，左寸脉乍大乍小，或作乍有乍无者死。入肾则腰脚重，小便不通，呻吟。目与额皆黑，气冲胸而喘，左尺脉绝者死。

脉法

脉浮为风，脉紧为寒，缓细为湿，洪数为热。

治法

湿淫所胜，治以苦温，以辛苦发之。透关胜湿为佐，以苦寒泄之，流湿清热为佐。《针经》云：有道以来，有道以去。治之多以炙焫为佳，以导引湿气外出，及饮醪醴以通经散邪。

主以四物汤加苍术、白术、黄柏、黄芩、羌活、独活、牛膝、防己、木瓜、槟榔等。如遇夜痛甚，倍归芎，加没药、五加皮。有痰加南星、半夏。若两膝赤肿作痛，为血热，加苦参、赤芍。火势甚者加大黄微利之，或脾虚加山药、苡仁。

按脚气之症欲解表，用麻黄左经汤、当归拈痛汤等。攻里用导水丸、除湿丹，双解用大黄左经汤、羌活导滞汤，理气用大腹皮散，理血用八味丸，如疏风养血用独活寄生汤。

导水丸　治脚气胕肿疼痛，或发热恶寒，湿热太甚者。

制大黄　淡黄芩　黑丑取豆末　块滑石各四两

上为末，滴水丸，每服五十丸，白汤下，以利为度。

羌活导滞汤　治脚气初发，一身尽痛，或肢节肿痛，以此药导之，次用当归拈痛汤以彻其邪。

羌活　独活　防己　归身　枳实　大黄炒

上咀，每七钱水煎服。

活络丹　治诸般风邪湿毒之气，停滞经络，流注脚间，筋脉拘挛，腰腿沉重，或发赤肿及脚筋吊痛，上冲心股，一切痛风症。

炮川乌六两　明没药　滴乳香一两　制地龙去土，洗焙干制南星六两　草乌炮，去脐皮

上为末，酒丸每二十粒空心酒服，或荆芥茶亦可。

2. 臌胀

臌胀

疟转为臌胀，腹不痛而便泄红水，脉沉舌绛，单腹堪虞。

制茅术钱半　法半夏二钱　制香附三钱　赤猪苓三钱　淡干姜五分　淡酒芩钱半　花槟榔一钱　细川连五分　莱菔子三钱　研六神曲三钱　建泽泻二钱　炒枳壳一钱　鸡内金二钱　冬瓜皮三钱

（《国医杂志》1933 年 6、11、12 期；1934 年 6—11 期　澄斋医案）

臌胀

病名：臌胀。

病者：沙市商会主席，佘君克明之内人，年廿岁，住沙市花家塆正明米厂公司。

症候：产后三日，恶露剧止，其腹聚胀，时噫腐气，常吐清水，外无寒热，惟大便两日未行，尚无痛苦，只觉胀满不安，不欲饮食而已。

原因：佘君，蜀之大宁人，年甫冠余，谈吐风雅，下士礼贤，与乃兄燕昌共营商业于沙市，和蔼可风，由是介其入社，共襄善举。癸亥六月中旬，其令正，坐蓐，辍朝不产，举家惶恐，急延燮元商治。比治已服大剂佛手散一次，接生言儿头已到产门，欲产不得，幸佘君有识，教其室坦卧，听其瓜熟蒂落，力戒张惶。余因谓曰：卧固是法，但后宜棉絮贴背斜卧，两足斜竖，则小腹皮松，内部自宽，儿易活动，果如法用之，未及半钟，已生如达矣。举家喜庆，遂疏清逐瘀血之剂而还，越三日，倏延过诊，言彼室胞胀腹膨，一日骤发，比至时，已入暮，察其症状，颇为险恶，其可疑者，后产既恙，何也？三日而遽至如此，此中必有隐情，细诘其因，乃言彼室，上年初生一女，此胎本望一男，殊仍产女，意已抑郁，即觉腹满，曾服他医小剂生化汤两剂，恶露遽净，而腹满如故，尚进饮食，因余商业事繁，少有人入内周旋，彼即疑我不喜，忿怒愈甚。余亦未介意，今则骤然而增剧也，仍延前医治疗，不但不减，反加胀满云云，及闻其方，仍用大剂生化汤：乌药、陈皮、红花、条参、茯苓、熟军，攻补兼施法，病由是而成矣。

诊断：脉沉实有力，苔白有津，乃思产后，两日恶露遽止，必为瘀滞无疑，噫气、吞酸，是又兼停饮食，加以情怀不畅，气机怫郁，于是气血交阻，滞于胞宫腹膜。前医逐瘀固是，但不宜参苓之牵制，且逐瘀而不兼去食，犹是得半失半，其增胀也固宜。此时急宜从事苦温，佐以去瘀消食，方为有济，切勿惑于产后温补，以免实实之咎。

疗法：用厚朴、陈皮、苍术之苦温，平胃疏气。失笑、桃、楂之苦辛，入胞而逐瘀，佐以黑姜之温血，恒曲之消食，大黄之走而守者，倾导瘀滞，从大肠排泄而出，庶面面俱到也。

处方：紫油朴二钱　广陈皮二钱　山楂炭四钱　桃仁泥四钱　炒苍术二钱　黑姜炭二钱　生大黄三钱　存恒曲二钱　粉甘草一钱　失笑散三钱

第二诊：查昨药连服二次，迄无进退，便仍未通，切脉如昨，及问小溲，言已两日未便，及审其腹，自小腹连胸，高如箕覆，坚硬拒指，俯仰不能，卧难就枕，只能斜坐几上，而夜不成眠，此症之恶，从未有见。昨夜因有内外之嫌，未经审察，只以常疾视之。今观此种恶状，昨药尚未究其原委，宜乎不效，因前但知大便不通，今始知小溲亦秘。即使天热汗出便少，断无两日一溲不通之理，此正水血俱结于血室，阻滞气机，故有是状，正与《金匮》谓妇人少腹满如敦状，小便微难而不温，生后者，此为水与血俱结在血室也，大黄甘遂汤主之之文，确切不移。然症既同，方亦宜此，未知君能信任否，佘君力信余言，概然不疑，遂与此方。

二方：东阿胶四钱烊化冲　生大黄四钱　甘遂细末钱半分两次冲。

第三诊：据述上药服后，距二时久，大便微通，小溲略利数次，次服亦然。但察腹胀如故，大便觉坠，小溲犹亦而疼，仍师前法，变攻为清，以猪苓汤加味主之。

三方：桃仁泥五钱　飞滑石四钱　淡猪苓二钱　盐泽泻二钱东阿胶三钱，化冲生大黄三钱　建栀子二钱　云茯苓二钱　血灵脂二钱　天台乌二钱

第四诊：《内经》谓按之窅而不起为气肿，即起为水肿，后人多反其说，谓即起为气，不起乃为水也。此症四肢如常，头面略浮，惟少腹及胸，连如抱瓮，不但按之不窅，且坚抵指、是为气滞瘀凝之臌胀也，无疑。昨药服后，便虽通而不爽，溲虽利而犹赤，第思便溲既通，腹（服）胀何也毫不能减。深揆其理，前药虽能逐水消瘀，但有阿胶之沾滞，阻塞腹膜微丝络管，气机因而不利，血愈滞而不通，是但逐其水而不疏其气，犹为未尽入扣也。况症起于情怀怫郁，气滞尤有明证，所幸禀赋尚强，食已渐进，而别无所苦，尚堪攻击，兹变水血兼逐，而为气血并攻，斯为的当，其效可必也。以桃仁承气汤加味，另用四磨饮冲服。

四方：桃仁泥五钱　桂枝尖二钱　生大黄四钱　玄明粉三钱血土鳖三钱　粉甘草二钱　血灵脂三钱

另用天台乌一枚，大槟榔一枚，广木香一寸，真觉香一块，酒一钟，以上四药，各磨千转成浓汁，冲上药服。

第五诊：昨药服后，又泄二次，便乃坠，脉如前，胀虽未减，而四围略见皮松，食更转强，每餐两碗，可见受病虽深，而胃气甚固，此诚可喜，若在他人，此等大剂，早已不能胜任，是谓邪甚而正亦甚也。其未即遽退者，良由蒂固根深，非旦夕可除，苟能一致进行，不难消灭，切莫惑于产后宜补，致生中变。盖体强以去邪为急，无俟迁延，况食进皮松，其效已著，可无疑虑，不过百尺竿头，尚争一寸未达耳，是所望君之信任不疑，经竟厥功，谨遵经旨。中满者，泻之于内，用当归承气汤加味主之。

五方：紫油朴八钱　陈枳实五钱　当归尾四钱　桃仁泥五钱蓬莪术二钱　生大黄四钱　玄明粉三钱　楂肉炭四钱

第六诊：据述昨夜便泄数次，大腹如鸣，胀顿减半，少腹内部虽结，而外皮亦松，渐能起床侧卧，脉变和缓，饮食如常，知药已至病所，告捷不难，仍用前法减其制。

六方：紫油朴三钱　桃仁泥四钱　当归尾三钱　川郁金二钱陈枳实三钱　生大黄三钱　蓬莪术二钱　玄明粉二钱

第七诊：昨药服后，便又微泄两次，腹中不时转响，脉现和缓，起卧复常。惟是大腹平而少腹内部仍然团结，有如杯大，小溲虽长，而常有微血溺出，幸无痛涩，以大憝虽除，余邪尚有未尽耳。经谓大毒去病，十去其六，盖恐药过病所，转伤正气，据此现象，急宜改弦易辙，变攻为和，更无容议。此医之贵乎临机应变也，乃仿温经汤加减，送抵当丸，为温通兼施之法，使血和气顺，自能潜移默化，毋须再击也。

七方：川芎片二钱　生白芍二钱　全当归三钱　东阿胶二钱　上肉桂钱半　粉丹皮二钱　法半夏二钱　吴茱萸二钱　杭寸冬三钱　醋香附三钱　炒蕲艾二钱　广木香一钱　黑姜钱半　煎汤送抵当丸，每次三钱，一日两服。

第八诊：方同前

第九诊：两手脉和，诸恙悉退，惟独少腹仍有微胀，大便燥滞，时有气坠，知攻击之余，营液已亏，肠液安得不损，乃以温润之剂，略佐和气，气血通而便复常矣。

九方：制熟地四钱　全当归三钱　大川芎钱半　酒白芍二钱　制熟军二钱　桃仁泥三钱　上肉桂一钱　炮黑姜一钱　醋香附二钱　火麻仁四钱　东阿胶二钱，烊化

第十诊：方同前

第十一诊：治经三候，现在虽云诸恙告痊，然而据述其少腹有时内部仍胀，或时大便据结，盖缘大敌虽除，余邪未殄，气机因而失利。若不犁庭扫穴，诚恐又遗他日之忧，反滋蔓延，所谓除恶务尽是也。独是产后攻击之余，而阳气阴津，不免受损，是大毒之药，又不可过服。然专用补，又恐滞其枢机，故攻补此时均不可独施，惟以温润之中，兼以行滞，斯为尽美尽善。查古方中，独仲景大黄䗪虫丸，斯有寓攻于补之义，与现症洽合，兹以是方，合温经汤增减，俾兹常服，培气血而去病根，则诚两得之也，列方候正。

西洋参二钱　制熟地五钱　炒白芍二钱　当归身三钱　大川芎钱半　东阿胶三钱　上肉桂钱半　粉丹皮钱半　杭寸冬四钱　淡吴萸钱半　醋香附三钱　桃仁泥三钱　广三七二钱　酒子芩二

钱　炙甘草二钱　制虻虫二钱　制水蛭二钱　血土鳖二钱　血灵
脂三钱　益母膏四钱　醋大黄三钱　火麻仁三钱　柏子仁三钱
白蜂蜜八两

以上廿四味，各味均照法制末，炼蜜为丸如梧桐子大，每日随汤送服三钱，每日两次。

效果：以上丸药，服未终剂，腹已痊，康健倍昔，佘君虽喜，惟恐胞宫受伤后难生育，卒于民国十八年冬，产生一子，体甚健壮，由此放心。

罗元娈按：历年经治产后诸症，宜于清逐者十常有九，而宜温通者，十得其一也。至佘君令正来病之暴，与夫用药之大，历数日之久，而始能攻克者，考之古案，亦未尝有，可为创见矣。然此症之难，不难于识症，而难于坚持；不难于坚持，而难于转坏之速；然尤不难于转坏之速，而更难于佘君之知人善任，深信不疑，渠正之赋气独强，堪任其方，故余得尽其长，而终得收效之一日。非然者，症虽识而志不坚，志虽坚而机不转，犹为得半失半。即识症也，志坚也，随机应变也，而无佘君之深信，亦不能收最后美满之效果，盖无深信，一见屡攻不退，必致他医、他医明者，尚知前药之不错，犹可继其志而善其后。昧者见之，不问可否，但见前药未效，乃即改弦，一经改弦，非温即补，由此转医转坏而死者，实繁有徒，至医之识症处方，明达事体，其天职，何足可颂？否则凡夫贱子皆可立方，而用医何为，是医之明不难，而求病家之明尤难也。佘君之力排众议，深信余见，是为我之知己，我未感君而君转感我，且酬以厚币，不机转增余愧乎。故余常叹世之产后死于病者少，死于医之不明者多。盖因过信朱丹溪之书，谓产后当大补气血，即有杂病以末治之而有以致之也。夫丹溪、四大家之矫矫者也，其立论之精深，处方之玄妙，有非他家所可及者，独以此语而殃民病世，其为智者千虑一失之谓乎。非然者，焉有表里寒热不问，专执产后百脉空虚而一补即可了事哉。其谬已经景岳驳饬，且产后宜攻宜补，仲景俱有明文，如汗出郁冒，有小柴胡之转枢，大便难，有大承气之攻里，腹痛者，疏有枳实芍药散，温有生姜羊肉汤，宜于清外者，则用竹叶，宜于清内者，则用石膏，是攻补温清于产后均有可施，何尝有丹溪一偏之见存焉。然而丹溪明者也，何至妄言竟若是。余因深推其理，必丹溪在于当时，产后为妄攻致死者实多，故发此言而救一时之弊，非谓可概于万世也。时医不知，遂据此言为铁案，使产后有疾，由此酿成重症而死者，比比皆然。嗟乎！一言之弊，而流毒于后世有如此者，丹溪亦未之料也。立言其可不慎乎。夫产后去血过多固虚，不知六气淫身，则成实也。虚者固宜补，实者不当去耶。徐灵胎曰：病去则虚者亦生，病留则实者亦死，今之畏虚乐补者，可不于徐氏之言三玩之。今此症如不明仲景法治，专执丹溪之见治之，宁能免乎。以此推之，不知时医固执成见，每年枉死若干人也，曷深浩叹。余因佘君令正之恙，旁及于此，爰将是症病因治法始末详言，叙于案后，俾世之治产后囿于一见者，有所借鉴焉，非好讦前人之短而自眩其能也。然是法非有确识，其人之体与症，果如是之实，犹忌浪投，又毋泥此案而谓凡产后皆然，是识症随机，又在于深信之先也。

（《上海医报》1929 年 70、71 期 四维斋医验集）

臌胀

病成臌胀，气血既互结为病，脏腑皆受其波及，盖必有偏虚之处，而邪留之。症既成实，补固不能，攻亦不效矣。忆余治西门吴某，初以家庭起衅端，继则大饥过饱，腹满且胀，四肢扰动不安，日夜无眠，有时合目，则喉有痰声漉漉，按其脉甚沉微，苔黄垢唇焦，已六日不更衣，明明实证，为用大承气汤加柴胡、苏藿梗、金铃、延胡、青皮之类，下黑粪甚多，再服再下。但停药即里急如故，苔黄垢虽渐退，脘腹胀满依然，睡已稍安，形神不振，余意腹满不减，减不足言，再当下之。并用前方加控涎丹、桃仁、莪莪等，以去其痰瘀，终无大效，而舌反焦燥。虑其攻下伤阴，用石斛、淮膝、白芍、乌梅、知母、扁豆、苡仁、芡实等，服后亦无影响，转方不复来，意其已死矣。

（《中医杂志》3—5、10—17期 王一仁 临症笔记）

严寒血晕变臌治验

尤松记刘潭桥，其长媳念余岁。丙寅葭月十一日，初产迟延，未设火盆，感寒战振，血晕数醋炭熏治方醒。第三日脐突腹高，胀满如鼓，不可手按，大便既秘，小溲多而淋沥自遗，入夜胀甚不寐，谵语微笑，脉左微弦，右软无力，苔薄黄糙刺质红。严寒外袭，子宫内胀，气血交滞，向有肝胃，气寒肝横，食滞亦停。深恐瘀血冲心，拟理气通瘀，安神消胀法，内外并治。

全当归七钱　川郁金三钱　紫丹参三钱　远志肉八分　抱木茯神三钱　蒲黄三钱　五灵脂三钱　丹皮炭钱半　苏噜子七钱鬼箭羽五钱　单桃仁三钱　制香附三钱　紫菀肉三钱　煅瓦楞子五钱　另西藏红花三分　西血珀五分　龙涎香一分　去油没药七分　鸡内金一具　研末，人参须煎汤下。

外治法：用肉桂五分　血竭一钱　炙乳没合一钱　玄胡一钱

失笑散钱半　鬼箭羽钱半　研末，醋调敷脐，以膏药贴之。

十九日复诊，瘀血畅行，大便解下三次甚干，脐腹高突处已软。初更未轻，谵妄欲笑，瘀下方止，小溲不禁亦愈。但脉虚软，产后血瘀气滞，致成胀满，难得转机，犹恐留滞，再理气消瘀，安神宽胀。

全当归五钱　川郁金三钱　抱木茯神三钱　娑罗子五钱　紫丹参三钱　远志肉一钱　紫菀肉三钱　蒲黄三钱　五灵脂三钱鬼箭羽五钱　红曲三钱　玄胡三钱　制香附二钱　黑豆四钱　另血竭一钱　没药九分　上沉香四分　血珀五分　藏红花二分

研细服，脐腹胀处，仍用昨药数帖，当日服药，夜寐颇长，神情转振，改方去郁金、蒲黄，加马鞭草三钱，桃仁三钱，连服二帖，腹胀全消。

（《如皋医学报》1930年）

血臌

宁国李云门太守，患少腹胀大，肢体尽肿，两胁刺痛，吐瘀多至盈碗。凡理气行水之药，均遍尝不效，群医以此病难治，皆相率辞去。其幕僚赵君与予善，因荐予往诊，予思昔贤认肿胀之因，有气血寒热痰湿虫积之不同。若肿胀腹大，而又胁痛吐瘀者，其为血臌无疑。予即用归尾、桃红、乳、没、旋覆、郁金之属，以通络获效。如辨因为真，则药不中病，未见有能治愈者，如李太守血臌之类是也。

（《中医杂志》6期）

单臌胀

邢　湿热侵脾，脾虚作胀，土不生金，肺失清肃。咳嗽便溏，单腹臌胀，青筋外露（或腹笥臌胀，青筋外露，势成单臌之疾）。脉双弦而濡，治之非易易耳。

338

生于术　大腹绒　陈香橼　鸡内金　小温中丸　枳实
新会皮　沉香曲　楂炭_{便结易}莱菔子　制香附　法半夏　赤苓
车前子

前症　李　腹臌胀，希冀万一。

生仙居术—钱　陈新会皮—钱　二味煎汤，送丹溪小温中
丸三钱。

（《中医杂志》11、14、15 期　非非子录　凌晓五医案）

3. 噎膈

噎膈

读杂志第四期，张锡纯君论治噎膈，阐发玄微，于此症
治法，别开径面，卓见名言，实深钦佩。及又读侯宗文君
（西医）反胃论（见第三中学第二期杂志中），谓病原之最
重要者，乃幽门之发生胃癌，妨碍食物入肠之道路。初时胃
力尚佳，犹能努力排除障碍，以输运食物于肠，久而疲劳，
机能愈弱，病势益进，乃成反胃。中医谓火虚，证之生理，
食物入胃，健康者由胃液消化而入肠，乃或吸收或排出，一
旦胃液缺乏，则积食不化，是火虚之言亦良确，故积食亦可
下泻，何为必上逆而反胃，所言甚当。其论噎膈，以食道癌
为主因，与卢氏胃癌说相符，二证之病源既同，治法亦同
矣。然则张君之论治噎膈，其理可通于反胃也。

（《中医杂志》5 期　唐家祥　诊余随笔）

噎膈治验

年约四旬之高妇，四月间，患噎膈症，初起尚能纳粥，
惟干饭不能下咽，延医诊治月余，病势不减，反增呕吐，更
数医皆服药无效。迨至秋初，谷食不进，形容消瘦，呕吐痰
涎，甚则胃痛吐血，诸医束手，皆云不治矣。邀尚诚诊治，

切其脉而弦滑紧，苔腻不匀，中根尤厚，阅前医之方，皆辛香快气之药。尚诚宗时贤绛寿甫先生治法之意，遂用仲圣旋覆代赭石汤，加王不留行、京三棱、蓬莪术、苁蓉、当归、知母、生山药，服至三剂，病稍见退，后于原方，加地黄、白术，嘱服四剂。并忌食生冷晕腥不易消化等物，果然饮食增进，并不呕吐，复于前方，去王不留行、苁蓉，加白芍、龙眼肉，服至数帖，而霍然愈矣。时贤绛君云，千古难治之症，从此皆可治愈，不觉抚掌称快。尚诚试之，洵非虚语也。

（《国医杂志》3 期　杨孚灵　尚诚　求尽性斋证治录）

膈食

其人四月间患膈食病，每日早饭后腹中气上冲咽喉，近午冲气下，腹中紧痛不可食，至夜半方止，明日病复，日日如是，每日只食一餐，诸药不效。至端午予放暑假归，伊来请治，诊其舌苔黄糙，舌心赤，小便利，大便时溏时结如羊屎，喜食椒姜热物。予细思之，知为胃热肠寒之症也，何也？舌乃心之苗，胃之根，舌心赤，心经有郁火也，舌本糙，胃中有燥热也。经曰：水谷入口，则胃实而肠虚，食下则肠实而胃虚，今晨食气上冲者，是心火乘食气上逆也，胃中燥涩，阑门窄狭，食涩难下，故近午而腹痛也。然胃热肠寒，食过阑门，肠寒不固，故腹痛欲便，食在胃中，胃热蒸腐，腐久则结，结者下如羊屎，腐者下之便溏，喜食椒姜者，辛以开之，气觉宽畅，乃仿仲圣大半夏汤，降逆润燥之意，借用半夏泻心汤，除甘枣之壅滞，加麻仁助干姜之开，使阑门润展，腹痛自除，加川朴助半夏之降，则冲气自止，且有芩连清胃热，热清而溏结患无矣，连服三剂全效。

（《上海医报》66 期）

3. 黄疸

黄疸治验

丙申腊月，陈日昕之内兄某以风寒湿三气为病，日久失治，延成黄疸，来舍求诊。其脉沉迟濡弱中，时有弦象。余为合仲圣茵陈蒿、赤小豆、连翘、麻黄、附子、白术三方加减成剂，数服而愈。初用：法夏一钱五分　陈皮一钱五分　茯苓二钱　薏仁三钱　白术三钱　楝子一钱五分　制附子二钱　连翘二钱　净麻黄二钱　生绵芪三钱　赤小豆二钱　柏皮二钱　当归三钱　生姜五片　后去楝子，易茵陈蒿三钱，并去赤小豆，加附子、麻黄、白术、生芪各一钱，余仍前制而愈。

黄疸

娄左　鼻流清涕，不腥不臭，延今三月，此鼽病也。小溲短黄，两目白黄，舌苔腻黄，此黄疸也。脾湿胃热，壅盛于内，不能下趋，势必上逆，当进茵陈、猪苓辈。群医俱作脑漏治，真所谓隔靴搔痒，何能奏效，试服吾方，二剂当知。

绵茵陈钱半　黑山栀钱半　赤猪苓各三钱　车前子三钱　梗木通钱半　福泽泻三钱　生苡仁四钱

湿热黄疸

黄疸：冯左　湿热黄疸，脾胃不和，脉象弦数，治在阳明。

绵茵陈　新会皮　赤苓　制小朴　车前草　连翘　宋半夏　木猪苓　地骷髅　赤小豆　米仁　泽泻

黄疸

脱力发黄，面浮作怠，腰膝酸疼，劳动则溲便变色，皆中气不足所致。

嫩绵芪三钱　全当归三钱　制半夏钱半　川续断五钱　焦白术二钱　陈广皮一钱　生苡米六钱　川桂枝八分　炙甘草钱半　紫苏子钱半　毛姜七钱　大黑枣三枚　生姜一片

（《国医杂志》1933 年 6、11、12 期；1934 年 6—11 期　澄斋医案）

黄疸

面如熏黄，先足肿而腹胀，按之膨硬，脉不扬，食入湿流就下，胫肿兼发疮疡，当乘机宣导。

木防己三钱　杜紫苏钱半　全当归二钱　生草节一钱　槟榔片一钱　陈木瓜钱半　粉萆薢三钱　建泽泻三钱　嫩桑枝五钱　杜红花五分　四妙丸二两　九制豨莶丸二两　掺和药送下四钱，分十服。

（《国医杂志》1933 年 6、11、12 期；1934 年 6—11 期　澄斋医案）

黄疸

病者：陈李湖，年近四旬，住石涉乡。

原因：时当酷暑，事务烦劳，感受暑邪，发为黄疸。

症候：午后身热，时作干呕，口渴喜饮，肢节烦疼，胸中痞塞，小溲黄涩，大便不通。

诊断：两寸脉伏，气机不通，故胸中痞塞。脉弦细软滑，暑湿内伏，湿菀膏油，故大便不通，热灼胃津，则口渴喜饮。暑伏肺脏，水源不清，则小溲黄涩，脾胃受湿，故肢节烦疼。暑邪上冲，则干呕频作，湿为阴柔之邪，阴邪旺于阴分，故午后潮热，脉证合参，乃湿热内伏，阴闭中上二焦之候。若菀而不化，湿热交蒸，必成黄疸。

疗法：治宜苦辛宣透，辛淡渗湿，加味小陷胸汤主之。

处方：瓜蒌实五钱　川连钱半　仙半夏二钱　苏叶八分　石天葵二分　前胡半钱　冬瓜仁一两　薤白二钱　丝瓜络二钱　滑石五钱　鲜荷梗五钱　蝉花三钱　鲜茅根一两半

再诊：脉两寸仍伏，苔色老黄，干呕未已，身目为黄，便秘不通，湿热交蒸，故发为黄疸，加味茵陈蒿汤主之。

再方：锦纹黄一钱　茵陈三钱　黑栀子二钱　枳实一钱　瓜蒌实四钱　管仲五钱　丝瓜络三钱　苓皮八钱　鲜荷秆五钱　滑石五钱　花旗参一钱　薤白二钱

三诊：脉略柔和，苔黄已退，身热亦减，热度渐轻，但溲尚红赤，身黄未退，湿尚未清，仍主前法加减。

三方：来复丹二分　灯心五钱　冬瓜皮八钱　麦冬三钱　丝瓜络三钱　黄柏二钱　花旗参钱半　豆卷三钱　鲜茅根四两　苓皮一两　鲜荷秆五钱　茵陈五钱

效果：后以清宣肺胃，育阴化湿，再服五剂痊愈。

（《神州国医学报》5卷1、3、5、6、8、10期　陈渔洲　藻潜医案）

黄疸

金匮硝石矾石散方，治内伤黄疸，经张寿甫氏之发明，功效卓然大著。至矾石即皂矾，张石顽氏亦曾于《本经逢源》论及。若硝石用火硝，则为先生独得之见。吾谓二公，真不愧为仲圣之后裔也。友人史九州治一妇人病黄疸五六年，肌肤面目俱黄，癸亥秋，感受客邪，寒热往来，周身浮肿，九州与胡柴桂枝汤和解之，二剂肿消。热不作，遂配硝石矾石散一剂，命用大麦粥和服，数日后，复来云，此药入腹，非常之搅，得无有异否？九州令放胆服之，尚有差错，吾愿领咎。又服两剂，其黄尽失。九州欣然述之于予，予曰：仲圣之方，固属神矣。苟非张先生之审定而阐发之，亦则沉潜汩没，黯没无光耳。噫，古人创方固难，而今人用方亦岂易易哉。

（《中医杂志》11 期）

黄瘅

曾某　病后虚弱，失以调养，加之过劳伤血，复受雨湿，致体内之营液缺少，胶质日枯，胆汁外溢于皮肤之间，遂成黄瘅。脉微面白，肌肉萎黄，症延多日，根深蒂固，当化湿养血，则胆汁内守，营液充郭，而黄可愈也。

绵茵陈一两　建泽泻八钱　赤茯苓一两　川厚朴七钱　醋炼皂矾一两　西当归一两　苏党参一两　炙黄芪一两　淮山药二两饴糖合炼为丸，早夜各服三钱，米汤送下。

（《中医世界》1934 年）

黄瘅治验

吾乡赵某患黄瘅症多食易饥，遍身瘙痒难堪，终夜不得卧，医治数月不效。其所亲介予往诊之，予曰，脾主肌肉而在色为黄，脾虚则生湿，湿郁则生热，温热熏蒸于外则身目皆黄，周身更发奇痒，小溲亦黄，热邪内扰于胃，则嘈杂善饥，此症属五瘅之一，名曰谷疸。当用金匮茵陈蒿汤加白蒺藜、白鲜皮、苦参、蝉衣、胡麻、木通、滑石等味以泄热为主，佐以渗湿祛风，服十帖后其痒即平，而黄亦渐退。予以黄瘅一病，遍身发痒者甚少，即方书亦鲜有论及，故特表而出之。

（《中医杂志》袁镜人）

黄疸肿胀案

黄弼臣　年二十外，住广东香山。

弼臣，黄植庭师第十三世兄也，以事赴省，游于河，荡舟堕水，榜人起制，归寓即病。更医愈重，乃回香山就诊焉。

病状：肌肉、眼球、漏唾皆黄，全身肿胀，胸腹隆起，小腹拘急，小便全无，仰卧不能转侧，气微喘微热，恶寒甚重衾不温。诊其脉，紧实，舌胎原而黄黑且干，余曰，黄疸，喻嘉言重论外感，《金匮》亦论外感而注重内伤，此病多似女劳疸。弼兄既未有室，亦不冶游。病因谦宴应酬，温热涩滞，感寒饮水，扰乱受惊。劳于事，并非劳于女色。经曰：三焦者，中渎之官也，水道出焉。又曰：上焦如雾，中焦如沤，下焦如渎。纯是手少阳温度一种蒸化水精之象。三焦以油网相连，通于各脏腑，属手少阳，上达肺，而下达肾，与足少阳同，是转运之枢机，明乎所，则知此症之治法矣。今治中焦，当责在胆与脾，而非先通其上下焦不可。内外并病，因宜来里兼筹，《内经》有开鬼门、洁净府之法，是从汗而泄其热，有肌表，校下而泄温于小便，法正适用。而外寒色内热者，斯能矣。茵陈蒿汤主之：茵陈蒿四钱，去栀子，加甘草梢八分，麻黄开水泡透二钱，辛白芍各钱半，水三碗，煎至碗余，后下大黄二钱，煎作一碗服。治会黄，既有茵陈附子汤，温脾行水，余治外寒独不可加麻辛以获汗行水，况胸膜俱胀，鼓之如鼓，则膀胱之气郁，而胀可知，非通其外，何以通其内乎。加以上微喘，下小腹拘急，小便点滴俱无，窘迫难堪，乃研细麝香三分，放脐中，炒软葱白数斤，轮流温盖之。服药黄汗渐出，敷药约四五小时，小便点滴出，色黄赤，次日喘止，而小便不多。前药减麻黄至一钱，细辛七分，大黄后下钱半，服二剂。另取豆浸出之芽菜二斤，水三大碗煎成一碗，照服二次，而脉沉滑，小便略长，胀略消。此菜清利，用之小便热闭者，极佳。再仿茵陈五苓散，去桂术，改用土茵陈四钱，二苓各三钱，泽泻二钱，加栀子钱半，甘草梢六分，朴砂一钱，煎服三剂。并用生辣椒小树正服，全条煎水（此根温脾行水，明知内热因堕水留湿，故用之）。又黄皮药根，取壮大者，长约五寸，斩片蒸水，俱加入猪胰子分饮，以助为力（此根味微苦，气辛善消胃肠、肝胆癖积，与辣椒根俱能治肿胀〔肠〕黄疸）。治一星期，能起坐。糜粥，胀未尽消，改用韩氏茵陈胆皮汤：土茵陈三钱，广皮一钱，生姜皮八分，法夏钱半，茯苓皮二钱，加大腹皮绒三钱，甘草梢八分，栀子、黄柏各钱半，鸡胗皮二钱，煎服（此药能化滞兼消胆砂、肾砂）。另每日二次研朴细硝，烧皂矾各五分，夏芽水送下。西说，肝为腺甚巨，中部附有囊，储肝所生之胆汁以糯胃消化。病则胆汁过多，流溢于液诸管，是窜于周身，故发黄疸。观于呕吐，事便溺，色有黄黑变化，其说不诬。此硝不矾不散。张寿甫先生亦用皂矾，硝石则用火硝，谓矾含有铁质，又俱金味，养理脾温，并制胆汁之妄行。火硝燥湿力大，胆汁溢于血中，布满周身者，能使降下。余当时未识用火硝，先生于中药，多有实验其说亦自不诬。时治病两旬，胀消黄退，胃纳大强矣。一日食太过量，忽腹胁胀痛，先寒后热，口苦胃满，欲吐，其脉强弦，绪似正疟。余曰：运化窒滞，胆气郁甚而横决，故有此，宜转枢少阳，枣经顺达其余邪，法亦不外小柴胡加减也。北柴胡三钱，法夏二钱，酒炒黄芩钱半，甘草八分，红胆三枚，生姜二小片，加广皮八分，夏芽、厚朴、苏梗、鸡胗皮各钱半，煎服三剂，另每日二次，

以药胶筒装金鸡纳霜，先一分后五厘，开水送下，越三日，
乃去姜、枣、黄芩，减柴胡至钱半，加大青叶、木通、滑石
各一钱半，十日疟除，治共一月矣。此后运脾安胆，化湿和
中，药其年，又一月而诸恙廓清矣。此病治甚烦难，余初不
愿独任，不过侥获效而已，敢过于自信耶。

论黄疸有内伤外感及内伤外感兼证并详治法

黄疸之证，中说谓脾受湿热，西说谓胆汁滥行，究之二
说，原可沟通也。黄疸分内伤外感，试先以内伤者论之。内
伤黄疸，身无热而发黄，其来以渐，先小便黄，继而眼黄，
继而周身皆黄，饮食减少，大便色白，恒多闭塞，乃脾土伤
湿（不必有热），而累及胆与小肠也。盖人身之气化，由中
焦而升降，脾土受湿，升降不能自如，以敷布其气化，而胆
汁之气化，遂因之湮瘀（黄坤载谓肝胆之升降，由于脾胃，
确有至理）。胆囊所藏之汁，亦因之湮瘀，蓄极行，不注于
小肠以化食，转溢于血中而周身发黄，是以仲景治内伤黄疸
之方，均是胆脾兼顾。考观《金匮》黄疸门，其小柴胡汤，
显为治胆经方，无论矣。他如治谷疸之茵陈蒿汤，治酒疸之
栀子大黄汤，一主以茵陈蒿，一主以栀子，非注重清肝胆之
热，俾胆管消其炎肿，而胆汁得由正路，以入于小肠乎。至
于治女劳疸之硝石矾石散，浮视之似与胆无涉，深核之实亦
注重治胆之药，何以言之，硝石为火硝，亦名焰硝，性凉而
味辛，得金之味，矾石为皂矾，又名青矾、绿矾（矾石是
皂矾，不是白矾，解在《衷中参西录》第三卷审定，金匮
硝石矾石散下），系硫酸与铁化合，得金之质，因肝胆木
盛，胆汁妄行，故可藉含有金味，含有金质之药以制之

（皂矾色青味酸，犹为肝胆专药）。彼訾中医不知黄疸之原因在于胆者，其亦曾见仲景之书乎？特是金匮治内伤黄疸，虽各有主方，而愚临证经验以来恒以治女劳疸之硝石矾石散，统治内伤黄疸诸证，惟用其时，宜随证而有所变通耳。按硝石矾石散，原方用硝石矾石等分为散，每服方寸匕（约重一钱）大麦粥送下，其用大麦粥者，所以调和二石之性，使之与胃相宜也（大麦初夏即熟，得春令发生之气最多，不但调胃又善调和肝胆）。至愚用此方时，为散药难服，恒用炒熟麦面（无大麦面、小麦面亦可），与二石之末等分，和水为丸，如五味子大，每服二钱，随证煎汤药送服，无事再送以大麦粥也。其有实热者，可用茵陈栀子，煎汤送服，有食积者，可用生鸡内金、山楂，煎汤送服。大便结者，可用大黄、麻仁，煎汤送服。小便闭者，可用滑石、生芍药，煎汤送服。恶心呕吐者，可用赭石、青黛，煎汤送服。右脉沉而无力者，可用白术、陈皮，煎汤送服。左脉沉而无力者，可用生黄芪、生姜，煎汤送服。其左右脉沉迟而寒，且心中觉凉，黄色黯者，附子、干姜，皆可加入汤药之中。脉浮有外感者，可用甘草煎汤送服。西药阿斯必林瓦许，出汗后，再用甘草汤送服丸药。又凡服此丸药而嫌其味劣者，皆可于所送汤药中，加甘草二三钱。

至所以皆宜用此丸药者，因脾脏受湿，其膨胀之形，有似水母，常观渔人得水母，敷以矾末。所含之水，即全者流出，因此散中有矾石，其控制脾中之水，亦若水母之敷以矾末也。再者黄疸之证，西人谓恒有胆石，阻塞胆口，若溺道之有淋石也，硝石、矾石并用，则胆石可消。又西人谓小肠中有钩虫，亦可令人成黄疸，硝石、矾石并用，则钩虫可除。此所以用此统治内伤黄疸，但变通其送服之汤药，皆可随手奏效也。

至外感黄疸，约皆身有大热，乃寒温之热传入阳明之府，其热旁铄，累及胆脾，热入脾与湿合，湿热蕴而生黄，外透肌肤而成疸，热入胆与胆管相逼，胆管因热肿闭，胆汁旁溢，溷于血分，亦外现成疸。是以仲景治外感黄疸，有三方，皆载于伤寒论阳明篇，一为茵陈汤，二为栀子蘗皮汤，三为麻黄连翘赤小豆汤，兼胆脾并治也。且统观仲景治内伤外感黄疸之方，皆以茵陈蒿汤为首方，诚以茵陈蒿汤为青蒿之嫩者，其得初春生发之气最早，且性凉色青，能入肝胆，既能泻肝胆之热，又善达肝胆之郁，为理肝胆最要之品，即为治黄疸最要之品，然非仲景创见也。神农本经，茵陈蒿下，早明言之。以西人剖验后知之病因，固早寓于中华五千年前，开始医学之中也。至愚生平治外感黄疸，亦即遵用《伤寒论》三方，而于其热甚者，恒于方中加龙胆草数钱。又用麻黄连翘赤小豆汤时，恒加滑石数钱，诚以伤寒古本，连翘作连轺，系连翘之根，其利小便之力，原胜于连翘，今代以连翘，恐其利水之力不足，故加滑石以助之。至赤小豆则宜用可作饭之赤小豆，断不可误用相思子（奉天药房皆以相思子，亦名红豆者为赤小豆，误甚）。若其证为白虎汤，或白虎汤加人参汤证，及三承气汤，亦可用外感诸方煎汤，送服硝石矾石散。

黄疸之证，又有先受外感，未病即酿成内伤，而后发现者。岁在乙丑，客居沧州，自仲秋至孟冬，一方多有黄疸证，其人身无大热，心中满闷，时或觉热，见饮食则恶心，强食之恒作呕吐，或食后不能下行，剧者至成结证。又间有腹中觉凉，食后饮食不能消化者。愚共治六十余人，皆随手奏效。其脉左似有热，右多郁象，盖其肝胆热，而脾胃凉也，其原因为本年季夏，阴雨连旬，空气之中，所含水分过度，人处其中，脏腑为湿所伤，肝胆属木，禀少阳之性，郁久则生热，脾胃属土，禀太阴之性，郁久则生寒，此自然之理也。为本因湿郁而生热，则胆囊之口肿胀，不能输其汁于小肠以化食，转溢于血分，色透肌表而发黄，为土因湿郁而生寒，故脾胃火衰，不能热腐水谷，运转下行，是以恒作满胀，或成结证。为疏方用茵陈、栀子、连翘各三钱，泻肝胆之热，即以消胆囊之肿胀，厚朴、陈皮、生麦芽（麦芽生用不但能开胃，且善舒胆肝之郁）各三钱，生姜五钱，开脾胃之郁，即以祛脾胃之寒，茯苓片、生苡米、赤小豆、甘草各三钱，泻脏腑之湿，更能培土以胜湿，且重用甘草，即以矫茵陈之劣味也（此证闻茵陈之味多恶心呕吐，故用甘草调之）。服一剂后，心中不觉热，转觉凉者，初服即不用栀子，以干姜代生姜，凉甚者干姜可用至五六钱，呕吐者加赭石六钱，胃脘肠中结而不通者，用药汤送服牵牛（炒熟）头末三钱，通利后即减去，如此服至能进饮食，即可停药，黄色未退，自能徐消。此等黄疸，乃先有外感内伏，以酿成内伤，然后发现于外，当于《伤寒》、《金匮》所载黄疸之外，另有一种矣。

（《三三医报》张锡纯）

疸症治验

认定脾虚之极

脾之本色外脱

一意补脾扶正

决不改弦易辙

家慈氏素有脾虚腹胀之症，时增时减，已十余年矣。年六十四时，十一月间，因家务辛苦，连夜发潮热，含忍不言，忽尔浑身面目俱发黄，竟成疸症矣。初用清热利湿之药，如茵陈、栀子之类，一剂服下，夜热更甚，百种不安。余思其脉坚劲洪大，搏指之极，乃革脉也，外有余而内不足，不可作寻常疸症治。又思我从来内有本经之病，则本经之色必现于外。黄者，脾之本色也。素患脾虚，今又久未服药，脾虚之极，故脾之本色发露于外，至发露于外，而内里之元气虚竭无余矣。则此之发黄，正脾虚欲竭之候，当健脾辅正，不可复用清热利湿之药，重伤真元。况疸症有湿热者，小便必短少，兹独勤而多，则非湿热更可知。细细揣定，遂用人参一钱，佐以扁豆、山药、陈皮、茯苓、甘草、半夏、煨姜，因其夜必发热，加当归、丹皮。因平昔服术不安，故不用术。服此一剂，是夜热轻而神安，各症俱减。服过三四剂，又复大热不寐，更加参一钱，去半夏，服下又安甚。服过五剂，又复如前不安矣。余细思，若谓参不宜服，则初用便当不安，何为多服然后不安，毕竟虚重参轻之故，因又加参一钱，每剂用三钱，余照前药服下，是夜竟全退矣。退过三夜，又复发热，腹仍胀，余思三至三钱，力竭矣，再不能复加矣。如此脾虚，必须加白术方好，向日虽服不得，此日又当别论，将术制极透，竟用一钱。又思脾虚之极，虽参术不能为功，不惟无功，且恐更添胀闷，大虚者正补无效，当补其母、火为土之母，补下元真火，则能运行三焦，熟腐五谷，而胀满自除，且使参术寒药，皆能运行，不留滞于中焦。遂加附桂各五分，只服一剂，次日竟觉口中有津液，不似从前干涩，饮食知味，连服五剂，腹软大半，服半月余，腹胀全宽，饮食多进，小便减少，黄色尽退。

（《上海医报》1930 年）

黄疸病

黄疸病，《金匮》论治綦详，时下治法，约分阴黄阳黄而止，余治高行头周姓、顾家弄许妇，面黄、色黯、食减、神疲，脉皆沉细，其一便溏，一便结，皆用温运法，阴结加半硫丸，均愈。阳黄则如大码头李姓、郎家桥赵姓、面黄鲜明，口干饮脉数，赵且便结，用清化湿，热加大黄亦愈。唯吐法从未一用，初夏往苏，余岳述一黄病，缠绵年余，延医不赀，服清化湿热之方，皆无效。有友人告以用甜瓜蒂煎服取吐，病良愈，仅费铜元八枚耳。《金匮》治酒疸，原有用吐法，但今人已不讲矣。又闻丁仲英君验方中，有黄病方，用木通、绵茵陈、薄荷、苍耳各三钱，酒煎，砂仁末三钱，冲服，小便赤如血者，加黄连一钱，渠云，历试而效，且病者服之，不觉辛味，此亦芳香化浊之一法，用药得宜，可以信手拈来，皆成妙谛。

（《中医杂志》3—5、10—17 期　王一仁　临症笔记）

黄疸

阴阳黄疸，虽云难分，然细分辨之，最易分别。阴黄色淡黄而泛青，脉细肢倦，口淡舌白，小溲虽黄，而色不甚赤。阳黄如橘子色，脉实身热，舌底稍绛，苔腻黄厚，汗黄溲赤。虽诸疸皆从湿热始，久则皆变为寒湿。阴黄亦热去湿存阳微之意也，惟女劳疸治法看法俱异耳。又有肝气郁则脾土受制，肝火与脾湿，为热为疸，又非茵陈、姜附、栀子、大黄可治，此又在调理法中矣。余同窗邹端生患黄疸日久，孟河诸前辈，始从湿热治之，进以黄柏、茵陈、四苓之类，不效。余适有事至孟河，诊之脉细，色淡黄而青，舌白口淡，进以姜附茵陈五苓，合香燥之品，数剂而愈，此余未习医之时也。后有茶室伙黄疸三年，亦以前法服三十剂而愈。有肝郁黄疸，忽然呕吐发热，遍体酸痛，热退则面目俱黄，此宜从疏肝理气，利湿健脾自愈，又不可用温热也。又有脾气虚弱，面目淡黄，用参苓白术等，服十余剂自愈。夫黄疸之症，始则湿热，而湿为阴邪，最易化寒，湿家又最忌发汗。余治黄疸数百人，用大黄、栀子者百中仅有一二，用苦温淡渗芳香之品，虽误无妨。余每见误服栀黄，即恶心泄泻而胃惫。若误汗，即见气促汗多，因而偾事者多矣。治黄疸症，如欲汗欲下，当千斟万酌，方可一施耳。

（《国医杂志》7集　荆溪余景和听鸿甫著　孙鸿孙　诊余集）

黄疸病

王右，四十五岁，黄疸病，身及面目白轮，如熏黄橘色，脉濡缓，舌白腻，发热恶寒，头痛身疼，脘闷腹胀，口渴不多饮水，小便短赤，此乃湿热侵脾，三焦郁遏不化，胆汁流溢，透渗皮肤，以致发为阳黄，拟用除湿宽中，清利淡渗剂。

茵陈二钱　滑石二钱　通草一钱　蔻仁二钱　苍术二钱　桂尖一钱　茯苓三钱　泽泻二钱　厚朴二钱　甘草一钱　车前子二钱

二诊：湿热未化，黄色不退，胸满发呕，小便短赤，仍从淡渗除湿清利之剂。

茵陈三钱　炒芩二钱　栀子二钱　法夏三钱　陈皮二钱　茯苓三钱　瞿麦二钱　通草一钱　滑石三钱　厚朴二钱　白蔻二钱　甘草梢一钱　苇根三钱　鸡内金三枚

服后一方即减，三方黄色即退，病痊愈，更服补脾除湿剂而收全功。

（《现代中医》2卷2期　廖溶泉）

发黄证纠误

建德某君，年四十余，患发黄证，已数年矣，屡治不效。本年六七月间，一夕，忽昏倒于地，众均以为必不起，后多方施救始苏，遂买舟到兰访医。时有客医，曾任某中医院教授，处方重用上芪、知母、苦参等药，案语谓气虚下陷，三削而神愈疲。辗转耳余名，求诊。六脉弦滑，两尺有力，舌苔垢腻。余笑曰：彼何所据而断为气陷耶，此乃留饮水气作祟耳。先与五皮饮合茵陈汤，并加芳香化湿之品。

连皮苓五钱　广陈皮一钱　生姜皮一钱　桑白皮一钱　大腹皮用酒洗，一钱　法薏仁一两　佛手片八分　广藿梗八分　香佩兰八分　建神曲一钱　闽泽泻一钱　焦谷麦芽各二钱　牡丹皮二钱　生栀仁三钱　西茵陈二钱　宣木瓜二钱

以此出入加减，凡服七八剂而身肿退，舌知食味。又复诊脉象渐缓，两尺沉细，问下体觉凉否？答以两足寒冷异常，温之不热，曝之无效。为视舌，虽腻而淡白无光，头面黄黯。仲师云：当于寒湿中求之，即此是矣。

连皮苓五钱　嫩桂枝一钱五　焦白术三钱　炙甘草八分　生白芍二钱　淡附片一钱　吴茱萸八分　淡干姜八分　生栀仁二钱　法米仁四钱　焦谷麦芽各二钱　法夏二钱

盖以苓、桂、术、甘逐留饮，芍、附、萸、姜温下焦，栀茵二品，则以化剩余之疸邪，此方中意也，试服一剂。翌晨，病者欣然踵门曰双足温矣。方药之力乃胜于太阳，又处

几剂全痊。

（《神州国医学报》邵餐芝）

黄病

中秋节后，自沧州至天津，缘卫河一带，其人多生黄病。经仆治者，四十余人，皆完全治愈。其病为时气流行，非若《金匮》所载之内伤黄疸，亦非若《伤寒论》所载之伤寒，热郁阳明，身多发黄。其人面目周身尽黄，小便黄而大便转白，心中满闷杜塞，不能饮食，或心热头昏，其脉约皆无力，或沉濡，至数或微数微迟。推原其故，当系肝胆热，而脾胃凉。其胆口肿胀，不能输其胆汁于小肠，而旁溢入于血管，是以面目周身小便皆黄，而大便转白，为其脾胃凉也。其蠕动（胃蠕动始能消食）健运之力微，食易于停滞，而小肠之宿食，因之胆汁融化，又复阻胃之去路，所以满闷杜塞，不思饮食。其脉象多无力者，亦脏腑痞郁之所致也。是以仆治斯症，以茵陈为主，而辅以栀子、连翘，以清肝胆之热，又兼用厚朴、陈皮、莱菔子、生姜，以开脾胃之郁，且肝胆之热，胃脾之凉，多由湿生（木得湿而生的热土，得湿而生寒，此自然之理），故又加茯苓、泽泻、赤小豆以利湿，两三剂后肝胆热清，胃腑闷减，可进饮食。而仍不善消化者，恒去栀子，加干姜一二钱以温暖脾胃，助其化食。其有胃杜塞过甚，确有食积致成谷疸者，又恒用牵牛头末三钱下之，而后徐用前方调之。间有纯属阴黄，自觉腹中寒凉者，又恒于全方去栀子、连翘，加附子、干姜以除其湿寒，随症加减适宜，莫不随手奏效。至于用药调治能食，自觉心无他病者，即使停药勿服。旬日之后，其黄亦自消矣。

（《三三医报》1925 年 3 卷 11 期）

近在沧州治愈黄病诸案

病者：黄同君之第四媳（童养媳）许氏，年十九岁，住甘光峇汝边之菜园。

病名：阴疸。

原因：据云病者年龄虽十九，尚未成人（即未来月经）。而自得病至今，已三年有余。其症为面色苍黄，身体疲倦，喘息，恶食，呻吟床笫。既积年累月，病家已作等闲视之。迨于廿九年十月廿七、廿八两夜。均数度起喘，神昏肢厥，不省人事。缘病家困于经济，病起初虽有请治于就近之中医，服药罔效。其后只服神方便药，无再延医诊治。至廿九日下午延余诊。

症候：身体倦怠，面目暗黄，喘满微汗，面部及足盘皆肿，四肢腰部酸软，不思饮食。

诊断：其脉迟濡，舌苔白润，面色暗黄，以脉迟为寒，濡主气虚湿盛，皮黄苔白，乃水湿壅阻，脉证合参，断为阳虚湿滞，即阴疸。

治法：宜温运湿，忌生冷，戒食盐。

处方：云茯苓五钱　制附子三钱　肥红枣十枚　桂枝尖二钱　姜半夏二钱　正化橘皮钱半　炒薏仁四钱　一次连服二剂。

次诊：十一月四日，病者偕其翁姑到敝处就诊，其症脉迟缓兼滑，舌微红，苔微白，肿消几尽，喘止，能食，身面色则仍苍白。

次方：云茯苓四钱　炒薏仁四钱　广陈皮钱半　西秦艽二钱　五加皮三钱　肥红枣十枚　生姜皮一钱　嫩桑枝三钱

三诊：十一日病者仍偕其翁姑来诊，脉象迟弱，舌苔白润，而诸症均减，神色颇清，惟体尚乏力，除疏与第三方，并嘱以后可服牛肉和生芪、生姜，常煎茯苓、炒薏仁为饮料，其体当能逐渐复原矣。

三方：生黄芪五钱　肥红枣十枚　桂枝尖三钱　云茯苓四钱　炒薏仁四钱　蕲艾叶钱半　生姜母四片　日服一剂，连服三剂。

效果：后因黄同君之第二子，来本处药房购成药与余谈其弟妇，自服药及照服补品，身体恢复健康，惟仍未行月经耳。

（《复兴中医》2卷4期　杨钦仁）

黄病

目白黄，小溲亦黄，似黄疸，其实全非湿郁而发，半由劳倦过度，脾伤则其本色外现也，扶脾之阳，尤须宣肺家之气。经云，治病求本，是之谓乎。

台白术钱半　淡白附钱半　越鞠丸三钱　块滑石三钱　白蔻仁八分　芦根尖二根　生苡仁三钱　白通草八分　粉桔梗八分　白茯苓三钱　二蚕砂三钱

（《中医世界》1卷6期　常熟张蕴石先生）

治黄病心得

先严百泉公，为秦邮赵双湖先生之入室弟子，医学精深，宅心仁厚，虽炎寒酷暑，有延诊者，无不立往施治，当时赖以全活者甚众，乡里人众，至今尤称叹不已。公诊余笔记，载治疸验方一则，凡湿郁发黄，湿邪弥漫三焦，胸脘闷塞难堪者，用加减宣清导浊汤治之，无不奏效。加减宣清导浊汤：赤苓、猪苓、杏仁、苡仁、茵陈、滑石、寒水石。庚戌仲冬，丹徒李雨孙，患黄疸病，其见症与上述相同，延医服药无效，乃乞予为之诊治。予即用前方，加川贝、郁金、通草、泽泻等味，以渗湿邪，兼利气分，服不过数帖，胸次已舒，小水得畅，黄亦尽退，旋身体强健如初。爰述此方，以补方书治法所未及，而为海内患斯病者之一助。

（《中医杂志》6 期　兴华魏树春筱泉遗著　鹤山书屋临症笔记）

4. 奔豚症

奔豚

薛右　曹家渡

奔豚发作时，痛极不可触，其块上冲上至胸，呕吐，今痛稍减，而痞满食少，脉迟舌淡。

桂枝后下四钱　干姜一钱　枳实钱半　白芍二钱　蜀椒炒去汗，开口，一钱　炙草一钱　太子参四钱　姜半夏四钱　红枣五枚

（《中医新生命》1934—1937 年 1—31 期　陆渊雷医案）

脐下起冲逆

夏先生　服黄连汤后颇能不吐，前昨又发脐下起冲逆，舌色仍淡萎，津多脉迟。

陈皮三钱　太子参三钱　干姜一钱　丁香一钱　桂枝二钱　淡吴萸钱半　姜夏五钱　赤白芍各二钱　枳实钱半　竹茹二钱　云苓五钱

（《中医新生命》1934—1937 年 1—31 期　陆渊雷医案）

奔豚瘕聚

病者：俞右，年三十六岁，住仙女镇。

症象：脐腹上下左右剧痛，连及肋腰，腹内肿起一块，绕脐上下左右，或膨胀刺痛，甚则上冲心腹，偶然噫气，得下气则略松，饮食减少，形瘦体弱，夜寐惊悸，月事停滞，间或便血，紫块片片，头眩目昏，苔色淡红，两脉涩弱。

原因：据述因经水适来，与夫口角，惊恐异常，遂致脐内部作痛，渐成一块，形状如拳，推之则移，有时走动剧

358

痛，坐卧不安，以后经水断续不一，血色黑紫，一二日即停。若忧怒受寒，则痛剧且呕酸水，头目昏晕，屡治无效，缠延至今。

诊断：病由素性急躁，气血易于凝滞，积于脐下少腹，复感寒凉，致宿瘀内阻，积久遂成瘕症。经云：积者推之不移，成于五脏，多属血病，聚者推之则移，成于六腑，多因气病，良由经水适来气郁中阻，以致气与血忽然凝滞，幸而日期未久，故推之尚可移动。经云：任脉为病，女子带下瘕聚。又曰：肾之积在脐下，发于小腹，上冲心而痛，名曰奔豚，故结块有似拳状，况女子善怀，每多忧郁等经水失调，肝乏血养，故有时头眩目昏，痛呕酸水，及惊悸之象。

疗法：《金匮》云：奔豚病，有物滑沧，其象如豚，从下焦少腹起，上冲咽喉，发汗欲死，作已则气衰，复还于肾而止，皆从惊恐得之，主以奔豚汤。气从少腹上至心，灸其核上各一壮，与桂枝加桂汤，故开始拟以奔豚桂枝复方，加减图治，并用艾火灸其块上。

处方：桂枝尖二钱　芍药一钱五　陈皮一钱五　川楝子二钱　当归二钱　川芎一钱　丹参二钱　元胡索二钱　制半夏一钱五　柴胡一钱　制香附一钱五　制五灵脂二钱　李根白皮三钱　生姜一片　红枣二枚

二诊：十剂后剧痛止，块略消，夜寐如常，饮食增进，精神爽快，仍拟疏气逐瘀，通阳和络，仿通则不痛之意。

复方：桂枝三钱　制附片八分　延胡索二钱　制香附一钱五　生熟谷芽各三钱　当归二钱　细青皮一钱五　淡红花一钱　生姜一片　茯苓神各三钱　川楝子二钱　炒白芍二钱　紫丹参二钱　甘草八分

三诊：腹块全消，气不上冲，头眩目昏，惊悸吐酸皆止，因畏服药剂，改吞丸药。拟用四君四物，参以调经剂，制以丸方，嘱其调理。

丸方：炙黄芪一两　当归一两　柴胡六钱　延胡索一两　炒白术一两　土炒白术一两　熟地八钱　制半夏一两　制香附一两　茯苓神各一两　炒白芍一两　陈皮八钱　海螵蛸一两　炙草八钱　川芎八钱　山药一两　煅龙齿八钱　炙远志一两　酒炒续断八钱　酒制巴戟一两　茺蔚子一两　酒炒菟丝子　炒山萸肉八钱　黑荆芥穗八钱　以上法制为末，蜜水为丸如梧子。

效果：每早晚用温开水吞服三钱，一月后经水如旧，诸症痊愈矣。

说明：此症据病者云，已有年余之久，屡治无效，皆缘病者身体羸弱，经水不调，饮食少纳，他医开手即以补剂从事，殊不知积聚，乃气血凝结，经水不调，亦腹内宿瘀所致，若不先解散凝滞，宣通瘀结，则病根未去，即用大补气血之剂，有何益哉！鄙人即用金匮奔豚桂枝汤复法，参以灸法，为直剿贼垒，复以疏气逐瘀通阳和络法，为剿抚兼施，终以四物、四君，参以调经健脾，以善其后，是以逐渐收功，亦审症用药之次序也。

（《上海医报》1929 年　止愚轩验案）

奔豚

绪论：奔豚原为古代病名，以其有发作性之气，由少腹而上冲心胸以至咽喉，苦闷欲死，少顷复还，其气有若豚奔之状，是以古人所以见症命名之义也。若以今日学理衡之，尚无可解之义耳。但凭其症采用其方者，则见效如响斯应，此古人所以由其实验而传之后世，知不我欺也。

然则此症所谓之气冲气动者，似古人指体中有一种无形之气而活动作用之谓也。但易以本日之学理而征之，则神经为病理的作用，而为间歇性发作之病也。总之，不过凭其症，用其方时获有效云尔。特从吾所治验者，附案于下。

　　姓名：高姓，年十七，籍南昌，现住斜土路，八月廿三日来院就诊。

　　原因：骤然而致，但据诉平素有月经不调之症及有白带之已往诸症。

　　症候：头痛且晕，无时舒适，胸闷心悸，昼夜不安，右第三肋骨间与该部之肩胛一处，稍肿而掣痛，手足末节麻木而觉冷，时有气由少腹而上冲心胸以至咽喉，继及头上，日夜发作数十次，苦闷异常，且发作时，有流走之气如奔窜而痛，更有白带颇多而有臭味，大腹亦时发痉挛胀痛，两脉涩而无力。

　　诊断：头痛且晕为脑贫血，由于少腹发作之气上冲为奔豚，其他为郁滞及贫血之状，白带颇多，为子宫慢性加答性炎。

　　处方：川桂枝六钱　生白芍四钱　姜半夏五钱　吴萸钱五
陈青皮二钱　苏子梗二钱　大当归四钱　川芎二钱　生附子钱五
生姜五片　生甘草钱五

　　复诊：八月廿四日

　　主诉：服后，头痛大减，冲逆之气稍平，肋间与肩胛肿痛亦稍舒，但胸闷心悸，手足麻痹依然，入夜盗汗淋漓，身仍畏冷，脉依然，再与前方加减。

　　处方：川桂枝五钱　姜半夏四钱　吴萸二钱　炒白芍四钱
大当归四钱　炙黄芪四钱　川芎二钱　抱木神三钱　生附片二钱

陈青皮二钱　甘草五钱　生姜五片

三诊：八月十五日。

主诉：服上剂，头痛眩晕已安，冲逆之气已平，心悸胸闷亦已舒，手足麻痹亦已复常，夜上盗汗与畏冷得减，再予原方稍为出入。

处方：生党参三钱　炒白芍四钱　生苍术四钱　炒白术三钱　大当归四钱　炒米仁五钱　川芎五钱　黄柏二钱　茨实三钱　甘草一钱

上服一剂，带止，诸恙霍然而痊愈矣。此吾对于奔豚之实验，知古人有以传世之妙方，尚非今日之科学医者所能企及也。

奔豚治验例

辽宁柳河县税捐局长王君会亭，吉林敦化人，年四十五岁，于民国廿年春得奔豚症。

症状

小腹左边有气上冲作痛，剧时则呕，初则尚可支持，迨一月后，病势大进，痛时则昏厥，先以鸦片止之无效，继用吗啡止之，虽见轻，但少用亦无效，曾有一日打吗啡卅七针之多，痛仍不减（余疑此吗啡中，恐系杂以乳糖太多，否则如系纯良吗啡，打卅七针，人尚有生理乎），坐卧转身，均不好受，痛苦万状。

病因

素性刚烈过度，嗜鸦片多年，程度甚深，且处富贵之环境，妾美情浓，不知摄养，而公务又甚繁劳，自使脑肾两亏，损耗精神。

诊断

此奔豚症也，医者不知病情，杂药乱投，克伐脏腑，以致气血益伤，体力日弱，而病势愈增。经中西医十余人，服药六十余帖，注射补血针十余次，依然痛闷欲死，移时其气下降，则痛减而稍安，已二十余夜不能睡眠，面色青黑，身无热，而稍畏冷，舌苔薄白微黄，大便旬余未行，小便短少色淡白，两寸脉涩小，关部较弦，两尺虚大无根，六脉均呈迟缓状态，时有动象，动主痛，脉证尚属相合，疗治得当，虽危可安。

治法

安肾柔肝，升清，降逆，本拟投以金匮奔豚汤，因其病原实由于肝性横恣，故治法亦须侧重于肝，乃遵余师之法，随症变通，拟方用：

生龙骨六钱，捣，先入　生牡蛎六钱，捣，先入　生龙齿三钱，捣，先入　桂枝尖二钱　沉香一钱　厚朴七分　生杭芍三钱　柏子仁五钱，炒捣　生赭石六钱，捣，先入　生滴乳香二钱　生明没药二钱

用水四碗，先煎介石药滚半点钟，放入其余七味，煎沸十分钟，取汁一碗，分两次温服，每次隔二小时。

经过

讵病家执此方请教于鼎鼎大名的前辈医陈某，问可服否？陈某问谁开的方子（因用信笺无名号）？病家说是仲局长开的（时余任邮政局长），陈云：胆子不小，要吃这帖药，得先预备棺材，就是将刀按在吾的颈上，吾也不能开的！但又说：仲局长医学确是不错，惟治病多有冒险处，然又未闻其失误，他既疏方，必有几分把握，不妨试试看。但病家经这位名医一评论，可不敢吃了，停了三天，病益加

重。见其上下员司，耳语慌张，知必有变（与余比邻而居），适商会主席杨君梦松闻讯，特去探望，就便约余同往，余以邻谊，且平素亦甚交好，病至垂危，亦应探望探望，尽尽人情，遂与杨君同往，至则正在昏厥之际，家人哭泣号呼。余谓不要喧哗，诊其脉，忽大忽小，有关脉上冲之势，余急令将病人慢慢放倒，侧卧，腿曲，头向前稍垂，如睡状，并以极软鹅毛，在鼻孔外试验呼吸大小，约五分钟，见鹅毛吹动力大，又停些时，病者长长叹气，闭口作痛状，余令少饮以汽水一口，因其有走窜刺激作用，且能解渴顺气，候有半点钟，病者气调目开，可作简短之谈话。余乃问服药几帖？其如夫人在旁答云：一帖未吃，因听陈医士说，此药中有生龙骨、乳香、生没药、生赭石等，决不敢用，故未敢吃。病者自云：痛的太难受了，愿意速死，请问前开之方，尚可用否？余曰，用之不好，亦不妨碍，病至此等地步，寻常果子药是无用的。

效果

王君信余，遂命差役去买，余则监视煎法，亲与服下，时为下午二点钟，服下无变动；继又服下半碗，至四点钟，腹中觉微痛，有气上冲，未至脐即折回。移时腹中作响，病人忽忽睡去，而腹中响声室内人均听得，入屁特多，气味难闻。至六点钟接服一煎，一次服下，至十点钟，大便得通，下燥粪十余枚，色黑，硬如石，此时腹已不痛，口中可吃鸦片（已二日不能吸烟矣）。次日，又服一剂，大便如漆，前后共行四五次方止，腹内轻爽，可进饮食，惟身体素弱。令其每日用生淮山药含糖百布圣五分，以助消化，当点心服之，一月余复原。如此重症，一服药而见效，两帖而收全功，实出意料之外，曾经治疗之中西医生，无不惊讶，莫名其妙。

按昏厥时令其侧卧之意，盖因人身之气，立坐则升多降少，卧则降多升少，此病为奔豚，乃系逆气上冲，如豚之狂奔，须使之下降，气不上冲，则痛闷可减。经云：久卧伤气，即是此理，但必须气逆之病，此法可行，若气虚下陷之病，则须令其端坐或倚坐，令气息徐徐上升，以接呼吸，此亦犹人工呼吸法之意。至于曲膝则肾气易升，低颈则心气易降，如此可使心肾之交较易，心肾一交，则胸中大气斡旋之机转，得以灵活，升清降浊，吸氧吐碳等生理机能，恢复自速，精神赖以兴奋，方有余力以鼓动药力，而驱除病魔。仰卧则气难上达，尤宜左右交换。俾脏腑活动，郁气易于通畅，平素无病之人，忽然腹中隐隐作痛者，用此法可令气通而痛除，此全实验而常用之法也。

陈某畏龙牡乳没而不敢用，且目余为行险侥幸之辈，然余岂真敢行险，以人命为儿戏者？余盖用龙骨制肝以止痛，牡蛎定肺以利气，龙齿以安定神经，减其痛势，桂枝尖、沉香、厚朴、赭石，降逆气而兼升元气，乳没以流通脏腑清气，柏子仁、白芍安五脏以润肠，得赭石之重镇，乳没之流通，可通大便而不至作演，此制方之意也。

（《现代中医》2 卷 7 期　仲晓秋）

5. 狐惑

友人介绍宝庆某商人来寓就治，细审其症，断为狐惑，商人疑之，谓歙县宝庆诸医，从未有言及者。余将其病状及治法，详为说明。此罕见之病，医当不关心，于是书甘草泻心汤加参而去，服二剂果愈。后回宝庆病复发，复以原方服之，又愈。后来祁阳行商，即来寓详为告余，可知仲景制方，决不我欺也。

（《上海医报》1929 年　祁阳友竹医寓选案）

6. 脾约

病者：陈利川，年近四旬，定海人，业洋务，居沪上。

病名：脾约。

病因：偶饮洋酒白兰地一杯，即醉而不能支。又吃砂仁、豆蔻以解酒，旋觉口干恶心，以后肢痛渐发，其友名医高鼻子黄某，以风湿治。用疏风燥湿等品，痛势益甚，更加谵语，便秘。

症候：合目即谵语，四肢痛难屈伸，大便旬日一出，干燥难下。

诊断：六脉独胃脉浮涩，舌淡红无胎，舌脉互参，认是胃燥津伤，脾约液凝，误用风药耗津，湿药伤液所致。脾约者，乃脾约津液不流，则大便难。脾主四肢，津液干枯，故手足痛难屈伸，舌淡红无胎者，是胃津伤，气无化液也。夫胃为阳，脾为阴，脉浮则胃气强，涩则脾阴弱，胃强则能食，脾弱则少运，胃阳燥则谵语，脾阴虚则便难。陈修园曰：滑可去着，更衣丸、脾约丸是也。二丸合治，能润肠胃，清燥热，畅气机，行津液，为对症之药。

疗法：更衣丸用朱砂、芦荟，入心通肾，重坠下达，开胃关，濡胃燥，脾约丸用麻仁、杏仁，破结润燥。枳实、厚朴，运脾顺气泄满。生军、白芍，破结泄下。白蜜，润燥缓脾下行，朝吞更衣丸时，好酒送下，暮吞脾约丸三钱，开水送下。

结果：早晚二服，谵语夜即安，服三日，大便痛如失。

（《神州国医学报》1 卷 1、2、3、7、11 期；2 卷 2 期　洪巨卿　守拙医庐验案）

7. 寒湿凝筋

民国三年，余至龙门桥，给舅父代课，有该地丁长清之兄，云在南京下关，因足痛，始用药酒药水，叠服未效，继请本邑外科好手诊治。医云：药力难以至足，吃药须百剂，乃可有效。今已吃过三十剂，因无钱停服，又一先生用针刺痛处，出鲜血若干，亦未愈。已延半年，余思之，汤药针刺，未效。恐亦非余所能治，因询伊作何生涯？答木作。问可曾赤脚做工，曰整年赤脚。又问在何处工作？在下关江边。余曰得之矣。此系寒湿凝筋，用当归、麻黄、苍术、牛膝、木瓜，酒水各半煎内服，外以布裹火砖，浸童便，熨痛处。间日来笑而言曰，足痛若失，连连捧揖称谢。迄今多年，犹感余德未置云。

(《医学杂志》89 期　王养初　临证笔录)

8. 积聚癥瘕

积聚癥瘕

右　当脐动气，脐腹结瘕，痛掣少腹，腰围如带拘束，两足酸楚不耐健步，皆主下焦精血之损，温养有情之属，摄入奇经为宜。

淡苁蓉三钱　小茴香六分　淮牛膝三钱　九香虫二钱　炒归身二钱　补骨脂钱半　甘杞子二钱　胡桃肉二枚　潼蒺藜盐水炒，二钱　厚杜仲三钱　柏子仁二钱

(《中医杂志》16 期　上海秦乃歌笛桥遗著灵兰书室医案)

积聚癥瘕

五积须知有年，有形有质有根源，其如六聚无常处，聚散先时故易痊。假物而成名曰瘕，积癥成块不移迁。

大意

积块虽有五积六聚、七癥八瘕之不同，大要不出痰与食积死血而已，气不能成块也。丹溪曰：气不能成块成聚，块乃有形之物也，在中为痰饮，在右为食积痰。在左为死血也。

内因

积之成也，或因暴怒悲思恐之气，或伤五味之食，或停寒热温凉之饮，或受六气之邪，其初甚微，可呼吸，按导而去之，留而不去，遂成积矣。

外候

或恶寒潮热，或痞噎呕吐。或走注疼痛，或腹满泄泻。

积与聚不同

积者，阴气也。其以有常处，其痛不离部位，上下有所终始，左右有所极处。聚者，阳气也。其始发无根本，上下无所留止，其痛无常处。按秦越人曰：积者，五脏所生。聚者，六腑所成。但五积既有其名，如肝积曰肥气，心积曰伏梁，脾积曰痞气，肺积曰息贲，肾积曰贲豚。至六聚，古有六聚称之，而无六聚之名也。

癥与瘕不同

癥者，腹中坚硬，按之应手，癥因伤食。瘕者，中虽聚硬，而忽聚忽散无常，瘕是血生。按虞搏曰：癥者，征也。以其有所徵验也。瘕者，假也，以其假借气血成形也。但癥与瘕，独见于脐下。

痞与癖不同

痞者，否也。内柔外刚，万物不通之意，痞原伤气。癖者，僻也，悬绝隐僻，玄妙不显之名，癖则伤精。按《正传》曰：大凡腹中有块，不问癥瘕积聚，俱为恶候，切勿视为寻常而不早治。《玉机》云：但前人施治，亦未有分其异同者。

养正积自除

养正积自除，譬如满座皆君子，纵有一小人，自无容身之地而出，令其正气实，胃气强，积自消矣。

脉法

脉来细而附骨者，积也。寸口积在胸中，关上积在脐膀，尺上积在气冲，脉出右，积在右，脉出左，积在左，脉两出，在中央实强者生，沉小者死。

治法

大抵治积，或以所恶者攻之，或以所喜者诱之，则易愈。大积大聚，衰其半而止。

《玉机》云：元气未病，初则下之消之。不然，治之不早，元气日减，正气日偷。方用下消而能获安者，实侥幸焉，非治法也。

主以二陈汤加桃仁、红花、三棱、蓬莪、槟榔、香附、海石等。五积当从东垣五积丸加减之。六聚属阳，大率兼行气，去桃仁、红花，加枳壳、厚朴、山楂、山栀。癥加神曲、麦芽、厚朴、山楂、枳壳等，瘕加芎、归、丹皮、乌药、延胡等，痞去桃仁、红花、海石，加黄连、枳实、厚朴、山楂、瓜蒌等，癖加肉桂、延胡等。若死血痰块去，须大补。若在皮里膜外者，用补气药及香附开之，仍须断厚味。

溃坚汤　治五积六聚诸般癥瘕痃癖血块之总司也。

当归　白术　半夏　陈皮　枳实　楂肉　香附　厚朴
木香　砂仁

左胁有块加川芎，右胁有块加青皮，肉食成块加姜黄连，粉面成积加神曲，血块去半夏、山楂，加桃仁、红花、官桂。痰块去山楂，加海石、瓜蒌、枳实。饱胀去白术，加萝卜子、槟榔。壮健人加蓬莪术，瘦弱人加楝参少许。

真人化铁汤　治五积六聚，痃癖癥瘕，不论新久，上下左右。

三棱　莪莸　青皮　陈皮　神曲　山楂　香附　枳实厚朴　黄连　当归　川芎　桃仁　红花　木香　槟榔　甘草

大化气汤　治积聚状如癥瘕，随气上发作止，有时心腹疼痛，上气窒塞，小腹胀满，大小便不利。

三棱　蓬莸　青皮　陈皮　桔梗　藿香　香附　益智肉桂　甘草

柴胡清化汤

柴胡　黄芩　半夏　陈皮　青皮　厚朴　枳壳　神曲山楂　三棱　蓬莸　苍术　甘草

香积丸　治五积六聚气块。

三棱　蓬莸　香附　青皮　陈皮　枳壳　枳实　菔子黄连　神曲　麦芽　鳖甲　干漆　桃仁　砂仁　木香　硇砂炙草　归尾　槟榔　山楂

一方去枳实、陈皮、菔子，加益智、红花、柴胡、白术、茯苓。

上为末，醋糊丸，每服三五十粒，空心陈米汤下。

化铁金丹　消化一切积块如神。

黄芪　人参　白术　当归　川芎　陈皮　生军　香附乌药　槟榔　枳壳　枳实　木香　青皮　苍术　山楂　神曲草果　麦芽　草豆　沉香　苏子　芥子　白矾　三棱　蓬莸

厚朴　菔子　牙皂　黄连　赤芍　柴胡　胆草　甘草　小茴

牵牛　乳香　没药　阿魏　硇砂　皮砂

　　上为细末，酽醋打稀糊为丸如桐子大，每服五十丸，空心米汤下，午间及夜白水下，日进三服。

（《中医世界》"医药提要"7卷4期）

寒冷积聚验案

　　李某，年越而立，于八月二十夜，忽患齿痛。服西药阿司匹林一瓦，因无热汤，只用冷茶送服，服后胃中杂乱，胸胁窒痛，即吐出冷茶甚多，随服鄞人发明八宝万应丹十粒，痛闷俱止。至次日，只见腹部胀硬，食物不纳，呃气不止，与小承气合平胃一剂，泻下大便数次，腹胀犹然不消，脾胃微微刺痛，再投楂、曲、藿、朴、草果、槟榔各药，仍不效。诊其脉，沉微细小，舌苔白滑，断为寒冷积滞胃中，投以香砂理中丸二枚，开水化服。是夜腹胀顿消，知饥欲食。连食糜粥二碗，并无饱胀，呃气悉平，惟胸闷痛不爽，用上海俯寿龄一笑散，连服数次收功。顾此症，因服阿斯匹林送下冷茶之为害也。查阿斯匹林，既能退热，性必带寒，送以冷茶，两寒相混，积滞不消，停留胃中，消导之药不能却寒，是故无效，继服香砂理中丸，立建奇功。其在逐寒之力，寒去病愈，此即对症投药，然药之对症，其奏效之速，真不可以言也。

（《光华医药杂志》1934年）

9. 郁症

　　左　经云：心怵惕思虑则伤神，肝悲哀动中则伤魂，神伤则不能主持而昏冒，魂伤则不能精详而狂妄，头疼眩晕，甚欲跌仆，纳减胸泛，漾漾欲吐，恶风畏寒，乃情志悒抑，郁火不舒，阴失眷恋，阳化内风，上升巅顶，脉象濡缓，左寸指下瞥瞥独见动数，显然心阴大伤，心阳极旺。心为肝子，肝虚无疑，将有不寐忡症之患。先拟解郁熄风，参和阳重镇之品。

杭黄菊钱半　炒防风钱半　甘枸杞三钱　宋半夏二钱　煨天麻钱半　东白芍　桂枝三分, 炒二钱　活磁石四钱　炒陈皮钱半　白蒺藜二钱　朱云神三钱　广郁金钱半　冬桑叶二钱

（《中医杂志》16 期　上海秦乃歌笛桥遗著灵兰书室医案）

10. 消渴

父病获愈记

（一）前言

今年上春，二月底的时候，家父先由便血，继患消渴，一病数月，到现在才获得原有健康。当病状最剧烈的时期，几乎一线循环机，都无希望。作者在四面楚歌之中，真是无法可想，在无可想法之中，急来抱佛脚。竟要求我的函授老师渊雷夫子救救命。当蒙夫子具慈悲心肠，慨然俯允，如是在函电交驰中，开了问病的新纪录，家父的病体亦就在夫子热心负责诊治下，渐渐的痊愈。饮水思源，不知要怎样感谢我的老师才好。家父的症状，其中寒热错杂，苟非见证真确，决无良好的效果，颇有一述之价值。作者不敏，运用一枝秃笔，把他忠实记载起来，至于文思枯陋，字句不通，亦就不暇计及了。

家父年近花甲，于二月底患便血甚剧，每日二三次服凉血止血等药不效，以致精神委顿，全身贫血特甚。致宿疾"消渴"又有乘机窃发之势，证状极为恶劣，险象环生，不得已至忠堂就方医生诊治，作者因职务关系，不克前往，由

堂兄陪同至该处往诊。作者医学知识极肤浅，在此恶劣环境中，真是走投无路，逼不得已，始于三月八日，快函恳求渊雷夫子拯救垂危之老父，当蒙俯允。指示此病之见解，及治疗之方法。当病状凶险之时，为邮程所限制，竟拍电问答起来，兹谨将当时实在情形及夫子处方之经过，述之于下，或亦为临床之一助。

（二）治疗之经过

第一次函，恳求赐方及报告症状，函长节录于下。

上略：家父三年前曾患消渴病，虽经治愈，但于去岁痔血发时，又有复发之势，近来虽痊愈，总未完全恢复康健。三月初，痔血又发，迄今已八日。每日平均下二次，未下之先，腹胀，似出恭状，及登厕，则脱肛（脱肛平常亦然）。血出如注，色鲜红，精神疲倦，全身患贫血状态，右脉洪数，左脉平浮，胃纳不佳，宿疾（糖尿病）又有兼发之势。心慌，得食则安，现服滋阴兼凉血之类，如生地、槐米、地榆、侧柏炭等类无效，伏乞夫子迅赐鸿方，以救垂危之家父云。……（下略）当蒙赐谕，并第一方，谨录于下。

痔病无法除根，西医割之，幸而除根，不幸成致危及生命，今可觅鲜石菖蒲之根，与白花、百合二物，约等量，铜石器（忌铁）中捣烂，涂嵌于患处，夜间用软带系好，昼日起床则去之，如此连涂多夜，可数年不发，已试多人多效者。内服止血药，可用金匮黄土汤加味。

伏龙肝包，一两　干地黄五钱　白术三钱，土微炒　黑附块三钱，先煎　淡芩二钱　真阿胶三钱，他药煎成去滓后入烊　炒槐米五钱　地榆炭二钱　百合三钱　归尾三钱

消渴或属石膏剂，如人参白虎之类，或属八味丸，尊翁

似宜八味丸，可向杭州大药铺买金匮肾气丸（即八味丸分量稍异者）四两，每早晚开水送下二钱，渐加至四五钱，服完四两，看有效，则再服，可与黄土汤一日中相间服也。

谓滨谨案：当十四夜，接奉此方，因家父病证转剧，乃于十四晨，至去年诊愈消渴病之方医生处医治，故此药未服，设当时赶至该处，将此方服，恐无以后如许危险，此皆作者学识经验俱无，因循致误。书此忏悔，以儆将来。接前示于十五日，再函求指示此病有无危险，及最近治疗之方。函长节录于下。

昨夜接奉示谕拜识一是，家父痔血，迄今已十余日，犹未止，故疲瘁不堪言状。昨日晨（十四）乃坐船往忠堂方医生处诊治（去岁之糖尿病系此老诊愈），如能见效，则在该处留养数日，以便复诊。如不能见效，即须回转。生再将夫子之方与服，以冀万一之望耳。（中略）近日病状，痔血每日下二次（无粪），早晨一次，晚上一次，精神疲瘁，十三夜起，不能起床，勉强坐起，即头重脚轻，心烦作呕，呕非干呕，呕一二次有痰。全身贫血，食欲不振，通宵不寐云。……（下略）

此函去后，旋接夫子第二次来函，谨录于下。

照今日来函所述病已入危途，黄土汤虽不能根治痔，但为便血之止血圣药，速服之，且须加重。所加（改量）之量如下：

干地黄改生熟地各一两，黑附块改五钱，真阿改六钱，另加龙眼肉一两，大剂速服，否则日内即防虚脱也。若胃口能下，不妨一昼夜二三剂。

此时若无消渴症，或虽有而不甚，即不须服肾气丸，否

374

则药杂力分，不利救急。

养阴剂亦可愈消渴（倘小小消渴可试饮桑芽茶），但肾气丸中地黄、山药，须知养阴之力亦厚，不必疑冲突也。

渭滨谨案：接前函除恳求赐方外，仍问其肾气丸与养阴剂有无冲突，因家父前年所患消渴，乃服人参白虎之类而愈，此次之消渴，乃服肾气丸而愈，俱见夫子学识经验，诚属高人一等，有坚拔不移之，濡笔至此，心中充分景仰。三月廿二日，丙函恳赐方。函长节录于下。

上略：家父至忠堂诊治，至廿日仍无的确消息，乃将夫子之方，带往该处探视，以便相机进服。至则见病转机，痔血已止，故夫子之方未与服（中略），近日病状除痔血已止外，仍精神疲瘁不堪，不能久坐，两耳轰鸣，肌肉消瘦，似渴非渴，似饥非饥，每日饮西洋参水及葛粉、藕粉，夜则饮西洋参水，食须配食，否则必吐尽，夜能小寐，小便频增，全身贫血，伏乞抽暇俯赐鸿方。（下略）

此函去后旋接夫子快函，谨录于下。

照所述情形，其血止恐是身中血量太少，血管自起救济收缩以止血，非药之力，果尔则病若可为（为其能自救济也）。

黄土汤止便血，吾试过多人，皆效，皆无后患。虽有复发者，再服即再止，无须疑惧。若血再下，速服之。苟病人有所疑，不肯服，只好听其服所信之方，即不必再来问。吾无暇作无益之信，弟为人子，亦何忍以父病作空计论乎。

现今症状，可用补中益气，仍宜加姜附，否则不免于危。

生芪—两　别直三钱另煎冲　柴胡—钱五分　干姜—钱　当归二

钱　生熟地各六钱　升麻八分　白芍三钱　白术三钱　陈皮三钱
黑附块三钱先煎　炙草一钱　淮山药五钱

渭滨谨案：接奉此谕后，知家父之病，仍极危险，乃向上峰请假，往忠堂探视，并一方面再函求夫子。以胃呆，肾气丸仍能服否？并盼电示，至则检视前医之方，仍从人参白虎兼石类镇摄之剂，当即设法坐船返深，而夫子覆电亦到，谨录于后。

"深渡陈渭滨，倘胃呆，可将肾气丸煎服，余函详，雷俭。"

此时期中，乃家父症状最危险之期，作者已坚决意志，决定将夫子之方煎服，又因自己心神无主，乃邀好友仲君商议，决遵守夫子之意，而稍异其剂，并一面电告夫子，请示机宜，是否适合症状，兹将该方并电稿录后，以明真相。

霍山斛一钱五分，米炒　当归身三钱　瓜蒌仁一钱五分　正抽芪四钱　生熟地各四钱　淡附片一钱五分　淮山药四钱　生白芍二钱　干姜一钱　别直西洋参各一钱　陈皮一钱五分　炙草一钱

服补中益气，去升、柴、术，加霍、斛、蒌仁，服二剂。大便获解，精神转佳，苔白厚无津，口渴心烦，尿多无沫，脉细数，分钟百至。此时服肾气丸否，或另换药方，恳电详示。渭此电去后，未见覆。而家父病情仍无大进展，乃于卅一日又函夫子，大意谓"补中益气、肾气丸，相间服，服药后，精神转佳，舌尖略化，苔仍白厚而燥，无津，渴饮仍然无度，小便多，无沫，有异气，解时小腹胀（如尿急状）而难下，大便又未解，似欲解而不下，胃纳略佳。……"

当日病情无大出入，至翌日（一日），又拍奉一电，照录于下。

"上海牯岭路人安里十一号，陆渊雷，服补中益气肾气丸，舌燥无津，尿多腹胀。大便欲解而塞，用何法。乞电详渭。"

此时服补中益气已四剂，并于第二剂即全用夫子之方，并加荷蒂一枚，服二帖。大便不解，乃仍将荷蒂弃去。后接夫子电，始知荷蒂乃止泻之品，而故友则云荷蒂有升提之功，故用之不疑，其大便不解也，宜矣，可见医学之深，决非管见所能梦及。同日下午接夫子电示，谨录于下。

"深渡陈渭滨，致燥或由心理，或由丸中肉桂质劣，今可兼用西洋参，生山药、知母代茶，分量可一三一比例，山药打碎多煎。雷东。"

夫子于接至作者之函电及方后，乃又蒙电示敬录于下。

"深渡陈渭方中述去荷蒂，此物涩便，萎皮改萎仁三钱，如此可望通便。雷。"

在未接此电以前，因大便数日不通，欲解而塞，乃另用番泻叶三钱，别直参三钱，另煎服。大便虽通，但气虚致脱肛不能收摄，此数日已来，病已略减，舌苔仍燥无津，虽日服补中益气、肾气丸，终因证状凶险，未有显著之进步，至六日乃奉到夫子之示谕，敬录于下。

症状是上热下寒，石膏剂可用，因胃纳不佳，须参消导之品，拟方如下：

至于豫后，虽不必绝望，但病势至此，转甚危，又况未能目见，颇难下断语也。肉汤淡菜淘饭，可吃。但饭须拌唾液，若淘饭则咀嚼不足，唾津之拌不透，影响消化，不如汤与饭分食，勿淘为佳（吃口饭嚼了，咽下再饮汤，再吃饭）。白术与便鞭不甚妨碍，不必去。若大便难，不妨兼用灌肠法。或纳甘油锭于肛内（两颗，每颗约如一节指大），既服此方，则肾气丸、补中益气俱可停服。

生石膏打一两　生姜三钱　泽泻三钱　炙草一钱　西洋参二钱，别煎冲和　当归二钱　云苓三钱　上肉桂五分，研末丸吞　淮山药五钱，生用打碎　白术二钱　丹皮二钱　知母三钱　萸肉去核净，一钱八分　制附片一钱八分　陈皮二钱　枳实二钱　苏梗二钱

渭滨谨案：观此方，乃系寒热并进之法，证状是上热下寒，前医进苦寒之剂，后医进甘温之剂，均属偏执己见。盖市医大多数均泥于古法，墨守陈规，无怪中医无进步也。此方彼辈阅后，竟大摇其头，谓有热有寒，盖讥其无法度也。彼辈陈腐颟顸之头脑，殊足惊人。家父服此方后，病情即大有转机，事实胜于雄辩，以后即缄口不言矣。在此过程中，仍将每日病状，函禀夫子，请示，旋又接奉手谕敬录于下，以见一斑。

吾前日快函中之方。系补中益气肾气丸白虎参合之方，可以多服，白虎为救口燥。若舌白口燥已好，即勿用石膏，肾气丸为根本要药。若肉桂佳，即不致燥。方中山药须生者，须打碎多煎。

来函所附服后稍效之方，尚可，惟分量太轻耳。藿斛取其生津，炒过则自身已枯而无津，故不可炒。

荷蒂乃止泻之药，欲大便不得，而肛门胀，乃此物作祟，不知何所取而用之，可速去之。干姜非要药，桂附乃要药，山药须生者，药铺往往用炒过者，须特别注意。

方中稍加消导之品，如枳实、陈皮、麦芽、苏梗之类亦可。

总之吾末次快函之方，现为适对，若欲加减，则此函所

说可为参考，不必每日快信，徒乱人意。

遵夫子所教，服前方而自行加减，十余剂后，精神甚好，胃纳转佳，口渴心烦，尿多，种种现象，均渐次减除。似已脱离险期。乃再函告夫子，承其谕复，敬录于下。

叠接快信，因病情药法，以前函电俱已说明，故不即复。今服药既大有转机，尽照吾最后所论之方药服食可也。心虚梦多，宜枣仁研四钱，远志肉二钱，当归二钱，茯神三钱，朱（砂）拌，加入对证方中，不宜柴胡，亦不宜加重肉桂。脱肛补中益气亦可根治。急救惟有手涂油（凡士林）缓缓抬塞。

老人虚秘，番泻、番大黄、芒硝之类俱不宜，宜蒌仁、柏子仁之类，必不得已，只好用脾约麻仁丸，丸中虽有大黄，因配合得宜，可无妨。

如此进退数十日，病势大减，舌苔白厚已退净，口燥已好，惟消渴未愈，脱肛未收，乃专服肾气丸，兼进补中益气之剂，以冀全愈。奈久病之躯，恢复实不容易，又隔十余日。有虚烦脚麻心慌等症，乃又函恳夫子赐方，兹谨将最后之方录后。

生石膏八钱打　枳实二钱　江西子二钱　生用花粉四钱　知母二钱　竹茹三钱　炙草一钱　炒香豉四钱　太子参四钱　山栀三钱,微炒勿焦　粳米四钱

以上汤药每日服，或间日服，看烦渴懊恼情形，自行增损，肾气丸仍须服，须照金匮方，用上好肉桂，勿用桂枝，则不嫌燥热。

渭滨谨案：此方服四剂，虚烦懊恼情形渐次减除，乃不服。另仿补中益气之意，加入血肉有情之品，以补气血，肾

气丸以治消渴，经病魔包围半载有余之老父，亦就渐渐的走向康庄大道。

（三）尾声

家父之疾病，亦就包括《伤寒今释》及《金匮今释》之数病，大约分析之。（一）属于伤寒的——懊侬——渴饮舌燥——（二）属于金匮的——便血——消渴——苟非见症真确，尤万感无从措手之苦。彼守旧派之中医，宜无法应付，作者除十二万分感谢夫子外，并且得到一种临床上之教训，尤盼读者及同学诸君，有类乎此类之记载，藉收他山之助，其中主症起因，似属于便血。然血止则消渴随之而发，旧医谓之阴亏阳亢，今考家父之消渴，乃即西医所谓糖尿病。其尿味甜，有白沫，与《金匮今释》所释者完全符合，以肾气丸治之而愈，读者可参考也。是中医学亟待科学之整理，固已成为不可磨灭之铁证矣。

三消

消瘅良由燥热过，消中饮食善消磨，肾消溲浊腰肢瘦，消渴便多饮亦多。

大意

三消者多属火，血虚不生精液。

内因

人惟淫恣情，酒肉无节，酷嗜炙煿糟藏，咸酸酢盐，甘脆腥膻之属，或以丹砂、玉石济其私，于是炎火上熏腑脏，生热燥热炽盛，津液干焦，渴饮水浆，而不能自禁。

外候

上消者肺也，多饮水而少食，大便如常，小便清利。中消者胃也，渴而饮食多，小便赤黄。下消者肾也，初发而为膏淋，至病成，面色黧黑，形瘦而耳焦，小便浊而有脂液。《辨疑》云：上消于心移热于肺，中消于脾移热于胃，下消于肾移热于膀胱，传染既久，肠胃合消，五脏干燥。

上消中消用药不可太急

如上消中消，制之太急，速过病所，久而成中满之病。正所谓上热未除，中寒复生。盖脏腑有远近，心肺位近，宜制小其服。肾肝位远，宜制大其服耳。

三消久必变病而死

未传能食者，必发脑疽背痈，不能食者，必传中满臌胀，皆为不治。

治三消大法

补肾水真阴之虚，泻心火燔灼之热，除肠胃燥热之甚，济身中津液之衰，使道路散而不结，津液生而不枯，气血利而不涩，则病自已。

脉法

阳脉浮而数，浮则为气，数则消谷，而紧心脉滑，为渴。心脉微小为消瘅。

又数大者生，细小浮者死，又沉小者生，实牢大者死。

治法

主以四物汤加麦冬、花粉等，如上消加黄连、黄芩、人参、五味，中消加知母、石膏、滑石、寒水石，下消加黄柏、知母、五味、熟地。饮缲丝汤，盖大能泻膀胱中相火，引阴水上朝于口不渴。大率上消，初起用人参白虎汤，久宜用生脉散。中消初用调胃承气汤，久宜参苓白术散。下消初用清心莲子饮，久宜六味地黄丸，此治之常法也。

生脉散千金　生津止渴。

　　拣人参　麦门冬　五味子

　　麦门冬饮子　治胸膈烦满，津液干少短气，多为消渴。

　　肥知母　炙甘草　瓜蒌仁　北五味　拣人参　干葛根
生地　云茯神　麦门冬

　　上咀，每五钱，入竹叶水煎。

　　清心莲子饮局方　治心火淋渴。

　　绵黄芪　石榴肉　白茯苓　地骨皮　细柴胡　粉甘草
提麦冬　车前子　炒黄芩　北沙参

　　上咀水煎。

（《中医世界》"医药提要" 8 卷 2 期）

三消

三消者，上消善渴，中消善食，下消善溲是也。方书分辨其症，而以寒热补泻，分类治之。然多误集，而少实验者，得其真者，于《外台》见两篇，今且先正其误者。仲景云：厥阴之为病，消渴气上撞心，饥不欲食，食则吐，下之，利不止。注家以为末句，与伤寒厥阴篇少异，遂以此条为消渴提纲。不知真消渴，皆为血少之病，其根在肾，而无关厥阴也。又云男子消渴，饮一溲二，死不治，八味丸主之。按此真渴也，虽躁烦面赤唇干者，于日间必足冷如冰，故八味地黄汤丸，为此病的对之方，但注家以为惟男子有之，不知此病之见于女子者，实较男子为多数（脬损门亦略言及）。盖产后血去过多，或兼风热之感，每见烦渴咳嗽，遗溺大汗虚证。余以六味地黄汤，加桂枝、麦冬、桑皮等取效。其余则淋带久病，误服苦寒太过者，亦成此病之媒也。大抵平素操心少血之流，以及素有遗精白浊之病者，失治皆能致此也。或因时病瘥后，清理过剂者，亦能成之，不仅为酒色肥甘所酿也。

强中者，阳强无制，清精时流之症，消癥多此。《千金方》用知柏苦寒等，以为治此病之正法。不知愈投苦寒，则阳益强，其或变为奔喘者有之，余仍以八味地黄汤，加苁蓉、菟丝、五味、牛膝等填纳之。勿食芪、术等助气品。待阴充而虚热退，然后少佐参、芪等以补中，则饮食渐增，而阳关得固而愈。要之方书验案，有以苦寒甘凉，治验者，皆非真消渴，切勿误信之。明如徐洄溪尚为此病之门外汉，近惟张石顽为治此病之高手，然亦采择不纯，如薛立斋（按薛立斋三字盖妄之矣，疑是张景岳）案中之理中汤，虽同为热药，不知此燥剂助阳有余，伤阴亦甚也。然此病心大热，口大渴，头汗淋漓，惟身凉脉虚大，按之则豁然空，纯虚之候也。故八味地黄汤之地黄、山药、萸肉等，原欲用数两一剂，日服一二剂，方能止其渴，镇其逆，不可以狂妄讥之。

消癥误治，多成软腿，甚或目羞明，而卧向壁。总以前法治之，不过大势既杀，然后以丸剂长服。盖此病既经误治，其最近之愈期必经数月，远者须调理至终身也。

大抵病愈后，禁忌酒色生冷，糯米造成之食品与猪肉等，为终身之禁。

有逢冬既发者，发时既服小菟丝子丸，与八味丸。服十余日后，能如伤风咳嗽者，去菟丝子丸，即咳愈矣。设喘逆咳嗽，并停八味丸，暂以桂枝汤，加苁蓉、桑皮、麦冬、紫石英、紫菀等，一剂知，二剂愈矣。要之，此病甚于冬，愈于夏，故夏月可勿调养，即有他病，亦可暂从时法清之，但勿过剂为嘱。

再此病有善食者，有不能食者，大抵误服苦寒者，必善食，食后即饥，郁闷异常，大便酸臭，粪坑中必有沫，毛纸虽湿透，仍浮在粪上，亦为此病之真据。再心忡胆怯，恶闻喧嗔之声，亦有遗精者，虚甚者，小便不禁，或滴点。若不能自止者，皆为此病之辨别法。用前法加蛇床子即止，切记此病全在禁忌食品，如白粳米粥饭，亦在所禁。惟冬春黄米、灿米、羊肉、鸡肉、鸡子、鲫鱼等，为调养此病之最上美品。苟不禁食，虽日服的对之方，无大见效矣。再论最恶之候，即善食而溺中浮油者，其人顷刻瘦削，死期不过两三月。若溺中浮有麸皮片者轻，治之二三年痊愈。若溺如平人者，数月愈。盖据西医推断，是胃中酸水不足之病，可以鲜红纸浸入溺中，如红色而转为黄色者，酸水之多也，入姜黄而色转红者，碱水之多也（按两多字当做病字）。盖溺中酸水多，即胃中酸水少矣，溺中碱水多，其胃中碱水少矣，岂非因病而不留之明征乎。余尝以姜黄试之，则仍黄色也。而后加入粒碱则红矣。然药品中多用酸味而愈美，岂非胃中欠少酸水乎。

消热无制者，《外台》用铅丹散，余试果验，方中瓜蒌根可裁去勿用。

消渴成水肿，《外台》载之，余未经验，不赘。愈后防发大痈疽，宜常服黄芪、甘草，以杜绝之。按此二味，治渴果好，但余下虚已极，服之则增热闷，佐苁蓉、菟丝、牛膝、地黄、萸肉等庶平和。

消渴多类症，苟仅上消、中消，见症不兼下消者，皆非真消渴。真者必精关不固，小便有频数不禁，得寒则增剧，得热则少瘥，以此为辨。故上中二消，有可任寒凉者。若兼下消，则寒凉偾事矣。且真消渴愈后，一或不慎即发，类消，愈后不发也。

（《三三医报》1926 年 4 卷 8 期）

糖尿病证治法

原因：糖尿病，即国医所谓消渴症也。其致病之原因，由于膵脏糖质分量太多，兰氏岛腺发生病变，而致体内糖质分泌过剩，肾上皮充实，不能照常利用，而灌入血所致。盖兰氏岛液分泌照常，能调节肝糖，变成葡萄糖，分析燃烧，发生热力，供给身心运用，如环无端，则安和调畅矣。反是，则为糖水之症，盖患是疾者，多因少运动，嗜食糖质食品，为高等社会人士，及屈服于旧礼教下之妇女们为多，或由遗传性而来者，亦属不少。

症状：小便频数，初无色，久则淡黄，食后即饥，大渴引饮，若欲知其是否确当，此症者可用（加里卤汁一分，硫酸铜二分，人尿三分），置试尿之玻璃管内，混合后以火煎沸，若发现黄色之亚酸化铜，则为确当糖尿证也。罹是症者，营养受其影响，日渐消瘦，精神疲倦，四肢乏力，继而达于昏睡而毙。

预后：本证本属缓性疾患。若能早期发觉，求治于医，预后佳良，若失于调节，陷于昏睡地步，则祸不旋踵矣。

治疗：《内经》无消渴之症，至汉仲师《金匮》，颇有述及，然而仲景之言消渴者，亦不过得其概略而已。疗治之方，亦只一肾气丸。盖肾气丸也，非治是症的方。仲景《金匮》以肾气丸治男女房事过甚致是疾而设。若非房痨而致者，其非正治可知矣。陈注谓上消者属火亢，以竹叶石膏去半夏，加花粉主之。中消者，责在二阳，以白虎汤及脾约丸主之。赵养葵对于是疾，主用七味饮，服一剂如神之说，殊不足信。时医者，生解弗讲，病理欠明，每疾辄用肾气丸，或七味饮之类与之，而不知其为糖尿所致，弗禁谷食，妄用补剂，无怪愈医愈烈，不能获效而反有过，良可叹也。若既诊察确定，先禁谷食，以面食肉汁代之。国药用凉利药物，如白虎汤、凉膈饮加减主之，兼用生猪胰脏为食品（所谓以形治形也），西药以因苏林服食，皆极有效。

　　按：是症属缓性疾患，非一两剂所能奏功，若治之不当，虽能一时渐愈，后必复发。若能将以上治法，守服一两月，自无复发之患也。鄙人有感于斯，不嫌卑陋，援述其概，贡之医界，愿海内名流，医界巨子，匡我不逮，所厚望也。

（《医界春秋》116 期）

11. 其他杂病

劳复病

　　病有历数方不愈，医穷于术，宜停药勿服，待其正气自复，反有愈者。余诊侯家浜一男子，初病寒热已愈，因劳复病，再服汗药不效。饮食渐减，形神委顿，为服补正托邪之品，仍缠绵不解，汗补两难，因令停药，一周间竟愈，此不治之治，尤胜于治。世有病急乱投医，多无幸免，实同自杀，非医之罪。又凡病服药，其势已减七八，宜以饮食调理，经所云大毒去病，十去其六，小毒去病十去其八，谷肉果菜，食养尽之，无使过之，伤其正也，为病人杜其后患，亦医者之微权也。

（《中医杂志》3—5、10—17 期　王一仁　临症笔记）

劳复病

　　本家介寿族叔，体素坚强，喜阅报，谈国事，终日不倦。盖一居家之老同盟会中人也，但言多辄无伦序，令人不解其意。今春病寒热、骨楚，胸闷咳嗽。余时在杭垣，气候尚冷。为用苏叶、桂枝、防风、秦艽、杏仁、象贝、枳、桔、姜、葱散之，汗出而愈。后余来沪，渠因劳复病，寒热咳嗽，仍服前方，连进数剂，反致加剧，延他医服药不效，咳益甚。自疑肺痨，购生梨食之，日嚼数十枚，气急、胸闷，饮食都废，半月而没。属纩时，臭气熏人，不可响迩，盖肺肝俱烂矣。人之服食，可不慎欤。况在病中，更当知所戒惧，介叔之死，非命而实命也。

（《中医杂志》3—5、10—17 期 王一仁 临症笔记）

马脾风

张幼 感邪寒热十余日后，咳嗽气急，胸闷溲短，脉浮而数，烦躁不安，此本寒邪化热，夹疫热交阻肺经。马脾风重症，以症合脉，皆非虚象。用麻杏石甘汤加蝉衣、桔梗、射干、象贝、赤苓、竹茹等味，三剂后寒热渐减，咳嗽气急，均已渐平，去麻黄石膏，此时大小便已通。乃翌晨复诊，手指厥冷，目合嗜睡，脉数转沉细，余意邪去而已不续，亦至危之事，急与培养气阴，用西潞参、北沙参、生黄芪、清炙草、云苓、陈皮、桔梗等味，服后复转身热，而脉又数，且稍咳嗽，乃与南北沙参、杏仁、象贝、桑菊、白薇、生草等，服后正安。吮乳如常，身热清退矣。是病虽觉重险，而药随手应，症因药转，卒能挽回也。

（《中医杂志》3—5、10—17 期 王一仁 临症笔记）

气中症

牛角尖张姓妇，因年内连没二子，悲哀过甚，旋觉胸闷不舒，继则昏厥于地，不醒人事，逾刻得嚏乃醒，醒后两目红赤痒痛，不时心悸，痛历三年之久，初起二三月一发，就我乡诸医治之不得一效，求诊于余。余曰：此气中症也。盖悲哀则伤肺，肺气不舒，升降紊序，胸闷为之不舒。肺布叶举，心系告急，神明无以自主，乃为昏厥。逾刻得噎，阳引阴出，气赖以伸，诸气之膹郁于上焦者，乃得通舒而醒，醒后两目红赤，郁极化火之征，不时心悸，血虚不能养心可知，乃为疏养血宁心、解郁舒气之剂。方用归、芍、川芎以养血，茯神、远志、枣仁以宁心。香附、乌药、沉香、枳壳顺气解郁，石决、蒺藜、赤芍、柴薄清上浮之火。临行之时，嘱其常服此方，且令其扫尘氛，自开怀抱，否则草木无情。病者如言，在平时间日一服，或二三日一服。发时用苏合香丸少许，和开水服之。暂开郁闭，醒后，再服此方数剂，病减，服药历八月之久，病境若失。

（《中医杂志》14 期　赵瑛思　省三居书屋临诊笔记）

肠燥

古人论肠燥则善哭，肺热则作悲，一为杂病，一属外感之兼症，今稍有不遂其志，即频哭竟至终日无休时，哭时气逆作呛，宜清肃治之。

鲜沙参六钱　京元参三钱　石菖蒲一钱　淡天冬一钱　川百合三钱　辰翘仁钱半　栝蒌根三钱　知贝母二钱　炙甘草五分

（《中医世界》1 卷 3 期　近代名医医案一斎）

强中

强中病者，茎长兴盛不痿，精液自出，因耽嗜色欲，及快意饮食，或服丹石，真气既脱，虚热注于下焦，最为难治。

石子荠苨汤：荠苨　生石膏　人参　云茯神　瓜蒌根

知母　粉干葛　煅磁石

上咀，每水三盏，入腰子一个去脂膜，黑豆一合，煮至盏半，除去腰子黑豆入药四钱，煎七分服。

感冒时疫

民国癸丑年八月，诊视余长发之症，年逾三旬，秉赋强盛。原因感冒时疫，呕逆、寒热、头痛，杂投苦寒各剂，致变舌卷苔燥，色黄乏津，唇焦齿垢，鼻黑面赤、汗出、目瞀、烦躁、谵语、漱水、不欲咽等症。诊其六脉浮大，重按全无，合原因病象参之，颇似燥邪郁于阳明，踌躇至再，乃于脉浮漱水不欲咽症，悟出为亡阳也。夫亡阳之症有二：一曰阴盛格阳，一曰阴竭逃阳。此症误失汗下，阴气先竭，无根之阳，逃亡于外。譬如夫妇居室，丈夫失偶，则不安其身，而外逃之意也。传曰：阴阳附丽，不可偏离。偏则病，离则死。斯时所幸喉中无痰，阳未尽离，尚有一钱生机。勉拟背城一战法。方用大剂白通，加猪胆汁汤，招纳残阳。方中干姜炮黑，变辛为苦，取苦以坚之之义。又虑辛热升散，令其冷服，取诱而攻之之义。服一帖汗出、脉平、神清、齿洁、唇润、舌亦有津，乃改用潞党、白芍、附片、炙甘草、均干姜、化龙骨、生牡蛎等以养阴。又服一帖，饮食稍进，遂占勿药，不日而痊。

祟病

常熟北门外抓扒湾，李姓妇先因风湿，被某医进以枳朴、槟榔之类，燥药伤阴，神识昏愦，耳聋烦躁，邀余诊之。进以甘凉咸寒存阴，芳香开泄，服三剂神识已清，病已退，忽病人曰即速做道场，我等无暇在此等候，语毕即神昏不醒，忽然喜笑怒骂，或舌伸口外，或齿龂如食炒豆，或高声呕歌，或细语唧唧，千态万状，按其脉，则乍大乍小。余曰此祟病也。先以鬼箭羽、朱砂、降香焚之，后以至宝丹一粒，苏合香丸一粒，化菖蒲、郁金汁调灌，尽剂，神识方醒，病若失。所以阳虚则阴气邪祟，乘虚凭之。《内经》立鬼床、鬼哭等穴，未必子虚也。

（《国医杂志》7集　荆溪余景和听鸿甫著　孙鸿孙　诊余集）

游魂

庞金时部曹之夫人屈氏，述昔时病久神虚，魂常离散，不得归舍，有日因其姑开吊，自觉房中飘然而出。至厅堂盘桓，厅中寂静无人，所悬挽章挽联，细细读之。归房始觉身卧于床，所读挽章挽联，仍历历在目，以笔默之，一无差误。夫魂者阳气之精，正虚不能敛阳，神浮于外，不克内守。经曰：神去则死，若此魂不归，则成脱症矣。

（《国医杂志》8、9集）

九、传染病

1. 痢疾

记痢疾治验

痢疾一证,《内经》谓之滞下。《金匮》直谓之下利,利者,不利之谓。如乱臣之乱训为治,胜国之胜训为败,是其例也。凡下利之证,非脉形洪数,面赤而大渴引饮者,皆属太阴。盖下利者必腹满而痛,腹固太阴之部分也,是故由瓜果而停滞者,则肉桂、丁香以消之。由寒湿而停滞者,则炮姜、白术以消之。由冷食而停滞者,则大黄、附子以消之。予向在乡中治痢证,往往以此法奏效。今特罗举大概,为同志者详述焉。

一为任姓剃发匠,好食瓜果,七月下旬,腹痛而痢,日八九次。诊其脉,弦而滑。予曰:此夹湿证也。太阴为湿脏,土湿下陷,则木乘土虚,因而腹痛。方用炮姜五钱,白术四钱,炙草二钱,公丁香三钱,一剂而愈。一为邢姓中年妇人,日夜下八九十次,口淡不喜饮。诊其脉,甚微细,而右关颇坚实。予曰:此太阴少阴合病也。方用炮姜三钱,桂心一钱,生军二钱,附子二钱,丁香八分,茅术二钱,枳实一钱,小青皮二钱。曰:服此,渴而思饮则愈。明日果大渴,而痢止矣。

一为解姓缝工,日夜下利赤白,诊其脉六部皆滑。予曰:此桃花汤证,遂投以金匮原方而酌减之,亦一剂而愈。

一为李惠安，因夜半食井底西瓜，下利后重，服丁香一钱，炮姜五分，两剂而止。去岁秋季，寓小西门兴业里，同乡季辅臣下利腹痛，日数行。诊其脉，濡而滑。予按金匮宿食篇所载脉滑者为宿食，且滑中带濡，阳气不宣，投以大黄附子汤，二剂而愈。未几，邻居皮工某，亦以此病来诊。予诊其脉滑疾，手足冷，投以四逆汤，二剂愈。

计生平所遇下利证，未易着手者，凡有三证，今并详述如左，与同志诸君参研焉。一为某庵人妻，产后三日，因天时亢热，居室狭隘，露宿一宵。明日壮热无汗，腹痛利下赤白，瘀血不行，此光绪丁未六月二十日事也。时天气酷蒸，产后瘀血未清，百脉空虚，虚则生寒，再加以新凉外束，恶露停滞，阳气内郁，因而生热。且脉来芤而革，芤为血虚本象，革为虚寒相搏，而证情又是湿热夹滞，此时清其热，则碍于瘀血。瘀血得凉，势必停滞不行，欲从产后宜温之例，又恐湿热加剧，不得已于温下方剂中，参用白头翁汤。方用炮姜五钱，附子三钱，桃仁一两，生大黄二钱，红花一钱，白头翁三钱，秦皮三钱，益母草煎汤代水，一剂而恶露下，表热退，二剂而利止。所以用白头翁、秦皮者，以其血虚生热，病在足厥阴也。所以用炮姜、附子者，因其热在厥阴，寒在太阴少阴也，此仲师黄连汤之例也。

一为北洋轮船茶房徐姓，其人初病寒热，日晨背寒，久乃发热，半夜汗出而热退。八九日后，忽然腹痛下利，延余诊治。予诊其脉，五部皆微而缓，右关独坚劲有力。予曰：此食滞也。然太阴少阴俱病，不可以寒下。方用生大黄三钱，附子四钱，枳实三钱，炮姜三钱，桂心四分，炒白芍三钱，芒硝二钱，小青皮二钱，一剂而大下痛止，然利仍未已，但稍通畅耳。诊其脉则缓，予意病气悉传太阴，因用生白术三钱，茅术三钱，炮姜三钱，附子一钱五分，生姜三片，红枣十二枚，三剂后，每日下一二次，三五日不止。予因于方中加赤石脂五钱，仍不愈。且每下必矢气，予不得已，令其用诃黎子研细末，和粥服之，始觉霍然。今在闸北开设澄丰酒肆，不复作航海生涯矣。考其致病之由，长夏魄汗未尽，猝为海风所迫，留于半表半里，秋气渐收，太阳经气不行，因而盛疟，所谓夏伤于暑，秋为痎疟也。此时少阳之邪，不使外达于太阳，自必内陷于太阴，疟之变为下利。职此之由，加以时当深秋，衣被单寒，寒沍于表，湿停于内，饮食不节，中气益阻，此其所以为寒湿夹滞之下利也。

　　一为缪姓小儿，腹痛下利，发热，经言肠澼身热，法在不治。然考全身疼痛腹满，乃是太阳太阴合病，发热而身痛，证属太阳；腹满而痛，证属太阴。予按仲师法先授以桂枝汤，身之疼痛止，表热亦衰，窃意投以四逆，可应手愈矣，不意连服四剂，小便虽多，而利仍不愈。且不欲食，胃气不绝者如线。予曰：此药败胃也。因即令其停药，每日以干姜三钱，乌梅肉三钱煎粥饮之。八日后，始得大解。十二日，易粥而饭，仍日下三两行，二十四日乃瘥。予见近人治利，多用白头翁汤。窃意下利臭恶脉数者，当用此法，余者究非所宜，谓予不信，实验难诬，敬告同人，幸勿以斯言为河汉也。若夫困于酒食，由湿热壅蒸而盛者，当与宿食同治，不在此例。

（《中医杂志》7 期　曹颖甫）

痢症治验

　　河南人倪梅生，现乔居烂泥渡，患休息痢已经一年余，因冒暑而伤于酒色，至秋令而里急后重，身热下血，医者误投七味地黄汤，热势更甚，脉息洪大，邀余诊治，进以黄连、白芍、柴胡、黄芩、枳壳、川朴等味，四帖热减痢清，再以凉血理滞而愈。

浦东医生周甘棠令堂，年七十有二，秋间患痢一月余，腹痛后重，胸膈不宽，饮食少进，号叫不止，昼夜二三十次。小腹按之而痛，脉息滑大，神气不衰，甘棠用止痢之品，反觉增剧。延余诊治，先进以槟榔丸三钱，去积滞不计，痛缓痢减，后用黄芩等汤药，加川朴、枳壳、青皮、滑石、山栀、砂仁，煎服而愈。若虑其年高而畏进攻剂，必致不起，医者察色审症，所当审慎。

（《中医杂志》4 期）

痢疾治验笔记

盐山县署差役高瑞亭，年五十二，因大怒之余，中有郁热，又寝冷屋之中，内热为外寒所束，愈郁而不散，遂致大便下血。延医调治，医者为其得于寒凉室中，谓系脾寒下陷，投以参芪温补之药，又加升麻提之，服药两剂，病益增重，腹中切疼，常常后重，所便之物，多如烂炙。更延他医，又以为下焦虚寒，而投以八味地黄丸，作汤服之，病益加重。后仆为诊视，其脉数而有力，两尺愈甚，确知其毒热郁于肠中，以致肠腐烂也，投以解毒生化丹，两剂痊愈。

邻庄南马村王媪，年过五旬，素吸鸦片，又当恼怒之余，初患赤痢，滞下无度，因治疗失宜，渐至血液腐败，间如烂炙，恶心懒食，少腹切疼，其脉洪数，纯是热象，治解毒生化丹，加知母、白头翁各四钱，连服数剂痊愈。

奉天白塔寺旁某年三十余，少腹时时切疼，大便连下数次，状若烂炙，不便时，亦当下坠，心中烦躁，不能饮食。每日延医服药，病转增剧，其脉弦而微数，重按有力，知其肠中蕴有实热，其切疼而下如烂炙者，肠中已腐烂也，投以解毒生化丹一剂，腹疼即止，脉亦和缓，所便亦见粪色，次数亦减，继投以变通白头翁汤，两剂痊愈。

陆军团长王剑秋奉天铁岭人，年四十余，己未孟秋，自郑州病归，先泻后痢，腹疼重坠，赤白稠黏，一日夜十余次。先入奉天东人所设医院，东人甚畏此证，处以隔离所，医治旬余无效，遂出院归寓，求为诊治。其脉弦而有力，知其下久阴虚，肝胆及肠中，又蕴有实热也，投以变通白头翁汤一剂痢愈，仍变为泻，日四五次，自言腹中凉甚，急欲服温补之。仆因其证原先泻后痢，此时痢愈又泻，且恒以热水囊自熨其腹，疑其下焦或有伏寒，遂少投以温补之药，才服一剂，又变为痢，下坠腹疼如故，知其病原无寒，不受温补，仍必用变通白头翁汤，一剂痢又愈。继用调补脾胃，兼消食利水之品，数剂，其泻亦愈。

奉天储蓄会总理范重三，年五十余，身形赢弱，时烟禁甚严，强遏嗜好，遂致泄泻，继下赤痢，日久不愈，血液淋漓，腐败腥臭，且腹疼异常，脉虽弦细，仍然有力，投以变通白头翁汤，一剂，病愈强半，又加龙眼肉五钱，连服三剂，痊愈。

铁岭李济臣，年二十八岁，下痢四十余日，脓血杂以脂膜，色臭腐败，下坠腹疼，屡次服药，病益增剧，赢弱已盛，恐即不起，遣人问卜，卜者谓此证之危险，已至极点，然犹可救，俟天医星至，即可转危为安。数日，仆自汉口远来奉天，其家人闻之，求为诊治。其脉细弱而数，两尺之弱尤甚，治以三宝粥，服后两点钟，腹疼一阵，下脓血若干，病家言从前腹疼，不若是之剧，所下者，亦不若是之多，似疑药不对证。仆曰，腹中瘀滞，下尽即愈矣，俾再用白糖水服鸦胆子五十粒，此时已届晚九点钟，一夜安睡，至明晨大便，不见脓血矣。后间日大便又少带紫血，俾用生山药末煮粥送鸦胆子二十粒，数次痊愈。

上所论之痢轻重不同，约皆偏于热也，然其证有纯寒者，有先热后寒者，又不可不知，今略登数案于下，以备参考。

奉天陆军连长何阁臣，年三十许，因初夏在郑州驻防，多受潮湿，患痢数月不愈，至季秋回奉，病益加剧，下多紫血，杂以脂膜，腹疼下坠，或援以龙眼肉包鸦胆子方，服之下痢与腹疼益剧，来院求为诊治。其脉微弱而沉，左部几不见，俾用硫黄研细，掺熟面少许作丸，又重用生山药，熟地黄，龙眼肉，煎浓汤送服，连服十余剂，共用生硫黄二两许，其痢始愈。由是观之，即纯系赤痢，亦有寒者，然不过百中之一二耳。

又戊午中秋节后，仆自汉口赴奉，路遇都门，小住数日，有刘发起者，年三十余，下痢两月不愈，持友人名片，造寓求为诊治。其脉近和平，按之无力，日便五六次，血液腐败，便时微觉坠疼，治以三宝粥方，一剂病愈强半，翌日将行，嘱以再按原方，服两剂当愈。后至奉接其来函，言服第二剂，效验不如从前，至第三剂，转似增重，恍悟此证下痢两月，其脉毫无数象，按之且无力，其下焦当伏有寒凉，俾用生山药粥，送服炒熟小茴香末三钱，连服数剂，痊愈。

又奉天二十七师炮兵第一营营长刘铁山，于初秋得痢证甚剧，赤白参半，脉象弦细，重按仍然有力，治以变通白头翁汤，两剂痊愈，隔半月，痢又反复，自用原方治之，病转增剧，复来院求诊。其脉细弱兼迟，不任力按，知其已变为寒，所以不受原方也，俾用生山药粥，送服小茴香细末一钱，生硫黄细末五分，数次全愈也。

又景州桑园镇吴媪，年五十六岁，于季夏下痢赤白，迁延至仲冬不愈，延医十余人，服药百剂，皆无效验，亦以为无药可医。其母家德州卢氏，雅两先生裔，与仆系通家，其弟月潭，强仆往为诊治。其脉象微弱，至数略数，饮食减少，头目有时眩晕，心中微觉烦热，便时下坠作疼，然不甚剧，询其平素，下焦畏冷，是以从前服药，略加温补，上即烦热，略为清理，下又腹疼泄泻，故难治也。投以三宝粥方，两剂即愈。后旬余因登楼受凉，旧证陡然反复，日下十余次，腹疼较剧，其脉象微弱如前，至数不数，用生山药粥，送服生硫黄末四分，一日连服两次，翌晨又服一次，心觉微热，继又改用三宝粥，两剂痊愈。

以上诸痢证之外，又有至危险之痢症，方书所谓身热不休者，死也。然此证究有治法，盖因其夹杂外感，虽无寒温之大热，而其热随痢下陷，永无出路，即痢为邪热熏灼，而永无愈期，医者不能细心研究，误认其热生于痢，而但以治痢之药治之，何以能愈，惟治以拙拟变通白虎加人参汤，皆可随手奏效，其方亦载于《衷中参西录·痢疾门》，今并详录之，以质诸同道诸大雅。

变通白虎加人参汤，治下痢或赤或白，或赤白参半，下腹重多，周身发热，服凉药而热不休者。

方用生石膏细末二两　生杭芍八钱　生淮山药六钱　野党参

五钱　甘草二钱

上药五味，用水四钟，煎取清汤两钟，分二次温服下。此方即伤寒论白虎加人参汤，以芍药代知母，山药代粳米也，方中之义，用人参以助石膏，能使深露之热邪，徐徐上升外散，消解无余，加以芍药，甘草，以理下焦腹疼，生山药以治久热耗阴，且能和肠胃，固气化，连服数剂，无不热退而痢愈者。方后复载有治愈之案数则，中有纯下白痢者，大热神昏，亦重用生石膏辅以人参治愈，兹不俱录者也。

东人志贺洁，著赤痢新论，言热带有阿米巴赤痢，其证稍及于北方，为一种动物之毒菌察以显微镜，宛然见其活动之状），侵肠黏膜下组织，而崩溃其组织，次乃侵蚀黏膜，而形成囊状之溃疡，其证为慢性之经过，由轻渐重，恒有经年不愈者，其治法用硫黄，甘汞为内服药，规尼涅，沃度仿谟为注肠药。

按赤痢新论之论痢，可为精矣，而仆右所列治愈之医案，若何阁臣，若吴媪，医案中皆用生硫黄，彼时犹未见赤痢新论，而用药竟与赤痢新论符合，病亦遂愈，岂所治者亦系阿米巴赤痢乎（其论中原言温带寒亦间有之），然其书中载有示治愈之案二则，皆系痢证夹杂外感之热，若投以变通白虎加人参汤，皆可救愈，乃不知出此，卒致偾事，是又其长中之短也。

（《上海医报》1929 年）

痢疾

痢疾一症，多发生于夏秋之际，其原因都由暑湿与瓜果滞积，蕴于肠胃，秋初夏末发者，病浅而易愈。若深秋及交冬发生，病重而难痊。西医对本病，分细菌痢、寄生虫痢，虽有种种药品而无特效，或妄施止涩，变为休息。今年九月间，东桥镇吴某，患痢甚剧。初请西医诊治，数月罔效，始来延予。脉细且弦，苔白腻，胸满干呕，腹痛后重，所下脓状物，先本多而易解，及经某西医用药后，次数增倍，非常艰下。肛门如带铁锤，欲泻不能，苦况难堪。予谓病者曰：症势虽重，幸饮食尚进，可以无碍，否则便成噤口，生呃逆而危殆矣。为处方用柴胡、川朴、槟榔、焦楂、枳壳、蔻仁、草果、白芍、黄芩、香连丸（绢包），服后，呕止胸宽，腹痛减，便亦稀。照前方去柴胡、草果，加瓜蒌、半夏、茯苓等，调理一星期而愈。

（《医学杂志》70、89 期　张泽霖　植林医庐验案）

痢疾里急后重

痢疾里急后重，非可尽用通因通用之法。有黄某患痢，服枳实导滞、木香槟榔等，里急依然，至余处就诊。脉搏至微，口干引饮，入夜发热，余用葛根黄芩黄连汤加炒白芍、银花炭、扁豆衣、赤苓、枳壳、桔梗、荷叶等味，不用消导药，两剂后里急痊愈。经云：暴注下迫，多属于热，未言多属于滞也。

痢下日久，里急后重，有用补中益气而愈，有用养血和荣而愈，视其气分血分，何者受伤，尤不得仅用消滞理气，余治此屡验。

（《中医杂志》3—5、10—17 期　王一仁　临症笔记）

痢

郭姓妇，初患痢，里急后重，延西医服导药，痢止而腹痛甚剧，转气下趋，便溏复又不爽，额汗泠泠，四肢厥逆，呕恶频频，脉沉细如丝，气短不足以息。问其痛苦，应答甚憋，目合欲睡，有似危在旦夕也者。余谓此病生机即在于便溏不爽，以中气虽虚，而未全下脱也。若自利清谷，兼见喘汗，则无药可治，乃用附子理中合吴茱萸汤，一剂知，二剂已。凡阳虚之极，阴气恐亦不续，专用桂附刚燥，决难有幸。伤寒方如四逆汤中之甘草，吴茱萸汤之参枣，用意精深。反之而治阴虚证，炙甘草汤之用姜桂，地黄则用酒煎，则恐其药过阴寒，而无补用，反佐以防其弊。至治饮痰实证之十枣汤，小青龙汤之芍药、甘草，医者所当隅反也。

（《中医杂志》3—5、10—17 期 王一仁 临症笔记）

痢疾

余于十月中患痢疾，小腹重坠疼痛，虚坐努责，小便清长，自用温运下焦法一剂，不愈。既觉煎药叨厌，乃购良附丸五钱，分二次服之，痛渐减，遂又购六钱，亦分二次服之，痢痛均愈。

（《中医杂志》10、15、16 期 季廷栻 临症笔谈）

治愈最剧痢症

方书治痢夥矣，所载治法详且备矣。凡中医治痢，似不能出其右，亦不必出其右。持此说者，是自馁也，非进取之道。客岁仲冬，本市铁路外，徐姓，种菜为业，其子廿四岁，患红痢。诊得六脉滑数无伦，舌尖殷红，根黄厚，大渴引饮，间或呛咳咽痛，询之已历浃旬，刻下更甚，且小腹非常胀坠，粒米不进者四日，余辞不治。其家人恳求再三，因索阅前方，纸纸辛温收涩，遂恍然悟曰：此症虽属冬温，实由药误。不然，何至噤口（痢）、奇恒（痢）如此其极哉。姑拟承气增液加减治之。

生赭石_{末，四钱}　赤白芍_{各二钱}　生枳实_{二钱}　鲜生地_{三钱}

黑元参三钱　楂炭一钱五分　川厚朴一钱　酒洗锦纹一钱五分　风化硝三钱，分二次后下　粉甘草一钱半　鲜白茅根捣三钱

越数星期，忽徐氏子自携鲜菜多种，登门叩谢，曰：前蒙赐方，服一帖呛咳咽痛俱平，服二帖即思食，服三帖则诸苦悉除，先生真神人也。余曰：否，不过不为方书所囿耳。

又前数年，武昌保安门外，张宅，湘籍，业竹木生意。其妻年三十许，暮秋患痢，里急后重，初白，继红白相兼。更数医，有清解者，有通利者，有升提固涩者，均不效，愈治愈剧。旋转饮食直下，近渐不食不饮，辗转床褥两月矣。耳余名，托其同乡黄某邀诊。六脉如丝，重按若无，语言难出，似睡非睡，似醒非醒，几有朝不及夕之势。问痢止否？答云：间下浊秽，自亦不知。余曰：病至斯，谁能疗，辞不立方。合宅泣，恳再四，因自忖度，此噤口滑脱痢也。前药不效者，一以寒热杂投，一以肠胃液竭，试仿乡先哲刘朴臣先生治法，取伤寒桃花猪肤两方之意，不用其药，或可奏功。徐曰：效否余不任咎，勉拟一方于下。

肥猪肉半斤，切片　糯米三合，炒热研极细末　红白糖各四钱

共和匀，用大整藕荷叶包蒸极烂，令病人鼻嗅口尝勿怠。其夫阅毕大笑，余曰：此妙剂也。请急治之，乃辞退。未几，黄来寓云，伊夫如法治疗，始勉进些须，继乐受一匙，逐渐加多，一料犹未服毕，痢渐止，且思食糜粥，大约一月内外，可以恢复原状。余闻之，不独为张氏妻幸，并为中医幸矣。或曰：最剧痢症两则，先生均治愈。其有说乎，曰：医之一道，认症固难，用药亦不易，如呛咳咽痛，气火升也。得赭石承气，自可降下。噤口不食，舌无津也，得生地、元参，自可津润，无足奇。惟荷叶蒸肉云云，既滋肠胃

以开其噤，复固滑脱使之不泄，皆缘荷叶鼓气上行故也。此等治法，方书未载，殊为特异。吾故谓中医治病，有出方书外者，彼器械医，若遇如斯险症，不知何以治之，请详细告我。

（《医界春秋》63 期）

赤白下痢

赤白下痢，腹中微痛，治宜气血并调。

粉葛根三钱　焦白芍三钱　大腹绒二钱　二泉胶二钱　炮姜炭七分　广木香八分　焦查炭三钱　荆芥炭钱半　酒芩炭钱半　炙甘草六分　地榆炭二钱　乌梅炭一钱

（《国医杂志》1933 年 6、11、12 期；1934 年 6—11 期　澄斋医案）

赤痢

赤痢遇劳即发，近更感风，咳嗽胸闷，呕痰。太阴、阳明同病，脉来濡细，宜以温化。

苏梗子各二钱　陈广皮一钱　焦白术一钱　炮姜炭六分　嫩柴胡一钱　白芍药二钱　制川朴一钱　制香附钱半　制半夏三钱　炙甘草八分　炒枳壳钱半　荆芥炭二钱　炒苡米五钱　焦谷芽四钱

（《国医杂志》1933 年 6、11、12 期；1934 年 6—11 期　澄斋医案）

赤痢之治验

病者：姓名陆燕礼，年十五岁，本市友仁中学校。

初诊：九月二十八日。

病状：先是头痛恶寒，发喘咳，经过三四日来诊时，已不大恶寒，头亦不痛，惟觉晕，身大热，口渴异常，日便脓血二十余次，血多脓少，腹痛不欲食，喘咳。

诊断：六脉弦数，舌尖红赤，而满布朱点，后半截则黄腻，溲赤，断为湿热内伏，积垢早留，引起肠膜发炎，惟不后重，此是病灶不在直肠，而在小肠故也。据西籍医书云：在大肠直肠者轻，在小肠者重，再波及于胃，则成噤口痢，更重矣。又询知该校同学患同样病者甚多，当是传染性赤痢。

治疗：清热消炎，调和气血，以"葛根、芩、连、当归芍药汤"加减治之。

处方：粉葛根二钱　淡子芩二钱　小川连钱半　当归身三钱　生赤芍四钱　淡竹叶三钱　天花粉三钱　广木香钱半　花槟榔二钱　生地榆二钱　象贝母三钱　金银花三钱　生甘草钱半　并以白糖水送服鸦胆仁三十粒。

二诊二十九日：服前方后，身热减，便数亦少，而仍带有紫血，微口渴，脉仍弦滑有力，舌尖不若初诊之红赤，但不咳嗽矣。

处方：前方去象贝、竹叶，改用青蒿三钱，并加广三七八分，研末分两服。

三诊三十日：身热全退，口亦不渴，便血全无，惟现后重，按之心下痞鞕，腹左侧拒按而痛，此是积垢欲去之征，当顺而导之。

处方：当归三钱　生赤芍三钱　川朴二钱　枳实二钱　酒川军二钱半　淡子芩钱半　川连二钱　广木香钱三分　焦槟榔二钱　南楂炭三钱　青蒿梗二钱　生草二钱　仍以白糖水送下鸦胆仁二十粒。

结果：本月二日来行道谢，据云："服第三方后，泻下黑粪三四次，一切遂愈。"按初二诊不用"小承气"下者，因身热微恶寒，表邪未尽，下之恐表邪内陷，再痢疾为肠管纡曲地方伏有湿热而致发炎，骤下之湿热既不能去，反恐伤正气，必俟湿热去气血和，积垢有欲去之势，顺而导之，一鼓而击，斯得之矣。

（《医学杂志》74 期）

赤痢

富左　二十八岁　无锡　赤痢旬日，表邪未解，湿热痰滞内蕴，神情倦怠，身热畏寒，而阴分已亏，舌红苔光，脉细弦数，已成噤口。拟葛根芩连合白头翁汤，表里两解法。

淡豆豉　细生地_{同打}　粉葛根　白头翁　猪苓茎　大腹皮　川毛连_{姜汁炒}　淡黄芩_{酒炒}　北秦皮　细柴胡　益元散

二诊：进前方，形寒发热已退，胃气略醒，惟痢仍不减，色赤而褐，舌红亦退，略薄苔，再与润腑化热，以清积滞。

当归身_{土炒}　地榆炭　地枯萝　白头翁　驻车丸　橘白络　赤白芍_{酒炒}　藕节炭　淡子芩　川黄柏　生熟苡仁

三诊：痢减胃醒，腹中微痛，舌红退，而苔转薄黄，犹有积滞，特是余波，宜育阴为要。

大生地　南沙参　阿胶珠　煨木香　车前子_{姜汁炒}　川石斛　粉归身　酒炒川连　小青皮　地枯萝

伟按：此人为香烟小贩，家计萧条，此症诊四次，半取诊金，愈后送余香烟两听，颇资快乐。

（《神州国医学报》1—5 卷　张汝伟　临床一得录）

赤白痢

赤白痢已经一年，气虚下陷，荣阴亦伤，脉沉而细，久病宜从本治。

潞党参_{三钱}　绿升麻_{七分}　当归身_{钱半}　川续断_{五钱}　上绵

芪二钱　银柴胡五分　清炙草一钱　煨木香五分　焦冬术三钱
广陈皮一钱，炒　白芍二钱　荷叶包陈米一撮

(《国医杂志》1933 年 6、11、12 期；1934 年 6—11 期　澄斋医案)

赤白痢

赤白痢延久不止，绕脐腹痛，胸次不舒，溲黄短少，脉
来沉细，中气已伤，脾肾同病，当为调气和荣，培中固下。

炒党参三钱　炮姜炭五分　炒肉果一钱　菟丝饼四钱　炒冬
术二钱　川雅连五分　大腹皮三钱　炒木香二钱　清炙草一钱
焦白芍三钱　延胡索二钱　制川朴一钱　台乌药一钱　炒福曲
三钱

(《国医杂志》1933 年 6、11、12 期；1934 年 6—11 期　澄斋医案)

下痢赤白

热邪内陷肠胃，下痢赤白不爽，乍寒乍热，脉滑舌红，
亟与宣和通达。

嫩柴胡钱半　制川军钱半　全当归二钱　尖槟榔一钱　生熟
葛根各五钱　淡酒芩钱半　赤白芍各钱半　广木香二钱　制川朴一
钱　炒银花钱半　赤茯苓钱半　鸡苏散四钱　焦谷芽二钱　焦楂
炭三钱

(《国医杂志》1933 年 6、11、12 期；1934 年 6—11 期　澄斋医案)

下痢赤白

赤白积烟漏：叶左　暑湿侵脾，下痢赤白相杂，昼夜无
度，更衣腹痛后重，脉小弦数，治宜泄木和中。

姜汁竹茹

(《中医杂志》11、14、15 期　非非子录　凌晓五医案)

下痢赤白

吕右　经闭一载，荣血早亏，今下痢赤白，已延三月，
腹痛后重，纳谷衰少，形瘦骨立，舌光无苔，脉象濡细。据

述病喜食水果，既病又不节食，脾土大伤。中焦变化之血，渗入大肠，肠中湿浊互阻，积而为痢也。今拟温运脾阳，以和胃气，寒热并调，去其错杂。

炒潞党参钱半　熟附块一钱　白姜炭六分　生白术三钱　清炙草六分　全当归二钱　炒赤白芍各钱半　肉桂心饭丸吞服三分　焦楂炭三钱　大砂仁研八分　阿胶珠一钱　戊己丸包煎二钱　炒焦赤砂糖三钱

吕二诊：经治以来，血痢虽则轻减，而余恙如旧。舌边碎痛，恐起口糜之见端，谷食衰少，胃气索然，欲温中则阴分愈伤，欲滋养则脾胃益困，顾此失彼，棘手之症，难许完璧，专扶中土，以冀土厚火敛之意。

炒潞党参三钱　生于术二钱　清炙草五分　炒淮药三钱　炮姜炭六分　全当归钱半　炒赤白芍各钱半　御米壳炒三钱　炒谷芽四钱　驻军丸包煎，三钱

（《中医杂志》1—12、14—16 期　丁泽周〈甘仁〉　思补山房医案）

痢延一月

痢延一月，兼有红白，能食不饮，宜调气和荣。

煨葛根钱半　大丹参二钱　焦白芍钱半　盐砂仁七分　姜川连四分　归身炭二钱　煨木香五分　洗腹皮三钱　炙升麻三分　陈藕节三个　香橼皮八分

（《国医杂志》1933 年 6、11、12 期；1934 年 6—11 期　澄斋医案）

下痢红白

下痢红白，腹痛，里急后重，舌苔白腻，脉来弦滑，调气行血，宗古论治。

生熟葛根各钱半　全当归三钱　制军炭钱半　槟榔片一钱　淡酒芩二钱　焦白芍钱半　荆芥炭钱半　制香附钱半　广木香五

分 川枳壳钱半 炙黑草五分 赤茯苓二钱 煨姜三片

(《国医杂志》1933 年 6、11、12 期；1934 年 6—11 期 澄斋医案)

赤痢晚发

赤痢晚发，伏邪传荣，先宜通导。

煨葛根三钱 槐花三钱 制军炭钱半 炒枳壳钱半 绿升麻一钱, 炒 赤芍二钱 炒当归二钱 益元散四钱, 包 荆芥炭三钱 苦参片二钱 槟榔片一钱 广木香一钱 炒红曲三钱 焦楂炭四钱

(《国医杂志》1933 年 6、11、12 期；1934 年 6—11 期 澄斋医案)

白痢

痛减而白痢未止，再与和散。

炒葛根三钱 焦白芍钱半 炒福曲三钱 益元散四钱, 包 绿升麻八分 川枳壳钱半 台乌药钱半 生香附三钱 煨木香一钱 槟榔二钱 焦白术二钱 砂仁末一钱 乌梅炭一钱 山楂炭五钱 赤砂糖一钱

(《国医杂志》1933 年 6、11、12 期；1934 年 6—11 期 澄斋医案)

协热下痢

协热下痢赤白，白夜无度，脉来沉弱，舌苔黄腻，正虚邪实，年迈不支，病为难愈。

煨葛根钱半 白头翁钱半 制川朴七分 大腹绒二钱 广木香五分 炒银花钱半 炒枳壳一钱 赤茯苓二钱 赤白芍各钱半 荆芥炭钱半 驻军丸二钱 益元散四钱

(《国医杂志》1933 年 6、11、12 期；1934 年 6—11 期 澄斋医案)

痛痢

痛痢久延，赤多白少，荣阴已伤，热在里也。

当归身钱半 荆芥炭钱半 炒枳壳一钱 煨木香五分 炒赤芍二钱 槐花炭钱半 赤茯苓三钱 焦楂炭三钱 炙生地五钱

水炙草五分　驻军丸三钱包

（《国医杂志》1933 年 6、11、12 期；1934 年 6—11 期　澄斋医案）

下痢脓血

下痢脓血，后重不爽，伏暑伤荣也。

煨葛根钱半　全当归二钱　炒赤芍二钱　炒槐花三钱　广木
香五分　制军炭钱半　炒银花二钱　益元散四钱包　荆芥炭钱半
苦参二钱　焦楂炭四钱　地榆炭三钱　荷叶一角

（《国医杂志》1933 年 6、11、12 期；1934 年 6—11 期　澄斋医案）

下痢

发热口苦，更兼下痢，汤丸并治。

银柴胡一钱　法半夏二钱　制丹参三钱　淡酒芩钱半　煨葛
根三钱　炙甘草五分　并送百御丸三钱。

（《国医杂志》1933 年 6、11、12 期；1934 年 6—11 期　澄斋医案）

下痢

吴左　年五十，阴气自半，肠中干燥，喜用西法灌
肠，而转为下痢。色青下痢，色青如蓝，肛门时时坠胀。
历五六日，片刻不能安适，谷食减少，舌中剥，边薄腻，
脉虚弦，良由灌肠之时，风邪从肛门而入，风气通于肝，
青为肝之色，风淫于肝，肝木乘脾，脾失健运之常。谷食
入胃，不能生化精微，而变为败浊，风气从中鼓荡，驱败
浊下注大肠，而为下痢色青如蓝也。肛门坠胀者，中虚清
气不升，经所谓中气不足，溲便为之变也。宜补中益气，
去风化浊之治。

清炙芪三钱　炒防风一钱　清炙草六分　银柴胡一钱　炙升
麻五分　炒潞党钱半　全当归二钱　炒白芍钱半　苦桔梗一钱
陈皮一钱　赤砂糖三钱, 合炒焦　山楂肉三钱　炒谷麦芽各三钱

此方一剂知，三剂已，接服归芍六君汤。

(《中医杂志》1—12、14—16 期　丁泽周〈甘仁〉　思补山房医案)

痢

痢经旬余，脏气伤极，当从原法治之。

绿升麻一钱　荆芥炭钱半　焦白芍三钱　煨肉果一钱　煨葛根二钱　炒红曲二钱　赤石脂二钱　菟丝子四钱　白扁豆五钱　炙黑草一钱　炒槐花三钱　乌梅炭一钱　驻军丸一两　荷叶包陈米一撮

(《国医杂志》1933 年 6、11、12 期；1934 年 6—11 期　澄斋医案)

痢

痢止转为下血，或便后见红，乃痢久脾阴伤也，从脏统立治。

荆芥炭二钱　焦白芍三钱　炒槐花三钱　地榆炭三钱　侧柏叶二钱　焦白术二钱　炒银花三钱　川断肉五钱　炙黑草一钱　扁豆四钱　乌梅炭一钱　驻军丸三钱

(《国医杂志》1933 年 6、11、12 期；1934 年 6—11 期　澄斋医案)

痢延日久

顾左　痢延日久，少腹作痛，痛处有形，下至胸脘，牵引腰胁，脾肾之阳大伤矣。误服滋阴，反而损肾，遂致食不加餐，纳而少运，面无华色，疲而少神，入夏以来，又增腹胀，土被木乘矣，拟升阳益胃法图治。

西洋参五分　大有芪三钱　野于术土炒，一钱五分　云茯苓三钱　羌独活各八分　升麻三分　制半夏一钱五分　建泽泻二钱　春柴胡五分　肉果霜八分　椿根皮三钱　陈米一勺　荷蒂三枚

(《中医世界》4 卷 20 期　瞿冷仙　碧荫书屋医案)

血痢

林左　血痢经旬不解，日夜十余次不休，腹疼里急，身

热晚甚，口干欲饮，舌前半糙绛，中后腻黄，脉象弦数，此乃阴液素亏，津乏上承，良由温邪郁于荣分，遂致血渗大肠。肠中滋浊稽留，气机痹塞不通，症非轻浅。兹拟生津达邪，清荣化浊法，希冀应手乃吉。

白头翁三钱　北秦皮二钱　淡子芩一钱五分　金银花三钱　鲜石斛三钱　净连翘一钱五分　瓜蒌皮三钱　白桔梗一钱五分　炒赤芍一钱五分　焦山楂三钱　生甘草五分　青荷梗尺许，去刺

复诊：服前方诸恙未减，而反增烦不寐，舌红绛，苔糙黑无津，脉仍弦数，揣系伏温化热，由阳明而传于厥少二阴。厥阴为藏血之经，内寄相火，厥阴遇热则血溢沸腾，而下迫大肠，则为血痢。少阴为水火之脏，水亏火无所济，津液愈伤，神被热扰，则烦躁不寐也。身热晚甚者，阳明旺于申酉，阳明之温热炽甚也。温已化热伤阳，少火悉成壮火，大有吸尽西江之势，急拟黄连阿胶合白头翁汤法，加味图治，以冀弋获。

川雅连五分　阿胶珠三钱　生甘草五分　白头翁三钱　北秦皮二钱　鲜石斛三钱　淡子芩一钱五分　天花粉三钱　金银花三钱　生赤芍二钱　净连翘一钱五分　生山楂三钱　活水芦根尺许，去节

三诊：服药后已得安静，水火有既济之能，且有微汗，伏温有外解之势，血痢次数亦减，药已中肯，有转危为安之兆。惟阴液大伤，清津无以上供，齿垢唇燥，口渴不欲饮，热在荣分，蒸腾荣气上升，故口渴而不欲饮也。舌仍焦糙，脉仍弦数不静，守原法加味图治，以冀津液来复，邪热退却，始能入于坦途耳。

原方加粉丹皮一钱五分，鲜生地三钱。

（《中医世界》4卷20期　瞿冷仙　碧荫书屋医案）

血痢颇多胃逆不食

朱左　痢为湿热暑食杂感之病，气分受伤者，其色白。营分受伤者，其色红。深秋痢疾，以能纳者为吉，不纳者为凶。若痢而兼血，症名疫痢，较红痢为尤剧，此先哲言之也。据述初起便薄，旋转血痢，日夜数十次，腹痛里急，本属暑湿伤营，肠胃同病，已非轻候。况又粒食不进，频频嗳恶，胃气逆而失降，恐增呃忒，脉来弦细数，苔干色黄，阴液极亏，浊邪盛而冲扰，有正不胜邪之虑也。勉拟清疏之法，应手为吉。

左金丸六分　金石斛四钱　奎白芍三钱　银花钱半　条芩钱半　地榆三钱　橘白钱半　益元散三钱　赤苓四钱　谷芽四钱　姜茹钱半

（《中医杂志》5—10期　陈良夫　颍川医案）

血痢

洪左　血痢及旬，日夜十余次，腹疼里急，身热晚甚，口干欲饮，舌前半糙绛，中后腻黄，脉象弦数，此乃阴液素亏，津乏上承，伏温在荣血渗大肠，肠中湿浊稽留，气机痹塞不通，症非轻浅。姑拟生津达邪，清荣化浊。

鲜石斛三钱　淡豆豉三钱　金银花五钱　连翘壳三钱　白头翁三钱　北秦皮二钱　酒炒黄芩钱半　炒赤芍钱半　焦楂炭三钱　全瓜蒌切四钱　枳实炭一钱　苦桔梗一钱　活芦根一尺

二诊：昨投药后，诸恙不减，而反烦躁不寐，舌红绛，苔糙黑无津，脉弦数，伏温化热，由阳明而传于厥少二阴，厥阴为藏血之经，内寄相火，厥阴有热，则血溢沸腾，而下迫大肠，则为血痢，少阴为水火之脏，水亏火无所济，津液愈伤。神被热扰，则烦躁而不寐也。身热晚甚者，阳明旺于申酉，阳明之温热炽盛也。温已化热伤阴，少火悉成壮火，大有吸尽西江之势，急拟黄连阿胶汤，滋少阴之阴，白头翁汤清厥阴之热，银翘花粉解阳明之温。复方图治，犹兵家之总攻击也。勇往前进，以冀弋获。

阿胶珠二钱　川雅连四分　生甘草五分　白头翁三钱　鲜石斛四钱　生赤白芍各钱半　连翘壳三钱　酒炒黄芩一钱　北秦皮二钱　金银花四钱　粉葛根钱半　天花粉三钱　活芦根一尺　生山楂三钱

三诊：服药后，已得安静，水火有既济之能，且有微汗，伏温有外解之势，血痢次数亦减，药已中肯，有转危为安之兆。惟阴液大伤，清津无以上供，齿垢唇燥，舌仍焦糙，口渴不欲饮，热在荣分，蒸腾荣气上升，故口渴而不欲饮也。脉弦数不静，守原法而出入一二，冀望津液来复，邪热退却，由里及表，由荣返气，始能入于途耳。

原方去葛根，加粉丹皮钱半，鲜生地四钱。

四诊：血痢大减，临晚身热亦去其半。舌黑糙已退，转为光红，唇燥口干，不思纳谷，脉濡数。阴液伤而难复，邪热退而未净也。仍拟生津清荣，以和胃气。

鲜石斛三钱　天花粉三钱　生甘草五分　阿胶珠二钱　川雅连三分　白头翁三钱　酒炒黄芩一钱　赤白芍各钱半　嫩白薇钱半　炒银花四钱　广橘白一钱　生熟谷芽各三钱　活芦根一尺

五诊：血痢止，潮热亦退，唇燥齿干，睡醒后口舌无津，谷食衰少，神疲委顿，脉濡数不静。阴液未复，津无上承，脾胃输化乏权，生气受戕。人以胃气为本，今拟甘寒生津，养胃清热，以善其后。

西洋参钱半　鲜石斛三钱　生甘草五分　大麦冬二钱　炒银

花三钱　嫩白薇钱半　广橘白一钱　生谷芽四钱　抱茯神三钱
生扁豆衣三钱　淮山药三钱　活芦根一尺

痢下

靳左　痢下纯红，里急后重，腹痛纳少苔黄，脉濡数，此湿热入营，血渗大肠，肠中滞浊互阻，煅炼而为红积也。宜清热导滞，调气行血，气调则后重自除，血行则便脓自愈。

白头翁三钱　冰秦皮二钱　炒黄芩钱半　全当归钱半　炒赤白芍各钱半　酒川连五分　桃仁泥钱半　杜红花八分　焦楂三钱
全瓜蒌切，四钱　砂壳八分　细青皮一钱

痢后溏泄

傅太太　久痢后溏泄未止，三日前寒热骨楚，服西药寒热稍退，而头疼骨楚欲呕依然，脉迟弱甚，舌淡甚而胖，当和营卫，运脾肠。

柴胡二钱　煅牡蛎六钱，打　白芍二钱　草果钱半　生姜铜元大三片　淡芩二钱　干姜一钱　炒白术三钱　生常山二钱　姜夏四钱　桂枝二钱，后下　太子参三钱　炙草一钱

二诊：寒热不复发，骨楚亦减，头痛在两太阳，泄利日三数行。腹痛脉软舌胖，仍当温运脾阳而开胃。

炒故纸二钱　生白术三钱　蔓荆子二钱　草果钱半　黑附块二钱　太子参三钱　云苓四钱　陈皮二钱　干姜一钱　炙草二钱
川连五分

三诊：头疼骨楚亦差，新感已算痊愈，惟旧所病利尚未痊愈，食后乃感胀，脉极迟弱，肠病而胃亦不健也。

良姜钱半　炒故纸二钱　小朴一钱　云苓四钱　黑附块三钱
炒潞党三钱　赤石脂四钱　炙草一钱　茅白术各二钱　枳壳钱半
禹余粮四钱

（《中医新生命》1934—1937 年 1—31 期　陆渊雷医案）

肝肾阴伤痢下五色

姚　痢疾古称滞下，言其濡滞而下也。大都属湿热、积食凝结而成，气分受伤则痢白，营分受伤则痢红，惟红痢必兼伏暑。若五色杂见，则为五脏俱伤。《内经》所谓五液注下也。马元仪云：五脏之气血并伤，痢下五色。景岳谓，痢下不止，则精血脂膏悉从痢去。又云：久痢必伤肾阴，肾阴既伤，斯恶象叠见，故古人又谓险恶之症也。今始起赤白痢下，似湿热之下迫，然或间五色，腹不甚痛，所下不甚黏腻，其非实积可知。脉细濡数，舌本绛而苔花如糜。唇红齿燥，五心俱灼，肝阴与肾液两亏，而邪热虚阳，上蒸下注，实有正不能支之虑。况痢疾忌见发热，体常燥热口渴引饮，阴液有欲涸之势，将何恃而无恐耶。勉拟润养阴液，参以培中之品，希冀侥幸，未识能如愿否，候正。

西洋参　于术　石斛　稆豆　归身　茯神　白芍　枣仁
赤苓　银花　佩兰　谷芽

复：人生全赖气血两端，气属阳，气壮则生神，血属阴，血旺则成形，痢症尚未痊可，而形神递减，气阴两伤显然可见。景岳谓，痢久伤阳，则脾肾元神，皆从下夺。伤阴则脏腑脂膏，从而大去。叶氏又云：白痢伤气，红痢伤血，余色皆伤阴液。前因脾土与肾阴两亏，投以培中养液之法，痢次已减，而色尚黏红，唇燥舌干，遍苔如糜，尚未退净，精神递能振作。脉象细数，气与阴虽有来复之机，而液虚未充，脏腑尚欠其灌溉。古人云：痢疾所忌者，身热烦渴，神烦灼热，虽能递去，而渴象未除，阴液未克上潮，不得信为万稳而无恐也。考天士谓，痢症以能纳为吉。经有云，人之气阴，皆依胃为养。又云：得谷者昌，失谷者危。据述吸烟已增，而得食后，痢必加多，脾升胃降，尚未如恒。已耗之气阴，难以遽复，尚存之气阴，虑其后耗，措方殊非易易。想《内经》有本急治本，标急治标之旨，邪已微而正不能支，精神萎顿，只得体会经旨，再以益气存阴，调养后天，旺其生发之源，希冀气阴递复，或可转危为安。然必得应手则吉，候正。

洋参　于术　白芍　麦冬　阿胶　辰神　霍斛　橘白银花　枣仁　灯心　谷芽　另洋参、霍斛、燕窝煎汤，时时饮之。

（《中医杂志》5—10 期　陈良夫　颍川医案）

痢下五色肝肾阴伤

张左　五色痢下，为营阴伤而邪内盛，最为险恶。迭进润养清化，并顾标本，诊得脉转滑数，并无浮大之象，身热和而递能纳谷，均属佳兆。惟痢次虽少，而其色仍红，杂见青黑，据色以论症情，其为肾之阴大伤，余邪稽留显然也。舌红起刺，尤属阴伤之据，仍宜前法增减之。

霍石斛　生地炭　白芍炭　荆芥炭　地榆炭　归身炭制冬青　辰神　新会白　砂仁壳　加焦谷芽　鲜佛手　干荷叶　车前煎汤代水。

（《中医杂志》5—10 期　陈良夫　颍川医案）

久痢

陶左　夏秋痢下，至冬不止，赤白夹杂，日夜二十余次，腹痛后重，纳谷衰少，面色萎黄，舌苔白腻，脉象沉细而迟。此脾脏受寒，不能统血，血渗大肠，肠中湿浊胶阻不化，延久有胀满之虑，急拟温运太阴而化湿浊，勿因久痢骤进兜涩也，更宜节饮食，薄滋味，亦是帮助药力之一端。

炒潞党参一钱　熟附块钱半　炮姜炭八分　清炙草六分　生白术二钱　全当归二钱　炒赤白芍各钱半　软柴胡七分　川桂枝八分　焦楂炭三钱　大砂仁研一钱　炒焦赤砂糖三钱

陶左　投温运太阴而化湿浊之剂，已服三帖，下痢赤白已减其半，纳谷衰少，神疲委顿，脉象沉细，寒浊虽去，脾胃输运无权，既已获效，更进一筹。

原方去柴胡、桂枝，加炒麦谷芽各四钱，灶心黄土四钱。

（《中医杂志》1—12、14—16期　丁泽周〈甘仁〉　思补山房医案）

腹痛痢下

王妪　寒热呕恶，饮食不进，腹痛痢下，日夜五六十次，赤白相杂，里急后重，舌苔腻布，脉象浮紧而数。感受时气之邪，袭于表分，湿热夹滞，互阻肠胃，噤口痢之重症，先宜解表导滞。

荆芥穗钱半　青防风一钱　淡豆豉三钱　薄荷八分　藿香梗各钱半　仙半夏二钱　枳实炭钱半　苦桔梗一钱　炒赤芍钱半　六神曲三钱　焦楂炭三钱　生姜两片　陈红茶一钱　另玉枢丹开水冲服四分。

王妪二诊　得汗，寒热较轻，而痢下如故。腹痛加剧，胸闷泛恶，饮食不进，苔腻不化，脉象紧数，表邪虽则渐解，而湿滞夹热，胶阻曲肠，浊气上干地，阳明通降失司，恙热尚在重途。书云：无积不成痢，再宜疏邪导滞。

炒豆豉三钱　薄荷叶八分　仙半夏二钱　吴萸三分，拌炒　川雅连五分　炒赤芍钱半　酒炒黄芩一钱　肉桂心三分　枳实炭一钱　青陈皮各一钱　六神曲三钱　焦楂炭三钱　大砂仁八分　生姜两片　木香槟榔丸包煎，三钱

王妪三诊　寒热已退，呕恶亦减，佳兆也。而腹痛痢下，依然如故。胸闷不思纳谷，苔腻稍化，脉转弦滑，湿热滞尚留曲肠，气机窒塞不通。仍宜寒热并用，通行积滞，勿得因年老而姑息养奸也。

仙半夏　川连　酒炒黄芩　炒赤芍　肉桂心　枳实炭　金铃子　延胡索　六神曲　焦楂炭　大砂仁　全瓜蒌　生姜一片　木香槟榔丸四钱

王妪四诊：痢下甚畅，次数已减，腹痛亦稀，惟脘闷不思纳谷，苔厚腻渐化，脉象濡数，正气虽虚，湿热滞尚未清彻，脾胃运化无权。今制小其剂，和中化浊，亦去疾务尽之意。

酒炒黄芩钱半　炒赤芍钱半　全当归钱半　金铃子二钱　延胡索一钱　陈皮一钱　砂壳八分　六神曲三钱　炒谷麦芽各三钱　全瓜蒌切四钱　银花炭三钱　荠菜花炭三钱　香连丸吞服，一钱

（《中医杂志》1—12、14—16 期　丁泽周〈甘仁〉　思补山房医案）

痢下匝月

祁右　痢下匝月，次数虽少，谷食不进，里热口干，加之呃逆口糜，脉小数，舌质红苔糜腐，痢久伤阴，木火冲胃，湿热败浊，稽留曲肠，肠膜已腐矣。危状叠见，恐难挽回。勉拟参连开噤意，聊尽人工。

西洋参钱半　川雅连五分　炒黄芩一钱　生白芍钱半　甘草

五分　陈皮一钱　炒竹茹钱半　清炙枇杷叶三钱　柿蒂十枚　石莲三钱　焦麦芽钱半　荠菜花炭三钱　滋肾通关丸包煎，钱半

（《中医杂志》1—12、14—16 期　丁泽周〈甘仁〉　思补山房医案）

下痢

宣童　发热六天，临晚尤甚，热度至百零四之盛。下痢日夜七八十次之多，速至圊而不能便，腹满坠胀难忍，谷食不进，幸无呕吐，而口干欲饮，苔腻黄，脉黄滑数。时疫伏温蕴蒸阳明，欲达而不能达。湿滞败浊互阻曲肠，欲下而不能下，手足阳明为病，病情猛烈，急议表里双解，通因通用，冀望热轻痢减，始有转机之幸。

粉葛根二钱　薄荷叶八分　金银花八钱　连翘壳四钱　酒炒黄芩钱半　炒赤芍钱半　青陈皮各一钱　全瓜蒌切四钱　砂壳八分苦桔梗一钱　六神曲三钱　焦楂炭三钱　枳实导滞丸包煎，八钱

二诊：连投解肌通腑之剂，得汗甚多，发热较轻，白疹隐隐布于胸膺之间，伏温之邪有外达之机，痢下次数虽则不少，而腹痛已减，后重亦松。纳谷无味，口干欲饮，苔黄，脉滑不静，湿热败浊尚在曲肠之间，未得下行也。原法增减，努力前进。

原方去薄荷叶，加清水豆卷四钱。

三诊：发热渐退，痢下亦稀，腹痛后重已减其半，谷食无味，口干不多饮，神疲色痿，苔薄黄，脉濡滑而数。阴液暗伤，湿热滞尚未清彻，肠胃气机不和。今拟理脾和胃清化湿浊，更宜薄滋味，节饮食，恐有食复之弊，虽见虚象，不可骤补。

炒银花五钱　炒赤芍钱半　酒炒黄芩一钱　全当归钱半　陈皮一钱　壳砂八分　苦桔梗一钱　焦楂炭三钱　炒谷麦芽各三钱

全瓜蒌三钱　荠菜花炭三钱　香连丸包，一钱二分

（《中医杂志》1—12、14—16 期　丁泽周〈甘仁〉　思补山房医案）

痢下白积

白积：程左　寒暑湿食，互扰阳明，寒热似潮，无汗，邪陷成痢。痢下白积，更衣腹痛后重，脉弦滑而濡，舌苔黄腻，治宜和中导滞。

生米仁　煨木香左金丸五分拌　木猪苓　赤苓　广藿香陈皮　车前草　泽泻　制小朴　楂炭　半夏曲

或可用枳壳、大腹皮，以疏泄之，或加白蔻、煨姜以温之。按赤白痢初起亦从此法，即胃苓合香连之变方也。以米仁代术，车前代桂通阳。余三味合之，即五苓散也。

（《中医杂志》11、14、15 期　非非子录　凌晓五医案）

下痢红积

湿火红积：卓顺兄，暑湿侵脾，下痢红积，更衣腹痛后重。乍寒乍热，脉弦滑数，治宜清解阳明。

煨葛根　煨木香　青蒿子　木猪苓　条芩　枳壳　丹皮青荷梗　川连　楂炭　银花

或参白头翁汤，或用淡芩、元明粉，约三五分拌之。

（《中医杂志》11、14、15 期　非非子录　凌晓五医案）

自利无度

吴南春之妇，年五十余，于二十二年六月下旬，忽患头眩肌热，汗多呕恶，自利无度，腥臭触鼻，肚腹痛连胸胁，小便短赤，肛门热炙，坠胀不安。口干唇燥，舌苔砂露，脉得濡数。据述先因大便秘结，多食西瓜火腿冬瓜汤致恙，余曰非也。乃暑夹杂温疫，留蓄肠胃耳。当祛浊解毒，清和气血为主。用山栀、秦皮、银花、吴萸水炒、川连、甘草、秦

芄、绿豆衣、郁金、槟榔、瓜蒌、地骨皮、元参、石斛等，加梨肉、藕汁为引，另以沸水泡生军八分，青木香五分兑服，服药后自利锐减，吴君以为病退，余曰未也。再以原方撮服，因小便赤热，加车前草、赤苓皮，是日泻溏酱胶浊甚多，诸症悉减。次日原方去生军、绿豆衣，改加扁豆衣、谷芽，以清余邪，而善其后。近来安健如常。噫，苦寒攻伐之剂，于年老人固应审慎施用。因此症下利腥臭实也。审之详，用之效，正所谓医贵有识，尤贵有胆。

(《医学杂志》89 期　王养初　临证笔录)

厥阴下痢验案

病者：祁某，年二十余岁，住本乡，业商。

病名：厥阴下痢，古称肠澼，又称滞下，近来综称痢疾。

原因：素来经商，往来跋涉，途中饥饱不节，寒温不时，良由暑湿内蕴，积久化热，复经外寒乘之，逼住内热，其寒热交争之气，遂留滞于肠中而为痢。庚午七月初旬，由途中稍觉受凉而起。

症候：一起即头疼身热，脘痞腹痛，下痢红白，里急后重。状似渴，不多饮。

诊断：脉左小右大，舌色灰黄，头疼身热，脘痞腹痛，热痢下重，此乃暑湿内阻于三焦积久化热，复感新凉，有以致之也。

疗法：拟加减滑石藿香汤，以芳香利窍，辛淡渗湿宣气。俾湿化气畅，则痢自止矣。

处方：飞滑石绢包，三钱　白通草一钱　甘草一钱　茯苓皮三钱　广藿梗二钱　川厚朴姜制，一钱　白蔻仁研后下，六分　上广

皮一钱五分　广木香八分

复诊：一剂，头疼身热稍减，脘痞稍舒，惟肠中逆阻，腹痛在下时仍甚，舌增黄燥，急进加味白头翁汤清热除湿，以起下陷。

次方：白头翁三钱　秦皮二钱　川黄连八分　黄柏三钱　杭白芍二钱　淡黄芩二钱　煎汤取汁分三次服。

三诊：下痢腹痛转增，不思饮食，小便不通，神烦不安，询病者何延三四日不来诊治。病者云：前几日连往两处就诊，一王某，一姜某，服药均经无效，反加增剧，今仍请先生善为救治云云。乃令先用水葱三钱，白桔梗一钱五分，煎汤送服六一散五钱，宣其上窍以泄下窍。

四诊：小便通行，腹痛下痢如前，仍进加减白头翁汤，以起下陷之邪。

四方：白头翁三钱　秦皮二钱　川黄连八分　黄柏三钱　黄芩二钱　杭白芍二钱　白桔梗一钱五分

五诊：腹痛下痢稍舒，惟仍渴喜饮，依前法加减图之。

五方：白头翁三钱　秦皮二钱　桔梗一钱五分　鲜金钗三钱　鲜荷蒂三枚

效果：初方恙势暂停，次诊病者心急，不及服药，即往他处就诊。一腻补，一分利，至小溲瘀塞不通，病势转剧，复延冷治。先开肺气，则小溲通行，后以白头翁汤进退调治，至三星期，乃获大痊。

说明：痢之为症各殊，有发热恶寒者，有发热不恶寒者，有不发热而微恶寒者，有里急后重便脓血者，有里急至圊不出者，有里急不及至圊而出者，有后重至圊稍减者，有后重至圊转增者，种种症状，不甚枚举，岂可同一语也。今祁某之痢，乃是厥阴下痢，由于暑湿内伏，积久化热，下陷厥阴，致成痛痢。王某施以熟地、山萸肉、地榆腻补等品，姜某施以柴葛、车前、泽泻、木通分利等品，反致小便不通，转增剧象。用腻补药治热痢，原属非是。用分利药治热痢，亦属非宜。夫腻补乃治气虚不固之利也，非用以治痢，至若分利乃治泄泻之成法，利小便所以实大便也。非所论于治痢，况此厥阴下痢，腻补分利，皆非所宜。理应仲景白头翁汤，且白头翁能清除湿热，肠澼之热。黄柏清湿中之热，加黄芩清肠胃肌表之热，白芍调其血中之气，俾气血调和，热清湿化，更以病势浅深，酌参他药，则痢无不愈矣。神而明之，存乎其人也。

（《医界春秋》1930 年 71 期）

下注为痢

吉生道长文席，敬启者，不侫客秋在万县红十字会医院中，临症一得，今特缮呈，可否选登贵报，尚祈，赐教为盼。

蔡君悉明，湖北圻水人，年甫弱冠，体质孱弱，素患病漏，今秋在陆军三十三师军官养成所幕中患痢，医治月余，寝至垂危。群医咸为莫救，界之院中，予连日诊视，逐渐就起，前后共进十五剂，依次列后，以供一览。

首方：病始初秋，迁延匝月，由于酷暑之令，吸受炎热之邪，交秋感肃杀之气，遂从燥化，本年又值阳明燥金在泉，燥热之邪，上升而喘，下注为痢。医者昧而不察，一味苦寒杂进，致燥者愈燥，而苦者益坚。盖苦寒之药，用以泻火，火未降而炎上之疾作矣。经云：苦化燥，若从火化，又苦以坚之，炎上作苦而先入心，能助心经之火上炎，蒙蔽清

422

窍而耳聋，伤耗胃津而口渴。喜饮热汤，阴伤已极，且血为苦寒之药所滞凝，肝失统脏之权，横溢无归，上溢于口而涎血，下注于肠而泄血，郁久化火而外袭，故大汗如洗，大热如焚。其脉左部沉细，右部滑数，此非大剂白虎以胜之，则邪热必不可减，恐骇俗闻，爰立案以晓之。

生石膏四两，研细　生山药一两　生龙齿八钱，研细　生赭石一两，研细　净萸肉五钱，去核　广玄参一两　生地黄八钱　天花粉五钱　生粉草三钱　白茅根二两

八月十七日处方。

次方：昨宵汗热稍宁，今晨渴饮未减，脉细数而摇摇，正气先虚，热蟠居汹汹，邪气犹盛，清热止血为先，理瘀辅正继后。

生石膏四两，研细　生山药一两二钱　生杭芍一两六钱　潞党参六钱　生粉草四钱　田三七三钱　研细冲药汁中服。

三方：汗热之风波渐成，结代之脉象异常，涎血虽止，泄血仍旧。神疲若不能支，气喘似乎欲脱，憺憺然心动，瞑瞑然目督，复脉救逆，法不可缓。

生龟板二两，打碎　生牡蛎一两，研细　生龙骨两半，细研　潞党参五钱　生地黄六钱　净枣仁六钱，捣碎　大麦冬八钱，连心　生杭芍六钱　关东阿胶三钱　另蒸化冲药汁中服（兼进西药方见后）。

四方：脉回神气静，口干炎热臻，烦躁辗转，寤寐艰，喘逆频仍，泄血依旧，石膏圣药，仍不可缓。任劳任谤，我不敢辞。

生石膏四两，研细　生山药二两　潞党参六钱　生杭芍一两　明天冬五钱　广玄参六钱　川贝母三钱　生地榆四钱　金银花五

钱　生粉草三钱

五方：口内稍有津液，便中仍杂血圃，昨夜稍退凉，今晨忽又壮热，汗犹未止，渴幸稍宁，小溲昼夜一行，大便通宵四次。左脉搏指而微弦，右脉洪大而有力，滋阴清热，养气生津。目前治法，舍此奚求。

生石膏二两，研细　正全光三钱　生山药一两　净萸肉五钱，去核　金石斛五钱　大麦冬六钱，连心　生粉草二钱　酸石榴一枚　鸡子黄四枚　每次用一枚搅冲药汁中服。

六方：昨夜身凉片刻，神倦欲眠，中宵邪热上升，心烦多躁。夫肺胃本清肃之府，竟久为邪热盘蟠之场，细揣病情，伏热犹在。略仿前法，重进一筹。

生石膏四两，研细　生龙骨二两，研细　大麦冬一两，连心　生地黄一两　明沙参一两　金石斛八钱　生粉草四钱　鸡子黄四枚　照前冲服。

七方：热势既退，正气已衰，唇焦口燥，津液大伤，汗泄频仍，营阴早损，病中不食不寐，脉来乍数乍疏，养气生津，还求参斛，清营解热，尤赖地黄，敛肝更为要着，养胃便是良方。

花旗参三钱　金石斛五钱　生地黄五钱　净萸肉五钱，去核　生山药一两　鸡内金二钱　甘枸杞四钱　明沙参五钱　明天冬四钱

八方：邪热已清，辅正勿缓，俾胃能纳食，庶冀收功。

潞党参四钱　旦潜术二钱　广陈皮钱半　生山药五钱　云茯苓三钱　怀熟地五钱　柏子仁三钱　生龙骨五钱，研细　炙甘草二钱　东阿胶三钱　另蒸冲药汁中服。

九方：病势虽退，大肉已消，滋补之法，不可少缓。

怀熟地—两　明黄精—两　生山药—两　于白术四钱　西砂仁三枚　广木香五分　北箭芪四钱　玉竹粄三钱　炙甘草三钱

十方：各病俱除，惟干咳不已，肺间燥热，似犹未清也。

明沙参四钱　牛蒡子三钱,炒捣　炒苏子三钱,研　明黄精—两　生山药—两　玉竹粄三钱　大麦冬四钱,连心　京半夏三钱,捣　生杭芍二钱

十一方：初经肉食，胃必受刺，佐以消磨，庶几夷然。

明潞党参四钱　于潜术三钱　川茯苓四钱　生山药五钱　明黄精五钱　广橘皮二钱　京半夏三钱　鸡内金三钱　生山楂三钱　炙甘草二钱

十二方：食必出汗，动必发喘，阴虚阳浮越，非补不为功。

珠儿参三钱　于潜术四钱　鸡内金二钱　牛蒡子三钱,炒捣　广玄参三钱　生杭芍三钱　生山药—两　关阿胶三钱　另蒸化冲药汁中服。

十三方：昨煨海参，杂以补药，食后耳渐能闻，养阴滋补之剂，当继续予之。

潞党参五钱　北箭芪—两　明黄精—两　生山药—钱　生胶三钱　生芡实—两　怀熟地—两　甘枸杞四钱　东阿胶三钱　照前蒸冲服。

十四方：大解微觉燥结，小溲后觉空疼，二阴皆肾主之令，病则当顾及。

广玄参—两　大麦冬八钱　大生地八钱　淡苁蓉五钱

十五方：昨方服后，大便畅解，溲后空疼，似犹未竟。补肾之法，当再予之。

熟地黄一两　淡苁蓉五钱　生芡实一两　白滑石六钱，研细

甘草一钱

附西药方　实菱答利丁1.0　其笃落司丁1.0　赤葡萄

丁10.0　规那杂丁2.0　单舍利别20.0　蒸馏水100.0

上化和，分作三回，心中烦躁不宁时，服一回。

谨按，此症已列险候，予遵吾师寿甫张夫子之法，步步循去，得起危转安。若非寿师德教，临是症未必有若是放胆用生石膏之把握也。用特登录报端，尚望各大方家，有以教我是幸。

泾南后学周禹锡录于万县红十字会医院正月廿三日寄

2. 疟痢诸症

疟转为痢

疟转为痢，由卫入荣，急用逆流挽舟法。

秋柴胡钱半　老苏梗二钱　花槟榔一钱　炒赤芍钱半　川桂枝一钱　大豆卷四钱　法半夏二钱　广木香一钱　粉葛根三钱

制川朴一钱　酒条芩钱半　猪赤苓各三钱　炮姜五分　川连五分

疟痢交作

暑湿内陷：葛　疟痢交作，此由邪陷少阳阳明，失于提解所致，脉象弦数，治宜疏解。

细柴胡　香连丸　车前草　鲜苏叶　楂炭　葛根　制小朴　青蒿子　赤苓　淡条芩　新会皮　银花　半夏曲

土木为仇疟复转痢

朱右　疟疾原理，虽有数因，要不离肝木为病，迨至疟

复转痢，为表病及里，昔人谓为重候。据述初起疟疾间作，近日便频似痢，腹鸣如有水声，临圊腹痛，牵连右肋，纳食不思，舌光有糜，脉象弦滑。拙见是气分虽有余邪，而肝木横逆，乘侮中土，致胃失和降，脾失健运，加以阴液内耗，致成温润两难之候，殊非佳兆。古云：土虚不能栽木，则木强从而侮土，即此候也。东垣专主温脾，叶氏专主润胃，二家为医国圣手，然皆谓胃能纳受，脾能输化，则中土之升降有权，而肝木不致横决。今纳运两乖，木邪遂侮其所胜，且素体气阴不足，其何以堪此土木为仇乎。措方不易，勉拟扶脾养胃，参以抑木之法，望其谷纳递增，痢象渐减，俾得土能载木，或可转危为安。未识能如愿否？候高明教正。

甜术三钱　橘白钱半　枣仁三钱　青皮钱半　泽泻钱半　辰灯心二束　奎芍三钱　奎斛四钱　谷芽四钱　木蝴蝶十四张

改方：进培中抑木之法，便次略少，腰胁引痛，脉象带弦，苔花如糜，神疲力乏，此为气阴未复，木来侮土，再宜前法增减之。

冬术三钱　白芍三钱　霍斛四钱　云苓　橘白各钱半　青皮钱半　川断三钱　砂壳五分　川通五分　谷芽四钱　佛手八分

（《中医杂志》5—10 期　陈良夫　颍川医案）

久疟久痢

陆左　三十六岁，黟县人　前年曾患久疟久痢，阴阳两伤，近忽自汗不止。兼有形寒，胸中有气上冲，痰吐若冰，腹中悾然作响，大便溏结无定，此脾阳亏而积饮之所致也，用仲景苓桂术甘，合异功加味治之。

川桂枝　炒白芍　于白术土炒　绵黄芪蜜炙　带皮苓　姜半夏　淮山药　炒防风　甜广皮　炒泽泻

复诊：投剂后，形寒冲气已除，腹响亦止，痰吐仍冷，自汗仍有，苔厚白腻，宜再温肾阳。

绿水桂片_{泡冲} 土炒黄芪　鹿角霜　土炒于术　补骨脂
茯苓神　炙黄山药　姜半夏　车前子　新会皮

伟案：此症立方，不过平正而已。但因累月痼疾，迅速扫除。爰特志之，聊备一格。其他类似之方，一概不录，免使读者生厌耳。

（《神州国医学报》1—5卷　张汝伟　临床一得录）

疟痢治验

张君云：孙体丰气弱，癸亥七月患子母疟，寒热均盛，间日轻重，汗出不湿，主蕴于募原，口渴不欲饮，苔白腻，脉弦数，并于痢下之后仅隔旬日，延余诊治。当用疏化湿热达原法，投以制苍术、制川朴、半夏、煨草果、海南子、青陈皮、枳实、桂枝、白芍、生姜、红枣等，一剂而愈。前十日患赤白痢，里急后重，气逆神糊，口噤不食，兼有表热，脉濡数而滑。余与苏梗、藿香、槟榔、厚朴、枳实、防风、赤白芍、益元散、地枯萝、猪赤苓，一剂而减，寒热止，再剂而愈。可见治病列方，须审虚实，见得的确，不可顾忌。当余诊时家人以为气虚，如是不肯与服。余力排众议，径投此剂即愈。若畏头畏尾，便致偾事。又内子顾氏于八月，患赤白痢，一日数十次，腹中疼痛，溲少头痛，脉滑数。余审知为痰热挟滞，蕴积肠胃所致，即投酒制锦纹三钱，半夏、川朴、当归、赤白芍、枳实、猪赤苓、车前子、大腹皮、焦六曲、薄荷叶、苏子梗等，覆杯即愈。尤妙在大黄三钱，如请他医诊治，岂肯一诊即用，必待气虚邪实而后用之，已无及矣。

（《三三医报》1923年1卷13期）

治小女起贞疟后转痢

民十九年九月，小女起贞，是年十四岁，六月后时患腹痛，时痛时止，近一月来腹痛不作，而胸闷烦扰，近五六天每到下午寒热不清，似疟非疟，脉右手细弱，左手沉伏，大解燥结，每四五日一行，甚艰。延两医治之，服药六帖，热势稍退，自昨夜起忽溏泻，早起连泻两次，此后里结后重，下痢次数多而所下甚少也。邻人有云疟后痢病凶，内人忧惧，电话催余归。余思一月来之烦闷，五六天之疟势，前数日大解燥结，今变溏泻，总因中焦湿热酝酿，津伤液涸，血液结滞也。服两医药结滞下行也，今既转痢，当做痢治，但下午发热，疟势未退，脉又沉弱，症虽胃肠积滞，然病久液伤，每多虚坐努责也。治宜润液清导，始为合法，方用：

全瓜蒌三钱　生苡仁四钱　北沙参三钱　南薄荷六分　飞滑石四钱　大腹绒一钱半　霍石斛三钱　象贝母三钱　淡豆豉二钱　木香八分

此药服后，下痢次数较多，嗳气未平，两日后即能起床。下午便不发热，胃纳渐醒，精神亦畅。足证胃肠有宿积不清，致成不分明之疟痢。惟脉转细数，两尺挺劲，尚有宿垢未清，还当润液涤垢。照前方去豆豉、薄荷、石斛，加山楂、白芍、二竹青、泽兰、丹皮，服两剂后，胃纳渐振，精神日见爽快，惟有时腹痛下痢，后重未除，细看苔根，有些微黄腻甚显。想胃肠曲折之处，尚有宿垢难化，汤剂恐难见功，进自制备急丸两粒如赤豆大，初服甚觉头晕。半日后一阵腹痛，泻下浊水两次，次日虽体倦而腹痛大减，下痢爽快矣。再看苔根黄腻渐淡，然宿垢犹未清，宜再下之。乃开北沙参一二钱，二竹青三钱，荸荠五个，前汤频服。再吞备急丸两粒，初服不头晕。下午腹绞痛数阵，痛势较重，傍晚连泻浊水两次，夜半又泻一次，嗣后痢止，而腹痛亦从此不作矣，附自制备急丸方。

生军四成，雄精二成，三味研细末，巴豆霜四成，另酌量加生姜酒醋下末药，煎糊为丸如赤豆大。

（《神州国医学报》4卷4期）

肠澼

伏暑内蕴变为肠澼，赤白相兼，里急后重，胸脘痞闷，脉来弦滑，舌根苔黄，宜通因通用法。

煨葛根三钱　制军炭二钱　槟榔片一钱　炒槐花二钱　制川朴一钱　广木香一钱　炒枳实一钱　炒银花钱半　荆芥炭一钱　赤白芍各钱半　苦参片二钱　赤茯苓二钱　炒红福曲各三钱

（《国医杂志》1933年6、11、12期；1934年6—11期　澄斋医案）

泽庵医案（奇恒痢）

痢疾，古称滞下，又名肠澼。其病状为里急后重，便下黏物，或赤或白，或赤白相兼。原因天夏秋暑湿内蕴，与瓜果之积互结肠中，致肠膜发炎。故重者每有全身症状之表证。治疗不外导滞化湿，和血宣中，此指普通痢疾而言也。然有异乎寻常者，则诊断处方，又当别论。余诊周姓子之痢，其变幻之奇离，与治疗之方法，颇有一记之价值，爰述于下。周子年方十六，素禀不足。古历七月二十五日，自学校归来，觉头痛畏冷，旋即安睡。夜半周身灼热，烦渴欲饮，家人以为感冒耳。乃重被盖复，以冀取汗，此民间最浅之医学常识，而用之不当，适足为害，人不知也。翌晨，汗虽稍得，而热不减，忽喊喉痛腹腔痛，下利稀水。伊父即延某老医来诊，医乃检视咽部红肿，断为风邪，投羌、防、

荆、桔、杏、蒡、栀、豉等，服后躁扰不安，喉愈壅塞，汤
水难咽，大便数分钟一次。所下均黏腻赤白色液体，而无粪
汁。改延某喉科专家，认为喉痈，欲施手术，而家人未肯，
只处方剂而去，用石膏、生地、麻黄、葛根等药，下咽后，
更形增重，复现高热，合家举骇。一方面延请西医，一方面
乃专足迓予。予适应北乡何家横陈姓之诊，至晚始返，先莅
周家。病者之母向余报告情形，云：两西医皆视过，或谓菌
痢，或以阿米巴定名，注射四针，未见轻减，望先生拯救。
感且不休，余以好言慰之。见病者欲圊不能，状殊堪怜。临
床按脉，六部细数有力，苔黄腻而燥，胸高气粗，腹痛拒
按，汤水不进者四十余小时，身热，头额微汗，而肢厥冷。
余断为奇恒痢险症。幸未大喘，犹可施救。非急下不足以解
三焦之阻塞，而泻久酿之邪毒。处方用生大黄、川连、瓜
蒌、枳实、苡仁、银花、芩、芍等大剂，煎浓频服。三小时
后，病者昏谵呻吟，手指胸腹呼痛，俄闻肠鸣，大便解下黄
黑色块状之物甚多。腥秽之气令人作呕，正忙碌焚卫生香洒
消毒水之际，病者突然索饮，并谓喉中如少一物，家人狂
喜，数日未能言语，骤然开口，稍进稀粥，亦得下咽，惟按
腹仍痛，大便续又排出绿赤色三次。略能睡眠片刻，翌早复
诊，病者可自申述病状。探视喉部肿消，咽物微疼，神清气
平，六脉渐起，腹有硬块而痛，即照昨方，去大黄，加槟
榔、郁金，夜间仍有呓语。手心炕干，陆续泻去黏浊五色脓
垢，约半马桶，饮食日渐增加，胸腹亦觉宽畅。后均以芍、
芩、术、连、苡、银花、瓜蒌、参须、石莲等品，出入为
方，调理二星期，始恢复康健。按此症若不重用峻剂，邪毒
何由而出？势必上逆，若添呃喘，虽卢扁复生，无能为力。

然亦赖病家信心坚固，不畏药剂猛烈，始得转危为安。否则诊断虽确，处方虽当，而病家畏惧，亲朋妄作主张，或求神问卜，或推荐庸工，亦莫如之何也。

（《神州国医学报》1935 年 4 卷 4 期）

复发疟

金右　先咳嗽而复发疟，寒热均重，每在夜分，退时无汗，兼患溏泄，脉弦口苦苔白，邪势极重，未易速除。

苏子叶各二钱　嫩前胡二钱　法半夏三钱　鸡苏散四钱　川桂枝一钱　大贝母二钱　淡酒芩五钱　块赤苓三钱　软柴胡一钱　大白芍二钱　炮姜炭五分　小川朴一钱　淡竹茹钱半　枇杷叶三钱

（《国医杂志》1933 年 6、11、12 期；1934 年 6—11 期　澄斋医案）

寒热如疟

僧　先患咳嗽，继作寒热如疟，头疼胸闷，腹胀气急，脉来弦细，舌润不渴，邪在手太阴经，姑与疏和通降。

银柴胡一钱　苏子梗各钱半　制川朴一钱　大腹皮二钱，洗　川桂枝七分　法半夏二钱　炒枳壳一钱　青陈皮各一钱　嫩白薇二钱　旋覆花钱半，包　嫩前胡二钱　苦杏仁三钱　白芥子一钱　生姜一片

（《国医杂志》1933 年 6、11、12 期；1934 年 6—11 期　澄斋医案）

疟邪止后

吴　疟邪止后，蒸热未除，病在荣阴，治宜泄热和荣，以涤余邪。

南沙参三钱　炒丹皮钱半　黑山栀钱半　益元散四钱　生首乌六钱　酒芩炭钱半　香白薇二钱　炒知母钱半　炙鳖甲三钱　银柴胡钱半　赤茯苓三钱　淡竹茹钱半

（《国医杂志》1933 年 6、11、12 期；1934 年 6—11 期　澄斋医案）

432

疟延久

匡三　疟延久未除，气火上冲而为聋闭，脉来弦数，从少阳主治参以顺降。

南沙参三钱　法半夏二钱　苏子梗各钱半　杭甘菊一两半　炒柴胡一钱　青陈皮各一钱　大白芍一钱半　制香附二钱　淡酒芩钱半　大贝母四钱　生甘草五分　台乌药一钱　石菖蒲七分　姜竹茹一钱半

（《国医杂志》1933 年 6、11、12 期；1934 年 6—11 期　澄斋医案）

疟来寒热均重

沈　疟来寒热均重，口苦脉弦，邪势正在鸱张，宜从少阳、阳明和解。

银柴胡一钱　熟石膏五钱　细川连五分　炒白芍二钱　酒条芩钱半　炒知母二钱　法半夏三钱　枳实二钱　川桂枝一钱　淡干姜三分　陈广皮一钱　赤苓三钱　益元散五钱　姜汁炒竹茹钱半

（《国医杂志》1933 年 6、11、12 期；1934 年 6—11 期　澄斋医案）

疟邪留恋

周右　疟邪留恋少阳、阳明，久延不解，宜投和化。

川桂枝五分　玉泉散四钱　酒条芩一钱四　天花粉三钱　香白薇二钱　法半夏二钱　川黄连五分　赤猪苓各三钱　银柴胡一钱半　炒知母钱半　淡竹姜五分　飞滑石三钱　芦茅根各五分　淡竹茹一钱

（《国医杂志》1933 年 6、11、12 期；1934 年 6—11 期　澄斋医案）

久疟不已

僧　邪蕴少阳，久疟不已，退时有汗，口苦胸痞，脉濡舌润，与宣半表半里。

银柴胡一钱　制川朴一钱　淡干姜五分　尖槟榔七分　川桂

433

枝六分　炒枳壳一钱　淡酒芩一钱　白蔻仁打，七分　焦白芍二钱
法半夏二钱　青陈皮各一钱　象贝母三钱　生姜一片　红枣三枚

（《国医杂志》1933 年 6、11、12 期；1934 年 6—11 期　澄斋医案）

瘅疟半月

顾　瘅疟半月，胸痞腹饱，姑投和解。

银柴胡一钱半　淡酒芩一钱四　大白芍三钱　益元散四钱
香白薇一钱半　淡干姜五分　赤茯苓三钱　大贝母三钱　大豆卷
四钱　真川连五分　炒枳实二钱　大腹绒二钱

（《国医杂志》1933 年 6、11、12 期；1934 年 6—11 期　澄斋医案）

瘅疟

秦邮章书甫之夫人，患疟经月不止，疟来热多寒少，心烦作哕，口干渴饮，脉弦且数，此症由阴气先伤，阳气独发，名曰瘅疟。予用陈修园氏治疟二方（即柴胡、粉草、茯苓、白术、橘皮、鳖甲、首乌、当归、知母、灵仙），服两帖，疟即未作，继进清热养阴之品，调理而痊。此后凡伤阴疟病，用此法无不应验。

（《中医杂志》6 期　鹤山书屋临症笔记）

瘅疟病

疟来但热不寒，《内经》名谓瘅疟病，属邪气内伏心肺，阴虚阳盛，最易消烁肌肉，而耗津液。本镇王福根年二十岁，于深秋患疟，来时头疼壮热，并无寒象，夜寐不安。前医误投香燥，胸痞气逆口渴，狂饮不解，舌苔糙干而灰，烦热比前更甚，脉象滑大。余投玉泉散七钱，豆豉三钱，薄荷二钱，青蒿三钱，象贝母四钱，黄芩一钱五分，黑山栀三钱，辰连翘三钱，辰滑石四钱，竹茹一钱五分。翌日复诊，津液即回，舌苔潮润，糙灰得化，热势已缓，夜寐亦安，继

进清解之品，数剂而愈。

瘅疟

渊雷先生大鉴，良自出师门，将及一载。临诊虽不甚多，而间有一二治案，尚觉得心应手，此则皆出于兆白先生（上海国医学院毕业，亦旧生也）指导之力，与先生伤寒今释之赐也，心感曷忘，兹将良治病获效之案，附一二于后，以就正于先生，至疵谬之处，敬恳修正与批判。

尝读《大论》及《要略》，见其中方剂，从无一用石斛者，岂仲景当时，石斛未入药耶，抑另有别故耶。乃近世时医，一见热病舌干，即金石斛、鲜石斛罗列方头。大有无方不石斛之概，病人因热久不退，心脏疲劳而死，则委之于命，深信不疑，此真冤哉枉也。实则，病至舌干口渴时，第一须解热，热退则舌干口渴亦复，故仲景于阳明病，壮热谵语，唇焦齿燥时，只重用白虎以清热，何曾一用石斛以生津哉。譬之煮水，釜中腾沸时，欲止其沸，扬汤以止之乎，抑抽薪以止之乎，不待智者而能决，治病亦然也。或曰，然则石斛竟不可用乎，是又不然，壮热舌干时，于大队清热药中，稍佐些许石斛，未尝不于病无益。惟多用则有弊无利耳。无征则不信，兹将愚治阙童之病，初起被石斛所误，几至不起，后用人参白虎汤而收效一案，附列于后。

阙甫全，住阙家桥，年十六岁，于八月底患寒热如疟，继则但热不寒，延某医诊之，谓系瘅疟，服的解剂，不效，病反甚。壮热，口唇焦燥，乃更用豆豉、豆卷、石斛等药，亦无效。病日剧，连更数医，均徘徊于豆卷、石斛中，迨至九月十日，延余往诊，体温高达三十九度八，脉搏弦数，舌

435

光绛，边缘生芒刺，渴而不欲饮。——此系连服大量石斛之故——大便稍带稀薄，无汗，神志尚清，余乃谓病者之父曰，此系阳明经病，若能早用经方，病必不至如是之剧，盖历观前医治案，均着重生津，而少清热。夫不去其热，则津安得复，故愈服生津剂，而其舌愈觉光绛也。今当与釜底抽薪法，俾热邪去，则津自复。病者之父颔首示可，余乃处下方。

石膏八钱　知母三钱　太子参二钱　元参二钱　甘草一钱　石斛一钱　山栀二钱　令服二剂。于十二日再诊，热已稍减，三十八度五，舌亦湿润，口渴喜饮，得微汗出，乃于前方去元参、山栀、石斛。以党参易太子参。——因其脉弱之故，——加山药三钱，茯苓三钱，余仍旧。一剂后，热大已。再服一剂，热已清解。惟孩童无知，误起床出外，更兼饮食不慎，以致寒热又作，乃稍事调理而愈。

（《中医新生命》3 号　王惠苍　治案二则）

疟转为间疟

丁三　疟转为间疟，邪势方盛，大战大渴，每于脘下痛作则疟发矣。脉弦而搏，舌根黄腻。柴桂白虎合达原饮主之。

软柴胡钱半　玉泉散包六钱　尖槟榔钱半　煨草果一钱　川桂枝八分　肥知母二钱　川枳实一钱　青陈皮各一钱　姜半夏二钱　制川朴一钱　淡酒芩二钱　天花粉三钱　鲜芦根七钱　赤茯苓三钱

（《国医杂志》1933 年 6、11、12 期；1934 年 6—11 期　澄斋医案）

间疟

瞿　间疟寒战热渴，退时汗少，舌苔腻黄，脉弦细，依法宣达伏邪。

春柴胡一钱　酒黄芩二钱　制半夏三钱　煨草果一钱　粉葛根二钱　肥知母二钱　青陈皮各一钱　猪赤苓各三钱　川桂枝一钱　焦白术二钱　制川朴一钱　花槟榔一钱　益元散二钱　淡竹茹钱半

（《国医杂志》1933 年 6、11、12 期；1934 年 6—11 期　澄斋医案）

间疟

张　间疟寒热均重，痰多阻塞胸脘，秋病颇虑缠绵，治先和解。

软柴胡一钱半　酒黄芩二钱　川厚朴一钱　煨草果一钱　川桂枝一钱　川枳实一钱　花槟榔一钱　炒知母二钱　姜半夏二钱　陈广皮一钱　赤茯苓二钱　益元散四钱　淡竹茹一钱，包　生姜一片

（《国医杂志》1933 年 6、11、12 期；1934 年 6—11 期　澄斋医案）

间日疟

周　间日疟寒热均重，胸次痞闷，舌苔白腻，邪痰互结，当与和化。

银柴胡一钱四　酒条芩钱半　肥知母钱半　炒枳实一钱　川桂枝八分　法半夏二钱　煨草果一钱　赤猪苓各三钱　制川朴一钱　青陈皮各一钱　花槟榔一钱　益元散四钱　姜竹茹一钱四　生姜一片

（《国医杂志》1933 年 6、11、12 期；1934 年 6—11 期　澄斋医案）

间日寒热如疟

周　间日寒热如疟振慄，干咳溲赤，腹硬脉弦，姑从疟治。

潞党参三钱　全当归二钱　法半夏二钱　炙鳖甲三钱　川桂枝七分　大白芍二钱　青陈皮各一钱　鹿角霜三钱　银柴胡八分　生首乌六钱　炒知母钱半　鸡苏散四钱　酒条芩钱半

（《国医杂志》1933 年 6、11、12 期；1934 年 6—11 期　澄斋医案）

间疟

范童　初起间疟，寒短热长，继因饮食不节，转成湿温，身热早轻暮重，热盛之时，神识模糊，谵语妄言。胸痞闷、泛恶，腑行不实，舌苔灰腻满布，脉象滑数，良由伏温夹湿、夹滞，蕴蒸生痰，痰浊蔽蒙清窍，清阳之气失旷，与阳明内热者，不可同日而语也。颇虑传经增变，拟清温化湿，涤痰消滞，去其有形，则无形之邪自易解散。

豆豉三钱　前胡钱半　薄荷一钱　银花三钱　连翘三钱　赤苓三钱　半夏二钱　藿香　佩兰各钱半　枳实炒，钱半　竹茹姜炒，钱半　神曲三钱　菖蒲八分　荷叶一角

二诊：服前方以来，诸恙渐轻，不过夜则梦语如谵之象。某医以谓暑令之恙，暑热熏蒸心胞，投芩连益元散、竹叶、茅根等，转为泄泻无度。稀粥食升犹不知饱，渴喜热饮，身热依然，舌灰淡黄，脉象濡数。此藜藿之体，中气本虚，寒凉太过，一变而邪陷三阴，太阴清气不升，浊阴凝聚，虚气散逆，中虚求食，有似除中，而尚未至除中也。阴盛格阳，真寒假热，势已入于险境，姑仿附子理中，合小柴胡意，冀其应手则吉。

熟附块钱半　炒潞党二钱　炮姜炭六分　炒冬术二钱　炙草四分　云茯苓三钱　煨葛根钱半　软柴胡七分　仙半夏二钱　陈皮一钱　炒谷芽　苡仁各三钱　红枣二枚　荷叶一角

三诊：温运太阴，和解枢机，连服三剂。身热泄泻渐减，胀满亦松，脘中虽饥，已不多食，均属佳境。而神疲倦怠，渴喜热饮，舌淡黄，脉濡数无力，中虚脾弱，饮水自救，效方出入，毋庸更章。

炒潞党二钱　熟附片一钱　炮姜炭五分　云苓三钱　炙草五

分　大砂仁八分　陈皮一钱　炒谷芽　苡仁各三钱　炒白术二钱　荷叶一角

又服三剂，加炒淮药三钱。

按此症，骤见似难着手，然既泻而腹仍膨，则非实胀，已可概见，苔灰淡黄，脉象濡数，俱是假热，所谓不从脉而从症也。

（《中医杂志》1—12、14—16 期　丁泽周〈甘仁〉　思补山房医案）

间日疟

陆左　间日疟先战寒而后壮热，热盛之时，烦躁胸闷谵语。自午后至夜半，得汗而解，已发七八次，纳少神疲，脉弦滑而数，苔薄腻而黄，伏邪痰湿互阻，阳明为病，荣卫循序失司。拟桂枝白虎汤加味，疏解肌邪而清阳明。

川桂枝八分　陈皮一钱　熟石膏四钱　生甘草钱半　炒谷芽四钱　仙半夏三钱　川象贝各二钱　煨草果八分　肥知母钱半　佩兰钱半　生姜二片　红枣四个　甘露消毒丹荷叶包煎，四钱

二诊：服桂枝白虎汤三剂，间日寒热已减大半，发时谵语亦止，惟胸闷纳少，神疲乏力，脉弦滑不静，苔薄腻，夜不安寐，伏邪痰湿未楚，胃不和则卧不安也。前法既效，率由旧章。

川桂枝六分　仙半夏三钱　熟石膏二钱　生甘草四分　茯神朱砂拌，三钱　陈皮一钱　川象贝各二钱　北秫米包，三钱　炙远志一钱　佩兰钱半　生姜二片　红枣四个

（《中医杂志》1—12、14—16 期　丁泽周〈甘仁〉　思补山房医案）

间日疟

姜童　间日疟已延月余，加之大腹时满，纳少便溏，舌苔薄腻，脉象沉弦，乃久疟伤脾。脾阳不运，浊湿凝聚募

原，三焦输化无权。书所谓诸湿肿满，皆属于脾。又曰：浊气在上则生肿胀是也。表病传里，势非轻浅，亟与温运太阴，以化湿浊，和解枢机，而达经邪。

熟附片一钱　淡干姜五分　生白术钱半　连皮苓四钱　泽泻钱半　软柴胡八分　仙半夏二钱　生甘草四分　制川朴一钱　腹皮二钱　六神曲　炒麦芽苡仁各三钱

复诊：温运太阴，和解枢机，连服三剂。腹胀满渐见轻减，寒热又作，是陷入太阴之邪，仍欲还出阳经之佳象。胸闷纳少，腑行不实，小溲短少，脉转弦滑，痰湿留恋中焦，脾胃运行失职，前法颇合，再延一筹。

熟附片一钱　炮干姜六分　生白术二钱　赤猪苓各三钱　泽泻钱半　软柴胡一钱　仙半夏二钱　粉葛根一钱　生甘草五分　小朴八分　大腹皮二钱　六神曲三钱　干荷叶一角

（《中医杂志》1—12、14—16 期　丁泽周〈甘仁〉　思补山房医案）

间日疟

病者：包渔庄，年三十二岁，哲学士，南城人，住南昌市花园角。

病名：间日一疟。

原因：每遇不快，以酒遣之，连日劳倦，兼伤饮食。次早起到江边，被风吹之，觉肢体冷。又觉饥饿，即吃冷肉肥腻而起。

症候：头痛沉闷，午前十一时起，洒洒振寒，身体手足酸痹，至午后三时，发热，口淡，咳逆，呕吐，痰涎满口，八时汗出热退。

诊断：脉搏弦数，弦为风，数为热，此风热夹湿，踞于胃腑。考胃脉起于鼻，夹口环唇。《经脉篇》云：是动则洒洒振寒，是主血所生病者。疟汗出，喉痹，溺色黄。经曰：先伤寒，后伤风，寒阴邪也，风阳邪也。与远之寒，近感之风，两相引触，故先寒后热也。痰涎脾湿也，脾胃之窍，皆在口，阳热怫郁于胃，蒸熏脾湿，越出于口，故口淡痰涎满布也。肺脉还循胃口，为呼吸之门，胃脾中湿热相搏，冲射肺管，故咳逆呕吐也。

疗法：热淫所胜，平以咸寒，佐以苦甘。风淫于内，以辛散之。湿淫于内，以淡泄之，治以甘露饮加羌活。

处方：生地黄二钱　熟地黄二钱　天门冬一钱　麦门冬一钱　鲜石斛二钱　西茵陈二钱　炒黄芩一钱　陈枳壳一钱　川羌活一钱　粉甘草一钱　枇杷叶一钱，蜜炙去毛

复诊：第三日，午前十一时半，洒洒振寒，唇紫口淡，齿酸舌黄，痰涎满口，呕逆如前。觉得痰由腹脐间来，呕之始能得出。午后三时，发热，觉得肌肉间热。上腭白，咽喉红，至晚间八时汗出热退，但觉腹中温温液液，精神倦怠。

诊断：脉弦，此脾胃中之风火湿，深舍于膜原。《疟论篇》曰：其间日发者，由邪气内薄于五脏，横连膜原者也，其道远，其行迟，不能与卫气俱行，不得皆出，故间日乃作也。盖脾主信，故发作时间相对准确也。胃脉夹口环唇，循喉咙，胃腑多气多血，火胜血故唇紫，湿胜气故口淡，火之烟焰，夹湿上升，故上腭白，逼血上腾，则喉咙红。胃之支脉夹脐入气街中，下循腹里，今风热相搏，煅炼脾湿，溢于支脉，舍于气街，故觉得痰涎由腹脐间来，阳明者午也，盛阳之阴也。阳盛而阴气加之，故洒洒振寒也。脾主肌肉，火伏脾中，故热在肌肉间也。《内经》所谓邪气者，乃风寒暑湿燥火之气也。今风火湿，由脾胃传舍于膜原，而为病者

也。腹中温液者，火散湿存也，精神倦怠者，壮火食气也。

疗法：用泻黄散发散脾中伏火，合达原散直达膜原以治疟，加大黄以荡热。

再方：北防风二钱　香叶一钱　焦栀仁二钱　熟石膏三钱　花槟榔二钱　川厚朴一钱　草果仁五分　肥知母二钱　生白芍一钱　枯黄芩一钱　生大黄一钱　粉甘草一钱

三诊：服前方二剂，疟仍间日一发，寒热均减，服至四剂，疟止。后因劳倦复发，午后三时，洒洒振寒，至四时发热，六时汗出即退。次日诊脉数，喉咙红，舌黄，此劳复也。缘脾胃之火未尽，即金匮所谓温疟者也。按：用桂枝白虎汤治之。

三方：熟石膏二钱　肥知母二钱　粉甘草一钱　桂枝木一钱

效果：于前加人参二钱，四剂痊愈。

（《医界春秋》67、68、70—72 期　谢寿栴　生春医馆验案）

大疟

周　大疟转为日作，邪退后热不能楚，汗不能达，脘痛腹胀，募原之邪未化也，仍宜和化为治。

川桂枝七分　酒条芩一钱四　炒知母二钱　炒枳实一钱　银柴胡钱半　法半夏二钱　煨草果一钱　玉泉散四钱　制川朴一钱　青陈皮各一钱　尖槟榔一钱　猪赤苓各二钱　飞滑石二钱　生姜一片

（《国医杂志》1933 年 6、11、12 期；1934 年 6—11 期　澄斋医案）

大疟

刘　大疟病延三月，胸脘胀闷未舒，腹中作痛未减，脉弦乃未静，余邪留恋募原，仍宜和化为法。

川桂枝八钱　淡干姜五分　炒枳实一钱　煨草果一钱　银柴

胡钱半　细川连五分, 二味同炒　小川朴一钱　炒知母二钱　炙鳖甲三钱　左牡蛎打, 五钱

（《国医杂志》1933 年 6、11、12 期；1934 年 6—11 期　澄斋医案）

大疟

冯右　大疟延已八月，腹痛赤白痢，脉沉弱，湿结于里，重病也。

银柴胡钱半　黄酒芩钱半　花槟榔一钱　煨草果一钱　煨葛根一钱四　炮姜炭五分　制川朴一钱　广木香五分　川桂枝七分　川黄连五分　炒枳实二钱　大白芍二钱　炙黑草一钱　制军炭二钱

（《国医杂志》1933 年 6、11、12 期；1934 年 6—11 期　澄斋医案）

大疟

宗大疟止后，荣卫未和，寒热往来无定，当与和养。

潞党参三钱　炒白芍二钱　鹿角霜二钱　香白薇二钱　生首乌六钱　法半夏二钱　炙鳖甲二钱　大贝母二钱　全当归三钱　甜广皮一钱　水炙草五分　生姜一片　红枣二枚

（《国医杂志》1933 年 6、11、12 期；1934 年 6—11 期　澄斋医案）

大疟

马　大疟热重，阳入于阴，逆象也。近更便泄，脉沉弦而数，用逆流挽舟法。

银柴胡五钱　淡干姜五分　法半夏二钱　炒枳实一钱　粉葛根二钱　细川连五分　象贝母二钱　鸡苏散包, 四钱　川厚朴二钱　酒条芩二钱　大白芍二钱　花槟榔一钱　淡竹茹一钱　煨草果一钱

（《国医杂志》1933 年 6、11、12 期；1934 年 6—11 期　澄斋医案）

大疟

张　大疟一月，渐发于早，尚属顺境，但疟母已结，邪

势尚盛，淋带不断，颇为可虑，亟以治疟大法进之。

川桂枝一钱　生石膏五钱　川枳实一钱　炙鳖甲三钱　春柴胡一钱半　肥知母二钱　花槟榔一钱　煅牡蛎五钱　粉葛根二钱　法半夏三钱　川厚朴一钱　煨草果一钱　鳖甲煎丸，另服二钱　鸡苏散包，五钱　淡酒芩二钱

（《国医杂志》1933 年 6、11、12 期；1934 年 6—11 期　澄斋医案）

温疟

金　温疟久延，热入荣分，胸闷气急，脉来细数，舌白面黄，虑入劳怯之途。

银柴胡钱半　青蒿子二钱　苦杏仁二钱　炒白芍二钱　香白薇二钱　炙鳖甲三钱　制川朴一钱　左秦艽钱半　地骨皮三钱　炒知母一钱半　淡竹茹钱半　鸡苏散四钱

（《国医杂志》1933 年 6、11、12 期；1934 年 6—11 期　澄斋医案）

温疟

俞　烟客阴分已伤，温疟久延不愈，亟宜益阴清养，以透伏邪。

南沙参五钱　大丹参二钱　香白薇二钱　细生地四钱　川石斛四钱　粉赤芍二钱　大贝母二钱　益元散四钱　大麦冬二钱　牡丹皮二钱　青蒿子二钱　枇杷叶三片，去毛包

（《国医杂志》1933 年 6、11、12 期；1934 年 6—11 期　澄斋医案）

温疟

张右　温疟延已月余，憎寒发热，口甜渴饮，肩脊酸疼，心泛胸闷，少腹作痛，经将行而未至，按脉弦数，舌薄白，法宜和解主之。

炒柴胡一钱　全当归一钱半　法半夏一钱半　胡黄连五分　嫩白薇二钱　大白芍二钱　炮姜炭五分　赤茯苓三钱　豆卷四钱

淡酒芩一钱四　天花粉四钱　炒枳实一钱　鸡苏散四钱　青陈皮
各一钱　淡竹茹一钱半

(《国医杂志》1933 年 6、11、12 期；1934 年 6—11 期　澄斋医案)

漏底温疟

沈　漏底温疟已两旬余，下利黄水，兼有赤黏，唇燥鼻
煤，舌边尖俱红，脉细腹痛，仍宜清化主治。

炒柴胡一钱　胡黄连六分　益元散四钱　炒银花二钱　粉葛
根二钱　炒白芍二钱　荆芥炭一钱半　骨碎补五钱　酒条芩二钱
白头翁一钱半　川断肉三钱　芦根七钱

(《国医杂志》1933 年 6、11、12 期；1934 年 6—11 期　澄斋医案)

温疟

张右　表寒里热，胸闷腹痛，口甘舌腻，脉濡数，症属
温疟，延绵可虑。

银柴胡一钱半　淡酒芩一钱半　法半夏二钱　炒枳实二钱
川桂枝七分　淡干姜五分　广陈皮一钱　玉泉散四钱　大白芍炒
三钱　真川连五分炒　小川朴一钱　姜汁炒　猪赤苓各三钱　淡竹
茹一钱半　炒神曲三钱

(《国医杂志》1933 年 6、11、12 期；1934 年 6—11 期　澄斋医案)

温疟

僧　病成温疟，邪势方盛，骤难望愈，先和解为治。

川桂枝五分　生石膏五钱　小川朴一钱　鸡苏散四钱　软柴
胡一钱炒　知母一钱半炒　枳实一钱　淡酒芩一钱半　真川连五分
法半夏二钱　淡竹茹二钱　天花粉三钱

(《国医杂志》1933 年 6、11、12 期；1934 年 6—11 期　澄斋医案)

疟母

陆　疟延一月，左胁结疟母，兼患泄泻，面黄肌瘦，脉
来细软，亟以三甲饮加味。

445

炙鳖甲_{四钱} 炒柴胡_{一钱} 细青皮_{一钱} 煨草果_{一钱} 炙龟板_{四钱} 川桂枝_{一钱} 制川朴_{一钱} 姜半夏_{三钱} 炙甲片_{一钱半} 酒条芩_{一钱半} 尖槟榔_{一钱} 延胡索_{二钱} 生姜_{三片} 红枣_{三枚}

（《国医杂志》1933 年 6、11、12 期；1934 年 6—11 期 澄斋医案）

疟母

冯 三疟后，结成痞块，是为疟母。面黄肌瘦，内热不清，脉象弦数，重症也。

软柴胡_{一钱} 青陈皮_{各一钱} 炙鳖甲_{四钱} 益元散_{四钱} 川桂枝_{七分} 制川朴_{一钱} 左牡蛎_{六钱} 生首乌_{五钱} 酒条芩_{一钱半} 制半夏_{二钱} 海螵蛸_{一钱} 炒归尾_{一钱半} 炒赤芍_{一钱半} 生姜_{二片} 红枣_{三枚}

（《国医杂志》1933 年 6、11、12 期；1934 年 6—11 期 澄斋医案）

疟母

泰县黄某，丁巳春疟后失调，邪入肝经，夹瘀血痰湿，结块胁下，是属疟母。前由其友人介绍来诊，予令服鳖甲煎丸，陈皮汤下。彼不惯服丸，请改与汤药，乃用石顽老人治疟母方，即柴胡、鳖甲、桃仁、三棱、莪术，俱用醋制，合二陈汤，加砂、蔻衣、防己等味，以疏通血络，兼祛痰湿。服数帖，疟母全消，而气体健强逾昔。予以此方治疟母，较鳖甲煎丸等方，见功尤速，特濡笔而记之。

（《中医杂志》6 期 鹤山书屋临症笔记）

痹疟旬余未解

江右 痹疟旬余未解，心悸身疼，仍宜和解之。

炒柴胡_{一钱} 紫丹参_{三钱} 大豆卷_{四钱} 骨碎补_{八钱} 酒条芩_{一钱} 嫩白薇_{二钱} 抱茯神_{三钱} 益元散_{四钱} 淡竹叶_{一钱半}

（《国医杂志》1933 年 6、11、12 期；1934 年 6—11 期 澄斋医案）

痹疟久延

孙　痹疟久延，口渴汗多，舌绛苔黄，脉细滑而数，邪恋荣分，宜清其里。

香白薇二钱　炙鳖甲四钱　细生地五钱　生牡蛎八钱　银柴胡一钱　地骨皮四钱　大白芍二钱　胡黄连一钱　大丹参一钱　淡酒芩一钱半　益元散四钱　淡竹茹一钱半　芦根五钱

（《国医杂志》1933 年 6、11、12 期；1934 年 6—11 期　澄斋医案）

刘姓虚疟治验

扬州刘孝全，旅食于上海，体羸弱，有烟癖。自去岁八月病，时眠时起，至冬未愈。日晡形寒夜则壮热，侵晚微汗而解，向由郁闻尧诊治，所投清凉润燥之品，迄无效。既而延予诊治，予诊其六脉虚弦。曰：此虚疟也。无论寒热，俱有定时，为疟之显据。而疟脉自弦，《金匮》既亦有明文，半表半里之邪，既非清凉润燥，所能奏功，加以日久体虚，即柴胡、黄芩，亦宜慎用。方用生党参五钱，茯苓三钱，白术三钱，炙草一钱，加常山一钱，草果仁二钱，小青皮一钱五分，生姜三片，红枣十二枚，一剂而愈。予因记往年用此法以治间二日疟，无不应手立愈。良由正虚邪实，舍扶正去邪之法，而狃于治疟成方，正恐邪未尽而正益虚也。

（《中医杂志》2 期）

虚疟治验

潮桥顾某之子，年十八，家道小康，禀质素弱，客年患疟以还，每因小劳辄复再发，但其间距离时期，并不十分短促，他医屡用治疟板法小柴胡清脾等剂，皆未获效（疟症人第知祛邪为急，但多有气血虚者），其时适余初来此间，因即邀诊，切脉左关微弦，余皆软弱，舌苔淡薄，洒寒烘

447

热，呛咳频仍，饮食并减，神气极疲，视其气血固已亏损，而新邪之感，势亦不免，继思先贤雷少逸有营卫双关调一法，即以原方之嫩桂枝，土炒白芍，土炒归身，生黄芪皮（原方用炙，恐炙留邪），潞参、生姜、红枣等，再加贝母、制夏止咳化痰，柴胡、青蒿和解治疟，炙甘草助脾被中，苦杏仁宣肺降气，服下寒热渐清，精神稍奕，三日复诊略加损益，而病即自痊。乃益信《时病论》之实用于吾道也。

（《现代中医》1卷8期 姚世琛 内外科验案一束）

三日疟

杨右　三日疟已延半载，发时战寒壮热，历十小时始衰，纳谷渐少，面色萎黄，脉象沉弦无力，苔薄腻，此正气已虚，邪伏三阴，荣卫循序失司，缠绵之症，姑扶正达邪，用阳和阴。

炒潞党钱半　柴胡八分　生甘草六分　仙半夏二钱　川桂枝六分　熟附片一钱　炙鳖甲四钱　青蒿梗钱半　鹿角霜三钱　茯苓三钱　陈皮一钱　焦谷芽四钱　生姜两片　红枣四个

二诊：前方服六剂，寒热即止，接服六君子汤，加草果、姜、枣。

俞左　伏邪久蕴，消耗阴液，临晚身热，至夜半而减，已延数月，咳呛咯痰不爽，纳少，形肉渐瘦，苔薄黄，脉弦滑而数。少阴之阴已伤，阳明之邪不解。书云：但热不寒名曰瘅疟，久不愈即为痨疟也。

潞党参钱半　生甘草六分　青蒿梗钱半　炙鳖甲三钱　川贝三钱　熟石膏三钱　仙半夏钱半　银柴胡钱半　冬瓜子三钱　茯神三钱　嫩白薇钱半　大荸荠五枚　焦谷芽四钱

（《中医杂志》1—12、14—16期 丁泽周〈甘仁〉 思补山房医案）

三日疟

夏令三疟，今尚依期而来，寒热之势两等，脉软弦，暑邪不客于募原，而客于阴经之枢，历时五月，正气已伤，和之截之，等于未服，是非王者之师，不克以制其所胜也。

吉林人参_{八分} 大有芪_{钱半} 野于术_{钱半} 鹿角霜_{一钱} 东白芍 川桂_{同炒，一钱} 花龙骨_{三钱} 左牡蛎_{三钱} 粉当归_{钱半} 白伏苓_{三钱} 广陈皮_{钱半} 炙甘草_{五分} 制半夏_{钱半} 煨生姜_{二片} 红枣_{二枚}

（《中医世界》1卷6期 常熟张蕴石先生）

三疟止后

顾 三疟止后，食入作酸，肢体畏冷，当与调和荣卫。

潞党参_{二钱} 全当归_{二钱} 姜半夏_{二钱} 鹿角霜_{三钱} 制首乌_{四钱} 白芍_{二钱} 陈广皮_{一钱} 炙鳖甲_{三钱} 焦冬术_{二钱} 炙甘草_{六分} 川桂枝_{一钱} 左牡蛎_{五钱} 生姜_{一片} 红枣_{三枚}

（《国医杂志》1933年6、11、12期；1934年6—11期 澄斋医案）

暑疟

刘松亭年将七旬，夏患暑疟，寒轻热重。某医见热重，即加大黄，两剂后遂变为痢。红多白少，里急后重，病势转重，乃就诊于予。痢疾滞下，大黄原为当用之品，但此症初起非痢，乃疟症也。少阳热邪陷入，恐脾气一虚，有下陷之虑。书称和血则下痢自愈，调气则后重自除，似宜以此为主。兼用喻西昌逆流挽舟法，使邪仍从少阳而出，始为正治。乃用当归、白芍各八钱，甘草八分，以和其血，红糖炒楂肉三钱，木香五分，陈皮八分以调其气，川连五分，黄芩八分，以清其热，加柴胡二钱以提其内陷之邪，仍由少阳而外出。一服大解乃畅，滞下全无矣。再服而红白皆净，病家

449

以柴胡之升提，虑疟仍作，而疟竟不来，盖邪去正复，精神血气既和，尚何所病哉。余以此方重用归芍，治虚人痢疾，屡试屡效。可见用药妙在与病相称，而不可轻视之也。

（《中医杂志》4 期　李冠仙　仿寓意草）

暑疟

吴泽芝患暑疟，一日至酉刻忽然昏厥，手足抽搐，不知人事。惟时时作笑，旋又身热如炭，烦躁异常。天明予往视之，诊其脉洪数之中，更现躁急，或谓中暑。予曰：非也，此乃中热，热入厥阴证也。热入足厥阴肝经，故手足抽搐，中手厥阴心包，故善笑，且中暑脉数而濡，暑乃阴邪也，中热之脉数而洪，热阳证也。此症洪数而兼躁急，中热无疑，若不清热而以暑症治之，恐难挽救。乃以大剂犀角地黄汤加羚羊片三钱，犀羚清其心肝之火，生地清热，养阴济阳，外加竹茹、竹叶、西瓜翠衣清心化痰以为佐，服后神识稍清，不复作笑，而抽搐亦止，然尚烦躁谵语，身热灼灼。三服后，始盖单被，渐渐调养而愈。越半月后患疟疾，予知阴分大伤，必非一二月所能复原，而疟症又最易耗伤阴液，乃用小柴胡汤重加生地、沙参等甘凉益阴之品治之，十余剂，方始告痊。

（《中医杂志》4 期　李冠仙　仿寓意草）

患疟

李曜西子初秋患疟，寒少热多，多汗而热仍不退。医屡以白虎投之，始则热减寒重，既而但寒不热，少腹有气上冲，疼痛异常，至不能受。约一时许，乃渐转热，而痛亦稍平，热退则痛止。胸闷不食，神气萎疲，因问何以用白虎？据云，热多渴饮，每服必碗许。问饮冷者乎？抑热者乎？曰喜热饮。予曰：据此论之，则大谬矣。书载白虎汤症，必大暑渴，善饮冷，今既不大渴，而又热饮，断不可服。且治疟之法，必使寒转热化，而后可愈。岂得以热本不重者，而以纯寒之品治之乎？夫白虎在温疟门中未尝不用，然必热甚者方可一试。今汗多而热仍不清，明系暑中夹湿之故。暑属阴，而热属阳，岂可专治其热而不顾虑湿邪耶？此必误用转寒，阴寒逼入肝肾，寒气与肝气交争，随经上冲，故作痛也。疟主少阳，少阳胆经受寒，由表入里，由腑入脏，而内传至肝，肝肾均为阴脏，物喜类聚，乙癸同源，故又传归于肾，少腹逆气上冲，谓之肝气固宜，名曰肾气，亦无不可。盖夫气冲疼痛，由寒转热，热退而痛亦全止者。寒气透，而肝肾之气亦宁也。至初起能食，而今则不欲食者，肾脾虚寒，胃中夫其命火之蒸气，独阴无阳故耳。诊其脉，按之沉象，左关弦数不静，右关沉微无力，绝无数象。阴初内陷，寒证无疑，非用附子理阴煎不可。但以此方猛烈，病家恐生疑虑，遂先用建中试之，改生姜为煨，以观动静。一服后痛发较轻，微思饮食，再服而转现热象，然气仍冲而疟仍不止，予竟用附子理阴煎与服，病家畏猛，不敢用。予乃告之曰：桂枝、附子之先声也，煨姜、炮姜之先声也，归、芍、熟地之先声也，建中既效何疑焉。建中虽能温中，不能纳肾气，补肾阴以托邪也。今用附子理阴，温肾化寒，一服必效。如方两剂。其亦痊愈。

（《中医杂志》4 期　李冠仙　仿寓意草）

患疟

徐妇患疟，初起寒热平均，饮食不甚减，彼望自愈，不意越旬余，经水渐下，净后忽然自腰间攻注胁肋疼痛，游走无定，更增头胀及饭食不消，乃延余诊。脉沉细，苔黄腻，口渴。余曰：此病初起，湿热在气分为疟，继遇经下，血室空虚，邪遂内陷。血室隶于肝，血室空即肝阴不足，肝阴不足，则肝阳盛旺，更兼下陷之热邪助其威，所以由其所过之经络攻痛也。至饭食不消者，一则湿能伤脾，一则肝能克土也。乃用柴胡、青蒿以提肝邪，桑叶、丹皮以清肝热，生地以养肝阴，黄芩、川连以清气，苡仁、茯苓、泽泻以渗湿，焦谷芽、麦芽以和脾胃，服一剂汗出，攻痛遂止，而疟亦愈。后嫌余担任学校教课，至晚方能去故，另请施医生调理，而其夫以余方与阅，阅后见余立方尚可，后其回家时，特过敝校，谈一切为医之道。

（《中医杂志》10、15、16 期 季廷栻 临症笔谈）

患疟

我父素禀阳衰，于光绪十五年己丑，时年四十二，秋间患疟，因素不喜药，一时难愈，缠绵匝月，且服鸦片，真阳愈形衰弱，适川沙表兄顾君萍鸥，有事来邀，遂同北往。我父又不喜戒口，居表兄家，鱼肉荤腥，惟口是适。姑母禁之不可，于是渐起水肿，自下而上，数日之间肢体尽肿。萍鸥工诗词，善琵琶，明医理，以为旧病。水溢高原，用金匮麦门冬汤，服后愈觉胀满，遂置不服，病势日增，举家惊惶，不敢久留。我父亦自知沉重，急欲归家，遂雇舟而回，两人扶翼而入。谓余曰：余病不起矣。所患者，汝年轻，恐不能成立耳。余时年廿二，闻父言，睹父状，不胜惊骇。盖秋间患疟，至此已十一月中，历经数月，病体比前又增，肿势甚是利害，阴囊、阴茎肿大无伦，小便点滴难通，大便虽不泻溏，惟欲解时，不能稍忍片刻，迟则急迫而出。髀股间，有时痛如鸡啄，胸中若撑以棒杖，可仰而不可俯，动辄气喘。惟六脉如常，不迟不数，重按有根，舌色淡，苔薄白，胃纳而强，饮食有味，但稍多，则胃脘胀痛异常。余于丁亥秋，七月朔，仰观日食，因得目疾，于是研究医学，虽略有心得，然未敢轻治一人。今见我父有此重症，心中焦灼，莫可名状，反复沉思，夜不能寐。想饮食有味，胃气未败，六脉有根，断非绝症，默诵《内经》及本草，恍然心悟，起而对我父曰：父病勿忧，儿得之矣。父素禀真火衰弱，加以久病缠绵，真火益衰，不待言矣。盖火衰不能熏蒸脾土，土弱不能制伏水湿，以致积水浸淫弥漫，犹如阴霾四塞，六合皆昏，不仅土弱不能制水，大有中土反受水没，邪水欲灭真火之象，岂不危哉。小便点滴难通者，州都之官无阳以化气也。经曰：三焦者，决渎之官，水道出焉。夫三焦水道之流行，亦待命门真火之蒸动，今上流不行，故下流源绝。大便急迫而出者，水力使然也。髀股间痛如鸡啄者，亦水寒所致。《内经》所谓痛痹、着痹也。胸中若撑杖，动辄气喘，多食则胀痛异常者，水气愈积愈多，壅塞于胸脘之间，水寒入肺，肺气上逆也。舌色淡，苔白正虚寒之现象。幸而六脉有根，胃气尚强，稍可支持，否则不堪设想矣。儿读《内经》，曰：肾者胃之关也，关门不利，故聚水而从其类也。又读本草，附子能开关门，消肿满，故非进大辛大热之剂，助真火，蒸脾土，俾离照当空，不足以祛阴寒，逐积水。我父深以为然，遂用熟附子二钱，安南桂五分，川椒六分，吴茱萸六分，土炒冬术四钱，白蔻仁六分，怀牛膝二钱，车前子三钱包，带皮茯苓四钱，飞滑石四钱包，以父病真阳大衰，而真阴未耗，故仿济生肾气，而独用纯刚，除去阴药者也。附桂大辛大热，气厚纯阳为君，补火生土，温运三焦。真阳治而邪阳自消，积水自下，椒萸辛热性燥，温经利水，冬术苦温和中，培脾燥湿为臣。白蔻芳香醒脾为佐，牛膝、车前、茯苓、滑石引水下行，通膀胱，利水道为使，然开膀胱，宣气化，实藉桂附之功，否则徒用淡渗利水无济也。服后父曰：药辛可口，胸脘宽畅，甚适于胃，谅必对症，既而小便解下如涌泉，顷刻数壶，三日服三剂，解下小便共数十壶，肿势尽退。诸症若失，饮食加增，父色喜曰：今日再生，我儿之力也。且开手第一症，效验如神，尤为难得，命备志颠末，以为日后临症之助。又戒之曰：满招损，谦受益，毋自满溢。更复奋勉，斯进境无量。余仅受教，因进曰：父病虽愈，元气大虚，尚须调补，不然恐致反复。父素不喜药，竟不调补，继又因事恼怒，饮食减少，肿势复作，渐渐加重。即检原方，又服七剂，始得痊愈，时在庚寅三月间矣。

自后历年所治水肿，属热湿实证者少，寒湿虚证者多。凡病后脾虚胃弱，饮食不慎，渐起水肿，多属真阳衰弱，寒湿浸淫为患，每以桂附扶阳，参术补气，参以谷芽、砂蔻之类，燥湿醒脾。滑泽、五皮之属理气利水，取效屡矣。盖水肿偏于阳衰，能受温补，多可挽回。若并伤其阴，则殆矣。故阴阳两虚，气血并耗，泄泻不食，口干发热，不能进温补之剂者，都属阴阳两绝，不治之证。

（《中医杂志》14 期　徐子石　梅花吟馆医案笔记）

寒热发无定期

邱　寒热发无定期，姑拟和解枢机。

银柴胡一钱　淡干姜五分　炒白芍一钱五　玉泉散四钱　川

桂枝五分　细川连五分　炒枳实二钱　炒知母钱半　法半夏二钱　淡酒芩钱半　赤茯苓三钱　青陈皮各一钱

（《国医杂志》1933 年 6、11、12 期；1934 年 6—11 期　澄斋医案）

寒热往来

严　寒热往来，口苦渴饮，胸闷脉濡，余邪未楚，气血俱伤矣。

潞党参二钱　川桂枝七分　全当归二钱　青陈皮各一钱　生首乌五钱　酒条芩钱半　赤芍药二钱　小川朴一钱　法半夏二钱　软柴胡八分　炒枳壳钱半　益元散四钱　淡竹茹钱半

（《国医杂志》1933 年 6、11、12 期；1934 年 6—11 期　澄斋医案）

渐寒发热

赵　入暮渐寒发热，心口痞闷，食入作哽，脉细而濡，舌苔黄腻，与和解法。

紫丹参二钱　川桂枝一钱　淡干姜五分　益元散四钱　全当归二钱　酒条芩二钱　细川连五分　块赤苓三钱　大白芍一钱　法半夏三钱　制川朴一钱　淡竹茹钱半　枇杷叶三钱，去毛炙

（《国医杂志》1933 年 6、11、12 期；1934 年 6—11 期　澄斋医案）

寒热模糊

毛　寒热模糊，若有若无，胸闷纳少，中结不畅，胃未开，姑拟泻心法加减。

法半夏二钱　酒条芩一钱　苦桔梗一钱　青陈皮各一钱　淡干姜五分炒　枳实一钱四　白芍二钱　益元散四钱　细川连五分　淡竹茹钱半　赤茯苓三钱

（《国医杂志》1933 年 6、11、12 期；1934 年 6—11 期　澄斋医案）

寒热均重

陈　寒热均重，胸中痞闷不舒，苔腻舌黏，宜以和解治之。

川桂枝七分　淡干姜五分　法半夏二钱　银柴胡七分　川雅连五分　象贝母三钱　鸡苏散四钱　酒条芩二钱　新会皮一钱　炒枳实一钱　淡竹茹钱半

（《国医杂志》1933 年 6、11、12 期；1934 年 6—11 期　澄斋医案）

乍寒乍热

僧　乍寒乍热，口苦头疼，呕吐胸闷，腹痛，脉弦细而郁遏，舌苔干白，邪郁少阳，须防疟作。

银柴胡一钱　法半夏二钱　小川朴一钱　鸡苏散四钱　粉葛根二钱　淡酒芩钱半　炒枳壳一钱　六神曲三钱　大豆卷四钱　青陈皮各一钱　白蔻仁七分　淡竹茹钱半　生姜一片

（《国医杂志》1933 年 6、11、12 期；1934 年 6—11 期　澄斋医案）

牝疟

癸丑冬，予应京师沈雨人侍郎之聘，为其公子诊病。道经白下时，有宁人张姓者，疟以日作，不热但寒，已发数次。时医以治疟套方治之，不效。乃乞予为拟一方。予谓此症由其人阳气素虚，夏间又贪凉食冷过度，致阴气益盛，而阳气益虚，故疟来但寒不热，而牝疟以成，当用柴胡桂姜汤服一帖，疟即止。再服醒脾化湿之剂数帖，而气体复原。

（《中医杂志》6 期　鹤山书屋临症笔记）

牝疟

屠右　但寒不热，名曰牝疟，间日而作，已有月余。汗多淋漓，纳谷里少，脉沉细而弦，舌中剥，边薄白而腻，是阳虚失于外护，不能托邪外出。痰湿困于中宫，脾胃运化失职，高年患此，勿轻视之。亟拟助阳达邪，和中化湿。

潞党参三钱　熟附块二钱　川桂枝一钱　软柴胡一钱　陈皮一钱　姜半夏三钱　云苓三钱　鹿角霜三钱　煨草果八分　清炙

草五分　姜二片　枣四枚

二诊：寒减胸闷气逆，去参，加全福花钱半，炙白苏子二钱。

三诊：牝疟寒热已减，汗多淋漓，纳少胸闷，脉沉细而弦，舌中剥，边薄腻，阳虚气弱，不能托邪外出，痰湿逗留募原，皮毛开而经隧闭也。仍宜助阳达邪，和中化湿。

潞党参二钱　熟附子二钱　川桂枝一钱　白芍钱半　清炙草五分　软柴胡八分　仙半夏三钱　煨草果一钱　常山一钱　鹿角霜三钱　生姜两片　红枣四枚

（《中医杂志》1—12、14—16期　丁泽周〈甘仁〉　思补山房医案）

邪转少阳而为疟

章左　年二十，于春间患寒热，继则邪转少阳而为疟，便服金鸡纳霜，寒热模糊，胸闷微喘，延医诊治，以为温邪发于少阴，肾阴不足，乃用生地、元参、沙参、石斛一派养阴之剂，连服数剂。发热不减，胸胁闷而且痛，腹部微硬拒按，苔腻而黄，腑气数日不通，脉弦滑有力。余谓邪恋不达，有转属阳明之势，为用栀豉汤合小承气，前后加减进退共三次，腑行亦三次，脉弦滑渐平，热渐减矣。忽转形寒，为用栀豉汤合银翘散（内有荆芥、薄荷），服后寒热不减，且胁部痛剧，汗多如水淋漓，齐颈而还，病家略略知医，虑其亡阳。余曰：亡阳不当身热，现头部汗出，邪势仍在三阳也，投以柴葛解肌汤，服后仍无大效。病家欲延西医，余亦劝之。用冰法退热，无效，胸膺颈项发出白㾦甚多。仍延诊，投以清透化湿之剂，㾦已不见，热如故。至此举凡银翘、栀、豉、柴、葛、青蒿、白薇等退热之药，已服遍。余以其胸胁作痛，疑伏邪夹痰瘀阻于少阳之络，恐成疟母，然按之并不硬满，欲投鳖甲煎圆，又疑过早，反致遏邪。乃令延西医共决治法。谓胁部内有脓水，须用手术以决其脓，余亦韪其说，乃施手术解剖，果然决脓甚多，昏厥者屡日方定，而热势亦平，知饥索食，调养月余平复。

（《中医杂志》3—5、10—17 期 王一仁 临症笔记）

防其转疟

僧 头痛身疼，发热呕吐，邪郁肺胃之间，少阳枢机失司，防其转疟，治宜疏解。

炒荆芥钱半 嫩白薇二钱 炒枳壳一钱 益元散五钱 青防风一钱 白豆蔻五分 大贝母三钱 黑山栀钱半 苏薄荷五分 西秦艽钱半 瓜蒌皮三钱 淡竹茹五钱 酒炒芦根五钱

（《国医杂志》1933 年 6、11、12 期；1934 年 6—11 期 澄斋医案）

疟愈后复发

孙宝宝

疟愈后复发，热多寒少，面色萎黄，脉甚细，苔甚薄，当补益。

柴胡二钱 生白术二钱 陈皮二钱 常山钱半 炒潞党三钱 枳实钱半 草果一钱 鲜首乌四钱 云苓四钱 炙草一钱 谷麦芽各三钱

再诊

疟遂轻减，脉亦略起，神色较活，惟舌白甚，可知寒多。

柴胡二钱 干姜八分 姜半夏三钱 桂枝后下，一钱 炒潞党三钱 陈皮二钱 生常山钱半 生白术二钱 谷麦芽炒，各三钱 炙草八分 红枣四枚

（《中医新生命》1934—1937 年 1—31 期 陆渊雷医案）

疟愈后

陆　前用和解之法，昨复寒热一夜，面黄脘痞，大便溏泄，防其转痢，亟宜提邪上过，勿致下陷为幸。

炒柴胡—钱　炒茅术—钱　炒枳实—钱　西茵陈三钱　生熟葛根各钱半　广藿梗三钱　川厚朴—钱　益元散三钱　桂枝八分酒条芩二钱　赤茯苓三钱　干荷蒂三个

（《国医杂志》1933年6、11、12期；1934年6—11期　澄斋医案）

疟愈后

李先生　疟愈后不慎饮食风寒，遂再发寒热，形似疟，今热尚未尽，脉甚数，舌苔满白，头疼腰痛，宜柴胡桂枝汤。

柴胡二钱　桂枝后下，—钱半　草果—钱半　生姜四片　淡芩二钱　赤芍二钱　槟榔—钱半　红枣四枚　姜夏三钱　常山二钱　炙草—钱

二诊：再发之间日疟，服药即止，药停复发，发时即服药，反剧不适，此本一定之事。惜前日未叮咛耳，今舌满腻，当兼利湿。

槟榔二钱　柴胡二钱　赤苓四钱　常山二钱　茅术三钱　陈皮二钱　炙草—钱　草果—钱　小朴—钱半　姜夏三钱

三诊：疟愈后，迄尚微乏，头眩，舌胖，脉软，此须健脾利湿，以善其后。

茅白术土炒，各二钱　炙草—钱　柴胡二钱　藿根二钱　潞党参炒四钱　陈皮二钱　草果—钱半　云苓四钱　姜夏三钱　小朴—钱

（《中医新生命》1934—1937年1—31期　陆渊雷医案）

疟后脾虚湿蕴

张　疟后脾虚湿蕴，足肿乏力，姑与宣化，以利气机，

而通经络。

焦冬术三钱　川桂枝七分　粉猪苓三钱　川断肉五钱　制川朴二钱　全当归二钱　建泽泻二钱　怀牛膝三钱　法半夏二钱炒赤芍一钱半　陈广皮一钱　块赤苓三钱　生熟苡米各三钱

（《国医杂志》1933 年 6、11、12 期；1934 年 6—11 期　澄斋医案）

疟后劳伤

张　疟后劳伤，身瘦力泛，腰腿酸疼，乍寒乍热，面色黄晦，乃脱力黄病之类也。

嫩绵芪三钱　川桂枝七分　广陈皮一钱　怀牛膝三钱　制冬术二钱　大白芍二钱　块赤苓三钱　川断肉五钱　全当归三钱清炙草五分　左秦艽一钱半　补骨脂三钱　骨碎补七钱　金毛脊五钱

（《国医杂志》1933 年 6、11、12 期；1934 年 6—11 期　澄斋医案）

久疟不已

气虚下陷：某　劳倦内伤，久疟不已，脉弦数而濡，治宜补中益气。

真党参　鳖血炒柴胡　东白芍　白云苓　炙冬术　炙黑升麻　淡鳖甲　清炙甘草　嫩绵芪　新会陈皮　何首乌　生姜汁炒奎红

（《中医杂志》11、14、15 期　非非子录　凌晓五医案）

3．时疫与时痧

疫痧与时痧

东邑年来小儿出痧者甚多，群以时痧法治之，每多无效。亲友辈因予猎食于医，委治于予。予曰：目今所出之痧，初起寒少热多，亦有无寒者，烦躁头痛，双目红肿生眦，咳嗽，舌红苔白，有先喉痛而后发痧者，有先发痧而后喉痛者，甚至比宅阖户皆然，此疫痧也。与时痧有别，时痧未齐，表而出之，用凉戒早，审是疫痧未齐，亦表而出之。初起不忌凉散，盖疫痧中含疫毒，化燥最速。入手即宜步步存阴，昔贤言之详矣，故予斯时开手初期治痧，即用银翘合葱、豉、杏、贝等，疏表清肺，甚者磨服玉枢丹，类多得汗清热而痧透。有初期失治，延至二期来诊者，或加生石膏、丝瓜络，清阳明，通肌络，甚有热甚不解，势将痉厥，用羚羊角清热化风，而痧点始透，继用甘寒，幸无贻误。有喉痛而痧隐者，有痧未齐而喉痛者，亦宜照前施治。盖喉与痧虽前后症情不同，而病气则一也。

（《中医世界》5 卷 1 期　东台王锡光　守素斋医话）

时痧

陈左十七岁，常熟。时痧愈后半月，多食，劳倦，感风，猝起咽腐，漫延甚速，神糊而迷。舌红如杨梅刺，脉数，急宜清营解毒，兼养阴疏化法。

乌犀尖　鲜生地　粉葛根　炒赤芍　甘中黄　镑羚羊
鲜沙参　原枫斛　川贝母　带心翘　炒银花　大竹叶

伟按：此症先患时痧，经伟治愈，嗣后病者之侄子、侄女，先后患时痧者，六七人，均伟治愈。此症重复，最重，病家因一二八避难来申。客地悬悬，后经丁济万先生收功，而方药与此方相同，特用量较重耳。录之以志。

（《神州国医学报》1—5 卷　张汝伟　临床一得录）

时疫阳明腑症案

昔诊一谢妇，四川会理人，年十八岁，患温疫症二日。身热而渴不恶寒，脉来弦数，舌白如积粉，以达原饮加石膏主之。一剂稍效，二剂加大黄，其父略知医，竟将大黄石膏减去。再诊则舌黄谵语，二便秘结，胃实胸满，即拟以承气

461

白虎凉下之，仍不敢服。遂流鼻衄不止，流出鲜红，稍冷即凝成块，约二三大碗许，壮热饮冷。后延某医主以四逆汤，且云恐气随血脱，如系热证，其血流出后，必不能成块，亦不敢服。复来问余，即告以服后必殆无救。如是热极之症，即余素喜姜附，尚不敢轻试，更有不明阴阳冒昧过余者乎，仍主以大剂凉下。

石膏二钱　大黄泡水，一两　枳实　厚朴各六钱　知母六钱　芒硝三钱　生地五分，泡水　寸冬四钱

服之血止，大便始通，神识清，身热约退六七，再剂二便通畅，脉静身凉，仍渴冷饮。后以人参养荣汤，每剂加石膏五钱，大黄二钱。如此五剂而痊。

流行性时疫治验案

病者：卫姓子，年九岁，住本邑西乡，四月六日来诊所求治。

病名：流行性急性痉病（西名脑脊髓膜炎）。

病原：初春天气亢旱，寒燠不常，风多雨少，疫气播传。外感六淫之气，内触厥阴之阳，诱因比邻发生本病，被传染触动而暴发。

症状：头剧痛，后项强，身热微恶寒，不数分钟，即神烦谵妄，目赤气喘，昏厥不省人事，手足抽搐，便秘溺短，周身紫斑隐隐，险态毕呈。

诊断：初：六脉洪数搏指，旋反沉细有力，由卫入宫之过程也。苔亦先如积粉纯白，疫邪弥漫上焦之象，续即光赤津竭，热邪燔灼所致。夫疫疠之气，传变极速，其中人也，由口鼻而入心肺。肺为五脏华盖，职司吸养排炭，心为血液

循环之总枢。疫乃秽浊不正之气，而侵心肺重要之经，于是肺不能排碳以致血液浑浊，故气粗发斑，散温机能减退，生温机能增进，故身有壮热而无汗。肝为风木之脏，又属纯阳，外风引动内风，风本善行数变，故上冲巅顶，入于脑经，则知觉失措。诸官能之作用亦失，故谵语昏厥。肝开窍于目，热邪即冲上部，故目充血而赤。肝至筋，津不养筋，风乃乘之故抽搐。火腑不通，故溺短，津被火灼，不能清润大肠，故便秘，病势凶恶，危在顷刻。所幸正气尚足，冀其能敌邪也。

疗治：急以玉枢、紫雪二丹，开窍搜邪，用化斑清营加减，犀角清宫中之热，石膏泄气分之邪，生地、元参、知母、麦冬增液以养阴，津足汗自出也。银翘芳香以散秽，浊去神自清也。黄连解毒而降逆，加羚羊熄风以平肝。丹参、丹皮解血液之毒，再加珍珠母平镇肝阳，共建伟功，而挽生命。

处方：乌犀角钱半　羚羊角一钱　生石膏一两　鲜生地一两，绞汁冲服　润元参三钱　大麦冬去心，四钱　紫丹参　粉丹皮　白知母　银花　连翘各三钱　生石决明一两　川雅连八分　竹叶三十片　活水芦根去节，两半　太乙玉枢丹三钱　紫雪丹五分，先服开水调下。

二诊：服玉枢、紫雪两丹后，未片刻神识稍清，呼之亦应，头仰不能转侧，呻吟呼痛，间有谵语，舌赤绛微，有津液。按六脉形仍沉细，重按之亦甚有力，手足不时抽搐，热邪疫毒，尚在营分，脑部风阳仍旺，不过阴津稍复，随进汤药。服后，至午夜身微得汗，烦亦稍安。神识若清若昏，四肢常似蠕动，苔与前略同。病势似有转机，处方亦照原法增减，惟冀神清风熄，庶可渐入坦途。

处方：乌犀角一钱　羊角五分　珍珠母一两　川雅连钱一　干生地　麦冬五钱　丹皮　银花　玄参　知贝母　连翘各三钱　竹叶二十片

三诊：昨药服后，神识清明，风亦渐熄，已能言语，夜间不时谵妄，斑色转红，呼吸亦调，苔则非前之光赤，而亦焦黄厚腻，脉实有力，热邪传腑，疫毒有下行之势，佳象也。且腹痛拒按，大便五日不行，肠胃满结，宜因其势而导之，古人有急下存阴之言，爰拟增液承气加减为治。

处方：鲜生地一两，取汁和服　黑元参　知贝母　大麦冬　丹皮　银花　花粉各三钱　川雅连八分　石决明一两　龙胆草一两　生锦纹三钱，水泡，取汁和服　芦根一两，去节拍

附录：今春天气不正，敝省江北各地，盛行此病，其现象均如卫姓子，蔓延颇广，传染极速。尤以小儿为能事，然皆无效。辄认绝症，良可哂也。考此症治法，初时即宜寒凉清邪，最忌辛散温燥。不佞诊治此症，不下数十，皆以卫子法治之，兹敢录出，以告我同志焉。

（《医学杂志》63 期）

时疫

张伯衡夫人，四川会理人，年四旬余，体质素弱，素患哮喘痰饮咳嗽，常服姜附辛夏等皆效。于九年二月，偶染时疫，身热而渴，延某医诊视，以九味羌活汤加桂尖、麻黄。一剂服后，汗出皆绝，延余诊视，脉沉伏欲绝，肢厥出冷汗，唇焦齿枯。方用生脉散煎汁频频灌之（洋参、麦冬、五味、生草），数刻再诊，脉息沉数，肢厥渐回，口气蒸手，仍以前方加石膏、生地、二母服之。是晚再诊，脉息洪

数，壮热口渴冷饮。人事稍清，视其舌，则黄黑而生苔刺，小便短赤，大便秘结，此系温病误汗伤阴。疫毒转属阳明，复感少阴君火，热化大过，真阴被竭，邪热内壅，元阴外越，遂成阳极似阴一症。故经云：热深者厥亦深，今得二方以济之，真阴内回，阳热始通，故反壮热渴饮，遂主以承气白虎法凉下以救真阴。石膏八钱，知母五钱，沙参四钱，生草二钱，大黄三钱（泡水兑入），枳实四钱（炒），厚朴四钱，芒硝二钱，加黄连一钱五分，生地五钱，一剂二便能，苔刺渐软，身热约退二三，二剂热退五六，口津稍回，仍渴冷饮，三剂仍下黑粪，热退七八，稍进稀粥，仍照前方去枳朴，加二冬为五钱，连进二剂，脉静身凉，口津渐生，去硝，将大黄、石膏减半，加入当归五钱，连进四剂而痊。

（《神州国医学报》2卷10期　吴佩衡　吴氏医案）

瘟疫

何某　阳明之热内盛，少阴之火外炽，赤白疹点，气分郁热，舌苔焦黑，血分伏邪，脉数而肤热，阴邪炽甚，目赤而颧红，阳毒腾发，清阳明之热，兼固真阴，发瘟毒之邪，并搜伏热。

黑犀角一钱，磨　生石膏三两　山栀子二钱　连翘壳二钱　川黄连二钱　生地黄五钱　苦桔梗二钱　黄枯芩二钱　黑元参一两　肥知母五钱　淡竹叶三钱　赤芍药三钱　粉丹皮三钱　锦大黄五钱　粉甘草二钱

又诊：阳热已平，真阴恢复。黑苔见滑润，数脉变为和平，愤郁之余邪未离，阳伏之疹点未透，仍照原法加减。

原方减大黄，加金汁水二两。

（《中医世界》3卷16、17期；7卷3期　临症医案）

4．肺结核

肺结核

杨先生　年已五十一，而肺结核第三期证候极明确，咳痰带血，晡时发热，手指鼓槌形，左肺尖浊音、鼓音皆见，大便难。脉弦数，舌胖白。

银柴胡二钱　炙紫菀三钱　云苓四钱　知母二钱　炙鳖甲三钱　炙款冬二钱　茜根炭二钱　炙草一钱　青蒿后下，一钱半　川贝母三钱　煅牡蛎碎，八钱　石钟乳三钱　杏仁三钱　炮姜炭五分

复诊：三期肺结核服药两剂，潮热与血俱愈，不可谓非意外之效，今晨口渴，痰厚如脓，脉弦数，舌色白而质胖，当兼开胃。胃纳好，便延年。

银柴胡二钱　白蔻仁后下　紫菀炙，三钱　款冬炙二钱　炙鳖甲三钱　太子参二钱　桔梗一钱半　炒白及研末吞，一钱半　青蒿后下，一钱　陈皮二钱　赤白芍各一钱半　炙草一钱　川连五分　石钟乳四钱　云苓四钱

（《中医新生命》1934—1937年1—31期　陆渊雷医案）

肺结核

孟君　此系遥从同学陈渭滨函请拟方者。陈之原函已弃去，故病人年龄职业诸项俱已忘却，此方乃渭滨函请改方时抄存也。

五月廿四日第一方　据函，肺结核第二期，项间亦有淋巴腺肿。夜有微热，咳唾黄绿痰，时夹血，饮食少味，时复遗泄，脉两手细数，舌色绛，宜葛可久法。一面怡养性情，善食将息。

银柴胡二钱　炙鳖甲三钱　青蒿后下，钱半　生熟地各四钱　天麦冬去心，各三钱　川贝母打去心，三钱　叭杏仁去皮打尖，三钱

炙紫菀三钱　　款冬花炙，二钱　　肥知母二钱　　地骨皮二钱　　莲须二钱　　生龙骨先煎，四钱　　煅牡蛎先煎，八钱　　桔梗钱半　　真阿胶去滓，后入烊，三钱　　炙草一钱

孟君服前方病减，陈君复来函求方，渊雷夫子详答如下。诵穆附识。

孟君病潮热退，口味佳是极好现象，其咳痰诸证，本非短期间可取效。此病药效远不及佛法之效，奉佛除念经外，尤重"常存慈，悲，喜（犹今人谓同情心），舍心"及"菩提心"（甚难说明，说其近似，则心中纯是天理，毫无人欲）。孟君宜真实知此理方好，另附第二方，服至全无潮热再换。

孟先生　　六月十二日拟

据函服药五剂，口味已转，食思如平时，潮热亦大减，但未尽，咳痰，淋巴腺肿，胸中隐隐痛，遗泄，俱依然，此固非仓猝可愈者，脉细数有力，每分钟八十九至，舌绛，中心微黄，脚弱腰酸。

天麦冬去心，各四钱　　大生地黄六钱　　地骨皮三钱　　青蒿后下，二钱　　炙鳖甲三钱　　银柴胡二钱　　川象贝各三钱　　桑白皮三钱　　绵仲四钱　　怀膝四钱　　生龙骨先煎，五钱　　煅牡蛎先煎，一两　　炙百部二钱　　五味子一钱　　茜根炭二钱　　真阿胶去渣后下，三钱　　炙草一钱

（《中医新生命》1934—1937 年 1—31 期　陆渊雷医案）

肺结核

病者：易绣轩令长男，年二十二岁，业儒，民国十七年八月。

原因：病人素体弱，每年冬月发生咳嗽，服药而愈。今咳嗽数月未愈，疑是肺结核菌为害。

病理：凡患肺痨之人，肺脏多衰弱，故胸肋扁平狭窄者，多犯痨症，因人体弱乏抵抗结核菌之力，结核菌侵入，体液不能杀死，而日渐发生，破坏肺体，致潮红腐败，化生痰涎，而生水泡音，肺尖因易郁滞，而酸素不足，病多先起于此。

证候：咳嗽甚急，初少痰，久则咯泡沫，痰带血丝。自本年正月起，至七月左胁下微痛，咳则引痛，不可向左卧，卧左则咳嗽甚剧，听其肺尖部带水泡音，左肋内有磨擦音。打诊左肋部，因打之震动而痛甚，其音稍带浊，肺尖部亦浊音显明，脉洪数按之实，大便三四日一解，甚结，小便黄热。

诊断：痨兼热性肋膜炎

治疗：方宜用清肺疏气为先治其标。

初诊：叭哒杏二钱　牛蒡二钱　紫菀二钱　麦冬三钱　川贝母二钱　当归二钱　天冬三钱　甘草一钱　驴胶二钱　煎水服，八剂。

二诊：咳嗽略减，脉数亦退，用清肺疏气，略补阴。

杭芍三钱　当归三钱　北杏仁二钱　马兜铃三钱　驴胶二钱　牛蒡二钱　甘草一钱　煎服十剂。

三诊：咳嗽大减，左侧可卧，磨擦音消失，脉和缓兼弱，用归脾汤以白芍易木香收功。

按中医所长者惟阴阳气化，西医所长者惟病理实质。若能截长补短，气化实质双方研究，凡诊病，以中医诊其寒热虚实，以西法诊其实质变化。如时令病以中医名为某病者，再以显微镜检之，证为何病，则自有进步。

记肺结核失治一则

本刊近数期所载鄙人医案，乃门诊时诵穆偶然从旁记录者，不能遍录，亦无所去取，以是之故，当然不能有奇方妙药，一新读者诸君之视听。尝谓古今医案多载其治愈，或得较佳之转归者，若失治或反得不良转归者，则讳莫如深。夫暴其长而掩其短，人之常情，固不足怪。然而于医学上有何价值，有何研究，岂非违失著作之本旨乎。况医案所载多重证、险证之获愈者，殊不知病至危笃，则医药之权不能与命运争胜，其死也固非医药之罪，则其获愈也，宁得为医药之功？凭良心言，直是偶然幸中，贪天之功而已。医者执业稍久，遇病稍多，必有一二险证获愈者，此时医者载之医案，自居其功，病者亦往往登报鸣谢，誉为国手，不知险证偶然获愈不可据以为国手之考案也。反之失治之案，医者既不自以为罪，病者亦自安天命，彼此不复考虑研究。——近日多有误治之讼，往往别有内幕，人心不古使然，非常例也。——则危笃之病医药将永永无权，而医药之本身亦永永无进步矣。鄙人尝欲约二三良医互商失治之案，以为切磋，徐君瀛芳深以为然而云，"吾辈真正失治者，殊不可多得。"盖事实如此，非夸词也。今有肺结核失治一则，录供众览，以识吾过。

遥从同学梁书范山东郯城县马头镇人，因友有高君涧庄介绍入学者也，初不知其年貌体质，今年盛夏，忽请一朋友扶持来沪求治。梁之父在马头开药铺为业，其同行之朋友亦是同业，在另一药铺者。梁甚羸瘦，病喘咳不能平卧，稀痰奇多，面目失神，询知时发时止且无他种结核证。——例如指头作鼓槌形——以为是气管支哮喘，绝不疑为结核也。处麻黄剂与之，病人问危险程度，夷然告以不致危险，但难除根耳。岂知病人以内地朴质之人，初到上海花花世界，闻病不危险，乃恣意游览上海游戏场多热闹，于夜间病人遂常常夜游，于是其喘咳乍减乍剧，询其致剧之故，则云又是感冒，如是进退十余日，忽有挂号出诊者，初不知何人到其地，乃知即是梁，所寓乃类似公寓之中下等楼房，盛夏酷热，室小如斗，已苦空气不通，乃复严闭窗户，以避风黑暗秽恶，几于不可插足。——北地乡间人视黑暗及地上粪秽远不若南人之厌恶，故处之泰然。——病人坐而隐几喘不可转侧，自云因夜游感冷所致，然遍体冷汗、脉微弱而数甚，舌淡如经水浸，此乃虚脱之候不可表散者。又因阴虚体当酷暑时，不便用附子，偶记近人张锡纯法：与大量萸肉，其他顺气化痰药称之。越日又来门诊，云药后略差，停药复剧。并云："向日发病若此者，每以柴胡等药得效。"然其证仍非可表者。——虽然柴胡不是绝对表药——因告以病殊不廉，吾有友人章次公学识经验俱佳，代邀会诊如何？病人不加可否，伴来之人乃笑言"渠父特信仰先生，不欲就诊他人"，其意似讥吾药不效也，去后久不通闻，问后得高君涧庄书，谓病人去后就西医照 X 光，知左肺已烂，尽劝令立即回家，回家乃中途而死，比尸抵家已腐烂，极可惨云云。嗟乎。虽欲谓非吾杀之，岂可得乎。叹恨经旬，夫复何益。夫肺结核至喘咳不得片刻宁，大汗出，面目失神，其病固属不治，然经验上此等证状已入弥留时期，今梁君能耐千里舟车，又无显著之结核外证，遂误认为哮喘耳。由今思之，当时若细为问察，或试行打诊，当不致一无所见。平时常自诫轻忽，而仍不免于轻忽贻误，医生岂易为哉。医生无形之恶业岂不重哉。书此自励，且从佛家暴露忏悔之制也。渊雷自记。

（《中医新生命》13 期）

汉医治肺痨病方及医案一则

感想及疑问

叙事既毕，试更述余之感想。

余自有生以来，从未见有人用獭肝散治肺痨者，古来医案，亦未见有详细报告，意者此不过一种单方，无多大价值，只成古纸堆中之成言，用之必无效果可言。方今肺结核一症，经全世界诸大家苦心研究，尚未能发现特效疗法，试观各国最新内科巨著，或肺痨专书，莫不谆谆以肺痨无特效药为言，而谓以科学落后之我国，千余年前之成方，能治此病，似非愚即妄，决无此理。然而事实竟如此，可知中国医学非无可取，实能补新医学治疗之不足，特基础医学不完备，致为识者所诟病耳。鄙意此后中医务吸收西医之生理 解剖 病理 药理等，对中医努力作科学上的说明，废除五行生克等之妄言（中医真髓，决非五行生克之类），俾中医学于此世界学术昌明中，得为科学家所采用（现在日本人已从事此种工作，成绩亦颇可观）。同时进而改良本草一书，证明各药之医学效用，不损其有效成分，制为国产，奖励推销，以建医药自给之基础，此实不世出之伟业，亦天下最艰难之工作也。至西医亦须研究中医治疗之规律，采其有效之良方，勿徒以讪笑攻击为能事（总之医者务须泯除门户之见，一以真理为归。将来世界医学，无所谓中医西医，只有一个科学的医学），如此不特病者之福音，亦医界之光明焕发也。此其一。中国无公立肺病院（或著者不知），私立者取价甚贵，非贫人所能住。用中法则经济可省，人人可以办到，此其二。西医治此症新理新法，层出不穷，而尤以种种之手术及器械，为能震惊一世之耳目。返顾中医，仅仅内服药一法，两者相去，不可以道里计矣。然细考西医之手术及器械，动多窒碍难施之处（如考克博士之铁勃固灵注射时，设遇病人发热，即当停止，又如外科疗法中之人工气胸术等，皆有其困难难行之点，阅最近肺病治疗各书自知）。而中医之方药，一无禁忌，而能收赫赫之伟功。是西医之议论虽宏，治效未著，器械虽精，于病者实无多益处。此其三。人有常常无故发热及易患伤风咳嗽体重减轻，或贫血，与经血不调者（或更有其他现象，如咯血等，姑不论），中医固不识其病原患之法，即须反覆施以排毒素疗法（更辅之以杀菌法），久则能使体质改善，成为不易感冒之体质，此上工治未病之法也。此其四。肺痨早期之热，为结核杆菌之毒素所致，晚期则因生脓细菌，现组织毁坏腐败之毒所致，及肺组织已腐败，而欲治之难矣。趾安之病，所以不能痊愈者，原因在此。使其于初起时，治之得法，何至如此，故《史记·扁鹊传》曰，……使圣人预知微，能使良医得早从事，则疾可已，身可活也。日人和田启十郎曰癌肿结核，虽为恶性，然治之以时，施之以法，则全治。又曰，癌肿结核之类，初期能尽适当之治术，亦全治不再发。至哉斯言，此其五。记此篇，所以不惮烦者，非有丝毫为自己歌功颂德之意，实欲普天下之患肺结核者，求万死一生之路，且以补古来医案之缺，使古人伟大之发明，不致湮没无闻也。所憾者，吾侪中医，不能深知 X 光摄影，故只能详记病者之证象。深望企张先生宣布趾安之病，其肺部之真相，此其六。余对于汪企张先生，实不胜其崇拜，不以区区之诊金，而误人生命，其道德之高尚为何如耶。至对于此症之未能治，此为中西医医学术上的问题。非个人的问题也，此其七。趾安数处以来，所服之方，类皆亲手录存，哀然巨帙，就中惟神术丸虽为通剂，尚见巧思，余则丁仲祐氏所谓催命之符，非所敢许矣。大抵中医治此症，初起识之者固少，即病至危险，亦尚认为伤风外感，不认为痨病者，论证不曰肺阴不足，则曰阴不涵阳，或谓为木火刑金，于女子则多谓为肝气或肝阳（最动妇女之听），此外更无丝毫学理。伪汉法医者偏国中，亦生民之浩劫矣（此等医生，大多皆只知搬拾金元以后五行六气之谰言，其高明者则依《内经》高远无稽之空论，于汉医治疗之真精神，全未能领略，买椟还珠，良可叹也）。此其八。余虽得此治疗，但并不以獭肝童便为满足，因其仅为一种排毒疗法（本草虽称獭肝能杀虫，恐不可信，渡边熙谓二物之功用，能血液消毒，余深信之），而无杀菌疗法以辅之，终不能谓非缺憾，故更希望有杀菌疗法之出现。此其九。此外更有疑问数则：

1. 尝阅友人章次公君《药物学讲义》，谓尝闻南海庞泽民先生言，凡动物肝脏，其成分大多相同。又汤本求真应用汉方医学解说中，亦谓"肝脏者，无拘鱼类兽类其效皆同"（见刘译该书一五〇页），然则古人何以必用獭肝，请问如猪肝鸡肝等，果可代獭肝否乎。

2. 肘后獭肝散治冷劳，又治鬼疰，一门相染。汤本求真释"冷劳者无热之肺劳也"，随文敷衍，殊不能令人满意。按肺痨殆无有不发热者，世果有无热之肺劳乎？究竟此冷劳二字，作何解释。

3. 度边熙以尿素代童便，尿素何处出售，上海各药房有之否。

4. 此症咳嗽痰多，最为困难，不知何法可以治之。

5. 此症胸痛，著者用《医林改错》二方，服后似暂时有效，但不久又发（时作时辍），乞指示治法（小柴胡及柴胡枳橘汤可用否）。

以上疑问，尚乞海内宏达，进而教之，不胜感幸。

（4）附录

甲　肺痨应用方剂　乙、吴纶著人尿疗治肺痨之商榷

丙　参考书

此症除以獭肝童便为主方及余所已用之方外，可参用下列各方。

A. 咯血　渡边熙氏之经验，此症往往于治愈后，患者忽大咯血而告终（趾安之病，幸尚未发生此种现象，但余总不能惝惝）。愚意除渡边熙所主张之治咯血良方四方外（见实验集呼吸器病编），更可参用柏叶汤（以童便代马通汁）及葛可久十灰丸。救急之法，可用黑山栀一两煎汤服之，亦可立止。如大吐不止者，或更有用三黄泻心汤之必要，或用活童雌鸡一双，重约半斤，多则一片，杀毙去毛，加梦冬二钱，童便一钟，再加河水若干，用瓦罐煮烂宜夜间天未明时服之，鸡肉及汁水，全行服下，连服二三鸡，不令间断，无论何种血症，无不见效。如无小童鸡，则未曾产蛋者亦可，忌服雄鸡，此方见数年前申报，甚合理，可用也。

B. 盗汗，可试用《医林改错》血府逐瘀汤或当归六黄汤（按六黄汤盗汗之圣剂也，详细说明，见汉和处方学津梁）。

C. 咳嗽痰多，此层最困难，余尚无善法，礞石滚痰丸

不能用，汤本求真曾言之，可试用圣济人参养荣汤及咳奇方，（见处方学津梁），不知能否见效也。如觉痰腥臭，可试用王洪绪犀黄丸或借用南阳肺痈汤（处方津梁），甚或用桔梗白散。

D. 不眠，可选用酸枣仁汤，朱砂安神丸。

E. 贫血，注意饮食营养，并试服十全大补汤、甘梦大枣汤或归脾汤等，如觉不适，须即停服。

F. 骨结核，用小金丹（参观诊疗医报夏慎初、宋国实诸医师之报告）。

G. 肠结核下痢，可按症状选用白头翁加甘草阿胶汤或黄土汤等。

此外方剂甚多，不能列举，兹所举各方，不过以借反三之动而已，神而明之，存乎其人。

（乙）人尿治疗肺痨病之商榷吴纶撰（医药学第一卷第二期，因其文长，从略）。

（丙）参考书（须参考之书或文如下）

A. 金匮血痹虚痨篇

B. 外台虚痨门

C. 医林改错

D. 日本渡边熙著东洋《和汉医学实验集》。

E. 渡边熙著东洋和汉医学处方各论（沈石顽译改名汉和处方学津梁）

F. 汤本求真《皇汉医学》第一卷黄芪建中剂不可应用于肺结核篇。

G. 和田启十郎医界之铁椎

H. 章太炎论滑蒸五劳六极与某君书（上海国医院院刊

第二期）

（1）余云岫著"中华结核病观念变迁史"（余氏医述）

篇中间有出言太激之处，如论"肺阴"等等，他日当修改之，又此篇第撰于民国二十一年秋间，拟有暇时撰一续篇。王润民志，二五，三，十八日。

肺结核治疗医案

病者：钱亚石先生，年二十七岁，在九〇师工作，以肺出血于八月二十八日就诊。

病原及经过：自去秋即感左肺呼吸不利，鼻塞，盗汗，不以为意。月初赴商南剿匪，因感冒服阿司匹林四片，次日吐血碗余。继经阿笃列那林、气化钙、吗啡等注射，血止，大便溏灼。爱克司光检查，认为两肺结核，东关某外国医院认为不治。

证状：面色黑枯，痰黄杂有血点，气喘盗汗，便黑而溏，日十数次，后重不爽，干嗽作呕，不能左眠，两胸及背隐，言时有惊惧之状。

病理：青年血球产量畅旺，体温亦随之上升。瘦人胸狭，肺脏因之较小，肺脏配合二便，外合毛孔，以营代谢作用，而达改良血质之目的。温高则代谢所产废物增加，肺之体质较小，则上述工作效能消弱，故于病的初期，先现发灼，呼吸不利，容易感冒。在这一个阶段，虽说是肺病的初期，但仍是代谢效率低的过失！不能说他是病菌的为害（到了三期以后的肺痨，那才完全是病菌的作祟）。医人不明了这些，反与以阿司匹林，以为可以发汗而去外感，谁知恰与代谢过剩的郁血病相反，因此才发生吐血病。最怪医生不知吐血是一种抗能，滞血没有出路才可致巨患。吐血，为是指示医人一种治疗的方针，也是减低郁血的一种方法，而医人偏不知道从此处着眼。反用上述药品以止血，那才是加重结核的原因！

诊断：脉右浮弱，这是代谢衰弱、肺脏化脓的象征，并不适于强心剂。左脉滑细，充血故滑，血行受阻故细。舌苔黑垢，亦为代谢颓败象征。以上种种，惟有导滞以畅之，并不适于吗啡的注射！

至于医生们误认为肺病难治的原因，也就是不知病理，迷信病菌和肺痨所致！此时惟有导滞，使血行畅达，则溶菌作用自盛，反之则可造成病菌的发展机会，如上述的药品，是不是消灭了自然抗能？这也就是他们不能治疗的原因！

治疗：与回厥汤（儿科更新方）。

银花_{三钱}　赤芍　杭芍　马鞭草　公英_{各四钱}　粉草_{二钱}大黄　木通_{各一钱}　知母_{四钱}

二十九日复诊：脉濡微滑，为血行渐畅，败血减少之征，苔赭腻，黑退，亦为血质渐佳现象，大便色黑，日仍十数次，后重已止（便黑为败血，由血行道排出），胸腹灼汗减少乃血行畅，危机已减，去杭芍，加茅根、连翘各四钱。

三十一日再诊：脉濡微滞，苔绛腻，大便黄色，日五六次。食欲亦佳，痰黄仍杂血点，灼汗皆止，面色枯黄，黑色渐退，与舒络涤核汤（儿科更新方）。

忍冬藤_{三钱}　生杭芍　芫蔚子　马鞭草　白茅根　瞿麦公英_{各四钱}　连翘　粉草梢_{各二钱}　大黄　木通_{各一钱}

九月二日复诊：脉右濡弱，左濡微滑，濡弱为败血象征已去，濡滑为血行仍未复原。便已如常，痰利仍红黄如血水，舌苔绛涩，加黄芩四钱，川楝五钱半。

四日再诊：脉右濡左微弦，痰嗽胸背疼止，苔绛腻，乃血行畅，代谢作用复原之征，与导滞饮去生地，加大黄汤：

凌霄花二钱　杭芍　茺蔚子各六钱　楮实　茅根各四钱　花粉三钱　橘络　大黄各一钱

六日再诊：脉左濡弱，左濡微滞，舌苔绛，面色正常，呼吸畅利，饮食较前尤佳，精神亦较病前愉快，问是否还须服药？答以依左脉濡滞，似仍未复原。盖以脉搏濡弱，乃真正健康，每见医人误以洪大为佳的错误！宜理肾逐瘀汤（儿科更新方）。

银花三钱　生杭芍　茺蔚子各四钱　车前草　小蓟　茅根各三钱　甘草梢二钱　橘络　知母各一钱　大黄　木通各六分

按肺病为人类大敌，尤以青年为甚，提起此病，不惟亲友担惊，病者色变，医生亦多束手！经过才十数日，药费不及六千元，钱君返防前相告，故知其决无变化也。

（《医药导报》1947 年 1 月　沈伯超）

肺病治验

（一）……六月初五日方：小痘后余邪未净，灼热作痰，咳嗽来红，痰出味腥，治以清涤。

鲜芦根一尺　生苡仁三钱　冬瓜仁三钱　天花粉二钱　生草一钱　金银花三钱　绿豆衣三钱　赤小豆三钱　大黑豆三钱　枇杷叶露一两

——此方服四帖。

（二）八月念五日，右脉弦滑，木火上循，胃当其冲。血从阳络上溢，咳嗽咯血均有，治当清络降气。

旋覆根一钱五　新绛屑三钱　广橘络三钱　生甘草一钱　杭白

芍二钱　杏仁二钱　白牙根三钱　炙蒌皮二钱　黑苏子一钱五分，炒
　　——此方服二帖。

（三）……念七日，红未断，仍由络溢，随痰而出，脉不救而仍弦，苔腻，改以清胃柔络。

北沙参一钱五分，米炒　广橘络三钱　寸冬一钱，米炒　白牙根三钱　丹皮炭一钱五　生甘草六分　白芍三钱　旱莲草三钱　藕汁一匙
　　——此方服三帖。

（四）……三十日，红仍有，由咳而出，头痛，肢凉，脉仍弦，木火有升而无降，血色不浓。渐可望蠲，改以清络和胃。

炙兜铃一钱五　玉条参一钱五，米炒　仙鹤草三钱　甜杏仁三钱　生草六分　杭白芍二钱　丹参一钱五　白茅根三钱　寸冬一钱，米炒　茜草炭三钱　藕汁一匙
　　——此方服三帖

（五）……九月初二日，血渐止，余热未尽，当以胃药收功，佐以清热。

广橘络三钱　霍石斛二钱　玉条参一钱五，米炒　寸冬一钱五，米炒　绿豆衣三钱　玉竹一钱，炒　枇杷叶三钱　生草一钱　甜梨汁一匙　藕汁一匙
　　——此方服四帖。

（六）……十月廿九日，向有咳嗽，后感新邪，咳增，苔白，体质向弱，治当先去新邪，佐以保肺。

北南二沙参各一钱五　杏仁泥二钱　款冬花一钱五，炙　炒紫菀一钱五　炒榧子二钱　霜桑叶一钱五　枇杷叶三钱，炙　蒸百部一钱　甘梨汁一匙
　　——此方服四帖。

（七）十一月初三日，前方因有新感，乃先祛新邪，佐以保肺。现在新邪已退，而天时燥气仍重，眩又增。治法专事清肺去痰。

玉条参一钱，米炒　寸冬一钱五，米炒　广橘络三钱　水炙草五分　玉竹一钱五，炒　霍石斛二钱　扁豆衣三钱　杏仁二钱　甜梨汁一匙

——方服四帖。

（八）……初八日，前方清肺祛痰，红止仍咳，苔白底红，是肺胃热痰仍重，治以清豁。

玉条参一钱五，米炒　玉竹一钱，炒　广橘络三钱　大寸冬一钱五，米炒　炙桑皮一钱五　扁豆衣三钱　霍石斛二钱　生甘草一钱　地骨皮一钱五，炒　甜梨汁一匙

——此方服四帖。

（九）……十一月念三日，风燥惟肺火旺者易感。现在头痛脉数，是外邪也，当从外治为先着。

杏仁二钱　霜桑叶一钱五　南沙参一钱五，米炒　茅根一钱五白　甜梨皮一钱五　苦丁茶一钱　菊花叶七片　青菓两枚　莱菔汁一匙

——此方服二帖

（十）……念五日，脉象仍数，数为火象，火动痰生，头痛而重，苔白，动则呕恶，是正不胜邪也。治法祛邪之中，佐以养正。

老苏梗一钱五　法半夏一钱五　小前胡一钱　枳壳炭一钱五　炒紫菀一钱五　潞参一钱五，生　云红一钱，炙　杏仁二钱　梨汁一匙

——此方服二帖。

（十一）……念七日，今诊脉数稍平，头痛略止，而痰出胶黏，苔中厚腻边红，改以清豁，兼养阴。

法半夏一钱五　梨汁泡，钱五　玉条参二钱，米炒　整玉竹一钱

五,炒　川贝母一钱,米炒　炒紫菀一钱五　霍石斛二钱　瓜蒌皮一钱五,炙　寸冬一钱,米炒　百部一钱五,蒸　梨汁一匙

——此方服二帖。

（十二）念九日，脉象渐平，而痰稠而黄，兼带红，总属肺胃蓄热，热灼痰生，仍宜前方出入。

北沙参一钱五,米炒　枇杷叶二钱,炙　寸冬一钱五,米炒　橘络二钱　瓜蒌皮一钱五,炙　川贝母一钱五,米炒　旱莲草三钱,炙黑　霍斛二钱　藕节汁一匙　甜梨汁一匙

——此方服六帖。

（十三）……十二月初六日，前方已服六帖，红止，黄厚胶痰仍有，脉未全平，仍宜清养。

生粉甘草七分　百部一钱,蒸　北沙参一钱五,米炒　大寸冬一钱五,米炒　炒紫菀一钱五　枇杷叶三钱,炙　整玉竹二钱,炒　霍石斛二钱　扁豆衣三钱,生白　甜梨汁一匙

——此方服三帖。

（十四）……十二日膏方。

玉竹二两,炒　杏仁二两,去皮尖　寸冬一两,米炒　兜铃一两,炙　北沙参一两五钱,米炒　东阿胶二两　扁豆衣二两　糯稻根须四两　水炙草八钱　燕窝根一两　炙款冬一两　此膏每早晚食后服一匙。

原注：自服以上煎药后，各病皆退，咯红已止，精神食量日增，惟有微咳不尽。现服膏方，以期清除。

去疾按：春间有人来函问病，附录以上方案，征求鄙见。当以治既有效，毋庸更张答之。今为转载于此，因来函未提姓名，故以陕名称之，所以存其真也。

（《见神州国医学报》1934 年 3 卷 2 期）

肺结核

病理：肺结核，为一八八二年，克黑氏所发现之结核杆菌，窜入肺组织内，发生炎症，使组织细胞，上皮细胞，繁殖堆积，成硬固结节，即所谓肺结核也。初如粟粒大，作半透明，继渐渐增大，成黄色不透明之硬核，结节中无血管，故结核内部，营养常缺，易于坏死，成黄色干酪状物，名干酪变性，久则软化为粥状，与痰唾排出于外，既出于外，则中成空隙，空隙处，名血洞。空洞之大小，或如豌豆，或竟大于胡桃。空洞之内壁，分泌多量脓液，为结核杆菌，发育增殖之资。

已进行之肺结核，两肺常同受其害，肺尖有著明病灶，多成空洞，其他部分，则硬结浸润，下叶亦为新发之气管支周围炎性病灶，及干酪状肺炎性病灶所占领，故赖以营呼吸作用者，惟少量之剩余部分耳。

结核杆菌之窜入肺脏，其最先受害者，为肺尖。盖肺尖之呼吸运动，甚为微弱，其换气作用，亦较他部为少，故达于肺尖之结核杆菌，排出较难，且肺尖之血液供给，较少于他部，新陈代谢之能，亦未免逊色，故为结核杆菌可乘之机亦多。又结核杆菌之窜入肺脏，往往不由气管支，而有假道于血管及淋巴管者。

原因：肺结核，为传染性疾患，如亲子夫妇之间，交相传播，学校工肆之内，互相感受，此吾人所常闻者。兹将如何传染，分志于下：

由于空气传染者，凡患肺结核者，一日中，有七十二亿之菌，随痰而出，此菌抵抗力颇强，不易即死，辄飞散于空气中。如屋外之空气，有日光及雨之冲洗，为害尚鲜。若屋内者，经久不减，最易侵入健康人呼吸器中。又患病者，当咳嗽喷嚏，或谈话之时，其含有结核杆菌之咯痰唾液等，时有喷散于空中，与之接近者，极易吸入肺内。

由食物传染者，因食含有结核杆菌之食物，由肠管而传染者，已有确据，然尚罕有，盖结核杆菌，达于胃中，受胃液作用，失其生活能力，故原发性肠结核极少，而肺结核之继肠结核发者，更少也。

由口吻传染者，此种传染，多由夫妇亲子之间接吻而起，在欧美为尤多。扁桃腺，为结核杆菌出入之门户，如瘰疬症之淋巴结核，即由于扁桃腺窜入结核杆菌而生也。

由表皮之损伤而传染者，已受损伤之皮，接触于含有结核杆菌之物，致生皮结核，亦有侵入淋巴管，进犯淋巴腺者。

由房事而传染者，如睾丸、精囊、输尿管、肾脏、卵巢、子宫、膀胱等处，发现结核是也。若初生小儿，已有肺结核者，是由子宫内之传染。盖结核患者之输精管内，往往发现结核杆菌。在女子，结核杆菌，又能由胎盘而移于胎儿了也。

其他，可由衣服器具，及饮食器等传染。

诱因：肺结核，为人类大敌，欧洲人民，因之死亡者，占全死亡数七分之一。我国人民，对于本病，绝鲜预防，其因之死亡者，为数当更见可骇。然本病虽为狠毒，若无相当诱因，尚不易感染，今分志其诱因于下。

体格，凡面形狭长，容貌软弱，面色苍白，眼光锐利，齿牙整齐，长颈而狭胸，其肋骨斜向下行，锁骨上窝，陷凹甚深，吸气肌薄弱，心脏及血管等易于兴奋，手足细长，筋肉及脂肪组织，发育不良者，名痨瘵质，其肺脏娇弱，易为结核杆菌所乘。吾国古名小说《红楼梦》中美人林黛玉，系痨瘵质也，其体态风韵，至今风靡，以痨瘵质，作美人范，直是提倡肺痨耳。无怪外人之有东亚病夫称也。又小儿发育期中，已罹结核杆菌，致发育障害，成痨瘵质，亦复不少。

年龄在十八岁以上，至三十岁者，其罹本病为最多，盖斯时也，脏腑未实，血气方刚，或耽于学问，或勤于工作，或误于声色，以有限之精力，作无涯之消耗，其能免于虚损乎？经曰："风雨寒热，不得虚邪，不能独伤人……此必因虚邪之风，与其身形，两虚相得，乃客于其形。"是之谓欤？

环境如终日劳作于密闭工场，污秽空气之中，或家屋卑湿，日光空气，不甚流通，或运动不足，呼吸障害，或食物之乏滋养，及食量不足，或悲哀忧愁，贫穷困乏，皆足为结核杆菌侵入之机。

疾病，如结核杆菌窜入肺脏，若气管支十分健全，则赖气管支黏膜之毡毛运动，尚得以排而去之，所可虑者，结核杆菌为数过多，则不胜其排除，气管支黏膜能力不全，则不能尽为驱除也。故慢性酒精中毒，糖尿病，妊娠，伤寒，百日咳，麻疹，流行性感冒，肺及肋膜之疾患，慢性气管支黏膜炎等，为发生肺结核之诱因。

症状：肺结核之症状，初起与他病异，全不觉苦痛，竟不知有病，过若干时，始行发作，今分述于下。

咳嗽，此为常有之象，初起较少，重则愈甚，然亦有反是者，安眠甚难。

咯痰，此为必然之象，其度数及量，虽万有不同，但其质大体初为黏膜之脓状，进则全为脓状，并混入肺组织之破坏物。

咯血初起时，往往于咯痰中，带有一线或一点之血液，然亦有并不咯血者。

胸痛，肺之自身，虽无痛觉，纵极破坏，亦不觉痛，然以肺之变化，近于肋膜，故往往因肋膜而起胸痛。

发热，肺结核之进行，定必发热，惟其热，与平常不同，朝凉而暮热，即中医所谓日晡潮热是也。其热度约三十八至四十度间，若病至危迫，则热度相反，朝热而暮凉矣。

盗汗，轻者，只睡眠后，额上以发生凉汗，重者，则全身彻夜汗流，并不能安眠。贫血，染病之后，往往有之。

瘦弱，结核杆菌之毒素有二，一为体内毒，一为分泌毒，其毒质发生后，或起高热，或有盗汗，或食物不进，以致渐渐瘦弱。

脉象多弦数，或浮洪，弦数为不吉之兆，浮洪为病进之时。

舌苔，多光红乏液，盖一染病，阴精必亏也。

其他，多愁善恐，神经过敏，呼吸困难等。

西医为便利诊断计，分其症状为三期，今再述于下，以供参考。

第一期：加答儿性贫血咳嗽，筋肉羸瘦，身体疲劳，时于痰中见血液，肺尖之呼吸音微弱，或粗裂，往往为断裂性呼吸音，及无响性小水泡音，浊音缺如，呈消耗性颊红，发消耗热，盗汗，或纳食不振。

第二期：浸润肺尖为短音，或浊音，呼吸延长，或为气管支呼吸音，及有响性水泡音，咯黏液脓状之痰，痰中带血，有多量之结核菌，时或咯血，咳嗽盗汗，发消耗热。

第三期：空洞形成为鼓音，打诊之音响变换，有维氏音响变换者，由口腔之开闭，打诊音得分高低，此乃空洞与气管支相通，上达于气管及口腔之故，然此不可为空洞固有之症候也。有断裂性维氏音响变换者，此则为空洞重要之症候，即上文口腔之开阖，而打响可别高低，或隐或现，或于病人横卧时闻之，起坐则消失，或起坐时闻之，横卧则消失，此乃空洞中所含之脓液，因体位之变换，以空洞与气管支之交通，故消失也。有盖氏音响变换者，其打诊音较低于横卧，此亦空洞之征也。此外较确之空洞症候，为破壶音，变形性呼吸音，气管支呼吸音，矿性音呼吸状，咯痰含脓状，且有弹力性纤维，及结核杆菌，发消耗热，咯血频数，咳嗽大作，呼吸困难。

并症：第一期为肋膜炎，第二期为湿性肋膜炎，肋膜炎者，中医之胁痛是也。第三期为湿性肋膜炎。脓胸、喉头、腹膜、肠管等之结核，脓胸属中医之支饮，喉头结核，属中医之瘖之由久病而得者，腹膜结核，属中医之腹痛，或积聚，肠管结核，即俗传之五更泻是也。

类症：本病之第一期，与萎黄病，贫血病相似，第三期，与气管支扩张，气胸相似。

治法：同一结核杆菌之传染，以体质之不同，有无病者，有虽病而不发者，故自幼即有结核杆菌，而至老仍康健者有之，然此非毒质之少，往往自身无恙，传染他人至死者，亦有之也。又此病虽为慢性，但亦有奔马性者，如俗谓之百日痨是也。要之，人罹肺结核后，必有三象之一，其一无恙者，即人战胜结核杆菌也。其二虽有病而仍保持其健康者，即人与结核杆菌之力相等也；其三发病者，即结核杆菌战胜人也。然此亦非一定不易者，盖人虽能战胜结核杆菌，或与结核杆菌平衡，若在虚弱之际，如身心过劳，感冒，及其他疾病，则此菌乘隙而起，陷于重症，又此菌虽已战胜于人，若调治得宜，体魄日旺，亦能反败为胜，否去泰来也。由是观之，肺结核病者之平日调治，其可弗留意乎。今略述其调治之法于下。

药物者：肺结核之进行，定必发热，其热非风寒外感之热，可用辛温者。经曰："阴虚生内热。"其热为阴虚之热，当以养阴为主。先哲治肺痨，有用大温之药得愈者，实则非真治肺痨也。盖痨瘵之名，内延颇广，肺痨其一耳，而人辄以痨瘵即肺痨也。

"三指禅"劳字从火，相火一煽，君火随之而炽，二火争焰而痨焉。宜以甘寒之品养之，如百合，熟地，枇杷叶，梨汁，童便，麦冬，桑皮之类，或加味地黄汤，百合固金汤等。

《张氏医通》阴虚脉弦而数，或细数，或涩，证兼盗汗，下午作寒热，面色纯白，两颊红赤，多清痰干咳者，劳也。属阴虚火盛，夜服六味丸，晨服异功散。若六脉平缓重按有神，饮食不减，大肉未消，二便通调者，可用贝母、麦冬，消痰宁嗽开郁，蛤蚧透骨追风虫，佐以百部杀虫。独步，兼地骨皮、薄荷，以清内热。橘红、甘草，调中和营。如寒热不止，加青蒿、鳖甲。骨蒸无汗，加丹皮。每夜发热不已，加酒浸白芍。

《沈氏尊生》阴虚阳浮，水涸金燥，喉痒而咳，最忌辛温，宜甘润以养肺，水旺气畅，而咳自愈，方以保和汤，或滋阴清化丸主之。

《证治准绳》寒热往来，或独热无寒，咽干嗌痛，精神疲极，所嗽之痰，或浓或淡，或时有血，腥臭异常，语声不出者。

薏苡仁五钱　桑根白皮　麦门冬各三钱　白石英二钱　人参　五味子　款冬花　紫菀　杏仁　贝母　阿胶　百合　桔梗　秦艽　枇杷叶各一钱　姜枣粳米同煎，去渣，调钟乳粉服之，亦宜蛤蚧散，或保和汤、知母茯苓汤、紫菀散、宁肺汤等。

《医宗金鉴》阴虚火动，皮寒骨蒸，咳嗽痰多，食少气短者，拯阴理劳汤主之。汗多不寐，加酸枣仁，咳而燥痰，加桑皮、贝母。嗽而湿痰，加茯苓、半夏。咳嗽咯血，加阿胶。骨蒸热深，加地骨皮。热甚人强，柴胡清骨散。热不甚人弱，黄芪鳖甲散。热微人弱，宜十全大补、人参养营等汤。

《医门法律》久咳肺损肺痿，痰中见血，潮热身微，人参养肺汤。血腥喘乏，钟乳补肺汤。久嗽宜收涩者，人参清肺汤。如声音不出者，诃子散。

《景岳全书》夜热或午后发热，鼓冷便实者，加减一阴煎主之。外热不已，内热不甚，但宜补阴，不可清火，宜一阴煎，或六味地黄汤主之。

"葛可久"日晡潮热，形体羸弱，腹胀气急，脉来弦数者，白凤膏主之。

《医学指南》血虚潮热，有汗，人参养营汤；无汗，四物合参苏饮。骨蒸热，清骨散，或清热饮；虚火上冲，八仙长寿丸。

《沈氏尊生》血虚火盛，喘咳声嘶者，芩连四物汤。

"林桐羲"夜热咳嗽，尺脉偏旺，憎寒减食，面色萎悴，头眩口干，足心如烙，方以六味汤去萸、泻，加石斛、麦冬，贝母，五味，潞参，莲子，鱼鳔、淡菜等，蜜丸为进。

"朱丹溪"阴虚发热者，四物加黄柏，知母主之。

《景岳全书》阴虚连肺，兼嗽兼血者，四阴煎加减主之。

(《中医世界》9卷3期　张鼎)

痨瘵

真元斫丧渐成劳，骨热烦蒸气血销，清骨保真除内热，黄芪鳖甲治晡潮。花蕊十灰能止血，劫劳须用炼青蒿，太平治痿能清肺，消化能令痰自消。传尸急制天灵散，勿使延缠种祸苗。张子和曰：男子因精不足而成，女子因血不流而得。

大意

痨瘵之症，未有不因气体虚弱，劳伤心肾而得之。以心主血肾主精，精竭血燥，则痨生焉忧愁思虑则伤心，形寒饮食则伤肺，恚怒气逆则伤肝，饮食劳倦则伤脾，坐温入水则伤肾。

内因

因嗜欲无节，起居不时，七情六欲之火，时动乎中，饮食劳倦之过，屡伤乎体，渐而至于真水枯竭，阴火上炎，而发蒸蒸之烁热。

外候

睡中盗汗，午后发热，哈哈咳嗽，倦怠无力，饮食少进，甚则痰涎带血，咯唾出血，或咳血、吐血、衄血、身热，脉来浮沉数，肌肉消瘦因力不休则龙雷之火逆，至高曲运神机，则心劳而虚汗怔忡。

上下兼症

火动于上焦者，发热之中，则兼咳嗽喘息，吐痰吐血，肺痿肺痈等症，火结于下焦者，发热于中，则兼淋浊结燥，遗精盗汗，惊悸腹痛等症。

病宜静养

阴气者，静则神藏，燥则消亡，欲养阴延生者，心神宜恬静而无躁扰。饮食宜适中而无过伤，风寒暑湿之谨避，行立坐卧之有常。王纶曰：必须病人受命，坚心定志，绝房色，息妄想，戒恼怒，节饮食，以自培其根本。否则虽服良剂，亦无益也。纵情房室则肾劳而骨蒸遗泄，恣唯善怒则肝劳而为痛痹，拘挛形冷，悲哀则肺劳，而上气喘嗽。

药宜中和

医者不究其源，不穷其本，或投之以大寒之药，或疗之以大热之药。殊不知大寒则愈虚其中，大热则愈虚其内，故曰药宜中和也。

痨瘵死症

骨蒸痨热，脉数而虚，热而涩小，必殒其驱，如汗如嗽，非药可除。

治痨大法

万病莫若痨症最为难治，惟滋阴降火，是澄其源也。消痰和血，是洁其流也。

脉法

虚痨之脉，或浮大，或弦数，大者劳也，弦者亦劳。大者易治，气血未衰，可敛而正也。弦者难治，血气已耗而难补，双弦则贼邪侵脾，加数则殆矣。

治血急救法

如呕吐咯嗽血，大出者，先以十灰散遏住止血，后其人必倦，次用独参汤一补，令其熟睡一觉，主以四物汤加黄柏、知母、天冬、陈皮、甘草等。咳嗽盛加款冬、贝母、紫菀、阿胶，喘盛加桑皮、苏子，痰盛加贝母、瓜蒌，潮热加柴胡、地骨、鳖甲，盗汗加酸枣、牡蛎，遗精加龙骨、螵蛸，便浊加黄连、茯苓。衄血、咳血出于肺也，加黄芩、山栀、桑皮。涎血、痰血出于脾也，加桑皮、贝母、黄连、瓜蒌霜。呕血、吐血出于胃也，加山栀、黄连、干姜、蒲黄、韭汁。咯血、唾血出于肾也，加元参、侧柏。胃气有伤泄泻，则前药又难用矣。急以二陈汤为主，加白术、山楂、麦芽等，候胃气平复，仍用前药治之。

传尸痨

痨瘵既久，其气必伤，伤则不能运化水谷，水谷停留，而湿热生虫生积之由也。是以痨伤于肝胆者，则为毛虫，如刺猥瓦蛆之属，食人筋膜。痨伤于心与小肠者，则为羽毛虫，如灯蛾、蚊虫、禽鸟之形，食人血脉。劳伤于脾胃者，则为倮虫，如婴孩、蚯蚓之类，食人肌肉。劳伤于肺与大肠者，则为介虫，如龟鳖虾蟹之状，食人肤膏。劳伤于肾与膀胱者，则为鳞虫，如鱼龙鲮鲤之形，食人骨髓。

一人未足怜也，其侍奉亲密之人，或同气连枝之属，熏陶日久，受其恶气，多遭传染，甚而至于灭族亲门，深可惜者。治之之法，一则杀其虫，以绝其根本。一则补其气，以复其真元，分经用药，各有调理。

又云：得病日浅，急当施治。若病势已极，元气已脱，

491

虽依古法取虫滋补，患者百无一生，但可绝后人传注。

补虚分经用药法

主以四物汤：如足胫酸疼，腰背拘急，遗精白浊，面色黄黑，耳轮焦干，脉沉细数为邪在肾，加知母、黄柏、五味、天冬、麦冬、杜仲肉、泽泻等。如心神惊悸，怔忡心烦，盗汗，口舌生疮，咯血，面赤为邪。在心，加茯神、远志、菖蒲、连心朱砂、黄连等。如咳嗽喘促、衄血嗽血、皮肤枯燥、鼻塞声沉，脉微虚滑为邪在肺，加沙参、麦冬、五味、桔梗、桑皮、冬花、紫菀、兜苓、百合、贝母、百部等。如胁痛目赤，面青多怒，虚阳不敛，梦与鬼交，甚则卵缩筋急，脉弦而数，为邪在肝，加青皮、胆草、柴胡、竹茹、黄芩、竹叶等。如面色萎黄，唇吻焦燥，饮食无味，腹痛，肠鸣泄泻，体倦，脉濡细数为邪在脾，合四君加连肉、山药、苡仁、猪苓、泽泻、扁豆等。大凡传尸病五脏必归重于一经也。

杀虫祛除根本法

取痨虫，用青囊鬼哭饮子、调散子方，必利下恶物，并虫以盆盛之，急用火烧杀之。其病人所用衣服荐褥尽易烧之，食葱将息，以复元气。服药后，或梦与人哭泣相别是其验也。如取下虫看其色青黄赤者，可治。黑者难治，已深入肾脏矣。病虽难治，可免后人。若患者知此药，则虫闻气变化亦难取矣。

五蒸汤：治骨蒸痨热自汗。

人参　甘草　知母　黄芪　赤苓　熟地　葛根　生熟石膏

上咀，入粳米一合，水煎。

温肾丸：治肾劳虚寒，腰痛足软，遗浊。

熟地　杜仲　菟丝　石斛　黄芪　续断　肉桂　磁石　牛膝　神曲　炒山药　五茄皮

上为末，用雄羊肾两对，葱椒酒煮烂入酒，及地黄膏为丸如梧子大，每服五钱，空心酒下。

凉肾丹汤：治肾劳实热，腹胀耳聋。

生地　赤苓　元参　远志　知母　炙川柏

上用水半钟，煎八分温服。

芎归血余散　治传尸痨瘵，去鬼杀虫。

室女顶门生发一小团，皂角汤洗净，醋浸一宿晒干，纸燃火烧存性　江上大鲤鱼生取头醋炙。

单桃仁　川芎　当归　木香　安息　雄黄　全蝎

上为末，分四服，用井水一大碗，取净室中煎七分入红硬降真香末五分。

传尸症

邹氏子，年将二十，生面肥白，病虽久而形貌是若，吐红不多，未久即止。今惟入必吐，不能纳谷已有日矣。神色疲惫，脉来大小细数不匀。予细询其家，曾有患此症而死者否？则父死于瘵症，长子亦然。因告之曰：此非寻常怯症，乃传尸症也。此症内有瘵虫，历代相传，可以灭门。其虫之灵，甚于二竖，男子由肾传心，心传肺，肺传肝，肝传脾，至脾则瘵症已成。其初尚能进食，支持精气，及至脾脏，则不容进食矣。今已食入必吐，无法可治。病家闻之，乃大惊，请求救。予曰：仲景有獭肝丸一方最妙，以獭肝加于六味中，三料或可就愈。予曾试之，有奇验。然虫未成则可治，虫既成，则恐难必效。且獭肝一月一叶，必至腊月，十

493

二叶变化始全，而功用乃大。今处初秋，肝不过七叶，以变化未全之獭肝，治痨症已成之虫症，未必有益。再四思维，只有鳗鱼汤一法，见《东医宝鉴》。载有以鳗鱼治验者，请以此法试之。惟此物不得与病者语，只可以脚鱼汤诱之，食之足以补阴，或可不吐，倘能一日不吐，则日日食之，一月后，渐能纳谷而增进之，当可告痊。待至冬令，再觅獭肝合丸服之，则可矣。予辞别，遂赴姑苏游。病家因请王九峰诊，王视之，乃大声曰：此传尸症也。有虫为患，必得大鳗鱼，用老僧尿壶，和陈仓米煨烂，捣丸食之，其病可愈。言时适为病者闻，后如言合药，至口即吐，竟至不治。噫，虫之灵亦云奇矣。

（《中医杂志》4期 李冠仙 仿寓意草）

淋巴结核

杨左 右部动数，尺肤烘热，热入于里，乃生恶寒，热出于表，即变发热。热来则昏迷不醒，热退则烦扰不寐，胯核刺痛，手臂痹痛，血管之毒内窜，阳明之热外盛，火热上炎心包，阳毒下攻肾脏，舌黑口渴，面赤头晕，解毒散结，则瘀毒自散，泻热通络，则伏火自消。

荆芥穗三钱 桃仁泥五钱 西红花三钱 大生地五钱 浙贝母三钱 赤芍药三钱 香连翘三钱 蜜银花五钱 生石膏四两 锦大黄八钱 板蓝根三钱 雄黄精一钱 梅脑片六分 紫草片三钱 大青叶三钱

又诊：二日夜计服五剂，热势大减，核痛亦止，舌质带润，黑色未离，是阳热犹盛，毒邪尚炽，弃淤杀菌，泻热攻毒。以冀攻毒，以冀收功，录方请询郑先生酌裁。

生石膏二两 肥知母五钱 锦大黄五钱 桃仁泥五钱 川红

494

花三钱　浙贝母三钱　川黄连二钱　连翘壳三钱　赤芍药三钱
大生地五钱　金银花五钱　板蓝根二钱　紫草茸二钱

（《中医世界》3卷16、17期；7卷3期　临症医案）

5. 鼠疫

鼠疫治验及方案

《鼠疫汇篇》之解毒活血汤，窃方中所用之药味，恐未必尽善，用者亦未必尽获有效，鄙人潜心研究，已历十余载之经验，发明加减解毒活血汤一方，治效甚多，活人无算。因思此方之善，真大有益，不敢私秘，主牟利，诊读之暇，不揣固陋，著治鼠疫新篇一书，特因诊务所羁，未克修整付刊，兹适兴化平潭一带，此疫大作，余曾以此方疗治，皆著若功，谨将所治各治案，并方案数则于后。

治案

（一）民国十三年，在路岭李阿琴之女，于六月十六日，午后，徒发恶寒，浑身战栗，至夜即转大热，口渴，四肢痹痛，延刘医生诊治，与银翘散，加赤芍丹皮无效，次日其热大炽，胯下发生二核，大如杯，热肿刺痛，改与解毒活血汤，日投两剂，大热不减，更加舌黑谵语，大便闭结。邀余诊视，与加减解毒活血汤，加犀角二钱，大黄八钱，石膏四两，知母五钱，金汁水二两，服二剂，大便连下二次，执减其半，惟谵语不除，用原方加紫雪丹二钱，诸恙霍然。但胯下之核，肿大不消，用消毒膏数剂而愈。

（二）民国十四年，五朝街顺记店东蔡姓者，于夜半忽恶寒发热，身体倦怠，四肢厥痹，神色昏瞀，脉浮数，重按无力，余与加减解毒活血汤，去雄片，加解竹叶心八十条，解马齿苋二两，服一剂，大汗淋漓，次日而瘳。

（三）平潭观音粤陈姓者一日头痛发热腋下生一核，疑是寒邪结核，与仙人活命饮，冲酒服，服后大热炽甚，心神狂乱，舌黑口渴，四肢痹痛，延余诊治，投与加减解毒活血汤，加虎清宫，二日计服五剂，其病若失。

（四）民国十四年，平潭任厝边，任耳聋之妻，患疫症，服解毒活血汤，加承气白虎，服三四剂，热势不减，胯下之核，刺痛难堪，延余诊治，即与加减解毒活血汤，加大黄八钱，朴硝三钱，乳香三钱，皂刺三钱，石膏一两，外核用银针鉴小孔，再用西药加波力酸，西名（AcidumCarblicum）冲滚汤，用棉花浸贴，其核遂渐转青色，痛亦稍止，继因津液损伤，大便燥结，投与六成汤，连服三四日而收功。

（五）有翁姓者，因房后，复感染鼠疫，初起发热体惫，神识不清，胯下丛生二核，痛刺难堪，自疑为房后风寒，直中少阴，其核认为寒邪聚结，投与桂枝汤，加附子白术，服后大热增剧，鼻衄咳嗽，舌黑如煤，狂言乱语，头部极热，四肢厥冷。延余诊视，按脉沉数有力，是热毒伏于肺胃，误服辛温，鼓动血分，逼血上行所致。热已极矣，幸脏腑未败，毒气尤堪用药制止，遂与加减解毒活血汤，加大黄一两，石膏六两，朴硝三钱，黄连二钱，犀角二钱，羚羊角一钱，服一剂，无效，再投一剂，大便连下三次，热退身凉。再将原方减大黄、羚羊、石膏，连服二剂而收功。然此症之剧，苟非胆略卓识，未免错误。乃世人不明病原，屡以房后有病，为少阴，投与热药，误死甚夥，余以是重有尤也。

（六）福清县岭美村，林某，年十二岁，于蒲夏二十六日午后，陡见寒栗，发热口渴，服西药阿司匹林，西名（Acipumacetylsalicylicum）一粒，大汗出，而热尽退，少顷复热又服又退，至二十八早，热反炽甚，甚至神昏谵语，投以银翘白虎汤无效，余因岳父病痢，特往审治，林某之嫂，系家岳之侄女，知余到，即为介绍延诊。见其病势险恶，脉象模糊，舌质白滑，四肢瘴痛，即断为鼠疫重症，大黄六钱，石膏六两，连追二剂，其热不退，即令病家，将病人全身浸于冷水，露出首脑，头部另用手巾二条，蘸水掩搅，互相接换，以抽毒气，阅数刻钟分之久，即夹之而出，再照原方加减，日夜追服，至六月初一日，神色清爽，热退大半，减大黄再服二剂而愈。共三日计服七剂，继用加减甘露饮，养液清热而收功。

（七）鄙人原籍泉州晋江，于民国十二年，回籍祭祖，适遇鼠疫盛行，有族长昭谦，夜半大热炽甚，腿核刺痛，神昏谵语，即投加减解毒活血汤，加白虎，日夜连服四剂，热退神清，继与清络饮，清其余热。其子孝芬，亦中毒而发热，亦服此药而愈。查此时敝乡老幼人等，患此症者有二十余人，死者四人，是由误治所致，其余皆无恙矣。

方案

一平潭街刘某，年二十八岁。

一诊病至第二日请诊。

毒菌早已潜伏于血管，复感暑热，毒菌受暑热为引线，遂发高热，热气由血管而入心包络，故神昏谵语。舌为心苗，热毒上熏，劫夺津液，津液枯涸，外现于舌，故舌质紫绛，口渴不止，宜用解毒杀菌，兼泻心包伏热。

京赤芍三钱　浙贝三钱　小生地五钱　连翘壳三钱　桃仁泥

八钱　正脑片八分　紫草皮二钱　雄黄精一钱　川红花五钱　黄连二钱　板蓝根二钱　金银花三钱　荆芥穗三钱　粉草钱半　莲子心二钱　肥知母三钱　安宫牛黄丸一粒冲化。

二诊服二剂后，第四日复诊。

神色颇清，谵语稍定，四肢痹痛，肤体大热，是心包之热已除，而转内结于里，里气内实，阳明受之，阳明为胃家实之症，胃实则大便难，胃热内蒸，迫汗，故汗溅溅，宜泻胃火清毒邪，如胃火平，而血管之毒邪可除矣。

赤芍药三钱　浙贝三钱　小生地五钱　香连翘三钱　光桃仁八钱　紫草二钱　正脑片八分　雄黄精一钱　川红花五钱　肥知母五钱　银花三钱　板蓝根二钱　锦大黄五钱　甘草三钱　石膏三两　元明粉三钱　此方日夜计服三剂。

三诊第五日复诊。

大便连下四次，胃热已平，胯下之核，犹刺痛不休，舌质带绛，脉象疾数，是血管之毒未离，肝火尚炽，胃热尤甚，照原方日夜再服二剂，以观动静。

加紫雪丹一钱冲服。

四诊第七日复诊。

热邪全退，核亦渐消，脉象和平，舌质红润，口渴唇燥，是津液亏伤，血气未复，宜养液涵阴，以培木气，活血柔筋，以调金脏。

大元参一两　小生地八钱　贡麦冬八钱　生石膏二两　肥知母五钱　生甘草二钱　金钗斛三钱　天葵草二钱

一平潭大路顶李某，年十八岁。

房劳伤肾，热毒犯肺，肾属少阴，肺为太阴，邪伏二阴，故无大热口渴，其腿缝毒核刺痛，昏睡谵语，身体倦急，皆是毒在血分，急宜解血分之毒，兼通脉壅。

光桃仁八钱　小生地五钱　板蓝根二钱　西藏红花五钱　浙贝母三钱　香连翘三钱　金银花三钱　肥知母五钱　赤芍药三钱　正脑片八分　雄黄精一钱　紫草皮二钱

二诊：上方连日服四剂，到第三日复诊。

瘀血由大便以下，热已渐退，神色略清，是毒气已解，余热未除，防其余毒复炽，照原方加锦大黄五钱，以除留毒。

一平潭右营村陈姓者，三十岁。

一诊：初起一日请诊。

右脉偏动，皮肤热甚，舌质白滑，四肢痹痛，系毒中于肝，肝属于左，故左半身麻痹不仁。少阳之脉，循两肋，贯两耳，故肋痛耳聋。宜用加减解毒活血汤，加柴胡青蒿，以治少阳伏邪。

桃仁泥八钱　小生地五钱　板蓝根二钱　西红花五钱　浙贝母三钱　连翘壳三钱　金银花三钱　肥知母五钱　赤芍药三钱　荆芥穗三钱　正脑片八分　雄黄精一钱　紫草皮二钱　荆芥三钱　正脑片八分　软柴胡钱半　北青蒿二钱　粉甘草钱半

二诊：第三日复诊。

初服二剂，大汗淋淋，是毒已由汗以外泄矣，再宜清络脉之伏邪，泻肝脏之余毒。

照原方去柴胡、青蒿，加丝瓜络二钱，扁豆花二钱，川大黄四钱。

一平潭观音澳乡郑某，年四十八岁。

一诊：至第二日请诊。

唇焦齿枯，舌黑如鰲，身热似烘，有时谵语，有时清

499

楚，是毒菌蔓延周身，热甚津伤，肝主筋，筋伤则四肢挛急，心属血，血热则胸肋刺痛。心肝两伤，毒势猖獗，急宜急治，稍迟恐难挽救，泻毒火，以平心荣，育阴液，以柔肝木。

荆芥穗三钱　川红花五钱　紫草皮二钱　光桃仁八钱　小生地五钱　浙贝母三钱　雄黄精一钱　赤芍药三钱　香连翘三钱　板蓝根二钱　正脑片八分　生甘草二钱　肥知母五钱　川大黄一两　生石膏四两　黑犀角钱半　洋泻叶五钱

二诊：至六日得诊。

毒除火平，神色俱清，余热尚留为祟，津液致未恢复原状，用加减甘露散：

二门冬各三钱　生地黄五钱　枇杷叶二钱　绵茵陈二钱　山栀子二钱　枯黄芩二钱　金钗斛二钱　肥知母三钱　苏玉竹三钱

鼠疫之原因及治法

鼠疫之病，世人皆知死鼠之毒菌传染而成，所以有需防驱鼠之卫生，冀可消灭其灾，不知预防愈严，死鼠日多，而人之患鼠瘟者，亦日甚一日。鄙人添员医职志在救世，每痛此症之酷烈，而疗法甚尠，推究其原，实由于医家未能研究毒菌发生之底蕴，以致无最良之结果。查北带地质凛冽，天气干燥，疫疠之气稀少，故患此症者，比南带为少。南带地质多热，湿气浓厚，蕴蕴之毒，氛氲不绝，地中遂生一种黑蚁，此蚁体中有毒菌之自生性，栖巢于地窖内，食子子，毒虫为养生，得热气之而生殖日甚，蔓延剧烈，最为人害。鼠兔善营窟穴，寄居于地下，与蚁亲密，故其毒先直接于鼠兔之血管，毒发身亡，其毒飞扬四布，遂传于人。或不由鼠之间接，乃由于蚁直接传染者，间亦有之。夫黑蚁与黄蚁不同种，而其附膻之性无异，遇有荤腥食物，彼则群聚咀啮，其毒遂沾于食物体内，人若食之，即传其毒。先父实烈公云，前年曾见泉郡风池村李姓者，一日见众蚁拥聚一枚西瓜，即拾而食之，初无异状，至夜半，恶寒发热，腋下头项各处，忽生毒核数颗，焮热赤肿，四肢痹痛，旋饮旋吐，次日遂亡。甲寅年，平潭湖南乡，陈姓者，夫妇二人，素好豢兔，一日兔中毒而死，吝不抛弃，宰杀烹食，因之中毒，相继而亡。西医云，鼠疫之蚤所传，知鼠核之病，非专由于鼠，不过鼠为之媒介已也。世人只知预防死鼠，独不思黑蚁之菌，即鼠瘟之毒菌，而反置之膜外，不加讲求，所以鼠瘟日甚。鄙人历症多年，经研究之心得，发明一方，比解毒活血汤更见灵效。按解毒活血汤，独有活血散瘀之能，而无通络杀菌之力，故或效或不效也。鄙人潜心研究，将解毒活血汤原方，重为加减，以变其法，即除柴葛归朴之辛散，加入荆芥，直入血分，减血中毒质，变化为汗，益以雄黄脑片，通脉络壅闭，兼杀毒菌，佐以桃仁红花，散瘀血。生地、银花，清肌解热。紫草、板蓝根、浙贝母，解毒散结。连翘、甘草，和中退热。此方试验颇多，功著显彰，平潭人民，皆所共知，惟望海内之慈善家，广为传布，则功德无量矣。

附方

加减解毒活血汤：荆芥三钱　浙贝母三钱　板蓝根二钱　连翘三钱　甘草钱半　雄黄一钱　脑片八分　赤芍三钱　桃仁八钱　红花五钱　生地五钱　金银花三钱　紫草皮二钱

清水一砠半，煎至一砠，温服。如表热甚，加白虎；里热甚，加承气；毒在血分，加犀角、丹皮、西藏红花、天葵、金汁、神犀丹。毒在气分，加冬藤、杏贝。心包伏热，神昏谵语者，加安宫、至宝。毒埋经络，鼠核刺痛者，加乳香、麝香。更需临诊审察，权衡加减，至热平为限，不可踌躇，殆害匪轻。外核用银针鉴小孔，以通毒气，再用加波力酸，调温汤熨之。

（《上海医报》1929 年）

鼠疫血瘀结核案

余年三十外，到闽省亲，时鼠疫大作，死人如麻，有不结核者，结则多腋下髀厌，疫同而治法仍不尽同也。

黄氏春日下午，微热头痛，肢酸焦渴，夜即两腋结核，壮热尸厥，其状如死，犹微有息，陈诸正寝，次晨邀余往诊。脉沉大，唇面色紫，舌尖黑而滑。余曰：此疫毒血瘀也。《内经》五疫之至，皆相染易，无问大小，病状相似，避其毒气，天牝从来，注天牝鼻也，空虚能吸疫毒。喻嘉言谓：病感四时不正之气，初不名疫，因病多死，病气尸气，混合不正之气，益以出户尸虫，载道腐瑾，种种恶秽，上触苍天清净，下败水土物产，感其气则家家病此，若役使然，故名为疫，是为病因。鼠疫入中国，初发现于云南，漫延各省，鼠先受毒，传染于人。是毒由地气矣，毒气游溢于空气之间，则地气而及于天气矣。气由口鼻传入，则毒中于人矣。说病因，喻公归之诸般恶秽，说鼠疫，疠毒由于地气发生。老子云：大兵之后，必有荒年，荒年之后，必有疠疫，喻说略与相同，此中说之大较也。今核结两腋，属肺经部位，然核结于颈项别处较少，结于腋下髀厌者较多，意腋厌皆大枝血管所经，旋曲易于阻梗，既现状纯是血瘀，似不必拘定腋下属手太阴肺，髀厌属足少阳胆，总以通其血瘀为主要。徐洄溪云：治病有必分经络脏腑者，有不必分经络脏腑者。况核已外现，《外科全生集》，痈疽止分颜色，不分部位，不尝有可比例乎。拟王清任血府逐瘀汤：北柴胡、桃仁各三钱，赤芍二钱，甘草一钱，去归、地、芎、桔、枳、膝，嫌红花味涩亦去之。加大黄二钱后下，协柴、桃以通血（徐氏云：非用大黄通大便，欲通小便者，后下），地丁、紫背天葵、小蓟、王不留行各三钱，另先煎蝉退二两，僵蚕、皂角刺各一两，去渣熬药。又取鲜万年青一杯和匀（万年青出广东，汁解蛇犬毒，梗青叶绿，隆冬不凋，可插瓶，可盘植，上海广东街，生草药店常有）。接次灌下。外治则山慈姑、红芽大戟末各五钱，芦荟末一两，冰片五分，雄黄八分，捣神仙掌、葱汁开涂，另生虾蟆开腹，小雄鸡连毛开背，俱入研冰片二分再贴之。灌药不外前方加减。诊治六日，所有紫雪、紫金锭、牛黄至宝、飞龙夺命诸丹，凡求可以助其穿通经络者皆用，而效力犹甚微焉。余思鼠疫最重要者猝倒毙，及一起但见微烧头晕，神志昏昏，不数时亦毙，其次结核，多死于三四日，病发稍轻者，能延过一来复，便希望生全，此病重甚，亲属多劝余不可治疫，以免自危。而六日来，陈君极意相求，余亦惘然而应。奈智竭能索，而病者不死又不生者，何欤。姑用麝香六分，分十余次，开药水灌，大穿经络，作背城借一之谋，如无效，余决不复黼黼，以误人矣。幸夜半核消，能转侧，能顾视。若注意其左足也者。陈君检视，则左足心起一血泡，如小莲子，奔告。余曰：血毒下行，现于涌泉穴，未始非吉兆。银针挑破，挤去恶血为宜。第七日，余往，人大醒，能坐言其昨夜左足心作痛矣。小水通，无大便，左腹胀。与调胃承气汤：

大黄四钱，芒硝三钱，甘草八分，加皂荚仁三钱，服后得下。脉转长大，多汗恶热引饮，与白虎汤，生石膏二两，知母一两，旧稻谷五钱，甘草六分，加鲜竹茹四钱，奈渴不少止。舌干红，遂加至每剂生石膏一斤余，知母四两，鲜竹茹八两，全麦冬四钱，旧稻壳一两，熬水长日与之。仍半月后渴始渐止，以后多用鲜竹茹五钱，茅根、芦根各一两，青天葵钱半，板蓝根、小蓟、知母、稻壳各四钱，共逾月余，热乃清，甚矣毒火之可畏也。民国初元，余再适闽，途遇陈君。长揖告余曰：贱内长颂大德，盍不顾寒家，以作茶语乎。笑谢之曰，尊阃忠诚，有命在天，非余能活人也。忆富时太平行厅事，主客咸集，鼠不畏人，蠕行索饮，困毙于地，腹胀目红，幸行中人无伤，惟五先兄仆人黄超，一日傍晚左腋结核，头胁痛肢酸欲吐，壮热恶寒，余以北柴胡、知母、法夏、甘草、竹茹、僵蚕、蝉退、大青叶、皂角刺、白芷、薄荷等，三剂核消病去。又一年，香港大疫，族叔世乐，当车打洋行经理，弟世镜随之。右髀厌结核，二日垂危，招余往治。脉沉数不大，舌光绛无苔，似发散太过，血液先伤者，重用鲜旱莲草、枸杞根、白茅根、芦根、大青叶、鲜菊叶、知母、麦冬，大锅熬水，和鲜藕汁、鲜生地汁，长日和饮。核已经西法割破，以白降丹去腐，红升丹、生肌散兑六一散，加真珠末、冰片收口，半月清痊。论疫者，寒疫、闷疫无论矣，宋金战争，人民肌馑劳役死亡，疫作，李东垣制升阳益胃诸方，此救中虚。余谓疫同而治法时不尽同，正是此意。犹乎温寒热，谓有体质旧病之相兼也。西人发明鼠疫，由微生虫，其形如杆，发于鼠死虱飞，吸入传染。又发明鼠疫，起于鼠族本体之杆菌，吸入人炎黏膜器、口鼻、生殖器及淋巴腺，发为急性热疫之传染病，考验极真，防护法亦最密。然世叔尝问余，其西友大厦园林，依山建筑，起居有节，饮食有时，宁不清洁，而死于疫者亦多，且疫病亦连年续发，何耶？余仅能答以虫如肉蛆之挛孕，菌如萍蒂之丛生，急则急矣，而目见惨厉，直如绿气毒之中人。况前数百年，英京大疫，非全城焚毁不可，而我国每年一埠中，如初现于某处者，转移于别处，则前处消减，历历不爽谁画其界线耶，或地力亦有转运耶，抑鼠族亦于迁移耶。以此疑点，屡由译者请教外国大医，其说明尚少的解，至于温病每现于春冬，以鼠疫每现于涂春初夏，过端节至初秋则减，亦历年习见其见者，非抹尽他时绝无也。

（《三三医报》1925 年 3 卷 11 期）

黑死病之检讨及其验方

病名的由来　考本病之名称，颇不一律，约分之如下：鼠疫，百斯笃，痒子病，耗子病，黑死病。其病原菌，皆由死鼠所繁殖（详见第三节）。

（一）病状及种类　本病约分"腺肿性"、"败血性"两大类，故现症多为身有结核，或胸腹痞胀，按之成块，或吐血，便血，体温高升，头痛，眩晕。或作呕吐，渐渐意识朦胧，陷于昏睡谵语状态，懒于步行，眼结膜并有强度充血，舌苔白色如撒石灰，或有污紫如熟李，颈、腋、大腿近阴处胀疼，体强毒轻者，可以多延时日，体弱毒重者，则二三日间即死。总之，凡染此毒者，不论轻重，若不加以适当有效之疗法，听其自愈者，实百中一二耳。其他关于本病之种类，理论尚多，限于篇幅及时间，容当续布。

（二）病原菌及传染之路径　鼠本穴居之性，昼伏夜动，藉地气以生存，有时地气不达，鼠失其养，即不能居，势必他徙，徙之不及，则为阴气所毒死，人不之知也；迨死鼠日久腐烂，发生一种最毒之气味，人嗅之，气壮者数日后乃病，气虚者当时即觉头心不快，渐渐日重，即现上述某种病状之一种，或数种并发，此由"鼻"及"毛孔"所传入。又因死鼠之尸体，因其生时身上本多附着之微生物，故死后，因特有之毒素而繁殖一种黑蚁，此黑蚁大小不同，寄居室内潮湿之处，日与居室之人相接触，有时人之菜蔬食物或饮料之类，被黑蚁所啮过，或有死蚁黏附其上，人食之即生斯病，此由口腔所传入。"黑死病"之名因此而出，鼠疫，痒子，百斯笃（译音），亦皆因此而名也。观本病之症状，无不如腺病质之有"结核"特征，与俗谓人吃了老鼠撒通尿的东西，便会颈上生瘰疬者，同属一例。

（三）预防方法　第一驱尽室内之鼠，多养猫。室内潮湿处先洒以强烈之消毒药水，后撒以厚层之石灰。一切菜蔬悬放半空之篮内，并绝对不可生食，因煮沸后有自然消毒之功用。不与病者接近。不吃病人食剩的食物。不用病人用过的一切碗、箸、衣被，及其他零星物品，不可饮生水。

（四）病者处置　人染本病，或疑似本病之人，最好送入专医本病之医院；否则亦须另置一室，俾绝对不与他人相接触。其看护者，除严守第四项各条外，须口上带一呼吸囊（西药行有卖，每个约价两角）。病人痰盂马桶，必须消毒，并须只供其个人独用，勿令与他人混合；且切不可倾倒在众人共饮之湖水内，以倒在特掘之深坑内，用土盖掩，勿令其气味透出为原则。

（五）死者处置　凡患本病而死的人，不要掩埋土中，因埋后或土浅或暴露，则尸气弥漫于空气之中，传播速而广，则灾区扩大，患者日多，辗转流传，不可遏止。故必须在距村户二三里外之旷野，用木柴浇煤油，将死尸及其所用衣物，一概焚之，焚时人要远离，不要闻其气味。死者卧室，先用消毒药水洒之，然后将窗门紧闭，燃烧硫黄熏之，非至本地方之疫势消灭时，则不居人（宣统三年时，东三省鼠疫流行，遇有全家病死者，则将其屋焚之），如果一定要掩埋的，必须掘穴在六尺以上之深，坚实培之。

（六）病区隔离　凡发现本病的地方宜仿日本的防疫办法，不准该区域内的人民外出，由官方组织防疫队，逐日挨户检查，并与之消毒；外区的人，亦不准进入，非至疫气消灭时，不能弛禁。如此可免疫势蔓延。如在何时何地发现患染本病之人，立即送入医院或隔离所以治之。其余火车、轮船、货物、信件，皆有因时因地，加以特别检查，或施行消毒之必要。

（七）病菌研究　宣统三年，东三省鼠疫流行，死人何止百万，后至民国十年，吉林、黑龙江两省，鼠疫又作，其时，奉天经伍连德博士的热心，由官方合力防止，幸未侵入（指省城，其实外县死的亦不少，为记者所亲见）。后以疫性太烈，颇唤起中外专家之注意，经研究结果，知其毒菌为"杆形"，两端实而中空，毒素极烈，故始则毙鼠，继而及人，人体无力抵抗，血液血球，尽行灭亡瘀塞（结核之原因），致心脏麻痹，肺脏溃烂，是皆败血为患也。

（八）治疗方药　查鼠疫之毒，传染甚烈，中医对于此症，未之前闻，尤其是南方医者，以距离东北太远，更属茫无见闻，即国家一遇此病发生，亦仅仅竭力设局防疫，委之西医，而西医对于本病，亦无确实疗法，除隔离及消毒外，只可听其自毙。致患本病发生之初，百中难愈二三，良可慨也。不知此病发生之初，原是伤寒中之少阴热证类，至于极点，始氤酿成毒，互相传染。记者对于东三省之鼠疫，曾经亲历两次（即清宣统三年及民国十年），目睹惨状，彼时中西医及防疫所，皆无相当治法，后经先师张公锡纯（医学衷中参西录作者）以研究及亲自治疗之所得，对症拟方，百发百中，经呈明省长，通令各县，及各慈善医药团体，刷印药方百万张，富者配药预防或施治，全活之人，不计其数。徒以西医不信中药，防疫机关不肯采用，但实验功效，彼亦默示赞叹也。兹为救济疫民于水火之中，故将各方分别列后，俾患者与医者有所借镜，民族之幸，国家之光也。

第一方面　主治精神颓败异常，昏昏欲睡，厌人呼唤，口干舌燥，舌上无苔，而舌皮干亮如镜，咳嗽，咽痛，心烦，气躁，脉象微细，或兼迟（间有脉象洪数者，乃鼠疫之最轻者）。

生石膏三两，捣，先入　知母八钱　生淮山药六钱　野台参五钱　甘草三钱

共煎汤三茶杯，分三次温饮下，每次隔二小时（台参价贵，党参亦可）。

第二方：治同前症，较重者。

生石膏三两，捣，先入　知母八线　元参八钱　野台参五钱　生淮山药五钱　甘草二钱　生鸡子黄三枚　鲜茅根四两，切碎去须先煎数沸，去渣以之煎药

以茅根水煎石膏，后入后五味，共取汤三杯，分三次温服下，每次调入生鸡子黄一枚（待药温调入，勿令熟）。

本方比前方多鸡子黄，而又以茅根汤煎药者，因鸡子黄生用，善滋肾润肺，茅根禀少阳最初之气，其性凉而上升，能发脉象之沉细也。

嗽者加川贝母三钱，喉痛加射干三钱，呕吐血水者加三七末二钱，犀角羚羊角末各一钱（此二药甚贵，用三二分亦可），三味和匀，分三次水送服，无力者不用犀、羚亦可。大便不实者，宜斟酌缓服；大便滑泻者，非下焦有寒，实因小便不利也，宜服后方。

第三方：治同前症，大便滑泻者。

生淮山药一两　滑石一两　生杭芍五钱　甘草三钱

泻止后再服第二方，将生石膏减作二两，生山药增作一两，缓缓与服。其脉象间有不微细迟缓，而近于洪数者，此鼠疫之轻者，治以此方，即可速愈。总之，此症燥热愈甚，则脉愈迟弱，身转不热，服药后，脉起身热，病已向愈矣。

第四方：各种鼠疫均宜。

金银花二两　蒲公英二两　皂刺钱半　粉甘草一钱

呕者去甘草，加鲜竹茹一两，若无鲜竹茹，可以净青黛三钱代之。大便秘结热重者，加大黄三钱水煎，合神犀丹服。如仍不止，加藏红花二钱，煎水送服真熊胆二分，即止。此方用公英、银花、皂刺，不但解毒，兼能解血热，散血滞，实为治鼠疫结核之圣药。若有白泡疔，本方去皂刺，加白菊花一两，兼黑痘者，用神犀丹、紫金锭间服。

第五方：主治头痛，骨节禁锢，或长红点，或发瘫疹，丹痧，或呕或泻，舌干喉痛，神昏痰涌，窍闭，此系毒秽内闭，毒气攻心之险症。

西牛黄八分,研冲　人中黄三钱　九节菖蒲五分　靛叶钱半

忍冬蕊五钱　野郁金一钱　水煎服。

发瘀者，加红花一钱，单桃仁三钱，熊胆四分，送服。大渴引饮，汗多者，加犀角二钱。神昏谵语，宜用至宝丹，或安宫牛黄丸开水和服，先开内窍。此症初起不可即下，审其口燥神昏，热炽便秘，有下症者，亦宜先辟秽解毒，然后议下，下法只用大黄三钱，煎水送服紫雪丹五分。忌早用大苦大寒，以致郁闭（前列第一二各方，虽有生石膏，但其凉而能散，且以台参佐之，不可当做苦寒，幸勿误会自误）。

第六方：主治脉道阻滞，形容惨淡，神气模糊，恶核痛甚者。

连翘三钱　柴胡二钱　葛根二钱　生地五钱　赤芍三钱　红花五钱　单桃仁八钱　川朴一钱，后下　当归钱半　甘草二钱　苏木二两　水煎服。

轻症初起每三点钟服一次，重症初起每两点钟服一次。

或热或渴，或汗出，或吐血，加生石膏一两，芦根汁一杯；并宜多服羚羊角、犀角所磨之汁。孕妇加桑寄生、黄芩各一两，红花、桃仁酌减。其他如《温热经纬》中之清瘟败毒饮，普济消毒饮，《医林改错》中之活血解毒汤，皆可随症酌用。

第七方：主治鼠疫结核者。

川大黄五钱　甘草五钱　生牡蛎六钱，捣碎　瓜蒌仁四十粒，捣碎　连翘三钱

煎汤服之其核必消。

第八方：一时病急，不暇取药者，可用上麝香，犀角尖二分（磨汁），先冲服，再以后列各药煎汤送服。

生石膏六钱　红花三钱　单桃仁三钱　金银花五钱　粉甘草三钱

以上八方皆为汤剂，其用量，均系大人一剂量（服两煎数）。因此症重时日须服二三剂，故不能定为一日量也。

后列二方，系散药，其一药品皆贵重，俾富者配制备用或施舍。

其（一）东牛黄一钱　当门子一钱　上梅片五钱　真熊胆五钱　真犀角尖一两　羚羊角尖一两　明雄黄一两　上辰砂一两　猪牙皂一两　生石膏四两　滑石粉二两　生赭石一两　净连翘二两　川元连一两

共十四味，共为极细末，每服五分，凉水下。

如痞胀有败血性者，可用红花桃仁各五钱，煎水送服。小儿减半。

其（二）此方药味价廉，贫者亦可制备。

生石膏四两　川元连一两　犀角尖一两　丹皮一两　赤芍一两　金银花一两　川军二两　连翘一两　单桃仁一两　鳖甲一两　升麻五钱

上共为极细末，每服三钱，凉水下。

上二方，对于各类鼠疫，均能治之。

附言：以上各方，多为清热解毒，活血逐秽之药品，聊示规模，非敢谓此病非此莫疗也。但圆机活法，道在人行，变通加减，是在临时之权衡耳。惟对于孕妇，则宜将方中桃仁、红花之类或减或去，并皆宜加入桑寄生、黄芩各数钱，或至一两，或再加紫草、紫背天葵各三四钱，以固胎气为要。

（十）结论　案本病，前谓为伤寒少阴证中之热病类，实非凭空拟议。试读伤寒论少阴篇所载之症，有寒有热，论者多谓：寒水之气直中于少阴，则为寒证，自三阳传来，则为热证。何以少阴证，两三日即有宜用黄连阿胶汤，及大承气汤者，盖寒气侵人之重者；若当时窜入少阴，即为少阴伤寒之症，其寒气侵人之轻者，伏于三焦脂膜之中，不能使人即病，而阻塞气化之流通，暗生内热，后因肾脏虚损，则伏气所化之热，即可乘虚而入肾，或肾中因虚生热，与伏气所化之热相招引，伏气为同气之求，亦易入肾，于斯，虚热、实热相助为虐，互伤肾阴，致肾气不能上潮于心，多生烦躁（此少阴病有心中烦热之理）；再者，心主脉而属火，必得肾水之上济，然后阴阳互根，跳动常旺，今既肾水不上潮，则阴阳之气不相接续，失其互根之妙用，其脉之跳动随多无力（此少阴病无论寒热，其脉皆微细之理）。人身之精神，与人身之气化原相凭依，今因阴阳之气不相接续，则精神失其凭依，遂不能振作，而昏昏欲睡；且肾阴之气既不能上潮以濡润上焦，则上焦必干而发热，口舌无津，肺脏因干热而咳嗽，咽喉因干热而作痛，此皆少阴之兼症。观鼠疫多发于冬至后者，则可以知少阴为毒热所侵之明证，明乎此，则可以得其治法矣。

（《现代中医》2卷1期 辽宁仲晓秋）

6. 霍乱

霍乱大行

又周姓妇年逾而立，今秋天气酷热，恣食生冷，兼之饮食不节，于八月初忽患心腹绞痛，吐泻肢冷，气促神倦，斯时正值霍乱大行之际，市虎杯蛇，焉能无惧，即速往诊。脉来微细，苔青面赤，浑身亢热，此中阳式微，突被生冷所

戕，阳明外越之征，即疏理中加附、牡，合神香散为剂，令
速啜服。服后吐泻，而气促肢冷均回，照前方去附、丁香、
蔻仁、谷芽、白芍、荷梗、栀、芩、芍药，进两帖而安。

（《中医杂志》17 期　王洪海　敏慎轩临症笔记）

霍乱

罗左　触受寒疫不正之气，夹湿滞交阻，太阴阳明为
病，清浊相干，升降失常，猝然吐泻交作，脉伏肢冷，目陷
肉削，汗出如雨，脾主四肢，浊阴盘踞中州，阳气不能通
达，脉伏肢冷，职是故也。阳气外越则自汗，正气大虚则目
陷肉削，舌苔白腻，虚中夹实。阴霍乱之重症。亟拟白通四
逆汤合附子理中汤加减，期转机为幸。

熟附子块三钱　淡干姜一钱　清炙草八分　姜半夏三钱　吴
萸七分　童便冲服，一酒杯　炒潞党参三钱　生白术二钱　赤苓四
钱，制　川朴一钱　川连三分　猪胆汁冲服，三四滴　灶心黄土一两
阴阳水煎。

（《中医杂志》1—12、14—16 期　丁泽周〈甘仁〉　思补山房医案）

霍乱重症

朱右　吸受疫疠，由口鼻而直入中道，与伏暑湿滞互
阻，脾胃两病，猝然腹中绞痛，烦躁懊恼，上为呕吐，下为
泄泻，四肢厥逆，口干欲饮，脉伏，热深厥深，霍乱重症，
亟宜萸连解毒汤加减。辛开苦降，芳香化浊，冀挽回于
什一。

上川连八分　淡吴萸二分　仙半夏二钱　枳实炭一钱　黄芩
钱半　藿香钱半　六神曲三分　赤猪苓各三钱　炒白芍钱半　阴阳
水煎。玉枢丹四分

二诊：昨投萸连解毒汤。吐泻渐减，脉息渐起，四肢微

温，佳兆也。惟烦躁干恶，口渴喜冷饮，舌前半红绛，中后薄黄。小溲短赤，是吐伤胃，泻伤脾，脾阳胃阴既伤，木火上冲，伏暑湿热留恋不化也。今守原意，加入清暑渗湿之品，能得不增也变，可冀出险履夷。

上川连八分　淡吴萸一分　仙半夏钱半　枳实炭八分　黄芩钱半　炒白芍钱半　炒竹茹钱半　枇杷叶四张　柿叶蒂五枚　赤苓三钱　活芦根一两　通草八分　神仁丹四分

三诊：吐泻已止，脉起肢温，烦躁干恶亦减。惟身热口渴，欲喜冷饮，小溲短少而赤，舌红苔黄。阴液已伤，伏暑湿热，蕴蒸募原，三焦宣化失司，再拟生津清暑，苦寒泄热，淡以渗湿。

天花粉三钱　仙半夏钱半　银花三钱　六一散三钱　赤苓三钱　鲜石斛三钱　川雅连五分　连翘三钱　通草八分　竹茹钱半　枇杷叶四张　活芦根一两

（《中医杂志》1—12、14—16 期　丁泽周〈甘仁〉　思补山房医案）

霍乱

尤左　寒暑湿滞互阻，太阴阳明为病，阴阳逆乱，清浊混淆，猝然吐泻交作，腹中绞痛，烦闷懊侬，脉沉似伏，霍乱之症，弗轻视之，亟拟芳香化浊，分利阴阳。

藿苏梗各钱半　枳实炭一钱　陈广皮一钱　姜川连五分　腹皮二钱　姜半夏二钱　制川朴一钱　白蔻仁八分　淡吴萸二分　神曲三钱　炒车前三钱　生姜三片　赤猪苓二钱　玉枢丹四分

二诊：昨进正气合左金法，吐泻渐止，腹满亦减。脉转濡数，反见身热口干不多饮，舌苔灰腻而黄，伏邪有外达之机，里病有转表之象，均属佳境。仍守原意加入解表，俾伏邪从汗而散。

淡豆豉三钱　前胡钱半　藿香梗各钱半　仙半夏二钱　大腹皮二钱　薄荷叶八分　川朴一钱　陈广皮一钱　炒枳壳一钱　六神曲三钱　白蔻壳一钱　姜竹茹一钱　荷叶一角

　　(《中医杂志》1—12、14—16期 丁泽周〈甘仁〉 思补山房医案)

霍乱吐泻

　　民国十年秋，日宏承号陈君大寿之妻，霍乱吐泻，清浊混淆，四肢厥冷，病甚危笃，中医以王孟英连朴饮加术不愈，西医以药水针亦不见效，恐慌靡常，邀余诊视。厥逆无脉，危在顷刻。所吐酸水，乃是肝木犯胃也。下利热溏，乃热结旁流也。《内经》云：诸呕吐酸，暴注下迫，皆属于热，仲圣所谓热深厥亦深也。遵伤寒治法，以四逆散转其阴枢，温胆汤和其肝胃，益元散清化暑毒，方用：柴胡钱半　生白芍三钱，炒　枳实一钱　甘草七分　鲜竹茹三钱　陈皮一钱三分　仙半夏钱半　益元散四钱　鲜荷叶贰角

　　余曰，服药后四肢见达，有生路矣。次日四肢已温，人事尚未识，面白音嘶，目瞑耳聋，汤水不纳，大便闭塞，有内闭外脱之象，此上下格拒不通，非仲圣吴茱萸汤以开膈回阳，大承气以急下存津，木香、槟榔以降气通幽，断断不能挽救也。方用：高丽参一钱　吴茱萸钱五　生姜三钱　红枣五枚　炒枳实一钱五　川朴钱五　大黄二钱　元明粉一钱五分　木香八分　槟榔一钱五分

　　服药后，下午大便即下，阳气乃回，人事清爽，脉亦见出。三日惟四肢体疼，心下结痛，咯痰艰难，头眩泛恶，舌苔浊腻，脉象弦滑，遂以桂枝汤和其血脉，小陷胸汤攻其结胸，温胆汤蠲其痰饮。方用：桂枝一钱　生白芍三钱　清甘草八分　生姜二片　红枣三枚　黄连八分　栝蒌实四钱　仙半夏二钱

鲜竹茹三钱　陈皮钱三　炒枳实钱三　益元散三钱　橘络五钱
线瓜络一两　二帖后，诸症皆失。后因饮食不慎，四肢浮肿，
腹胀纳呆，以五皮饮佐保和丸而愈。

　　启成按，此症上下格拒，声嘶欲脱，奄奄一息，危在顷
刻，虽以吴茱萸汤开格回阳，而无承气急下存津，其能相济
成功乎。当时生机勃勃，仿许学士温脾汤法，不用姜附者，
因其人吐泻之后，津液已亡，何可再以姜附刚剂灼阴助虐，
观仲圣伤寒论厥阴编当归四逆汤可知，是在临症细审，否则
未有不卤莽从事操刀杀人也。

（《神州国医学报》1卷5期；2卷2、3期；3卷10期；5卷3期

陈启成　退思轩治验）

热霍乱

　　湾儿口，朱捷三之妇，今岁八月节后，患头疼呕吐，大
便泻。余往诊，见病者流泪，家人惊惶，邻舍咸来问讯，房
间床前，药饼狼藉，浊气熏人。痧药、十滴水，任何物件，
食之均吐。心中烦闷，两手无脉，奈何？余此时受各人环
扰，颇觉心神不定，遂镇定片刻，告诸人曰：汝等切勿纷
乱，余近日曾治愈吐泻多人，容吾察之，脉果关寸不应，尺
部微极，口渴喜凉饮，饮凉茶能容片刻，饮沸水即喷，头面
红光，时现气盛若怒。余曰：此乃热霍乱也。汝等不见今年
夏秋缺雨，河道断流，此症系暑热内伏，秽浊食滞，因悒郁
停留，脉之不显者，暑热耗伤气血，况是血分素亏，暑脉有
不应指者。今又食浊填胸，遏而不出。余遂以清暑、养津、
破滞、导浊法治之。戒伊药煎好勿热饮，冷后缓服，外用皮
硝绑胸骨尽处，硝化尽，再换。次日诊脉稍出，又照原方，
加苹果汁、麦芽，连服两剂愈矣。薛立斋治霍乱，专主于

516

寒，遗误后人不少。独不思《素问》有云：不远热，则热至。热至则身热，吐下霍乱，此症若以温药治之，鲜有不误者。余故云：治病须上观天时，下察人事，活泼泼地如盘走珠，细心认症，不固执成见，备智仁勇之德方可也。

（《医学杂志》89 期　王养初　临证笔录）

中虚霍乱治验

镇江城内中街，吕仁安君之内，年近天命，邀鄙人诊治。进其房，则姜葱酒气逼人，望其形，神败不支，自汗淋漓。闻其声，若不接续，问其苦，吐泻不已，心中怔忡，切其脉，沉细如无，肢冰音弱。剃发匠用针多处，并以普通治丸连服，及痧药吸入。视其舌，苔布甚少，渴常思饮，饮必欲热，下咽即吐，揉其胸，怔忡即定，按其腹，漉漉有声则痛势缓，察其指爪枯螺瘪。熙曰：中虚霍乱也，令服独参汤，佐以米饮，接续真元。痧丸痧药阻之，葱姜外治禁之，渐渐肢和汗敛。处方用：

潞党四钱　于术四钱　甘草三钱　炮姜二钱　熟附子二钱乌梅一钱　木瓜三钱　伏龙肝八钱　芦穄秸三钱　橘皮二钱　当道草一株

二剂诸恙较平，再剂其病若失。后以六君子、归脾、资生、神香、附子、秫米等汤，出入化裁，调理二星期，即康健如初。按此症原因各别，疗法极多，经以中气不足，泄便为之变，邪在上则吐，在下则泻，在中则吐泻交作。内伤寒，外伤暑，内伏热，外伏寒，尚有气郁，积劳食滞、风淫、火迫、湿扰、燥伤、蛔虫、房劳，忧愁喜怒悲恐惊等，再参考天时地气，审慎立方，其效无不如鼓之应桴。

（《如皋医学报》1930 年）

霍乱证亲历之报告

余于八月一日晚间，左腿腓肠筋（俗名腿肚），微觉不舒，当时因精神饭食如常，未加注意，十一时就寝后，亦无他异，至半夜一时许，腹中胀满作痛，自觉腹皮欲裂，急至厕所，大便甚多，仍觉未尽，所可异者，大便解后，腹胀加甚，左腿腓肠转筋顿觉痉挛，腹有水声，小便全无，两手麻木，必烦而悸，头晕出冷汗，脘泛欲呕，此时神识尚清，知所患似为真霍乱，即用救命丹一分置脐中，以暖脐膏贴之。又用暖脐膏一张，贴于左腿腓肠筋痉挛部分，外以热水袋满贮热水以罨之，内服求急丹一分，约五分钟许，脘泛欲吐之证稍愈，继进玉枢丹一钱，并用针刺两手中指尖，中冲穴，约分许（据友人王奉三先生言，针此处治霍乱手麻，收效最捷，王君专门精于针灸者），放出少许血液，手麻即止。心烦头晕、出汗腹胀等证，均逐渐浅轻，大肠能作矢气，已不欲泻，前之小便全无者，至此小便渐多。外用卧龙丹左右二鼻中分别各取嚏十余个，此时诸证悉退，心脏安静，不烦不悸，身凉，脉搏平静，是夜连解小便至十余次之多，腹胀全消而愈。自发病之时起，至病愈之时为止，前后不满二小时，将此举世惊骇之真性虎疫，完全根治，可谓徼幸之至。用特将此证亲历之经过详加报告，以见防治虎疫方法，中国固有之经验良方，稳妥效速，凡业医志者救人，不分中西，当急宜采用。

附记

（一）此证发于日间者，多轻浅，发于夜间者，来势极猛。

（二）治此证者，不必忙乱，照方施治，虽属急性疫证，治愈亦速（参看本文）。

（三）此证发时，精神清爽者，宜先用玉枢丹，如欲吐者，可先用救急丹，吐甚者用烧盐汤，如精神昏乱者，先用卧龙丹，取嚏，视其鼻部嗅觉，神经有无反应，以定其可否治疗，又先用卧龙丹恐其呕吐，惟已服救急丹则不妨。

（四）霍乱之后，宜服清利肠胃之药，切不可早用姜枣，及温补滋腻之品。

（五）霍乱之证，虽由感受秽浊，仍有因饮食不慎而得，故清洁饮食，最关重要。

（《医学杂志》68 期）

张燕杰自患霍乱说

霍乱一证，系最危险之候，寒热辨别不清，性命危在顷刻。杰虽身体素弱，而向不多病。本年五月间，在津所回乡省亲，途中积有暑热，因劳碌食后贪凉，忽患寒食霍乱，病很危险。始则心烦乱不欲言，继则吐泻交作，小腹硬痛，大渴喜热饮，头身出凉汗，目眶塌陷，肌肉消瘦，两腿腓筋抽掣而痛，呻吟之声，达于户外。尊辈异常恐惶，自揣虽积有暑热，实乃夹感寒邪束也。寿甫师所制之卫生防疫宝丹，原治此证，甚效。而家中无存者，检有自制黄金丹二粒，遂打碎滚水冲服，药甫进，值家叔凯臣公，延族兄针科至，先放曲池、委中，回血管出血，次针上、中、下脘三穴，并用热烧酒，擦腿筋转处，遂吐泻腹痛抽掣均止，而小便亦通下，色赤甚热，霍然痊愈。

杰按此证，奏效之速，虽赖针法之捷，亦服黄金丹之力。兹将药方录登报端，俾众周知。不但药科易购，而其价亦甚廉，或传方，或施药，功德无量。恨当时针后未存急痧灵应散，倘有备存，用二三分放脐内，以暖脐膏、阳和膏、附桂膏、固本膏等，均可盖贴，必获特效。

仙传黄金丹方

专治时疫，一切寒热暑湿，及感触四时不正之气，兼治一切腹痛，泄泻，赤白痢疾，寒热疟疾，并绞肠痧，干霍乱，欲吐泻不出及夏秋霍乱转筋，并斑痧咳嗽等证。每服一丸，重者二丸，小儿半丸，打碎，开水送下。病虽重，二丸必愈。服后忌食鱼虾数日。

此方系前清尚书，余文毅公，巡抚福建任内遇仙而得。时闽省疾病盛行，照方施济，全活至数万人。是方治病应手立愈，盖他方往往偏寒偏热，惟此方药性凉热适均，最善调和阴阳，故服之多速效。此药精制得宜，可夺造化之权，诚有回生之力。药虽平淡，效验非常，切勿轻视。望仁人君子，夏季多制施送，功德无量。

真川连　川干姜各二两四钱　酒炒黄芩二两一钱　真川贝母去心　荜茇　车前子各六钱　陈广皮　藿香叶　荆芥穗　公丁香　广砂仁　炒麦芽各三钱

上药共十二味，分两不可加减，为细面。用鲜荷叶切碎捣汁为丸，不可用干荷叶熬汤，一料分作二百丸，阴干，一丸可救一人。

杰按，家严相臣公，每年制送此丸，救人无算。此方传自本县理门林之权掌教，清季大沽直字营统令史光普，天津济生社，均制此药救济。考此方《春脚集》、《白喉忌表抉微》、《寿世新编》，皆有此方，效验非常。不但去寒、热、暑、湿、食、水、水泻、疟痢等证，药方内具有杀霍乱、疟痢菌之力也。

干霍乱案

病者：超葫乡钟蝉女士，年约二旬余。

原因：脾胃素虚，偶啖生蚬等寒冷之物，遂致阳气不通，胸腹绞痛，因急延余往诊。

症候：口渴喜饮，时作干呕，大便欲下血未通，胸腹绞痛，痛则冷汗自出。

诊断：脉左部伏，右部迟缓，舌苔黄白而腻，脉证合参，是过啖寒冷，冰遏气机，清浊不分，升降失职，发为干霍乱之候。其冷汗自出者，是痛汗而非脱汗也。

疗法：升清降浊，而消寒冷之积，加味小陷胸汤合左金丸主之。

疗法：瓜蒌实三钱　仙夏三钱　川黄连钱半　贯众五钱　泡吴萸三分　云苓五钱　丝瓜络四钱　金蜕三钱　冬瓜仁一两半　豆卷三钱　生苡仁六钱　蚕沙四钱

（另以蚕沙八钱　木瓜三钱　茅术三钱　吴萸六钱　生盐贰两炒热，炖痛处）

再诊：左部业已起指，右部弦软而缓，渴虽渐止，痛亦略蠲，但苔仍黄腻，便尚未通，是阳气未宣，湿浊尚盛之候。加减活络效灵丹合瓜蒌薤白白酒汤主之。

再方：田三七钱半　乳香钱半　大丹参二钱　薤白二钱　瓜蒌实四钱　川连钱半　冬瓜仁一两　蚕沙五钱　生赭石五钱　管仲五钱　茯苓皮一两　仙夏三钱　双蒸白酒二杯合煎。

效果：二剂痊愈。

（《神州国医学报》1937年5卷7期）

绞肠痧之治验

绞肠痧一症，又称为干霍乱，以其肠中疼痛，如绳索之紧绞，故谓之绞肠痧，以其不吐不泻。挥霍撩乱，故谓之干霍乱。其症最为危险，春夏秋冬皆有之。大都不离寒中三阴，宿食停滞，腹痛时身体怯寒，阵紧一阵，甚至肢冷脉伏，面色洁白，阴盛阳衰，若不急治，数小时可以毙命。时医皆用温通消化之法，所谓痛则不通，通则不痛，普通治疗，何尝非是，然有效有不效者何也？寒食积滞，固结莫解，邪无去路故也。近予治一男子，亦患是症，西医用时疫药水、痧药水服之皆无效，改诊中医。咸用消化温通之剂，依然疼痛如故。予用莱菔子、山楂炭、槟榔、厚朴、木香、广陈皮、砂仁末，加三物备急丸四分，开水送下。未几，便泻数次，其痛若失，次日肚腹膜胀。用胃苓汤减猪苓，桂茅术，加神曲、麦芽、砂仁、枳壳、大腹皮，腹胀又除。次日转右胁痛，呃忒不止，用旋覆代赭汤去姜枣，改人参为粉沙参，加郁金、枳壳、广陈皮、柿蒂、丁香、老刀豆，呃忒胁痛亦愈。治时症大法，不外松经络，通脏腑，使邪有去路，而后病可痊愈。绞肠痧仅仅用消化温通，轻症非不见效，若遇重症，如闭门逐盗，焉有不困兽犹斗，铤而走险者乎。愈治愈剧，亦何足怪。用药如用兵，兵贵神速，用药亦然。予治绞肠痧，无论春夏秋冬，温化之外，皆用三物备急丸三五分（量人虚实酌用），便泄数次后，使肠中寒积，一律肃清，腹痛霍然，可立而待，嘱病者三日内忌食荤腥油腻，吃锅焦稀粥，安养胃气。数十年来，全活甚众，未始非愚者一得也。

霍乱症

西医谓霍乱症为细菌作祟，以中医之四逆汤每能挽回极重之霍乱症，颇堪引证。盖霍乱多病于夏秋，贪凉露宿，贪食瓜果，阳气被遏，而浊阴生焉。乱于肠胃之间，是以上吐下泻，浊阴谓为细菌，其义可通也。唯苦辛大热，能杀此阴浊之细菌，宜四逆汤之姜附，有特效矣。西医盐水针，治热性霍乱有奇验，阳气火虚者，无救。不如中药之有力。阳霍乱一症，王孟英言之甚详，其源多因受暑热而致，兹不赘。

（《中医杂志》3—5、10—17 期　王一仁　临症笔记）

阳霍乱白矾治验

去岁七月间，吾乡霍乱流行，其症皆吐泻头痛，发热烦渴，气粗喘闷，小便短赤，挥霍撩乱，舌红脉伏，此乃阳霍乱也；病原由于吸受暑秽，饮食不谨，清浊相干。遏阻中焦，气机窒塞，水谷之道失其常度所致也。传染至速，阖境皆是。屡服十滴水无效，投以汤药，为时稍迟，犹恐不及。吾父同文，自友人处得丹方一纸，用白矾七粒，如桐子大，开水送下，屡试屡验。活人无算，正所谓丹方一味，气死名医。余念其功效之神验，故特录之，以飨读者。

考白矾味酸咸而性寒，体重而气轻，善能升清降浊，杀菌解毒，追涎化痰，止痛退热，以阳霍乱之病状服之，犹如以石投井，无不入其壳矣，惟阴霍乱则当慎服之。

（《现代中医》1 卷 8 期　周爱人）

霍乱转筋

今秋回里，道经滨山，适该处霍乱转筋盛行，婴斯而殁者，日必多人。有东市刘姓妇，年二十余，体素不健，兼之夙患肝疾，于七月底亦处斯症，势甚汹汹。其夫为之广聘中西时医诊视，内服外治，越二日症势转平，而呕吐心热似火，胸脘阻隔，呃逆频频，口渴得饮，则呕益甚，面赤头旋，耳鸣，周身冷汗，时或昏厥，遍体酸楚，呻吟之声，昼夜无时或停。如是者六日，医告技穷，诿为难治，举家皇皇，无以为计，延余往诊。按脉弦滑有力，苔黄而浊，检所服诸方，除西药外，皆辛香温中、燥湿之品。余曰：体属阴亏肝旺，当兹吐泻之后，阴液更伤，理宜祛邪清养，权轻重而并用，岂堪频投香燥，再劫其阴，阴愈竭，则阳愈炽，而厥少之火，上冲靡已。肺胃肃降无权，再征诸外象，面赤、头旋、耳鸣、昏厥，此非阳强莫制之明证耶。医不此之务，而斤斤于以止呕为事，而又昧于斯症之所以致呕之源，宜其愈服愈逆也。症状至斯，法当先清肃肺胃为主，抑木养液为佐，俾肺胃得职，而厥少上冲之火自平，则诸恙可冀渐愈。疏方用清水半夏、鲜斛、黄连、拌藿香、白芍、牡蛎、茯苓、子芩、枳实、木通、苡仁、枇杷叶、竹茹为剂，嘱其频食梨、藕，以止渴烦。服后诸恙大减，脉象亦平。唯呕眩心热，尚未全蠲。腹中觉疼，大便欲解不能，照前法去夏、枳、芩、加蒌仁、栀仁、番泻叶、橘红、郁金、生地、芦根（去节），夜午得便甚畅，肠中觉饥，进以米饮颇适，一夜安卧，醒后即能坐起自如。善后之法，仍步原意，加以养液平肝培中之类，药凡十帖，调理旬余而瘳。

（《中医杂志》17期　王洪海　敬慎轩临症笔记）

霍乱转筋

民八之夏，诊视苏君春霆，霍乱转筋证。其人年近六旬，身体强健，素惟嗜酒，每饮必醉，兹因酒后食瓜，纳凉露宿，醒则腹痛下利，继而呕吐，身热烦渴，欲卧水中，气粗满闷，厥逆躁扰。两脚搐筋，小便不通，所吐之水，有如菜汁，酸苦异常。六脉沉伏，微有弦意，舌赤无苔，合脉证参之，此霍乱转筋也。《六元正纪大论》云：太阴所至为中满，霍乱吐下。又云：土郁之发，为呕吐霍乱。又云：不远热则热至，热至则身热，吐下霍乱。《经脉篇》云：足太阴厥气上逆，则霍乱。此证由湿热内蕴，饮冷停食，感伤暑邪，致升降机窒。清浊相干，木土相侮，中气不建，正与经旨符合。盖吐利者，湿土之变也。转筋者，风木之变也。湿土为风木所克，则为霍乱转筋，症从热化，病甚沉重，所幸眼眶未陷，津未告竭，尚属可治。谨拟薷藿透表解秽，芩连清热败毒，苓术滑泽，去湿宣郁，雪水车前，解烦清暑，厚朴枳实，木瓜舒筋，党参扶气，甘草利中，俾表气透，而暑邪清，郁土宣，而中机建。肝平筋舒，湿利滞行，而吐利自止矣。方用香薷　藿香　黄连各三钱　黄芩二钱　白术三钱　茯苓二钱　泽泻　滑石　卷朴各二钱　木瓜四钱　党参钱半　炙草一钱　鲜车前草三株　腊雪水二碗　煎服一剂。身得微汗，热减，烦平，脉起。复诊去香薷、藿香，加花粉、白芍各三钱，以生津液。再诊病去大半，原方分量减轻，又进一帖，乃愈。

（《三三医报》2卷21期　广德钱存济　诊断笔记）

霍乱发斑

北门外黄姓，阳霍乱误服热剂，周身遍发锦斑，其大如钱，疏密不一。烦渴利下臭恶，舌黑无津，脉伏肢不温，其家谓病将不治，而病者必欲邀予一诊。予仿阳证，误服热药发斑例，用化斑汤合竹叶石膏汤，加清络之品，服二帖。诸症悉平，斑亦退尽。予以霍乱发斑一症甚少，故特表而出来。

（《中医杂志》6期　鹤山书屋临症笔记）

7. 脑膜炎

急性脑膜炎

病者：吴文卿，年十五岁，小学生，南城人，住清风街。

病名：每日早晨吃油条四根，去校上课，午后回家吃饭，饭后冒暑入校。一日夜半大风，忽被吹醒，觉身冷而起。

症候：大热，转头痛，流浊涕不止，历一小时，瞪上视，项颈强直，大便不通（西医云急性脑膜炎不治）。

诊断：脉搏弦数，弦为风，数为热，此热淫于内，风淫所胜，即足太阳膀胱外感风邪与足少阳胆火、足阳明胃热合并为病也。经曰：胆移热于脑，则辛頞鼻渊。鼻渊者，浊涕下不止也。又曰：脑渗为涕，考膀胱脉上额从巅过胆之率谷、窍阴，入络脑，复出下项，胃脉起于鼻之頞中，过胆之客主人，会于督脉之神庭，胆脉由悬厘过膀胱之曲差，与胃脉会于晴明之分，则曲差、晴明、率谷三穴为膀胱、胆、胃行气之道路，无论营卫正邪，周行所必经过者。若正被邪胜，则聚邪为病矣。今暑从鼻入，风中项中与胃中，日积月累，助火的油条之热气相引而动，风乘火势，火借风威，各由本经上升于头，直达于脑，融会于三经聚合之所。冲扰燔灼，则被扰者转而疼痛。被灼者渗而下流，所以脑转头疼，鼻浊涕不止者也。包络之精与脉并为目系，上居于脑，后出项中，今风中于项而深入，即随目系以入于脑，由是因风转引牵目系急，故目瞪上视，项头强直卫阳也。风火阳邪也，暑热亦阳邪，邪之害人各从其类，今外风与胆火胃热搏击，卫气沸腾外溢。经曰：少阴之复，燠热内作，故大也。今阳气素盛，兼有宿食，太阳邪之一传阳明，遂入胃府，致大便不通，所为胃家实是也。

疗法：用大承气汤治阳明之实热，加羌活以逐太阳风邪，胆草以平少阳之移热，佐蜗牛、板蓝以理少阴之复。

处方：生大黄三钱　玄明粉三钱　川厚朴二钱　陈枳壳二钱　川羌活二钱　龙胆草二钱　生蜗牛十只　板蓝根五钱

复诊：热未退，脑不转，头仍痛，惟目不上视，更加口渴鼻衄，脉数，此风热方张，经脉受灼，再用前方加生地、丹皮。

处方：小生地五钱　粉丹皮五钱

效果：服前方四剂，诸病痊愈。

（《医界春秋》67、68、70—72 期　谢寿棻　生春医馆验案）

脑膜炎案

脑膜炎流行，人民惊骇，谈虎色变，余留心体察，几经折肱，本年孟河开浚，有工首高佩龙之戚染是症，更易数医，历用至宝丹、石决、犀角、羚羊、石膏、川连、黄芩、连翘、银花、山枝、丹皮、赤芍、薄荷、元参、竹叶、小生地及诸熄风开泄下法等方，均不效，而益甚。甫邀余妹请张九容诊，适余自金台返，乃拟下所列第一方，一剂痉止十之四五，二剂痉止十之六七，乃改立下所列第二方，服下痉止八九，诸症均退，因况瘁停药，现则已愈。第迄未调治，神明稍不如未病前耳。近日余戚张吉衡告余，伊见所发脑膜炎，均不痉（有危时战栗者，但无痉者）。稍觉头痛微昏，再急者半日死，或朝发夕死，夕发朝死。又接门信何蔚生（名尚）来信，询脑膜炎治法，所述症情，亦与乡君言同，余则尚未见不痉之脑膜炎，未知他处如何。因录鄙人案二则，寄请讨论，敬请赐教为幸。

目下流行脑膜炎，即古痉症，古之刚痉、柔痉，均先伤太阳，数年来留心体验，现所称脑膜炎，皆先伤少阴，后及太阳。少阴之气，本肾主心，而以太阳为表，少阴营伤阴结，均能引动风木，上扰脑府而神昏，外扰太阳而痉折，此非《金匮》刚柔二痉之方所可治，亦非后世惊风之方所可进，拟交感丹以舒少阴之结，甘麦法以复心营之液，枕中丹以镇志而开神明，惟是绵延数日，少阴神络已伤，恐难杜跋扈之木耳。

云茯神八钱　生香附三钱　顶沉片二分　生甘草二钱　淮小麦一两　生牡蛎一两　大白芍二钱　刺蒺藜三钱　败龟板一两　花龙齿三钱　白毛夏枯草二钱

进交感枕中甘麦法：痉止六七，稍能安谷。夫心营耗结之气闭，非辛温所能开，而阴木之痉，最易伤厥阴真气，拟进补肝法以治痉源。兼寓清气和营，养心强志，通阴纳阳。

云茯神五钱　制香附二钱　大白芍钱半　瓜蒌皮三钱　夜交藤三钱　顶沉片四分　大丹参二钱　制首乌三钱　广郁金一钱　生甘草八分　夏枯草二两　煎汤代水。

时疫医案

目下流行脑膜炎一症，即我国伤寒病也，亦即吴又可所谓瘟疫也。今之医者废伤寒而不读，弃伤寒方而不用，一遇此类症，概以天士、鞠通温病法治之，是以百不一效，实深浩叹。仆素有偏癖，遇疾辄以伤寒法治之，幸皆获效。兹将治愈一极险重之症录出刊登，海内不乏明哲，尚望有以教我。

巡长顾良魁　四月二十一日　　初诊

感邪二日，咽干目弦，口苦呕吐，肢冷脉伏，烦躁不眠，胸胁满闷，腹痛拒按，舌苔黄黑，此寒邪直中少阳、阳明之证也。拟大柴胡汤。

柴胡二钱五分　杭白芍一钱五分　生姜一片　黄芩一钱五分　生大黄一钱　姜半夏二钱　枳实片一钱五分

四月二十二日　复诊

昨进大柴胡汤后，下黑粪三次不畅，伏脉全起，反呈弦数之象，体温加高，四肢亦暖，此阳气渐回之兆。舌仍腻灰，腹仍拒按，呕吐未止，再拟大柴胡调胃承气合方加黄连苦降兼泻心法。

柴胡二钱五分　川连三分　杭白芍一钱五分　生甘草一钱五分生姜一片　黄芩一钱五分　生大黄五分　姜半夏二钱　风化硝七分

四月二十三日　三诊

服前方后，又解二次，仍系黑秽之物，腹痛减，胸胁仍满痛且拒，舌苔未退。此阳明实邪虽除，尚有结胸，拟小柴胡及小陷胸汤合方。

柴胡二钱　姜半夏二钱　生甘草一钱　党参一钱　川黄连三分　生姜一片　黄芩二钱五分　栝蒌仁二钱　大枣三个

四月二十四日　四诊

昨进小柴胡及小陷胸合方，又下黑粪数粒，胸结除，苔全退，夜间索食，此少阳、阳明实邪已解，胃气开也。外表仍有微热，拟解饥法。饮食宜慎，消息调养为要。

桂枝二钱　生甘草一钱　生白术二钱　大枣三个　杭白芍二钱　云茯苓二钱　生姜一片

8. 其他

疯狗咬伤急救神效方三则

方一：

真潞党参三钱　茯苓三钱　抚芎二钱　红柴胡三钱　前胡三钱　羌活三钱　生地榆一两　桔梗二钱　独活三钱　炒枳壳二钱　甘草三钱　生姜三钱　紫竹根一大握

凡被疯狗恶犬咬伤者，七日病发莫救，或四十九日或百日发作，亦属不治。病发之惨，不堪忍言，即或齿及衣服未伤皮肤，其毒亦能传入内体，百日之中，亦必发作。被咬者忌闻锣声，忌吹西风，试以葵扇煽风，身必畏缩战栗者，是中疯狗毒无疑，急用此方。服至七日后，使嚼生黄豆，若作生气欲呕者，乃毒已尽，嚼之如食熟豆而无生气者，是毒仍未尽也。仍宜服至毒尽为止，每服煎浓汁温服之后，小便下出血丝者，比试生黄豆者，尤为可靠。

去疾按：此方乃人参败毒散加味，各方书均有载者。

方二：治疯狗咬伤点眼角神效方。马牙硝三钱　飞腰黄三钱　当门子九分　大梅片三分

上药须拣上品，照老科天平称足等分，各研为细末，再共研匀，装入小玻璃瓶中用，蜡封口，勿使泄气。遇有疯狗咬伤者，用药少许，点于眼角眦肉之上，男左女右，每日点三四次。三四日点过之后，无不立效。另于咬伤之处，用银针挑破，使毒水流出，再敷此药少许。忌食瓜果赤豆麦面等物，凡修合此药，须于端午日诚心正气虔神制合，以镇邪驱秽。

方三：治疯狗咬伤点眼角奇方。并治毒蛇恶犬咬伤，及无名肿毒。当门子三钱七分五厘　老式腰黄一两五钱九分六厘　上梅

片三钱三分　制西月石三钱四分五厘　犀牛黄一钱五分　制西瓜霜四钱九分八厘　制浮水甘石五钱四分　贵州山慈姑六钱

　　上药分量须照天平称准，不可稍有轻重，各研细末，拌均，再合研。装入小玻璃瓶中用蜡封口，勿使泄气。遇有咬伤，急以此药点于两眼角大角眦之上，一日点三四次，三四日点过，无不立效。伤轻者，内服此药五厘，用厚朴一钱煎汤为引送下。伤重者，内服一分。最重者，内服二分。伤口银针挑破，流出毒水，外敷此药少许，治无名肿毒只敷患处。附制浮水甘石法：拣上好浮水甘石，用童便淬煅三次，再用荆芥一钱，大黄三钱，白芍二钱，固精草四钱，防风二钱，大戟二钱，薄荷八分，苍术三钱，银柴胡四钱，蝉退三钱，五味子十粒，甘草一钱，归身三钱，白菊花二钱，连翘二钱，淡牙硝一分，煎浓汁，甘石用银罐武火煅红，焠于药汁中，再煅再焠，以汁尽为止。

　　附制西瓜霜法：用大西瓜，将蒂剖开用淡牙硝填满中心，用大磁器盛贮，待一年后，将瓜汁用冬天雪水煎透，滤去渣，再加雪水煎，以细布袋装淡炉灰，滤硝汁滤至白色，再以收硝法收霜。

　　醒斋按：疯狗咬伤之症，发病之惨，不忍言述，十年前，舍侄被疯狗咬伤指尖，曾请中西医治，仍于百日发作不救。自此立愿求方，以为济人之备，自得此方，屡经试用，均有奇效。前年外甥亦着疯狗咬及衣服，西法检视，认为无毒。但服用上开煎方，竟由小便下出血丝不少，痛苦非常，幸得保全。嗣寄各地亲友传方救急，均有特效。醒不揣浅陋寡闻，特将此方抄呈中央国医馆，以供研究。如各地分馆分传之力以广济急，救人之用，庶不失前人传方之善意。倘有各地保存之特效奇方，愿交中央以供研究者，正不失抛砖引玉也（上海白克路五七八号龚醒斋医生印送）。

去疾按：龚先生惠寄以上各方，查鄙人前编之《疯狗伤人治法汇编》中，均已载及。曾连登于本报第一卷第十期至第二卷第一期，恐日久人不注意，因照龚先生寄来原方再登本报。医药之事，所以活人，故不厌求详也。阅者谅之。

（《神州国医学报》3卷8期）

回归热治验案

病者：孙女士，年廿五岁。

既往情形：幼年曾患麻疹，已种过鼻苗，面部微有瘢痕，月经不正常，有月经困难症，体质并不十分健壮。

现在症状：初起曾寒战，旋即发热，至天明始稍退。次日下午又发寒战，如疟状，汗出不多，脉数，舌苔黄腻，无质而干燥，脾脏肿大，肝脏亦微肿大。腓肠肌压痛，膝盖腱反射迟钝，腿不麻木而软，稍行走，足踝微见浮肿，面容及皮肤苍白，呈恶液质状，口唇有匐行疹，自觉头眩欲平卧，口渴溲赤，大便坚难，胃呆少纳，神志清楚，夜寐不安，多梦。

第一期治疗经过

十二月廿日：病家自服奎宁六片，寒战略轻，而体温为39.6度，脉搏130至，病根未拔，仿达原饮法。

处方：柴胡　草果　常山　槟榔　黄芩　知母　厚朴　青皮　乌梅　半夏　甘草　生姜　大枣

十二月廿一日：病势并无进退，上方连一剂。

十二月廿二日：寒战已除，体温成弛张型，早晨38.6

度，脉搏115，中午为38.5度，脉搏112。临晚为39.0，脉搏120，以其胃呆，达原饮中参入健胃之品。

处方：柴胡　草果　常山　槟榔　桂皮　黄芩　知母　乌梅　陈皮　麦芽　甘草　生姜　大枣

十二月廿三日：早晨体温降至36.9，临晚复又升到37.8，胃纳稍振，胃机能已有向愈之机转。但因受高热之后，维他命大受损失，故两腿足无力，不能步行，足踝微见浮肿，面容苍白，呈恶性贫血状。

处方：苍术　柴胡　桂皮　砂仁　知母　萆薢　艾叶　陈皮　米仁　麦芽　谷芽　枳实　大枣　生姜

十二月廿四日：大便已行，上方连一剂。

十二月廿五日：体温脉搏正常，足踝浮肿亦退，惟两腿无力，难能步履，胃内精神已振。

处方：首乌　苍术　山药　米仁　砂仁　萆薢　陈皮　艾叶　麦芽　谷芽　炙草　大枣

十二月廿六日：病家因服药过多，厌服药，便停止，嘱择食富含营养料之饮食品，如猪肝、牛肝、菠菜、鸡蛋、红枣等。

再归期治疗经过

卅年元月六日：因劳力过度，寒战又发，间日而作。诊察时间，在下午六时，乡间购药不便，未服药。

元月七日：上午体温升至39.9，脉搏135至，脾脏急肿。

处方：雄黄六分，朱砂三分，甜茶钱半，乌梅钱半，夜明砂钱半，共研细末，分九包，日三次，每次饭后服一包。

元月十日：第一日药后，寒战即不复作，体温降至

37.3，脉搏 99 至，夜间已能安眠，惟自觉皮肤瘙痒，如发疮状，清晨两眼睑微有浮肿，药后欲作干恶。

处方：雄黄六分，朱砂三分，甜茶钱半，乌梅钱半，夜明砂钱半，甘草钱半，研细末。和匀，分九包，日三次。每次饭后用豆腐衣包，裸吞服一包。

元月十三日：体温、脉搏正常。皮肤瘙痒依旧，腹中时有响鸣，胃呆少纳，清晨两眼浮肿已除，上方连一剂。

元月十六日：一切如常，惟皮肤瘙痒仍有，体力不足，予营养健胃之剂，嘱服多剂，以作善后疗法。

处方：党参　首乌　山药　艾叶　萆薢　米仁　陈皮
炙草　茯苓　半夏　砂仁　熟地　红枣　山萸肉　白术

兹将本病症候，参得西籍略述于下。

回归热之发现系一八七三年欧洲 Obermier 氏之成绩。氏发现回归热螺旋体，因其传染而惹起回归。至其媒介物，为一种扁虱及蚤虱等。

症候及经过：潜伏期五日至八日，大部全无病觉，间有诉全身倦息，轻度恶寒。又屡致下痢，嗣虽以战栗，或强度恶寒，体温腾升达 39~40 度，每至 41 度。脉搏亦增数至 130~140，逐日紧张减弱，甚且微小，脾强度肿胀，肝亦肿胀，舌带厚苔，食机不振，头痛剧甚，每伴眩晕。意识大抵清朗，间因高热而谵语。又诉腰痛，腓肠肌感强烈压痛，皮肤呈黄土色，兼呕吐下痢，每于口唇见匐行疹，尿量减。有热性蛋白尿时，呈肾炎之兆，发病第五六日，高热及一般症转甚之后，旋即急剧强度出汗，体温分利下降，至常温以下，脉搏复形坚实，且较缓。脾肿亦消失，本病患者之一部，至此虽有全治者，然大多数（四分

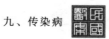

之三）则自体温分利下降，一切障碍恢复平常。约经五日至八日复见同样之发作，诉战栗，体温升腾脾肿等，其持续期间，却稍短缩，四日至五日，更行分利。对于第二次袭击，能耐过而全治者，往往见之。而一部患者，更见第三次之发作，或达四次五次者，亦屡见之。如此发作，往往不已者，其发热持续时间，一次较一次短缩，而间歇时间，反一次较一次延长。

并发症：数次发作后，致心肌衰弱。四肢末端起浮肿，或陷心脏麻痹。或因支气管卡他，进而为卡他性肺炎者之。或因脾脓疡穿孔，起腹膜炎。或合并腮膜炎，而使恢复期延长多日。

诊断：注意以战栗开始之高热，经五六日之稽留后，以分利之下降，加以脉搏频数，脾肿著明等点，则诊断当不困难。如能于患者血中证明螺旋体，自可下确切之诊断。

预后：本病患者大多数预后良佳，然起心肌衰弱，卡他性肺炎，脾脓疡则甚危险。

疗法：606 Salvarsan 为特效药。

读者既明了回归热之真相，而对于其治疗之大要，亦可略知其梗概，作者初以其病型如疟状，且病家自服奎宁只六片，以为未能根除，故仍以中药类乎有金鸡纳霜成分之柴胡、常山之品进治，至再归期之续发，始发觉乃为回归热。药不对病，其不效也宜矣。作者予再归期所处之方，用雄黄、朱砂为主药，并非独擅无理由而设，乃有根据者也。考《外台秘要》，治久疟不愈，好用朱砂为主药，《圣惠方》治疟发不愈，善用雄黄、朱砂与夜明砂（是否为《圣惠方》，一时健忘，尚待考证）。盖回归热之病型，与疟疾之病型相仿，均有间歇热。然疟疾愈后，未见续发，而回归热则否，古人因缺乏逻辑统计方法，不能作详细正确之观察，以致互相混淆不清，是为缺点。所以作者以为复兴中医，首先要有逻辑工作，尤其对于逻辑文献，更为重要。

昔日章次公先生在世界红十字会治疗回归热，曾仿六〇六之意，以中药雄黄、朱砂代之，盖六〇六者何？砒素制剂是也。而雄黄主成分为三硫化砒，朱砂之成分为硫化汞，砒与水银，均能杀灭血液中菌虫，以近说而证古验，两为相浮，次公先生以雄黄与朱砂同用，能避免雄黄之兴奋失眠作用，但不能免除腹中窜病及溏泄二种副作用，作者更予此二药中参入夜明砂、乌梅等味，以免除病窜痛及溏泄二弊端，实可补章先生之不逮也。兹将以上所述，则得结论数点如下。

（一）雄黄、朱砂、夜明砂等味，经临床多次试验，虽其症状略有参错，然其有治疗回归热，杀灭螺旋体之作用，殊无异议。

（二）药末内服，每能缠黏于中腔及咽喉间，以致发出不快之咳呛及干恶，且其多为苦味质，病家厌恶，要避免此弊，可以豆腐衣代胶囊（西药房有售）包裹吞服，价廉而便利。

（三）用量以雄黄六分朱砂三分，甜茶、乌梅、夜明砂各钱半，甘草以病家之喜恶而增减之，分九包，日三次，每饭后各服一包，三日服完，为较准确。

（四）服第一次所配药后，若病势已不发作，仍须继服方两剂以上，而作一劳永逸之计。

（五）雄黄、朱砂二药中，宜参入健胃整肠之品。如夜明砂、乌梅、甘草等，庶能免除以腹中窜痛及大便溏泄二副作用。按夜明砂即蝙蝠屎。大凡动物之粪便，除生活环境特殊原因外，均有一共通性。如无价值散用猪屎，以治泄泻过多之痧疹难透症，人粪民间用以解砒石中毒，砒石中毒之主候，为腹中窜痛，及大便溏泄，因受刺激而肠蠕动亢进而窜痛，便泄为肠炎之外候，由是可知夜明砂有被护肠黏膜，及镇静肠蠕动之二大作用。

（六）药后觉有皮肤瘙痒症及腹中响鸣，此乃药之作用。

（七）穷乡僻壤，因无化验室之助，虽能以病型下诊断，但初期总不能察觉，至第二甚至第三期时，始能确定。于此经济破产之时，徒耗病家体力财力，殊觉遗憾耳。

（八）于此西药价昂，日增无减之际，且不能遍及内地农村，用药代替一则价廉而普及。二则可发扬国粹固有之真迹，一处二便，岂不善哉。

（九）乡间一般医者，对于回归热一症，根本无认识可言，至其治疗，均以湿温或伤寒类症，及正疟疾之法图治。其所处之方，大都以小柴胡汤加味，或加减达原饮，其不效者，则听之自然，最可笑可叹者，即一般乡民，因其病型之再三发作，以为有神武或鬼之作祟，均归求于巫者太保之手，由是观之，可见乡间医药常识之幼稚矣。

（十）根据砒之治疟，于临床上治验，已获数则。俟整理后，再为报告。

（十一）更有一种恶性回归热，服本法稍效而不能根除者，作者另用纯砒石以治验，其治疗之经过，及其方药之配合，当他日再为发表之。

537

（十二）本法容量过多，服食时殊觉不便，有待研究改善，先贤明哲，赐以教之，以匡不逮，则作者雀跃三百以待矣。

（《复兴中医》2卷4期　朱正馥）

十、其 他

1. 中西医结合病案

守素斋医话

辟中医治病以内科见长西医治病以外科见长之谬

世人每言中医擅长内科，西医擅长外科，即吾道之士，亦人云亦云。予谓内科不明外科，尚属牵强其说，若业外科而不明内科，真一步不可行也。设小疮小疖，轻者可愈，重者犹不可。若大痈大疽大疔发，其病全由内因而发，与内病表里虚实寒热，息息相通，中西医内外分长之说，足见其谬也。有张某者，外踝生疽，初起疼痛寒热，邻人谓其或因闪脞，浴之凑之不应，来延予诊。予适旅出应诊未回，家人恐误其病，嘱其另延。伊亲荐鼎鼎大名之西医卜某包医三七日收功，乃未候成熟，即开刀。初开上口，血脓全无，复开下口，流出鲜红及血饼甚多，患者大痛无声，几至危殆。决口后，肿痛反甚，渐至寒热汗多，周身络痛，气粗不续，胸闷绝谷头眩，日夜无眠，七恶叠见，西医束手，病人悔愤交集。闻予归甚喜，速往诊之。视其处红肿颤痛，不可须臾忍，乃揭去纱布，抽去纱布条，流出花红水甚多，拭干，换半提半长之纸捻，膏药盖之。诊脉浮濡无力，苔白满布而干。予知其气液兼伤，营卫失和，书银花杏仁疏表，归芍石决青蒿护营，乳没生芪和痛，青木香络石藤通络，天麦玄地滋阴。一剂后，即能安卧，各恙皆退，能食、肿痛均减，二三剂略加沙参、丝瓜络、牛膝等，出入通补兼施，患处日换上药纸捻膏药，内外症皆日渐向愈。惟开刀处络伤未复，健步尚须时日，然则西医擅长者果安在哉。予因辟其谬，而为斯言，非敢自矜愚者之一得也。

（《中医世界》5卷1期　东台王锡光）

肋膜炎

孙君　八月十二月初诊（孙君病肋膜炎，就渊师诊治，已向愈，误信药肆夥友语，易医用大队表药，遂致亡阳，幸回向渊师求诊，乃得转危为安。诵穆谨识）。

左肋痛甚，不可仰卧，咳则震痛，脉弦数，舌苔干而花黄，病是肋膜炎。

柴胡二钱　蒌壳三钱　楂炭三钱　赤芍三钱　红枣四枚　川连五分　槟榔钱半　枳壳二钱　生草一钱　淡芩二钱　制香附钱半　桔梗钱半　花粉三钱

二诊：肋痛差减，热亦较平，但炎未消退，则病不能即愈。面色甚黄，唇鼻俱燥，舌奇绛，苔干脉弦。

柴胡二钱　炒山栀三钱　原钗斛三钱　槟榔一钱　赤芍二钱　川连五钱　蒌壳三钱　花粉四钱　香附钱半　炙兜铃三钱　淡芩二钱　小生地五钱　知母三钱　桔梗钱半　炙草一钱

三诊：八月十四日

肋膜炎向愈，不知何故，忽服别方遂汗漏不止，蜷卧，郑声，舌质尚干绛，而脉已无根，本已出险，乃招亡阳，自取之。

黑附块三钱　云苓四钱　桔梗一钱　炙草一钱　生芪三钱　干姜一钱　白芍三钱　浮小麦五钱　太子参三钱　川贝三钱　桂枝一钱，后下

四诊：八月十五日

热已退，汗漏未止，咳尚引肋痛，舌厚苔干，脉弦而迟，宜敛汗镇咳，微通便。

黑附块三钱　杏仁三钱　柴胡二钱　白芍三钱　生龙骨四钱，打先煎　生芪五钱　麦冬四钱　蒌壳三钱　枳实二钱　煅牡蛎五钱，打先煎　南北沙参各二钱　五味子一钱　桔梗钱半　玄明粉二钱冲

五诊：八月十七日

热不作，汗遂止，咳虽不除，已不觉痛，舌色渐淡，苔薄而松，渐引食，脉弦细，皆向愈之象。

全瓜蒌三钱　花粉三钱　北沙参四钱　柴胡二钱　当归三钱　壳芽四钱　麦冬四钱　白芍三钱　川芎三钱　钗斛三钱　桔梗钱半　枳壳二钱

(《中医新生命》1934—1937 年 1—31 期　陆渊雷医案)

肋膜炎治验记

上海无线电职员徐君，寓本埠城内安仁里四十八号。其夫人患咳嗽甚剧，经中西医诊治，经月未愈。心甚焦灼，嗣于胡人处探询，始悉余擅治肺病，乃急足延余赴诊。其症状为肌热不扬，额汗如渖，痰鸣，气促胸高，欲寐不能。舌苔厚腻，肢冷脉微。余曰：病本饮邪内停，肺气闭塞，只以心阳衰微，正虚邪实，恐有旦夕之变。惟有温开扶阳并进，或有一线生机。遂处方如下：

川桂枝一钱　白芍酒炒，二钱　淡干姜一钱　五味子五分　薤白头钱半　白芥子炒，八钱　朱茯神五钱　黄郁金三钱　白杏仁整，四钱　仙半夏三钱　橘红钱半　紫菀一钱　北细辛四分　纯用小青龙汤加味　嘱服一剂　次日复诊。

肢冷渐温，肌热转壮，咳呛松畅，频吐脓痰，脉亦渐

起，显系气阳来复，肺气松动之象，佳兆也。惟舌苔厚腻，不思纳谷，乃将原方去细辛，加生苍术三钱，嘱服二剂。厚苔渐化，略能啜粥，气转平顺，渐能入寐。似此，病之危机，幸已度过，惟元气未复，虚热留恋，因再用桂枝汤二陈汤合剂，调理愈。

按：此症余未诊以前，其经过治疗，西医断为"湿性肋膜炎"。外敷消肿膏，内服镇咳剂，而置衰弱于不顾，宜其无效。而中医处方，大都清肺化痰之品，更其去题千里，此无他，因不识为何症，聊以普通药方搪塞耳。实则中医对于此症，何尝无精确之研究。《金匮》云："肺胀咳而上气，烦躁而喘，脉浮者心下有水，小青龙汤主之。"又云："咳逆倚息不得卧，小青龙汤主之。"以上证之，益信其语语精绝也。

杨志一

气化实质合参验案肋膜炎寒性

病者：彭仁章，五十二岁，业农，民国十六年二月。

原因：此病之发生，原因甚多，今病者由感冒而起。

病理：古医云：凡人身何部衰弱，即往往病毒易侵。今病者肋膜组织素弱，不能抵抗病毒，一经感冒而气血障碍，则新陈代谢不充分，致老废物化生病毒，侵入肋膜，使组织发炎肿胀，压迫神经，而生疼痛，肋膜因肿大，紧贴肺体，故当呼吸时，一升一降，而生磨擦音，且咳嗽呼吸，肺体震动，触碍肋膜，痛每加剧。

症候：初起头痛，恶寒发热，略咳，左胁下疼痛，医用疏散方四日，而病突变神昏，手足厥冷，苔黑而润，面青唇白，小便清长，脉微欲绝，喘促不得卧。用器听其肋膜带磨擦音，打该部带浊音，其左胁下或按摸，或呼吸咳嗽均痛加剧。

诊断：寒性肋膜炎。

治疗：方用回阳疏气法。

初诊：附子三钱　安桂一钱　广皮一钱　北杏三钱　砂仁一钱　款冬花二钱　煎水服。

二诊：脉稍有神，手足温，喘略平，痛减精神清醒，仍用回阳疏气法。

附子二钱　西党三钱　陈皮一钱　北杏二钱　款冬花二钱　红枣三枚　煎水服，连服三剂，已痊。

（《医学杂志》66 期）

2. 戒毒种种

戒毒病案

吴海昌，卅四岁戒烟之后，中夜，忽患胸中刺痛，西医注射吗啡针，计十余次，痛不稍减，反增少腹左侧撑痛，而上则呕吐绿黑清水，有几面盆之多。大便更而小溲浑浊，脉细中带数，细按病情，委系肝逆犯胃，夹痰夹滞实证，与麻醉神经，强心何益？亦非寒邪直中之少阴证。宜先平肝和胃，理气降逆，用酸甘化阴，苦辛下泄法。

淡吴萸　乌梅炭　醋炒瓦楞　沉香片　川毛连　炙甘草　盐水炒木通　广郁金　姜半夏　川楝子　云茯苓　炒枳壳

二诊：经酸甘苦泄，肝胃已和，大吐已止，惟津液大伤，时作干恶，得食尚胀，脾不能运。口干舌红，小溲尤少，宜再育阴生津，和胃理气。

西洋参　淮小麦　益元散　佛手柑　金石斛　焦谷芽　炒广皮　姜竹茹　炒白芍　枳术丸　广郁金

汝案：此症共诊三次，第三方与第二方相同，第一方与第二方截然不同。盖病之标已去，亟当顾病之本，此人嗜烟之体，阴气先亏，呕吐伤阴，所以舌红无苔，服第一方。呕吐止，疼痛愈，而精神疲惫，服第二方。如服甘露琼浆，乐不可言。第三方，自无更动之必要。后半月，又诊一次，因病后喜食杂物，伤胃饱胀，服消化药一剂而痊愈也。

（《神州国医学报》1—5卷　张汝伟　临床一得录）

烟癖

沈左　年约四十，平素有烟癖，兼以营生不暇，劳伤脾肾，阳气大虚，湿浊不化，腹痛泄泻，日行二十余度，面目浮肿，脉象沉细，中虚汗漏，最属危急之症。曾服四君子汤及扁豆、黄实、神曲之类，无效。盖不仅脾气下陷，而命门火衰，元阳亦有下脱之势。乃用熟附片、淡干姜、补骨脂、益智仁、炒党参、炒白术、炒淮药、清炙草等温补脾肾，益以连皮苓、大腹皮、生苡仁、六神曲以运化中化浊，连服四剂大效，泄泻每日仅行一二次矣。脉搏亦较起，但觉咽干，此由阴质本亏，姜附固足回阳，究嫌燥烈，且久泻亦伤津液，乃易方用四君子汤加味。一如前医之治，十剂而瘳。治病必先缓急，此之谓也。

（《中医杂志》3—5、10—17期　王一仁　临症笔记）

嗜烟病咳

张左　嗜烟病咳，胁痛不可转侧，夜睡盗汗，且有寒热，不重，舌质红，苔腻黄，脉弦滑。投大剂生地、石斛、山药、丹皮、牡蛎、柴胡、桃仁、延胡、杏仁、象贝、蛤粉，服十余剂诸恙减，脉滑亦平。乃用七味都气意，厥疾顿瘳。但此类病症，势难杜根，恐来春复发，然舍扬汤上沸之计，将从何年觅妙药乎。

（《中医杂志》3—5、10—17期　王一仁　临症笔记）

附录最近致函戒烟促进会献新订戒烟方如下

棉华戒烟促进会主席暨诸位理事先生公鉴，敬启者，近阅报得悉贵会已正式成立，现正努力进行戒烟事宜，无任欣幸。盖鸦片之为害，虽尽人皆知，但明知而故犯之亦夥。然而戒烟当恃良药，查侨胞之吸烟成瘾穷乏者，实占多数。设若尽服西药或注射，所费未免过重。窃以西药能戒烟，国药当然亦有，爰不揣浅陋，敢竭愚诚，谨将研究所得之国药戒烟方，呈请贵会督核，倘得试用有效，则以国药用治国人之病，岂不善哉（下略），中医杨钦仁谨上。

附国药戒烟方

防党参十两　肉苁蓉四两　津甘草三两　生杜仲去粗皮，五两 人字草二两　使君子仁五十枚　榧子仁五十枚　水煎去渣，再熬如膏状。下川贝末三两，甘草末三两，鹧鸪菜精一钱，食盐末一两，为丸，加炼蜜少许成丸亦可。

服法如每日吸烟量二分，于每日早晚各以此丸四分用鸡蛋一个去壳，调生姜三片，乌糖适宜，滚水泡配服，其后将烟逐日递减当能断瘾。

方解：鸦片原质所含主要之植物碱，即吗啡，本有毒，加以火化吸烟，火毒尤甚。盖吸食鸦片烟气，上由嗅觉神经直达于脑，下由肺而散于脏腑经络，其作用能刺激神经，令人兴奋提神，能麻醉神经，故暂可镇痛充饥，能衰弱神经，故吸后数时，身体转异常疲倦，能减少红血球，故吸烟者皮肤多呈苍白色。然吸食既久，则循环消化排泄之机能均受障碍，而体中之老废物质无力排除，由是蕴积酿毒则生菌而瘾成。是鸦片一物，对于人体，诚无益而有损，愿患者宜及早戒绝之。惟戒烟当下决心，亦须恃乎良药。兹更考鸦片，味苦酸涩，苦能伐胃伤肾，酸涩能敛能固，治之当以甘润，强壮解毒，杀菌之剂为宜。

　　党参，味甘，为滋养强壮健胃药，对于一切衰弱症，有强壮身体之效力，能辅助胃肠之消化，促进乳糜之吸收，又对于全身之淋巴及血行系，有增进其新陈代谢之功。苁蓉，能补血生精，强壮体力，兴奋精神，增进食欲，调整大便之功效。甘草，味甚甘，有黏滑之力，可辅祛痰之品，能缓急迫拘挛，并解诸药之烈毒，故为滋润缓和镇咳解毒之良药。杜仲，富含纤维质，为滋养强壮性镇痛药，能活络强筋，而治腰膝酸痛，及痿软无力。人字草，有解毒消鸦片积之功。使君子仁，为消积杀虫之特效药。榧实子仁，为缓和滋润驱虫药，功能润肺止咳，消痔杀虫。川贝母，为消炎解毒，镇咳祛痰药。对于淋巴结核，肺结核等症，均甚相宜。鹧鸪菜精，即海人草精制品，为消积化虫、泻热解毒药。治虫积腹痛有特效，又能泻积毒。食盐为变质止血药，能清血润肠，有促进便通清洁胃肠之功。鸡蛋，为滋养强壮品，能润肺滋阴液，适用于液体消耗性衰弱症，且内含有蛋黄素，为最近发明可治慢性鸦片中毒。乌糖，味甚甘为和缓滋润解毒药，能通畅血行，有缓急迫拘挛，解毒止痛之功。生姜，为矫味健胃镇呕镇痛药。

（《复兴中医》2卷4期　杨钦仁）

3. 误诊

治骆君豫生湿症终为寒凉所误验案

　　乙未岁海州骆君豫生，年五十余矣，素患寒湿泻白，服余方辄效。是年余移馆黄宅，君于季秋患疟，服其本地老医某药，补腻连投，邪遂不解，疟发气馁神愦，寒多热少，延余诊视。脉沉而微，完谷不化，时噫舌白不渴。为用温以通阳胜湿，佐以甘苦凉以和中泄热，外少加柴胡、青蒿、鳖甲以提邪。数服后疟来恶寒时短，湿邪渐欲从热化，食亦少进，奈伊家性急，又见热时较寒时为多，以为治不中的，不知余意正欲使其寒从热化，然后可用清解耳。盖湿寒之邪，最为缠绵难愈，治法非使其先从热化不可，此先哲成规也。越日伊家另延金某为治，金诊脉时正值疟作，脉象似觉洪大，遂误认为热疟，处以纯寒清热重剂，一服而饮水则哕，食不下咽，豫生复令其子延余。余治其脉微弱无根，遂辞不治而归，果不出三日而逝。

陈寡妇之病状

去余村二里许，地名曰周村。有陈姓姑媳二人，姑年七旬，媳三十许，皆孀妇也。而家本素封，为全村冠。癸甲之际，余结庐乌伤之黄山，煮山茶，读医书意甚得也。一日陈姓寡妇之侄，息坌而至，谓老孀婶，染病甚剧，非请先生一临诊视不可。余问患病几时矣？答曰：已六月有余。余曰：然则去年七月耶。答曰：然（盖是时适在癸丑正月也）。余谓尔婶家素裕，何不请郎中（俗呼医生）诊视？答曰：远近郎中均已请遍，愈医愈剧，迄今已三月余不大便，小便亦甚艰涩，兼有臭味，日则烦闷不安，夜则喃喃呓语，昨宵不省人事，几二时许，阖家惊惶，束手无策。不然，讵敢邀先生耶？（时余除家人外不为人诊）余哀其语，久之偕趋其家。余本非纯粹医生，且初次为人诊病，不无越趄，然渠家执礼甚恭，余心为之大慰，既而临床诊视，悉心观察。则六脉沉细，气息仅属，且面白手颤，上焦热极，中焦以下则冰硬如铁，不能转侧，余知其心肾分离，灵魂失舍，至其狂言谵语，则书所谓大肠有燥粪也（然前医曾用淡苁蓉六钱三次，毫无效果，叹为奇绝）。余惩前毖后，乃合小承气、姜附汤、五苓散、安定丸为一，中倍用熟军五钱，加制硫黄七分，肉桂二钱，破故纸、炒杜仲各三钱。入金戒，取急流水煎饮。一剂而大便通小便利，下黑粪斗余，而病若失矣。时同学有习医者，问余曰：君制方甚杂？而收效甚速何也？余应曰：余此方虽杂，不无头绪可寻，人但知便闭为热，而不知寒结成冰，固不端在于热也。余用小承气，而倍用熟军合以姜附，所谓寒因热用，热因寒用也。大便不通，小便有臭味，盖壅塞已久，大小肠交，所以加五苓散也。以安定丸、制硫黄镇其灵魂，以桂、杜仲、破故纸收其肾火，且主以金戒，导以急流，此所以有常率然之势，而首尾相应也。且病人拥有金钱，平日以参代茗，故余放胆为之。否则堤河溃，伊于胡底，是又余辈慎之，不可不慎也。

（《神州医药学报》1917 年 26 期　意山医案）

血结胸

瘀血之痛，无论心痛、腹痛皆有之，要以痛在夜分，而昼乃瘥者，是时法用参三七、乳香、没药、九香虫、桃仁、甲片、枳实、白芍、当归等，其或诊脉尚实，可与制军、韭根合入前药中攻之血痛去，止后以调养肝血法润之。

疟疾误下，而成结胸者，痛在胸胁，嗳气频频，甚者汤饮不入，血结胸也。《活人书》以桂枝汤加红花，及海蛤散。余治仿《外台》法，用理中汤加瓜蒌根、枳实、牡蛎，或左金丸等以止呕。再以消瘀润血之品，凿除其所瘀愈矣。此病若误治即死，亦不可忽也。

（《三三医报》1926 年 4 卷 8 期　冯云槎痫痛遗浊消损论治）

阴虚伏燥误服温散化火刑金补水治验

金竹坑江观海继室年近四旬，体质瘦弱，素性多郁。癸亥孟冬偶发寒热，咳嗽身痛，初由吴子石医士诊视三次，咳嗽更剧，甚至痰带血丝，热重多汗，昼轻夜重，暮躁不寐，音低懒言，谷食旬日不进。观海本一乡农，孰知医之误治，乡愚迷信，疑为邪祟，求神问卜，禳送无效，病势沉重不减，彼以为无药救治，幸赖伊族江荐成撮合，此病须向南村就医。予延治，细按脉形细数，右尺无力，左尺不应，舌绛无苔无液，口燥咽干，气急喘促，视吴医方案，投以二活、桂、夏、荆、枳、苏、秫、姜、沉、橘、红卜子，辛温攻表耗气，不特真阴灼干，抑反燥火刑金矣。夫人之五行而金为最先，天一生水，水为金之子也。夫物无母不生，要知先天一点真金在人身内，人之声音即身中之金也。就五行而论，木之声、橐水之声、渐火之声、飙土之声垒，惟金之声镗，故小儿出胎，镗然一声金为之也，金空则鸣，母就子养，金就水居，而金畏火灼，见火则销，故音低懒言，肾水之津液已涸，而气机不利，喘促矣。金既被刑，则水亏而火愈炽，制火莫如补水，方能既济，留得一分阴，即保一分命，金得清则水流而不息，自无燎原之患。病状至此，轻药难医。若见咳治咳，无益反害也。余用大剂鲜石斛、鲜生地各一两，白芍、阿胶、熟地、知母，各三钱，山药、野苓，各四钱，丹皮、天麦冬，各二钱（辰砂拌），一剂服后而热通，咳止喘定，神安气机，顺利转方加北沙参四钱，连服四剂，胃纳渐增而诸恙若失矣。

（《三三医报》1924 年 1 卷 22 期）

风寒治不如法致咳血救误

甲戌之冬，天气温暖，受风寒而致咳者，一时流行甚广。吾家儿辈，亦多患此，以小恙故，治不胜治，置不与药，乃涓涓不塞，竟成江河。后遂变为咳血，予不得已，投以开痰泄降，幸应手奏效。村有小儿患此，几二月矣，为某医误治。升、柴、羌、独、地、术、麦冬一概杂投，始频咳血，终且声哑，其母急甚，乃请予治。为视舌苔，白而腻，按脉两寸浮数，其母问予：日夜发热，胃纳绝者已数日，未知可救否？予曰，痰食交纠于内，又焉能纳，处方以豁痰蠲浊消食兼扶中可也。

法半夏三钱　赤白苓各二钱　厚朴花一钱　广藿梗一钱　佩兰叶一钱　广陈皮八分　扁豆花八分　生薯蓣一钱五　炒谷麦芽各二钱　石菖蒲一钱　天竺黄一钱五　六神曲一钱

服此方二剂，果夜能安枕矣。又略施加减，服数剂，居然热退咳止，能纳食，并能在地嬉戏，来复曰，子自校回家，见其母喜色洋洋，为予道经过，且称感不置云。

（《神州国医学报》邵餐芝　诊尘零影）

记误治两则

肠痈与疫点之误治

东台王孩六岁，患肠痈，孩父从周师学外科，师弟二人作肠痈治。不愈，先是左腿筋缩，屈伸不利，渐至筋缩，腿环与腹紧靠。复延他医，亦系周姓者，周云前治误矣。非肠痈，系缩脚流注也。叠进五积散加减，身热不思食。腿环如故，腹胀而臌。举家以为人小症重，断无生理，适炎因事到城，孩伯某素相识，创有织布厂，邀至茶社略叙渴怀，谈及厂内现患痧症，传染多人，延医无效。炎曰：非痧也，乃系疫点，治不如法，轻则迁延时日，重则亦足伤身。又询及该孩症势，谓已无望，不敢劳驾。茶后，邀至庙，是日已传染三人，前医用麻黄、柴胡、荆、防等解托。炎曰：此方疫点固托不出，恐有的灾，并询此药服否？众云：已有一人服药，其余二人，药虽配尚未煎服。炎为疏方，用杏仁、连翘、银花、淡豆豉、炒牛子、桔梗、苏荷、丹皮、甘草、竹叶、荷叶等，其一人热势复重，于前方加生栀子、黄芩。旋邀至家晚饮，将该孩抱出，见身体削瘦，孩父问曰：小儿究系何症？敢请明示。炎再四审察，告曰：此肠痈兼夹食积无疑。症虽重，尚有法可治，但不能必愈也。孩父云：予与家师亦作痈治，何以不效？炎曰：令师与阁下治不效者，大约以人小症重，仅治其痈，而未兼治食积，且药品分量过轻，不能中病，所以不效。孩父云：大黄用二钱，芒硝用一钱，六岁小儿尚谓轻乎。炎曰：令郎仅患一痈，药品分量，诚为不少，但兼食积，则太轻矣。此症不治，非死必跛，孩伯颇然炎说，同请疏方。随拟大黄汤，合承气法，当晚一服，次早下血球一大块，腿缩微松，不若前此之紧靠，接服二煎，下紫瘀数块。后照前方减其制，连服数帖，腹胀消，腿直步履如常。至厂内疫点二人，服前方，次日点透热减，服前医药者，除点不透发，身热不清外，复鼻衄不止，亦经炎治，三人皆愈。炎返里后，厂内仍有传染，有毒盛者，有毒轻者，迁延时日，身热不清，有谷食不进者，有神昏谵语者，有变为滞下者。炎到城诊治，皆不数帖而愈。先议症而后议药，可不慎乎。

吾乡有姜君者，年二十三，始由温邪身热不已，以致鼻衄，叠往前医诊治。或朝衄而暮不衄，或暮衄而朝不衄，或朝暮不衄而当午衄，迁延半月有余，或多或少，绝无一日不衄者。讵意一日衄作，由朝至暮不止，举家仓惶，连延三医商治，有以四生汤进者，有以犀龙汤进者，有以犀角地黄进者，服皆罔效，医亦束手而去。次日诸族友来谓炎曰：某症实不治，而伊家仅此一子，又不能束手待毙，恳求枉驾设法，勉强一行。入其门方至病房，众皆摇手云，不可高声。如有所闻，即惊悸昏厥，及询病情，口不甚渴，谷食不进。诊其脉，似有散意，诊毕，急令进桂元汤一碗。众询症势何如？炎曰：诸种病情，皆系坏象，惟身无汗，尚有一线生机，此症须独参汤，或可挽回于万一，炎以此物乡间所无，故以桂元汤代之。随即疏方，用老山别直参三钱，云茯苓三钱，炒白术二钱，粉草一钱，当归二钱，生大有芪二钱，广木香八分，大白芍三钱，童便半茶杯和服，急令煎服，服头煎后，衄微少，随服二煎，衄止酣睡，醒后觉饥，餐食微进。次日复诊，惟不时神昏，身若虚悬，飘荡不定，脉细无神，舌苔淡薄，前方加当归一钱，大有芪二钱，连服二帖，谷食渐增，精神稍振。后略加减，调养月余，方能复初。凡遇重症，必须审脉察情，不可先存成见，而致误杀人也。

（《中医杂志》11 期）

误治

吾乡有蒋姓妇，胎前已伏暑湿，产后又感温邪。有某医以生化汤，加羌、防、柴、葛之品，以致身热而厥，不省人事，如是者两昼夜，其家人以为绝望，无生理矣，为之预备后事。其翁心犹不死，邀余诊之。脉细而数，苔现黄腻，余曰：症虽重险，然幸身犹发热，尚有一线生机可望，安能束手待毙，当先进牛黄丸，以开其内闭，再以辛凉解表，甘寒淡渗，以清暑湿。但前误服辛温之品过甚，恐一时骤难挽回耳。遂为疏方，用金银花、连翘心、苏荷、山栀、豆豉、黄芩、连心麦冬、滑石、通草、苡仁、半夏、川朴、荷叶、竹叶等，服后诸患甫退，惟夜分仍有谵语不休，乃前误服辛热之药毒，蓄留心胞使然，拟法仍宗前旨，合入清宫汤，以清宫城之余热，一服而病若失。

（《中医杂志》13 期）

阴亏出疹误用温补案

病者：罗兆兰之母，年约六旬，住东邑寒溪水乡。

原因：体素阴亏，肝阳内动，初延茶山市医某僧诊治（姑讳其名）。某僧见其出疹，认为虚寒，投以大剂温补，愈服愈重，危在旦夕，始延余诊。

症候：两耳重听，潮热遗溺，神昏气逆，筋惕肉瞤，胸腹满布白疹，舌苔干白。

诊断：脉细濡数无根，是虚阳内动，元气将离。夫苔乃胃之明征，今胃虚气弱，故舌苔干白。经曰：肾开窍于耳。又曰：肾开窍于二阴。又曰：肾主封藏。膀胱不约为遗溺，今肾水虚少，不能化气上行则耳聋，不能约束膀胱则遗溺。夫肝为肾子，主筋而藏魂，肾水既虚，不能涵养肝木，肝风内动，则筋惕肉瞤。肝阴损亏，而魂不清肃，则神昏气逆。湿本阴邪，郁于经络，则潮热而发为白疹。加以误投温补，则阴更竭而阳更张矣。

疗法：吴氏鞠通，谓温病耳聋，病系少阴，与小柴胡汤者必死。余谓不特小柴胡汤升阳劫阴之品不可用，即阿胶地黄滞腻之品亦不可投。正以湿为阴邪，忌投滋腻故耳。姑与介类之属，潜阳熄风，壮水益气，佐以透络化湿之品，勉希万一。服后若得疹透气平，风阳内熄，方可无虞，否则去生远矣。是否有当，尚希证之高明。

处方：败龟板一两半　生蛤壳一两　生鳖甲一两，以上三味先煎　鲜茅根一两　石决明一两，先煎　大麦冬四钱　红肉洋参二钱　旋覆花二钱　白薇草二钱　竹茹二钱　紫菀三钱

再诊：脉稍有根，惟筋惕未止，舌苔黄燥，阴液未复，风阳未熄，宜恪守前法。若得筋平舌润，方可望愈。

再方：小龟板一两半　生鳖甲一两　生蛤壳一两　生石决一两，以上四味先煎　麦冬二钱　天冬三钱　红肉洋参二钱　生谷芽八钱　旋覆花二钱　海粉一钱　白薇草二钱　盐水泡淡海蜇四钱

三诊：左关尺细数无力，筋惕未止，神气稍清，口有胶痰，是水不涵木，热极生风，痰阻舌根之状，再与潜阳镇逆壮水熄风，以为背城借一之举。

三方：败龟板一两半　生鳖甲一两　生龙齿八钱　石决明一两，以上四味先煎　冬花二钱　白薇二钱　红肉洋参二钱　旱莲草三钱　天门冬三钱　川贝母三钱　海粉钱半　女贞子三钱

四诊：白疹渐透，脉稍有根，筋惕少正，气逆稍平，与育阴镇逆之法，兼顾其阳气，恐其汗大出而脱也，是亦未雨绸缪之意。

四方：野山参五分，另煎冲服　小龟板一两半　生鳖甲一两　真龙齿八钱　生石决一两，以上四味先煎　天门冬三钱　鲜竹茹二钱　浮小麦五钱　旱莲草三钱　生甘草一钱　旋覆花二钱　泡淡海蜇三钱

效果：前方出入，连服三帖而痊。

4. 疑问

疑问

附疑问二则,幸海内高明赐教:(一)小儿麻疹,相传忌肉食,吾侪常以此戒病家,无敢犯而试者,依法治之,殆无不愈。近有一天津占客张某,是以念珠宣德炉碑帖等物,来敝寓求售。偶言彼之老乡亲——津人称同乡也。——传一方,麻疹初起食羊肉包子,不论汤煮锅贴,饱食而眠,疹点即出,经过顺利而愈,云已试三数儿皆验。……此诚吾侪所不敢试,且彼所举皆津沽北方人,不知南人亦可效颦否。(二)脚癣,常于脚底起小颗粒,中含水,殆是淋巴液,奇痒,抓之则颗粒更隆起,破之出水,脱皮而愈,不破亦自干涸皮脱而愈,甚则破处水续出不已。此常见小病,同病者想不在少数,鄙人则不但患脚,亦患手。记二十岁左右,忽一指奇痒,抓之见小颗粒,与上述之脚癣同状,其后屡见,或但痒而不见颗粒,刺而挤之,亦出水,以致手指掌之阴面常常脱皮。至三十左右,忽右中指首一节隐隐作痛,时在南京,一医教用紫草——彼时南京药铺买得,今问之上海药铺,乃云无有。此物熬出紫汁,而非紫草茸。——熬猪脂,涂敷而密封之,试之痛果已。其后又痛,又试即不效,既而痛自止。而此指之爪甲,甲面角质与其下层分离,角质照常长出,其下层不与俱长,分离处时大时小,藏垢难剔,甚恶之。至今十年,不甚求医,亦终不得效。因思指甲病或与颗粒之痒有连带关系,虽不害事,亦当知其可治与否,及治之之法。鄙人诚所谓"自作医生药不灵",海内多闻君子,倘有以赐教,则幸甚。渊雷附识。

(《中医新生命》1934—1937 年 1—31 期 陆渊雷医案)

疑案存参

二月三日，葛玉祥迎余入馆，途中述其母六旬高年，平日力作健啖，正月廿三日，往事于田，忽发寒噤，两腿沉重，回家卧病，进食甚少，三日之食，才抵平时一餐，闻儿喧闹即烦躁，得井水凉饮乃安，而足冷过膝，烦躁时或生啖大荸荠四枚，或用竹叶一握冲服，早晨饮热，便头汗出，昼夜少寐。初五日扶女童强步就诊，两寸沉而有力，右关沉而微数，左关两尺俱伏，舌苔满白如粉，此症有似火郁，未敢轻率用药，又因其啬于药资，姑令用茅根汁合葱白汁开水和服，初六日来告，服后得寐，足亦转温，惟觉内火上冲，目不能闻。询其原有目疾，令仍用前方少加葱汁，另用吴萸末调涂足心，初七日即起，受雇作浣妇矣。此症病卧十余日之久，不药而愈之速，殊为可疑，因特志之。

（《国医杂志》10 期　鲍东蕃　世美堂笔记）

5. 针灸纪验

夫言针灸者云，肇自岐黄，而岐黄何以能传此针灸者，亦不过集以前各人之经验传述也。《内经》一书，为我国最古之医书，其治病只有十数方剂，余皆以针灸之法疗之。举凡十三科之疾病，针灸之法无不能治疗，应用之广泛，所以能流传至今也。在汉魏以前，极为盛行，此后乃日见稀衰，至清一代，几无闻人，至于民纪，科学日进。凡百维新，针灸之术，又有振兴之象，东西科学先进之国，颇多少研究之人，法国密勒博士，谓东方针灸颇类电疗，而效则过之。现在日本针灸之术盛行，学校林立，而吾中国反落其后，是以欧美各国，以为针灸乃东方日本之医学，其不痛乎。我国针灸衰落之原因，约有数端。古时木版针灸书籍，绘图不精，经穴难明，一毫之差，即失其效，此其一端。古人迷信太深，阴阳、五行、尸人禁忌，补、泻、迎、随、男左、女右、午前、午后等一切邪说，使学者望而生畏，此又一端。再每得一己之长，则秘不示人，固步自封，不加改进，此又一端。今世科学昌明，一切观念，一切邪说，大都打破。倡导一种学说，曰：针灸之所以能奏快捷确实之效果者，不过下列三种作用耳。即"兴奋作用，制止作用，诱导作用"而已。其补泻之手术，亦不过针之刺激之强弱耳。年来之针灸医师，日见造就，十年之后，我国针灸疗法，可以推行于世界矣。兹录最近验案三则于后。

第一案

病者：张幼，年五岁。

症状：初则晋寒，发热咽头瘙痒，发痉咳，以至咽下困难。患部黏膜潮红胀痛，扁桃腺肿大，分泌物颇多，声音稍嘶哑，呼吸困难，有喘息状，脉搏浮数有力，舌苔白腻。

诊断：为感冒风寒之急性咽头加答儿——即急喉风。

治疗：先行探吐痰涎，再吹自制之急救喉风散。

刺：少商　商阳　关冲（刺出血）

针：合谷　曲池　尺泽　天突　丰隆

温灸器灸：风池　大迎　天突　天鼎　合谷　各十分钟。

助治：麻黄一钱，先煎去浮沫　荆芥二钱　防风二钱　光杏仁三钱　白前三钱　桔梗钱半　葶苈子一钱　牛蒡子四钱　桑白皮二钱

效果：探吐吹药及针灸后，痰涎、声息、胀痛，均得轻减。服药一剂，身热恶寒得罢，痉咳得止，惟咽间稍有胀痛

而已，翌日再以温灸器灸以前各穴，咽中仍吹以急救喉风散加碧雪，明日而愈。

第二案

病者：家母陆氏。

症状：起则发高热，头部疼痛，面颜潮红，无汗，口渴，关节烦疼，脉搏数大，舌苔黄腻，始终不为汗解。大概在三四小时后，热势暂得凉净，身体倦怠，食欲不振。

诊断：牝疟性三日疟。

治疗：鄙人于二三发后，投以桂枝加白虎汤一剂，关节之烦疼得止，舌苔稍淡，惟余症不减，但家母恶药，不欲再服。七八发后，改投奎宁片十二粒而中止，而稍劳即发。身体益疲，鄙人无奈，改以针灸之法治之。

针：大椎　间使　后溪　陶道　腕骨　合谷　公孙

温灸器灸：胃俞　脾俞　肝俞　章门　各灸二十分钟。

效果：每日一次，计治疗四次而愈，至今不见复发。

第三案

病者：陆宝明。

症状：数年前，肩臂关节时发酸痛，时愈时发，不加注意。今春肩关节忽然酸痛大作，强直，呈热候，不能运动，引及肘关节，夜间尤甚，抚摸或运动剧痛，其他无异状。

治疗：针　肩井　肩贞　肩髃　肩外俞　肩中俞　曲池　合谷

温灸器灸以上各穴。

效果：每日针灸一次，计治疗三次而愈。

附记：现在科学如何进步，一般西医俱以细菌为万病之源，治疗疾病俱以杀菌为首务。试观上二案，前者西医必以为何种细菌，侵及咽头，发挥其繁殖之工作，而蔓延于咽喉全部及气管，而发行病变。其疟疾必因为胞子虫之侵入血液，繁殖不已，所以发作不休。必须杀灭胞子虫而后才得就痊，那么我母服彼以为杀灭胞子虫之圣药——"奎宁"，而仍反复不已，改以数次之针灸治疗，那无数之胞子虫，竟同归于尽。其细若秋毫之针，与陈腐之艾，乃杀菌之利器。

　　拯民草就此篇，自问年幼，学识浅陋，见闻不足，个人意见，其中错误诳谬，固不敢辞。尚希针灸先进之士，教正是幸。惟抛砖引玉，乃为作此之本旨耳。

（《复兴中医》2 卷 4 期　焦拯民）

引用期刊目录

临症医案（热咳）1931、1935 年 3 卷 16、17 期；7 卷 3 期　李健颐

中风案　1932 年 3 卷 18 期　朱柏余

时疫医案　1931 年 3 卷 18 期　季立如

碧荫书屋医案　1931 年 4 卷 20 期　翟冷仙

何恒道堂医案　1931 年 4 卷 21 期　倪翼之

治刘君病垂危险案　1931 年 4 卷 21 期

黄疸治验　1931 年 4 卷 21 期

治骆君豫生湿疟终为寒凉所误验案　1931 年 4 卷 21 期

治山东余翁短气症验　1931 年 4 卷 23 期

守素斋医话　1933 年 5 卷 1 期　王锡光

气实肺胀　1934 年

头痛眩晕　1934 年

黄瘅　1934 年

治验偶录　1935 年 7 卷 1 期　黄苍霖

医药提要　1935 年 7 卷 4、5 期；8 卷 1 期、2 期

医药提要（麻木不足也）1935 年 7 卷 4 期

医药提要（痹症）1935 年 7 卷 4 期

医药提要（痛风）1935 年 7 卷 5 期

医药提要（痫症）1935 年 7 卷 5 期

医药提要（脚气）1935 年 7 卷 5 期

医药提要（怔忡惊悸）1935 年 8 卷 1 期

医药提要（汗症）1935 年 8 卷 2 期

医药提要（三消）1935 年 8 卷 2 期

医药提要（强中）1935 年 8 卷 2 期

1936 年 9 卷 2 期　方冠群

肺之疾病及疗法 1936 年 9 卷 3 期 张鼐

外感咳嗽 1936 年 9 卷 3 期 钱如九

1936 年 9 卷 4 期 叶瑞阶

咳嗽治验谈 1923 年 9 卷 2、4 期 方冠群 叶瑞阶

中医杂志

中风案 1922 年 1 期

郑稼生头痛治验 1922 年 2 期

同乡宋子载家痰饮治验 1922 年 2 期

孟河黄体仁先生医案 1922 年 2 期 黄志仁

刘姓虚疟治验 1922 年 2 期

旧德堂医草 1922 年 4 期 王雪楼

吴金龙刚痉治验 1922 年 4 期

记沈氏妇中风治验 1922 年 4 期

钟保安家痰厥治验 1922 年 4 期

仿寓意草 1922 年 4 期 李冠仙

痢症治验 1922 年 4 期

木火刑金咳嗽案 1922 年 5 期

诊余随笔 1922 年 5 期 唐家祥

诊余随笔（噎膈）1922 年 5 期 唐家祥

鹤山书屋临症笔记 1922 年 6 期

血臌 1922 年 6 期

记痢疾治验 1923 年 7 期 曹颖甫

青浦何自宗先生医案 1923 年 8、9 期 杨隽夫

记昏谵症治验 1923 年 9 期 汪景文

思补山房医案 1922—1924 年 1—12、14—16 期 丁甘仁

颖川医案（咳痰阴伤金土同病）1922 年 5—10 期　陈良夫

颖川医案（咯血咳嗽木火刑金）1922 年 5—10 期　陈良夫

颖川医案（风温夹痰肺胃津耗）1922 年 5—10 期　陈良夫

颖川医案（痰热胶结久疟形瘦）1922 年 5—10 期　陈良夫

颖川医案（温邪伤阴痰热内炽）1922 年 5—10 期　陈良夫

颖川医案（时邪夹肝痰盛风动）1922 年 5—10 期　陈良夫

颖川医案（温邪痰热胶结失宣）1922 年 5—10 期　陈良夫

颖川医案（气阴两亏邪盛风动）1922 年 5—10 期　陈良夫

颖川医案（肺脾痰湿肝木又郁）1922 年 5—10 期　陈良夫

颖川医案（肺胃阴伤热痰交炽）1922 年 5—10 期　陈良夫

颖川医案（气阴两伤肺肾并伤）1922 年 5—10 期　陈良夫

颖川医案（阴液素亏肺肝同病）1922 年 5—10 期　陈良夫

颖川医案（因怒致厥身热经阻）1922 年 5—10 期　陈良夫

颍川医案（肝脾气阻致生晕厥）1922 年 5—10 期　陈良夫

颍川医案（阴虚阳亢气喘痉厥）1922 年 5—10 期　陈良夫

颍川医案（血痢颇多胃逆不食）1922 年 5—10 期　陈良夫

颍川医案（肝肾阴伤痢下五色）1922 年 5—10 期　陈良夫

颍川医案（痢下五色肝肾阴伤）1922 年 5—10 期　陈良夫

颍川医案（土木为仇疟复转痢）1922 年 5—10 期　陈良夫

黄疸　1923 年 11 期

记误治两则　1923 年 11 期

忠仁医庐笔记　1923 年 13 期　朱竹荪

省三居书屋临诊笔记　1923 年 14 期　赵瑛思

梅花吟馆医案笔记　1923 年 14 期　徐子石

治验笔记　1923 年 14、16 期　吴冠廷

灵兰书室医案　1923 年 16 期　秦乃歌

痹症治验　1923 后　16 期

桂馨庐医案　1923 年 16 期　王香岩

临症笔记　1922—1923 年 3—5、8、10—17 期　王一仁

临症笔谈　1923 年 10、15、16 期　季廷栻

咳嗽治疗述略　方冠群

凌晓五医案　11、14、15 期

敏慎轩临症笔记　1925 年 17 期　王洪海

黄瘅治验　袁镜人

中医新刊

藕香室医案　1928 年 6、7 期　沈仰峰

中医新生命

治案二则　1933 年 3 号　王惠苍

治案三则　1933 年 3 号　蔡子模

陆渊雷医案　1934—1937 年 1—31 期

记肺结核失治一则　1934 年 13 期

临病实纪　1936 年 14 期

父病获愈记　1936 年 14 期

中国医药

流行性感冒治例　1939 年 1 卷 5 期　严志清

华西医药杂志

钩虫症验案　1947 年 1 卷 11、12 期　许济弘

光华医药杂志

寒冷积聚验案　1934 年

怀葛斋验案　1934 年 2 卷 6、7、8、10、12 期　邢锡波

治愈日本人宿疾医案　1936

如皋医学报　1930 年

因痰麻闭之治验

寒热痉厥之治验

暑厥兼肺痹之治验

暑邪入营痉厥之治验

脏厥治验

严寒血晕变臌治验

医学杂志

566

医界春秋

谢利恒先生医案（风寒感冒）

谢利恒先生医案（咳嗽）

答祝达望君问哮喘治法案　1931 年 41 期　缪宏彬

临诊治验记　41 期　钱存济

征求久咳不愈之效方　1931 年 44 期

嫩园新医案　1928 年 5—12 期

哮喘并述鸡胸龟背之理　1931 年 45 期

悬拟内政部长杨兆仄肝亢肾惫发为偏枯之方案　1932
年 53 期　周禹锡

大德医室医案　1932 年 58 期　袁跃门

答叶芳君问神经衰弱之治疗法　1932 年 60 期

治愈最剧痢症　63 期

煎厥病验案　1930 年 64 期

生春医馆验案　1931 年 67、68、70—72 期　谢寿梅

厥阴下痢验案　1930 年 71 期

弹警楼诊疗记　1935 年 106 期

糖尿病证治法　1936 年 116 期

暑滞厥逆治验　张赞臣

现代中医

内外科验案一束　1934 年 1 卷 8 期　姚世琛

阳霍乱白矾治验　1934 年 1 卷 8 期　周爱人

黑死病之检讨及验案　1935 年 2 卷 1 期　仲晓秋

程门雪近案　1935 年 2 卷 6、7 期　何时希

医案一脔　1935 年 2 卷 2 期　廖濬泉

奔豚治验例　1935 年 2 卷 7 期　仲晓秋

脑充血治验例 1935 年 2 卷 11、12 期 仲晓秋

治验简编 1935 年 2 卷 12 期 姚世琛

幸福报

中风 1930 年 289 期

幸福杂志

头痛由脑血管循环障碍之治验 1934 年 4 期

阳虚头痛 1934 年 4 期

国医公报

神昏 1934 年

国医杂志

酒痹寒热 1932 年 1 期 王一仁

肺伤寒痰喘案 1 期 朱阜山

验案 1 期 隐钟仪

苏州曹颖甫先生医案 1931 年 2 期

悸 1931 年 2 期

脚气忌针 1931 年 2 期

脚气犯房室死 1931 年 2 期

脚气宜谨慎速治 1931 年 2 期

增订脚气冲心十二方 1931 年 2 期

伤寒备参（短气）1932 年 2 期 施源辉

求尽性斋证治录 1931 年 3 期 杨孕灵

痰症总论 1932 年 4 期 章孤鹤

诊余集（冬温咳嗽）7 集 余听鸿

诊余集（桃叶吐痰）7 集 余听鸿

诊余集（暑风痉厥）7 集 余听鸿

诊余集（痉厥）7 集 余听鸿

诊余集（脱症）7 集　余听鸿

诊余集（湿痹）7 集　余听鸿

诊余集（食厥）7 集　余听鸿

诊余集（气厥）7 集　余听鸿

诊余集（热深厥深）7 集　余听鸿

诊余集（尸厥）7 集　余听鸿

诊余集（战汗）7 集　余听鸿

诊余集（久痛入络）7 集　余听鸿

诊余集（黄疸）7 集　余听鸿

诊余集（祟病）7 集　余听鸿

诊余集（游魂）8、9 集　余听鸿

诊余集（伏热外寒喘咳）8、9 集　余听鸿

脑充血治验谭　1933 年 9 期　杜光亚

李氏骈文医案　1933 年 10 期　李卓英

澄斋医案　1933 年 6、11、12 期、1934 年 6—11 期
曹颖甫先生内科医案

昌明医刊　1932 年

绍兴医学报汇刊

高年风痱厥中　1919 年

复兴中医

感冒病说补赘　1941 年 2 卷

中风偏枯医案　1941 年 2 卷 1 期　杨钦仁

1941 年 2 卷 4 期　杨钦仁

新感引发风吼旧恙　1941 年 2 卷 4 期　巢亚丰

急性关节痛风　1941 年 2 卷 4 期　巢亚丰

疫咳治疗之经验　1941 年 2 卷 4 期　陈支泉

回归热治验案　1941 年 2 卷 4 期　朱正馥

医话二则　1941 年 2 卷 5 期　胡安邦

绦虫的简单治法　1941 年 2 卷 5 期　王鸣盛

住血丝状虫乳糜尿之治验　1941 年 2 卷 5 期　叶橘泉

神州医药学报

意山医案　1917 年 26 期

神州国医学报

衷景医案　1932 年 1 卷 3 期

彭秩阶医案　1932 年 1 卷 4 期

绞肠痧之治验　1932 年 1 卷 4 期

汤溪邵宝仁乐山氏治案　1932 年 1 卷 6 期　邵宝仁

守拙庐验案　1932 年 1、2、3、7、11 期；2 卷 2 期
洪巨卿

诊尘零影（感冒）1932—1936 年 1—5 卷　邵餐芝

诊尘零影（外湿触动内痰）1932—1936 年 1—5 卷　邵
餐芝

诊尘零影（蛔厥兼口伤烂赤）1932—1936 年 1—5 卷
邵餐芝

临症经验　1933 年 2 卷 1 期　陈青云

中风治验案　1933 年 2 卷 2 期

脑膜炎案　1934 年 2 卷 4 期

吴氏医案（胸痹心痛验案）1933 年 2 卷 6—10 期　吴
佩衡

肺病治验　1934 年 3 卷 2 期

疯狗咬伤急救神效方三则　1934 年 3 卷 8 期

痨虫治案　1934 年 3 卷 9 期　万密斋

中医名词简释

三焦 六腑之一。脏腑中最大的腑，又称外腑、孤腑。有主持诸气、疏通水道的作用。

土不制水 脾属土，肾主水。根据五行的资生制约关系，在正常情况下，脾土制约水液，使其正常运化。若脾土虚弱不能制约水湿，则可泛滥为患，出现水肿、痰饮等病。

大肠 六腑之一，上抵阑门，与小肠相通，下连肛门（包括结肠与直肠）为传导之腑。

小肠 六腑之一，上接幽门与胃相通，下连大肠，包括回肠、空肠、十二指肠。主要功能是主化物而分别清浊。因其承受胃腐熟的饮食再行消化，有受盛之腑和受盛之官之治。

马脾风 病名。又名风喉、暴喘。症见胸高气壅，胸胀喘满滞，鼻翼扇动，大小便秘，神气闷乱。

木火刑金 五行归类中，肝属木，肺属金，由于肝火过旺，耗灼肺阴，出现干咳。胸胁疼痛，心烦易怒，口苦目赤，甚或咯血等。

中正之官 指胆腑。胆有决断的功能，对于防御和消除某些精神刺激的不良影响，维持和控制气血的正常运行，确保脏器相互间的协调关系，有重要作用，故比喻为中正之官。

中脏 病证名。中风证候类型之一。症见猝然昏迷，不能言语，唇缓不收，口角流涎等。

中腑 病证名，中风证候类型之一。病情较中脏略轻，症见猝然昏倒，苏醒后可见半身不遂，口眼㖞斜，言语困难，或伴有大小便不通等症。

内风 有两种含义：1. 古病名。指因房劳汗出，风邪乘袭的病证。2. 指病机，指肝风，与外风相对而言，肝为风脏，因精血耗衰，水（肾）不涵木（肝），风邪乘虚入之，故曰内风。

气化 气的运行变化。泛指人体各脏腑器官的气化活动。其中较多用以表示三焦输布水液及肾与膀胱的泌尿功能。

气痰 病证名。痰证之一，即燥痰。在肺经者，名曰燥痰，又名气痰。又指梅核气类病症。或指素有痰疾，因气恼而喘咯咳吐的病证。

风 病因中的六淫之一。属阳邪，为外感疾病的先导，故外感病多有风症，并常与其他病邪结合而致病。如风寒、风热、风湿等，并有游走性、多变性的特点。

风痫 病名。指痫证发作由本虚蓄血，风邪乘袭，或肝经有热引起。另一种情况下，指发痫好后出现身体头面肿满，气虚尚虚，热未尽除，或因风冷之气留滞心之络脉所致。

火 1. 五行之一，指一类阳性、热性的事物，或亢进的状态。2. 病因六淫之一，与暑热同性，但无明显的季节性。

火不生土 病机。火指命门火，即肾阳。土指脾胃，肾阳虚弱，命门火不足，不能温煦脾胃，致消化吸收和运化水湿功能降低，出现腰酸膝冷，畏寒，饮食不化，小便不利等症状，均属火不生土的病变。

火证 病证名。泛指热性、亢奋性的一类疾病，包括实火证和虚火证。

火痰 病证名。痰证之一。一种说法认为，痰病尤多生于脾……留于胃脘。多呕吐吞酸，嘈杂上冲，名曰火痰。

心与小肠相表里 在功能上相互协调配合，病理上互相影响，心与小肠的辨证是指在脏腑理论指导下，辨析心脏、小肠府病变的证名性质及相互关系的辨证方法体系。

心 五脏之一。生理功能：（1）心为君主之官，主神明。（2）主血脉，血液的运行有赖于心的推动。（3）心又主汗，某些自汗、盗汗的症证与心病有关。心在窍为舌，舌为心之苗，心的病变也可从舌上表现出来。

心肾相交 脏腑相关理论之一。心属火，藏神；肾属水，藏精，两脏互相作用，互相制约，以维持正常的生理功能。

水不涵木 病机。肾属水，肝属木，根据五行的滋生制约关系，水不涵木，即肾阳虚不能滋养肝木，出现肝阴不足、虚风内动的病症。表现为低热、眩晕、耳鸣等症。

水气凌心 指水气上逆，引起心脏的病变。凌，侵犯的意思。由于脾肾阳虚，气化障碍，水液停留体内，不能正常排泄，产生痰饮、水肿等水气病。

老痰 病证名，痰证之一。指气火郁结、凝结胶固之痰症，又名郁痰、结痰、顽痰。

臣使之官 指膻中。在膈上两乳间，位近心肺，为宗气发源地。能助心肺输转气血，协调阴阳，使精神愉快，故比喻为臣使之官。

刚痉 病名，一作刚痓。症见发热无汗、恶寒、颈项强急、头摇口噤，手足挛急或抽搐，甚则角弓反张、脉弦紧等。

肉极 病证名，指肌肉痿弱困怠的疾患。凡肉极者，主脾也，脾应肉，肉与脾合，苦脾病则肉色变。

伏痰 病证名。痰证之一。指痰浊留伏于胸膈所致的病证。表现为略有感冒便发哮嗽，呀呷有声。

自汗 病证名。指发热汗出，可因伤风伤暑及喜怒惊恐、房室虚劳，皆能致自汗，"无问昏醒，浸浸自汗者，名曰自汗。"

血鼓 病证名。一名单腹胀，鼓胀之一。或由于跌闪机时瘀血不散，或忧郁而血结不散，或风邪而血蓄不发，遂之因循时日，留在腹中，致成血鼓。

阳虚头痛 病证名，指阳气不足，无力升举所致的头痛。表现为或羞明，或畏寒，或倦怠，或食饮不甘，脉微细，头沉沉。

肝 五脏之一，与胆相为表里，居于胁下，其经脉布于两胁。肝的生理功能中医认为：（1）主藏血，有调节血液的功能。（2）肝主筋，又主疏泄，能不脾胃消食运化。（3）又主谋虑，与精神活动有关。肝开窍于目。

肝气 指肝脏的精气。亦指肝的功能活动。肝气有升发透泄的作用，能舒畅全身气机。

肝火 病证名。指肝气亢盛化火的病证。多因七情过极，肝阳化火或肝经蕴热所致。症见头晕、面红、目赤、口苦、急躁易怒，舌边尖红，脉弦数，甚或昏厥。

肝肾同源 也称乙癸同源。在生理功能上肝藏血，肾藏精，精血相生，故称同源。

证 是对疾病过程中一定阶段的病位、病因、病性、病势及机体抗病能力的强弱等本质的概括。

郁痰 病证名，痰证之一。指因七情郁结，肝脾气滞，郁而生痰者，又名结痰、顽痰、老痰。

奔豚 病名。《难经》列为五积之一，属肾积。症见有气从少腹上冲胸脘、咽喉，发时痛苦剧烈伴有腹痛，或往来寒热，病延日久，可见咳逆、骨痿、少气等症。

肾 五脏之一，与膀胱相为表里。其生理功能：（1）主藏精，包括生殖之精和五脏六腑之精。（2）主水，合三焦、膀胱二腑主津液，与肺脾二脏同司体内水液代谢和调节，是人体水液代谢的重要脏器。（3）主骨生髓，有充养骨骼、滋生脑髓的作用，故骨、脑的生长发育和功能活动，取决于肾气的盛衰。肾上开窍于耳，下开窍于二阴，司二便。

肾主先天 肾藏精，人的生殖发育，须赖肾脏精气的作用。

肾主伎巧 伎巧，精巧、灵敏之意。肾气充盛的人，动作轻动而精巧灵敏，这是因为肾有藏精、主骨、生髓的功能，而脑为髓海之意。

肾主纳气 肾与吸气功能有关，由于肾合命门，呼吸出入之气，其主在肺，其根在肾，肾虚则不能助肺吸气，可见气促、气短、呼多吸少，吸气困难等症状。

肾主封藏 指肾有封固闭藏脏腑，精气不妄泄的功能。

肾合膀胱 脏腑相合之一。肾与膀胱通过经脉的联系，

577

及生理功能的相互配合而互为表里，膀胱是水液归注之腑，主排小便，属阳。肾为水脏，主津液，开窍于二阴，属阴。膀胱的排尿要靠肾气的气化开合作用，肾阳虚，气化无权，即影响膀胱气化，出现小便不利、癃闭等症状。

金水相生 肺金和肾水在五行中属母子关系，即肺肾相生。

肺 五脏之一，与大肠相表里，居于胸中，为五脏的华盖。肺为娇脏，主一身之气，主皮毛，司呼吸。开窍于鼻，为水之上源，参与人体的水液代谢，发挥通条水道的功能。

肺气 指肺的功能活动。指呼吸之气，包括胸中的宗气，亦指肺的精气。

肺主皮毛 肺与皮毛在生理上与病理上均有密切关系，皮毛赖肺的温煦，才能润泽。若金憔悴枯槁，皮毛之则营养不足。

肺主治节 治节，即治理，调节之意。心主血，肺主气，气血之循环运行，输送养料，维持各种脏器组织的功能及相互的正常关系，肺气起主要作用。

肺主肃降 肃降，清虚下降之意。肺气宜清宜降，决定了肺气必须在清肃下降的情况下才能保持正常的功能活动。如肺气失于肃降，可出现喘逆、咳嗽或小便不利等症。

肺主宣发 指肺气升宣与布散的运动形式。与肺主清肃相对而言，表现为排出浊气，宣通皮毛，敷布津液与血液等。

肺胀 病证名，胀病之一。表现为咳而上气，烦躁而喘。脉浮者，心下有水气等症。

肺虚 病证名。泛指肺之气血、阴阳不足的各种病症。

多由寒温不适、病久体弱，久咳伤肺所致。症见咳嗽、气短、痰多清稀，怠倦懒言、声音低微等症。

肺痿 肺叶枯痿所致的病症，有虚热和虚寒之分。虚热者，症见咳声不扬，吐稠黏涎沫，口干咽燥，气急喘促。或见潮热，皮毛干枯……虚寒者，症见形寒、神疲、吐涎沫等。

宗气 总合水谷精微化生的营卫之气与吸入之大气而成，积于胸中，是一身之气运动输布的出发点。

胃 六腑之一。主受纳与腐熟饮食，所化生的水谷精微通过脾的运化，输布于五脏六腑，营养全身。足阳明胃经络于脾，与脾互为表里，共同完成饮食物的消化吸收过程，故脾胃合称为后天之本。

食厥 食厥，厥证之一。指暴饮暴食所致昏厥的病证，即为食滞胸中，阴阳痞膈，升降不通，故生此症。

食痰 病证名，痰证之一。一名食积痰，因饮食不消，或加瘀血，遂成窠囊，多为癖块痞满。

胆 六腑之一，又属奇恒之腑。附于肝，内成胆汁，助胃消化。

胞 指人体器官，即子宫。惟女子于此受孕，故名胞。

脏厥 古病名。指因内脏阳气衰微而引起的四肢厥冷。

脏躁 病名。出《金匮要略》，即指精神抑郁，心中烦乱，无故悲伤欲哭，哭笑无常。

脑 奇恒之腑之一，又名髓海。

症状 指机体因发生疾病而表现出来的异常状态，包括患者自身的各种异常感觉，与医者的感觉器官所直接感知的各种异常机体外部表现。

痉厥 症状名。指肢体抽搐、神志不清的表现。

酒鼓 病症名，鼓胀之一。多以少年纵酒无节，多成酒鼓。

酒痰 病症名。痰证之一。指酒湿积聚所致者。酒痰，因饮酒不消，或酒后多饮茶水。但得酒，次日即吐，饮食不美，呕吐酸水等症。

诸病源候论 书名。又名《诸病源候总论》，或《巢氏病源》。隋代巢元方撰于 610 年。是我国现存的第一部论述病因和证候学的专书。全书分 67 门，载列证候 1720 条，叙述了各种病证的病因、病理、证候等。

梅核气 病名。泛指咽喉部有异物感。梅核气者，塞碍于咽喉之间，咯之不出，咽之不下，核之状者是也。始因喜怒太过，积热蕴降，乃成厉痰郁结，致斯疾耳。

虚里动气 虚里相当于心尖搏动的部位。古人认为"虚里与寸口相应"，故诊虚里的动气与寸口切脉同义。虚里动气的不及与太过，可以辨别病机的变化，如其动微而不见，为不及，属宗气内虚；若动而应衣，为太过，属宗气外泄。

虚疟 病证名，疟疾之一。指体虚而病疟，六脉微弱，神气倦怠，病疟而脉虚，气先馁矣，故不宜用针而宜用药。

虚实 八纲中辨别邪正盛衰的两个纲领，邪气盛为实证，正气衰为虚证。

惊痰 病证名，痰证之一。因痰迷心窍所致，迷于心为心痛、惊悸、怔忡、恍惚、梦寐、妄言见祟、癫狂痫瘛，名曰惊痰。

盗汗 病证名，又名寝汗。指睡中出汗，醒后即止，多见于虚劳，以阴虚者为多。

暑疟 病证名。暑疟者，其症大寒、大烦、大喘、大渴，静则多言，体若烦炭，汗出而散，单热微寒，宜清暑解表。

暑 病因六淫之一。暑为阳邪，暑邪每多夹湿，表现为暑湿症。

暑厥 病证名。常见于重症中暑，指夏日猝然倒扑，昏不知人，表现为脉来洪数无力，身热汗出，谓之阳厥。此因暑食伤脾，食多而热亦多，亦指中暑昏迷而手足厥冷者。

蛔厥 病证名，厥证之一。指因蛔而痛厥者。

脾与胃为表里 脏腑相合之一。脾和胃同是消化、吸收和输布饮食物及其精微的主要脏腑，脾主运化，胃主受纳腐熟，脾为脏属阴，其性喜燥恶湿，脾主升清，胃主降浊，二者在功能上互相配合，经脉上互相络属，构成了表里关系。由于一纳一运的互相配合，才能完成消化、吸收和输布精微的任务。

脾之大络 十五络之一。脾之大络，名曰大包，出渊液下三寸（大包、渊液均为穴位名）布胸胁，本脉发生病变，实则浑身尽痛，虚则全身关节松弛无力。

脾 五脏之一，与胃相为表里。脾在中医的生理功能上，表现为：（1）主运化水谷精微，亦运化水湿，输布全身。脾与胃为营血生化之源，故称为后天之本。（2）主统血。（3）主肌肉。脾开窍于口，其荣在唇。

脾虚生痰 病机，用以说明脾的病机特点，即脾虚运化水湿功能减退，津液代谢失调，痰浊内生的病理变化。

脾虚湿困 病机，指脾虚导致内生阻滞的病机，脾主运化水湿，为胃行其津液。脾虚运化功能低下，引起水湿停滞；水湿停滞又反过来影响脾的运化，即脾虚湿困。

脾瘅 病证名。指过食甘肥所致，口中发甜的病证，日久遂成消渴。

湿痰 病证名。指痰湿聚于脾的病证。

温邪 各种温热病致病邪气的通称。包括温病中的春温、风温、暑温、伏暑、湿温、秋燥、冬温等的病因。

温疟 病症名，疟疾之一。为先伤于风，而后伤于寒，故先热而后寒也，亦以时作，名曰温疟。

游风症 病证名。指内外障之有头痛但无定处者，表现为"头风痛无常位，一饭之顷，游易数遍。若痛缓而珠赤，必变外障"。痛甚而肿胀紧急者（目）必有瘀滞之患。久而失治，不赤痛而昏眇者，内证（内障）成矣。

寒 病因之六淫之一。为冬令主气，属阴邪，易伤阳气。

寒痰 病证名，痰证之一。一名虚痰，一名冷痰，或痰聚于肾的病证。表现为形寒饮冷，色深青黑如灰，善唾或喘。

鼓胀 病证名。腹皮绷急如鼓，中满膨胀疾患的统称。

痿厥 病证名，指痿病而致气血厥逆的病症。痿厥者，痿病与躄杂合而足弱痿无力也。

痰厥 病证名，厥证之一。指痰盛气闭所致的四肢厥冷，甚至昏厥的病证。

痰痫 病证名。痫证痰多者为痰痫，多因小儿素有热痰内伏，多受惊恐而引起。

新感 病证名。温病学上与伏气相对而言的病证，指感受病邪后很快发病者，若内有伏邪，由新感触动而发病，称为新感引动伏邪。新感温病，随感随发，初起有恶风寒表证；伏邪初起即有内热的症候。

窦材　宋代医家。撰有《扁鹊心书》，书中记载了中药麻醉的方剂，是现存以曼陀罗花为麻醉剂之最早记录。

膀胱　六腑之一。在脏腑中，居于最下处，其主要功能是贮藏水液，经过气化之排出小便。

藏象　指人体内脏功能表现的征象。其主要内容包括五脏六腑、奇恒之腑、以及五官九窍、皮肉筋骨等组织器官，和气、血、精、津液等功能及相互关系。

燥　病因，六淫之一。燥病易伤津液，临床表现多为目赤、口鼻唇口干燥，干咳、胁痛等。

癖饮　病证名，痰饮之一。由饮水多，水气停聚两胁之间，遇寒气相搏，则结聚而成块，谓之癖饮。

附　表

　　《精华医案》选自1900—1949年的中医及相关期刊上的临床医案，距离现在基本已有100年了，在药名称呼、词语用法、字词选择、叙述顺序上都有许多与现在不同的地方，有待读者的认真品味，这些医案的刊出虽做了部分整理，但确是原文照录，希望读者能从中有更多的收获。为了读者阅读方便，现把已不常用的药名、现在不通用的一些字词写法列表如下，以利于读者阅读。左侧为原药名、用词；右侧为现通用药名、用词。

奊—软　　　　　　　　　四支—四肢
钟—盅　　　　　　　　　当参—党参
壻—婿　　　　　　　　　苏卜—苏薄
繇—由　　　　　　　　　连乔—连翘
山枝—山栀　　　　　　　连壳—连翘
山查—山楂　　　　　　　连苔—连翘
山棱—三棱　　　　　　　角针—皂角针
夕利—蒺藜　　　　　　　茆根—茅根
子苑—紫菀　　　　　　　刺戟—刺激
牛七—牛膝　　　　　　　厘米—米厘
玉金—郁金　　　　　　　钞存—抄存
东瓜—冬瓜　　　　　　　香茹—香薷

香缘—香橼　　　　　　　元眼肉—龙眼肉

养气—氧气　　　　　　　五茄皮—五加皮

姜蚕—僵蚕　　　　　　　史君子—使君子

蚕退—蚕蜕　　　　　　　全福花—旋覆花

桂元—桂圆　　　　　　　合桃人—核桃仁

猪砂—朱砂　　　　　　　充蔚子—茺蔚子

蛤蚡—蛤粉　　　　　　　芦甘石—炉甘石

慈姑—慈菇　　　　　　　建连子—建莲子

蜜圆—蜜丸　　　　　　　无不差者—无不瘥者

蕃殖—繁殖　　　　　　　舌生白胎—舌生白苔

川山甲—穿山甲　　　　　七月念二—七月二十二日

女珍子—女贞子